日本糖尿病療養指導士認定機構 編

糖尿病療養指導ガイドブック 2024

糖尿病療養指導士の学習目標と課題

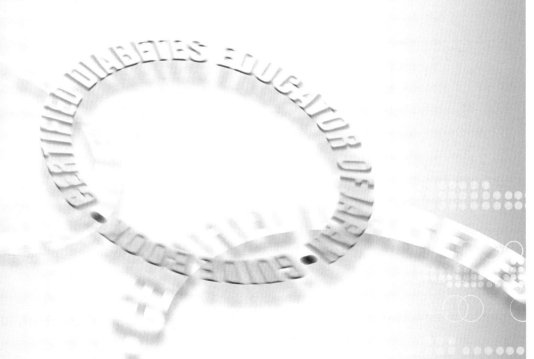

メディカルレビュー社

序

　糖尿病治療の目標は、糖尿病のない人と変わらない寿命とQOLの実現であり、そのためには糖尿病の合併症（細小血管合併症および動脈硬化性疾患）の発症、進展の阻止が重要な課題となります。しかしながら、糖尿病網膜症は成人の主要な失明原因の１つであり、糖尿病性腎症は透析導入の原因の第１位です。さらに、糖尿病壊疽による足切断は非外傷性切断原因の第１位です。これらの克服のためには糖尿病の発症を予防する「一次予防」、糖尿病の早期発見により合併症の発症を予防する「二次予防」、合併症の重症化を予防する「三次予防」が重要です。日本糖尿病学会が策定した「対糖尿病5カ年計画」では出生前から中高期高齢者までのライフステージに応じて、家庭、学校、職域、地域における糖尿病の予防と治療体制の整備などが強調されています。また、厚生労働省が2016年より始めた糖尿病性腎症重症化予防プログラムでは、かかりつけ医、専門医、保険者（行政）が一丸となって、地域における腎不全、人工透析患者を減らす試みが行われています。このような「糖尿病を増やさない・悪化させない社会環境」の構築において、糖尿病療養指導士はますます重要な役割が期待されます。糖尿病治療の基本となる食事・運動療法、そして薬物療法は、患者の日常生活そのものであり、患者のセルフケア行動により行われます。糖尿病療養指導士は糖尿病治療でもっとも大切な「セルフケア」の実行度を高めることができる医療スタッフです。日本糖尿病療養指導士認定機構は、高度かつ幅広い専門知識をもち、患者の糖尿病自己管理を支援する医療スタッフを認定する組織として設立され、2001年にはじめての日本糖尿病療養指導士（Certified Diabetes Educator of Japan : CDEJ）が誕生し、現在までに約４万人のCDEJが認定されてきました。

　本ガイドブックは、CDEJの学習目標と課題を網羅したものであり、膨大かつ

日進月歩の糖尿病診療に関する情報をできる限り簡潔にまとめ、CDEJに必要な基礎知識から実践的指導までを記載することを目指しています。過去1年間における関連ガイドラインのアップデートのほか、治療薬や治療機器の最新の情報を取り入れ、毎年5月に発刊される本ガイドブックは、最新の療養指導が可能な1冊となっています。本書がCDEJを目指す方、すでにCDEJを取得している方にも役立つことを期待します。

一般社団法人日本糖尿病療養指導士認定機構
日本糖尿病療養指導士認定ガイドブック編集委員会
委員長　澤田　正二郎

「日本糖尿病療養指導士認定ガイドブック編集委員会」委員の利益相反に関して

　日本糖尿病療養指導士認定機構「日本糖尿病療養指導士認定ガイドブック編集委員会」では、委員（編集協力者を含む、以下同）と糖尿病および関連疾患に関与する企業との間の経済的関係につき、以下の基準で各委員より過去3年間の利益相反状況の申告を得た。

1. 糖尿病および関連疾患に関連する営利を目的とする企業・組織・団体の役員、顧問職については、1つの企業・組織・団体からの報酬額が年間100万円以上のものを記載する。
2. 株式の保有については、1つの企業についての1年間の株式による利益（配当、売却益の総和）が100万円以上のもの、あるいは当該全株式の5％以上を所有するものを記載する。
3. 企業・組織・団体からの特許権使用料については、1つの権利使用料が年間100万円以上のものを記載する。
4. 企業・組織・団体から、会議の出席（発表、助言等）に対し、研究者を拘束した時間・労力に対して支払われた日当（講演料等）については、1つの企業・組織・団体からの年間の日当が合計50万円以上のものを記載する。
5. 企業・組織・団体がパンフレット、座談会記事等の執筆に対して支払った原稿料については、1つの企業・組織・団体からの年間の原稿料が合計50万円以上のものを記載する。
6. 企業・組織・団体が提供する研究費については、1つの企業・組織・団体から医学系研究（共同研究、受託研究、治験等）に対して、申告者が実質的に使途を決定し得る研究契約金の総額が年間100万円以上のものを記載する。
7. 企業・組織・団体が提供する奨学（奨励）寄附金については、1つの企業・組織・団体から、申告者個人または申告者が所属する講座・分野または研究室に対して、申告者が実質的に使途を決定し得る寄附金の総額が年間100万円以上のものを記載する。
8. 企業・組織・団体が提供する寄附講座に申告者らが所属している場合とする。ただし、申告者が実質的に使途を決定し得る寄附金の総額が年間100万円以上のものを記載する。
9. その他、研究とは直接無関係な旅行、贈答品等の提供については、1つの企業・組織・団体から受けた総額が年間5万円以上とする。

　委員はすべて、「糖尿病療養指導ガイドブック2024」の内容に関して、糖尿病および関連疾患の医療・医学の専門家として、科学的および医学的公正さと妥当性を担保し、対象となる疾患の診療レベルの向上、対象患者の健康寿命の延伸・QOLの向上を旨として編集作業を行った。利益相反の扱いに関しては、日本糖尿病療養指導士認定機構「利益相反（COI）に関する指針」に従った。

　申告された企業名は下記の通りである。対象期間は2021年1月1日〜2023年12月31日までとし、企業名は2024年3月現在の名称とした。なお、中立の立場にある出版社や団体は含まない。

記

1：なし
2：なし
3：なし
4：NSD株式会社、住友ファーマ株式会社、テルモ株式会社、ニプロ株式会社、日本メドトロニック株式会社、LifeScan Japan株式会社
5：なし
6：シスメックス株式会社
7：第一三共株式会社、ノボ ノルディスクファーマ株式会社
8：なし
9：なし

以上

日本糖尿病療養指導士認定試験について

🌳 日本糖尿病療養指導士の資格と業務　　　　（日本糖尿病療養指導士認定規則第1章より）

第1条　日本糖尿病療養指導士とは、糖尿病とその療養指導全般に関する正しい知識を有し、医師の指示の下で患者に熟練した療養指導を行うことのできる医療従事者（本認定規則第2章第3条第1項に示す者）に対し、本機構が与える資格である。

第2条　糖尿病患者の療養指導は糖尿病の治療そのものであるとする立場から、患者に対する療養指導業務は、わが国の医療法制で定められているそれぞれの医療職の業務に則って行うものとする。

🌳 日本糖尿病療養指導士認定試験　受験資格

・ 下記は第25回認定試験のみ有効です。

・ 受験資格要件認定の基準日は2024年12月5日です。この日の時点で(1)から(4)のすべての項目を満たしていることが必要です。

---

(1)　看護師、管理栄養士、薬剤師、臨床検査技師、理学療法士のいずれかの資格を有していること

(2)　下記の①②③の条件を全て満たしている医療施設において、過去10年以内に2年以上継続(注1)して勤務し糖尿病患者の療養指導業務に従事した方で、かつこの間に通算1,000時間以上糖尿病患者の療養指導を行った(注2)こと

　　①当該施設に勤務する、以下の(イ)(ロ)のいずれかに該当する医師が、糖尿病療養指導にあたり受験者を指導していること

　　(イ)常勤または非常勤の日本糖尿病学会専門医(非常勤の場合、勤務は月1回以上)

　　(ロ)日本糖尿病学会の会員で糖尿病の診療と療養指導に従事している常勤の医師

　　②外来で糖尿病患者の診療が恒常的に行われていること

　　③糖尿病の患者教育、食事指導が恒常的に行われていること

(3)　受験者が(2)の「糖尿病療養指導業務に従事した期間」に当該施設で携わった糖尿病療養指導の自験例が10例以上あること

(4)　本機構が開催する講習会を受講し、受講修了証(注3)を取得していること

(注1)「2年以上継続」とは：

　　　異動、転勤、退職と再就職等により、業務に従事する施設を変更した場合、変更前後ともに①②③の条件を全て満たす施設で引き続き糖尿病患者の療養指導業務に従事していれば、「継続して業務に従事している」として申請できます。この場合、変更前後の施設では業務に従事した期間を合わせて継続2年以上であることが必要です。ただし、業務に従事した期間は、継続している

必要があり、被雇用者としての身分が1日でも中断している場合は中断の前後どちらかの期間で計算してください。

　なお、以下の場合、その期間を業務従事期間に含めることはできませんが、その前後の期間は継続しているものとして合算できます(証明書添付)。

・ 産前・産後休暇、育児休業(期間の制限あり)
・ 病気・介護休職(6ヵ月まで)
・ 施設の事情により①(受験者を指導する医師)の条件を満たせない場合(6ヵ月まで)

(注2)「糖尿病患者の療養指導を行った」時間とは、「糖尿病療養指導の業務に従事していた」時間ではなく、直接糖尿病患者に接して療養指導を行った時間のみです。

(注3)受講修了証の有効期間は原則として取得年度限りです。但し、当該年度の認定試験を受験しなかった場合に限り、取得年度の次年度までお使いいただけます。

※詳細は日本糖尿病療養指導士認定機構Webサイト(https://www.cdej.gr.jp)参照

「糖尿病療養指導自験例の記録」（参考：第24回認定試験［2023年度］のフォーム）

「糖尿病療養指導自験例の記録」入力項目【参考】

症例番号					

1. 症例の識別

年齢		性別			
指導期間					
施設番号		施設の種類		指導の場所	

2. 療養指導開始時の状態および身体所見

病型					
罹病期間				喫煙	
身長		体重		BMI	
血圧		HbA1c		血糖値	

血清脂質

総コレステロール		HDL コレステロール		LDL コレステロール	
中性脂肪					

合併症

網膜症		腎症		血清クレアチニン	
神経障害		動脈硬化症		高血圧症	
脂質異常		その他特記事項			

3. 療養指導開始時の医師の指示

栄養食事療法：

エネルギー		食塩		タンパク質	

運動療法：

薬物療法：

経口血糖降下薬					
インスリン					
GLP-1 受容体作動薬					

備考

4. 本症例に行った療養指導

症例プロフィール					

（指導内容、1000 字以内）

日本糖尿病療養指導士認定更新について

日本糖尿病療養指導士の認定更新　　　　　（日本糖尿病療養指導士認定規則第4章より）

第10条　日本糖尿病療養指導士の認定更新に必要な条件は各項の条件を全て満たすものとする。

　　1．認定期間（認定証に記載されている5年間）中に通算3年以上病院・診療所・保健所など<u>*</u>において医師の指示の下で糖尿病患者の療養指導の業務に従事していること。但し、常勤・非常勤の別は問わない。

　　2．認定期間中に本機構主催の講習会に1回以上出席し受講修了証を取得していること。なお、この受講修了証取得（1回）により次項3．に示す糖尿病療養指導研修8単位も取得できる。

　　3．認定期間中に別表に示す自己の医療職研修20単位および糖尿病療養指導研修20単位を取得していること。

　　4．認定期間中に行ったあらたな糖尿病療養指導の自験例を10例以上有していること。
　　　但し、2回目以降の更新手続きにおいては、糖尿病療養指導の自験例が10例に満たないか、自験例を提出できない場合でも、糖尿病療養指導士としての十分な活動実態があればよいものとする。

＊認定規則第10条第1項に示す<u>「病院・診療所・保健所など*」</u>とは、下記の施設をさします。

（1）　医療法に基づく、病院、診療所（病院・診療所附属のリハビリテーション施設を含む）、助産所

（2）　地域保健法に基づく、保健所、市町村保健センター（市町村保健センター類似施設を含む）

（3）　老人福祉法に基づく、老人福祉施設（老人福祉センター）

（4）　介護保険法に基づく、介護老人保健施設、指定介護老人福祉施設、訪問看護ステーション、認知症対応型共同生活（グループホーム）、通所施設（デイサービス、デイケア）、在宅介護支援センター、特定施設（介護保険適応の在宅介護対応型ケアハウス、軽費老人ホーム、有料老人ホーム）、小規模多機能型居宅介護施設

（5）　母子保健法に基づく、母子保健施設（母子健康センター）

（6）　都道府県産業保健推進センター、地域産業保健推進センター、各事業所のTHP担当者

（7）　厚生労働大臣認定による健康増進施設

（8）　医薬品、医療機器等の品質、有効性及び安全性の確保等に関する法律に基づく、薬局

（9）　その他、認定機構が認めた施設

[お問い合わせ先]　一般社団法人　日本糖尿病療養指導士認定機構
　　　　　　　　　　〒113-0033　東京都文京区本郷2-30-7　本郷T&Sビル3階
　　　　　　　　　　TEL：03-3815-1481　　FAX：03-3815-1487
　　　　　　　　　　https://www.cdej.gr.jp

日本糖尿病療養指導士カリキュラム

🌳 カリキュラム作成の目的

　糖尿病患者の良好な代謝コントロールを維持し、合併症の発症および進展を抑制することによって、健常人と変わらぬ社会活動を可能にするためには、患者と医療側の生涯にわたる密接な連携による療養指導が必要である。糖尿病診療の基本となる食事・運動療法、および薬物療法は、患者の日常生活そのものである。個々の患者の生活を理解し評価したうえで、医師が指示する治療方針を正しく適切に患者に伝え、患者が自己管理できるように支援することは、日本糖尿病療養指導士(CDEJ)の大きな使命である。

　患者の日常生活が治療行為でもある糖尿病診療では、治療や療養指導の場は医療施設内のみにとどまることなく、患者の自宅や職場にも及ぶ。また、超高齢社会となった現在の日本において、フレイル・要介護状態・認知症を伴った高齢糖尿病患者は増加しつつあり、治療や介護の場は地域全体へと拡がっている。CDEJには、地域それぞれの特性に応じて、医療資源・人的資源を有効に活用して活動することも求められている。

　糖尿病療養指導は一人のCDEJで完結できるものではなく、多職種の協働や後進の育成を通して多角的・継続的な療養指導を可能とする必要がある。そのために、CDEJには、協働や育成が良好に行われる療養指導環境を作ることが求められる。

　そこで、CDEJが目指すべき実践的能力(知識・技能・態度)の明確な指標として「日本糖尿病療養指導士カリキュラム」を作成した。

🌳 カリキュラムと到達目標

全＝全職種、看＝(准)看護師、栄＝(管理)栄養士、薬＝薬剤師、検＝臨床検査技師、理＝理学療法士
○＝チームとして療養指導に関わるために必要な知識、理解がある、◎＝○に加え、実践できる（説明できる）

I	糖尿病療養指導士の役割・機能		受験時目標	更新時目標				
			全	看	栄	薬	検	理
I-1	日本糖尿病療養指導士制度	一般社団法人日本糖尿病療養指導士認定機構	○	◎	◎	◎	◎	◎
		糖尿病療養指導士制度の目的	○	◎	◎	◎	◎	◎
		地域糖尿病療養指導士	○	◎	◎	◎	◎	◎
I-2	療養指導の基本	患者教育チーム(チームアプローチの必要性、チームの形、わが国の医療法制に沿ったアプローチ)	○	◎	◎	◎	◎	◎
		チームアプローチの実際(チームアプローチの基本理念、外来診療におけるチームアプローチ、入院時のチームアプローチ、マニュアル、ガイドラインの活用、コーディネーション・マネージメント)	○	◎	◎	◎	◎	◎
		日本における糖尿病、糖尿病患者を取り巻く環境、糖尿病に関わるアドボカシーとスティグマ、医療専門職との協働	○	◎	◎	◎	◎	◎
I-3	関連団体	多岐にわたる活動の場	○	◎	◎	◎	◎	◎
		糖尿病療養指導士の活動をサポートする団体(一般社団法人日本糖尿病学会、一般社団法人日本糖尿病教育・看護学会、一般社団法人日本病態栄養学会、公益社団法人日本糖尿病協会、公益財団法人日本糖尿病財団、日本糖尿病対策推進会議)	○	◎	◎	◎	◎	◎

V	糖尿病の基本治療と療養指導		受験時目標	更新時目標				
			全	看	栄	薬	検	理
V-1	食事療法	食事療法の目的と意義	○	◎	◎	◎	◎	◎
		食事療法の説明と指導の実際（食習慣の把握およびそのアセスメント、適正なエネルギー摂取量の決め方と栄養素の配分、糖尿病食事療法のための食品交換表を用いる栄養指導、献立と盛り付けの指導、食品の計量と目安量の指導、食事療法の評価と指導、アルコール飲料・嗜好飲料・菓子の指導、間食・補食の指導、外食・中食の指導、偏食、不規則な食事時間、食事量改善の相談、過体重、年齢、労働量と食事の関係を指導、食事療法の開始と維持：支援のポイント）、カーボカウント	○	◎	◎	○	○	○
V-2	運動療法	運動療法の目的と意義	○	◎	◎	◎	◎	◎
		運動療法の効果、身体運動とエネルギー代謝	○	◎	○	○	○	◎
		運動開始時の評価・検査、運動習慣の把握およびそのアセスメント	○	◎	○	○	○	◎
		運動療法の指導（運動の種類、運動強度、運動時間、運動頻度、指導上の注意点）	○	◎	○	○	○	◎
		合併症をもつ患者の運動指導	○	◎	○	○	○	◎
		運動療法の開始と維持：支援のポイント	○	◎	○	○	○	◎
V-3	薬物療法（経口血糖降下薬）	経口血糖降下薬（経口血糖降下薬の位置づけと適応、血糖のコントロールが不良の場合、経口血糖降下薬による低血糖、経口血糖降下薬の知識と服薬指導）	○	◎	○	◎	○	○
		薬物療法を行う患者の支援、血糖降下薬に関するリスクマネジメント	○	◎	○	◎	○	○
V-4	薬物療法（注射薬）	インスリン療法（インスリン療法の適応と意義、インスリン製剤の種類と特徴、インスリン療法の指導、インスリン療法時の留意点、グルカゴンによる低血糖への対応、インスリン療法の受入れ状況の把握と対応、インスリン注射手技指導、インスリン療法継続のための指導・支援方法、医療安全とインスリンエラー対策）	○	◎	○	◎	○	○
		GLP-1受容体作動薬	○	◎	○	◎	○	○
		インスリンとGLP-1受容体作動薬の配合剤	○	◎	○	◎	○	○
		薬物療法の開始と維持：支援のポイント	○	◎	○	◎	○	○
V-5	インスリンポンプ治療	インスリンポンプ、SAP	○	◎	○	◎	◎	○

VI	糖尿病患者の心理と行動		受験時目標	更新時目標				
			全	看	栄	薬	検	理
VI-1	糖尿病患者の心理	糖尿病患者の特徴と心理	○	◎	◎	◎	◎	◎
		糖尿病療養を受け入れる心理	○	◎	◎	◎	◎	◎
		身体状況の変化と治療変更による心理	○	◎	◎	◎	◎	◎
VI-2	糖尿病患者のセルフケア行動	セルフケア行動を促す考え方	○	◎	◎	◎	◎	◎
		セルフケア行動の支援	○	◎	◎	◎	◎	◎
		セルフケア行動を妨げる因子－精神疾患の存在	○	◎	◎	◎	◎	◎
VI-3	心理・行動に配慮した支援	心理・行動に配慮した面接技法、家族支援、心理的に困難な状態にある患者	○	◎	◎	◎	◎	◎

VII	療養指導の基本(患者教育)		受験時目標	更新時目標				
			全	看	栄	薬	検	理
VII-1	療養指導に必要な患者教育の考え方	教育の理念と原理(教育の意義と原理、指導目標の設定、療養指導の原則、療養指導とQOL)	○	◎	◎	◎	◎	◎
		指導体制と指導計画の作成(指導計画の作成、個別的計画の作成)	○	◎	◎	◎	◎	◎
		療養指導の方法(療養指導の場所、療養指導の時期、療養指導の形態)	○	◎	◎	◎	◎	◎
		教材の開発と活用(知識獲得のための教材とその活用、技能獲得のための教材とその活用、動機づけのための教材とその活用、糖尿病連携手帳や自己管理ノート)	○	◎	◎	◎	◎	◎
		学習理論・教授法、糖尿病患者へのチームケアとカンファレンスの機能と運営	○	◎	◎	◎	◎	◎
VII-2	評価・修正	療養指導の評価と意義	○	◎	◎	◎	◎	◎
		患者に関する評価(身体面の評価、心理と行動/QOLの評価、生活状況、ライフスタイル、ストレスの評価、社会的状況の評価、糖尿病の知識の評価、糖尿病の自己管理技術の評価、自己管理行動の評価)	○	◎	◎	◎	◎	◎
		療養指導システムの評価(療養指導組織の評価、療養指導計画の評価、各領域別の評価項目)	○	◎	◎	◎	◎	◎
		療養指導士の評価(療養指導士の自己評価、他者からの評価、客観的評価法)	○	◎	◎	◎	◎	◎
VII-3	療養指導の実際	療養指導の実際(個別指導)(PDCAサイクルによる問題解決思考、療養指導のためのアセスメント、入院時、外来通院時の事例)	○	◎	◎	◎	◎	◎
		集団指導の実際	○	◎	◎	◎	◎	◎
		オンライン療養指導	○	◎	◎	◎	◎	◎
		検査結果・セルフモニタリングを活用した生活調整への支援	○	◎	◎	◎	◎	◎

VIII	ライフステージ別の療養指導		受験時目標	更新時目標				
			全	看	栄	薬	検	理
VIII-1	乳幼児期	親の心理的適応への支援と指導	○	◎	◎	◎	○	○
		乳幼児期の臨床的特徴	○	◎	◎	◎	○	○
		療養指導の目標と特徴	○	◎	◎	◎	○	○
		低血糖の予防と対応	○	◎	◎	◎	○	○
VIII-2	学童期	療養指導の目標と特徴	○	◎	◎	◎	○	○
		発達段階と療養指導(1型糖尿病)(小学校低学年の指導目標、小学校高学年の指導目標、中学校での指導目標)	○	◎	◎	◎	○	○
		学校生活と療養指導(給食、体育、遠足・運動会、宿泊、修学旅行、クラブ活動)	○	◎	◎	◎	○	◎
		低血糖対応と予防	○	◎	◎	◎	○	○
VIII-3	思春期	療養指導の目標と特徴	○	◎	◎	◎	○	○
		進学・就職	○	◎	◎	◎	○	○
		交友、恋愛、結婚	○	◎	◎	◎	○	○
		月経と血糖値	○	◎	◎	◎	○	○
VIII-4	妊娠・出産	妊娠糖尿病(GDM)	○	◎	◎	◎	○	○
		糖尿病合併妊娠・妊娠中の明らかな糖尿病	○	◎	◎	◎	○	○
		GDMと糖尿病合併妊娠、妊娠中の明らかな糖尿病の栄養・食事療法	○	◎	◎	◎	○	○
		GDMおよび糖尿病合併妊娠、妊娠中の明らかな糖尿病における胎児、新生児への糖尿病の影響	○	◎	◎	◎	○	○
		周産期の異常	○	◎	◎	◎	○	○
VIII-5	就労期	職業選択、保障	○	◎	◎	◎	○	◎
		勤務時間が不規則な患者の療養指導上の留意点	○	◎	◎	◎	○	◎
		不規則な生活習慣がある患者の療養指導上の留意点	○	◎	◎	◎	○	◎
		職場での対応	○	◎	◎	◎	○	◎
VIII-6	高齢期	高齢期糖尿病管理の要点(管理の目的(コントロール目標)、管理上留意すべき高齢糖尿病患者の特徴、管理法の概説)	○	◎	◎	◎	○	◎
		合併症の特徴(総論、急性合併症、慢性合併症)	○	◎	◎	◎	○	○
		高齢者特有の機能障害(サルコペニア、フレイル、ロコモティブシンドローム)	○	◎	◎	◎	○	○
		社会支援の受け方などについての指導	○	◎	◎	◎	○	◎
		「地域包括ケア」の概要	○	◎	◎	◎	◎	◎

IX		合併症・併存疾患の治療・療養指導	受験時目標 全	更新時目標 看	栄	薬	検	理
IX-1	急性合併症	低血糖(病態と成因、診断とアセスメント、治療と療養指導、再発予防)	○	◎	◎	◎	◎	◎
		糖尿病性ケトアシドーシス(DKA)(病態と成因、診断とアセスメント、治療と療養指導)	○	◎	○	◎	◎	○
		高浸透圧高血糖状態(病態と成因、診断とアセスメント、治療と療養指導)	○	◎				
		その他の急性合併症/偶発症(急性合併症/偶発症の対応についての指導の原則、急性感染症の病態と初期の対応、消化器疾患と初期の対応、胸痛や呼吸困難と初期の対応、意識障害の病態と初期の対応、外傷、外科手術が必要な時)	○	◎	○	○	○	○
IX-2	糖尿病性細小血管症	糖尿病に特有な慢性合併症である糖尿病細小血管症(糖尿病に特有な慢性合併症の種類と疫学、糖尿病細小血管症を有する患者の療養指導)	○	◎	◎	◎	◎	◎
		糖尿病性神経障害(病態、診断とアセスメント、予防法、治療と療養指導)	○	◎	◎	◎	◎	◎
		糖尿病網膜症(病態、診断とアセスメント、治療と療養指導)	○	◎	◎	◎	◎	◎
		糖尿病関連腎症(病態、診断とアセスメント、治療と療養指導、慢性腎臓病(CKD)・糖尿病性腎臓病(DKD)の考え方について)	○	◎	◎	◎	◎	◎
IX-3	大血管症(動脈硬化症)	疫学	○	◎	○	○	○	○
		動脈硬化の成因	○	◎	○	○	○	○
		大血管症の診断とアセスメント(冠動脈疾患、脳血管疾患、末梢動脈性疾患(PAD))	○	◎	○	○	○	○
		糖尿病性大血管症(動脈硬化症)の治療と療養指導(冠動脈疾患、脳血管疾患、末梢動脈性疾患(PAD))	○	◎	○	○	○	○
		糖尿病性大血管症(動脈硬化症)の危険因子の管理と療養指導(高血圧、脂質異常症、喫煙)	○	◎	◎	◎	○	○
		糖尿病足病変(diabetic foot)、フットケア(疫学、病態・発症要因、発症・再発予防を目的とした療養指導、下肢創傷に対する療養指導、下肢切断患者への療養指導)	○	◎	○	○	○	◎
IX-4	メタボリックシンドローム	メタボリックシンドローム	○	◎	◎	◎	◎	◎
		特定健康診査(特定健診)・特定保健指導[(通称)メタボ健診]	○	◎	◎	◎	◎	◎
IX-5	その他	感染症(尿路感染症、呼吸器感染症、胆道感染症)	○	◎	○	◎	○	○
		皮膚疾患(病態、治療と療養指導)	○	◎	○	◎	○	○
		歯周疾患、う歯(病態、治療と療養指導)	○	◎	○	○	○	○
		癌	○	◎	○	○	○	○
		認知症	○	◎	○	○	○	○
		糖尿病白内障	○	◎	○	○	○	○
		骨粗鬆症	○	◎	◎	◎	○	◎
		糖尿病とうつ	○	◎	◎	◎	○	○
		摂食障害	○	◎	◎	○	○	○
		ストレスマネジメント	○	◎	◎	◎	○	○

X	特殊な状況・病態時の療養指導 支援方法		受験時目標	更新時目標					
			全	全	看	栄	薬	検	理
X-1	シックデイ	シックデイにおける血糖	○	◎	◎	◎	◎	○	
		対応の原則（シックデイルール）	○	◎	◎	◎	○	○	
		経口血糖降下薬、GLP-1受容体作動薬の管理の原則	○	◎	◎	◎	○	○	
		インスリン療法管理の原則	○	◎	◎	◎	○	○	
X-2	周術期	周術期における血糖と対応の原則	○	◎	◎	◎	○	○	
		術前管理	○	◎	◎	◎	○	○	
		術中管理	○	◎	◎	◎	○	○	
		術後管理と高カロリー輸液	○	◎	◎	◎	○	○	
X-3	栄養不良	栄養アセスメントの手順	○	◎	◎	○	○	○	
		栄養療法（栄養療法の種類と選択方法、栄養療法の原則経口摂取が困難で消化管が機能している場合、経口摂取が困難で消化管が機能していない場合）	○	◎	◎	○	○	○	
		チーム医療(NSTの目的と対象、治療効果)	○	◎	◎	◎	◎	◎	
X-4	旅行	旅行に際しての留意点	○	◎	◎	◎	○	○	
		海外旅行	○	◎	◎	◎	○	○	
X-5	災害	平常時からの備え	○	◎	◎	◎	○	◎	
		災害発生時、DiaMAT	○	◎	◎	◎	○	◎	
X-6	医療安全上の留意点	インスリンの希釈、投与法	○	◎	○	◎	◎	○	
		自動車運転に際して（運転する際の注意事項）	○	◎	◎	◎	◎	◎	
		針刺事故	○	◎	○	○	◎	○	

2024 年 3 月 24 日改訂

総目次

目　次

▶Ⅰ章 糖尿病療養指導士の役割・機能 *1*

1. 日本糖尿病療養指導士制度 ——— 2
　A. 一般社団法人 日本糖尿病療養指導士認定機構
　　（Certification Board for Diabetes Educators
　　in Japan：CBDEJ、CDEJ 認定機構）の設立 2
　B. 糖尿病療養指導士制度の目的 3
2. 糖尿病療養指導の基本 ——— 6
　A. 患者教育チーム 6
　B. チームアプローチの実際 7
　C. スティグマとアドボカシー 9
3. 関連団体 ——— 10
　A. 糖尿病療養指導士の活動をサポートする団体 10
　B. 多岐にわたる活動の場 15

▶Ⅱ章 糖尿病の概念、診断、成因、検査 *17*

1. 血糖調節の概略 ——— 18
2. 疾患概念 ——— 19
　A. 病態と成因 19
　B. 症状と身体的特徴 19
3. 診　断 ——— 20
　A. 診断の要点 20

III章 糖尿病の現状と課題　43

IV章 糖尿病の治療（総論）　53

V章 糖尿病の基本治療と療養指導　59

Ⅹ章 特殊な状況・病態時の療養指導 237

症例ファイル 257

日本糖尿病療養指導士認定ガイドブック編集委員会委員名簿

(五十音順)

担当理事	奥屋　　茂	山陽小野田市立山口東京理科大学薬学部薬学科教授
委員長	澤田正二郎	東北医科薬科大学医学部糖尿病代謝内科教授
委　員	小江奈美子	京都大学医学部附属病院看護部
	大久保佳昭	東京歯科大学市川総合病院内科准教授
	大澤　春彦	愛媛大学大学院医学系研究科分子・機能領域糖尿病内科学講座教授
	岡田　博史	京都府立医科大学大学院医学研究科内分泌・代謝内科学助教
	加隈　哲也	大分大学医学部看護学科基盤看護学講座健康科学領域教授
	片岡　弘明	岡山医療専門職大学健康科学部理学療法学科准教授
	河合　俊英	東京都済生会中央病院糖尿病・内分泌内科部長
	河内あゆみ	日本赤十字社医療センター看護部
	菅野　丈夫	神奈川工科大学健康医療科学部管理栄養学科実践臨床栄養学研究室教授
	京面ももこ	公益財団法人田附興風会 医学研究所北野病院栄養部
	黒瀬　　健	中之島クリニック院長
	小林　庸子	杏林大学医学部付属病院薬剤部
	紺屋　浩之	市立芦屋病院糖尿病・内分泌内科部長
	田尻　祐司	福岡輝栄会病院糖尿病センター長
	長瀬　まり	日本赤十字社 旭川赤十字病院医療技術部栄養課
	夏目久美子	岡崎市民病院医療技術局
	西村亜希子	香川大学医学部看護学科慢性期成人看護学教授
	村内　千代	関西医科大学看護学部・看護学研究科慢性疾患看護学領域講師
	茂木さつき	女子栄養大学実習特任講師
	山根　公則	NTT西日本健康管理センタ中国・九州エリア担当所長
	山本　雅昭	神戸大学大学院医学研究科内科学講座糖尿病・内分泌内科学部門助教
	吉沢　祐子	心臓病センター榊原病院看護部
	渡部　　拓	KKR札幌医療センター代謝・内分泌・糖尿病内科代謝・内分泌内科部長
	和田　啓子	三重大学医学部附属病院栄養診療部
編集協力者	小出　景子	永寿総合病院糖尿病臨床研究センターセンター長補佐
	西村　英紀	九州大学大学院歯学研究院長・歯学府長・歯学部長

糖尿病療養指導士の役割・機能

1.日本糖尿病療養指導士制度

A 一般社団法人 日本糖尿病療養指導士認定機構（Certification Board for Diabetes Educators in Japan：CBDEJ、CDEJ認定機構）の設立

1 糖尿病患者への療養指導の必要性と糖尿病療養指導士の役割

- 良好な代謝コントロールを維持し、合併症の発症を予防し進展を抑制して糖尿病のない人と変わらぬ社会活動を可能にするために、生涯にわたる患者と医療側の密接な連携による療養指導が必要である。
- 基本となる食事・運動療法、および必要に応じて行われる薬物療法は、患者の日常生活そのものである。これらの処方は医師により行われるが、実施は患者の自己管理により行われる。
- 糖尿病療養指導士は、医師が患者に指示する治療方針を正しく、適切に患者に伝え、患者が自己管理できるように支援する。また、患者自身の自己管理が困難な場合は家族などを支援する役割がある。
- 日本糖尿病療養指導士（Certified Diabetes Educator of Japan：CDEJ）は、糖尿病患者の療養指導に従事する医療スタッフ（看護師、管理栄養士、薬剤師、臨床検査技師、理学療法士、准看護師、栄養士ら）に与えられる資格である[注1]。CDEJに認定されるということは、糖尿病の臨床における生活指導のエキスパートと認められることである。

2 わが国の糖尿病療養指導の歴史（表1）

- 1955年頃から、日本の各地で糖尿病患者の集団療養指導が医師と栄養士によって始められた。
- 1958年に日本糖尿病学会が発足した。

表1 わが国の糖尿病療養指導発展の歴史

時 期	内 容
1955（昭和30）年以前	診療の一部として実施
1955（昭和30）年頃	糖尿病教室始まる（堀内、三村ら）
1958（昭和33）年	日本糖尿病学会設立
1961（昭和36）年	日本糖尿病協会（日糖協）設立 学会に協会療養指導委員会発足 『糖尿病ライフ さかえ』（旧名：さかえ）発行 教育入院システム導入（堀内ら）
1963（昭和38）年	小児サマーキャンプ開催（丸山ら）
1965（昭和40）年	『糖尿病食事療法のための食品交換表』と『糖尿病の治療の手びき』出版
1967（昭和42）年	「糖尿病学の進歩」の開催開始
1978（昭和53）年	同上に「糖尿病の療養指導」併設
1981（昭和56）年	インスリン自己注射の保険適用
1986（昭和61）年	血糖自己測定の保険適用
1987（昭和62）年	日糖協の社団法人化→療養指導者の育成促進
1989（平成元）年	日本糖尿病学会「認定医」制度発足
1991（平成3）年	日本糖尿病財団設立
1993（平成5）年	糖尿病療養指導士認定制度の検討開始
1996（平成8）年	日本糖尿病教育・看護学会設立
1998（平成10）年	日本病態栄養学会設立
2000（平成12）年	日本糖尿病療養指導士認定機構発足
2001（平成13）年	第1回日本糖尿病療養指導士認定試験実施
2005（平成17）年	日本糖尿病対策推進会議設立 日本糖尿病協会が特定公益増進法人として認可
2006（平成18）年	国連総会「糖尿病の全世界的脅威を認知する決議」を採択 11月14日を「世界糖尿病デー」に指定
2008（平成20）年	フットケアの保険適用（糖尿病合併症管理科）
2009（平成21）年	日本病態栄養学会が一般社団法人として認可
2010（平成22）年	日本糖尿病教育・看護学会が一般社団法人として認可
2012（平成24）年	日本糖尿病学会が一般社団法人として認可 日本糖尿病療養指導士認定機構が一般社団法人として認可 糖尿病性腎症に対する指導の保険適用（糖尿病透析予防指導管理科）
2013（平成25）年	日本糖尿病協会が公益社団法人に認定

注1） 准看護師・栄養士の受験資格は第5回（2004年度）で終了した。

- 1961年日本糖尿病協会の設立を機に、日本糖尿病学会は適正な療養指導内容の全国普及のため、指導用媒体の発行や各種研修会の開催を行っている。
- その後、小児糖尿病サマーキャンプ、糖尿病教育入院、インスリン自己注射、血糖自己測定（SMBG）など療養指導の項目が増加し、方法は多様化した。それに伴い多くの医療スタッフが療養指導に参画するようになった。
- 1989年、日本糖尿病学会は医師の糖尿病診療の質を高めるため、糖尿病認定医（現在の専門医）制度を発足させた。
- 1996年に日本糖尿病教育・看護学会が、1998年に日本病態栄養学会がそれぞれ発足した。
- 2000年に日本糖尿病療養指導士認定機構が発足した。
- 2001年3月に第1回の日本糖尿病療養指導士認定試験が行われ、4,364人のCDEJが誕生した。

③　日本糖尿病療養指導士認定機構の発足

- 糖尿病治療の目的は合併症の発症の予防と進展の阻止である。特に進展した合併症によるQOL（quality of life）の著しい低下を予防するには、糖尿病療養指導従事者の質的向上と人員の充実が不可欠である。
- 『令和元年国民健康・栄養調査』の結果によれば、20歳以上で糖尿病が強く疑われる者のうち、2019年に治療を受けている者の割合は、男性78.5%、女性74.8%であった。残りは未受診か、過去または現在において治療中断者である。このような実態から、治療継続への療養指導の充実が望まれる。
- 日本糖尿病学会認定の専門医数は2023年10月現在6,773名であり、急増する糖尿病患者の療養指導には対応できない。しかし医療スタッフの参加により、療養指導の充実を図ることができる。
- 米国、カナダ、豪州などでは1970年代の初頭より、糖尿病療養指導従事者の専門性と認定について検討され、1986年には資格として CDE（Certified Diabetes Educator）制度が発足し、実績を積んでいる。

- わが国でも、1993年より患者の健康と福祉の充実を目指して糖尿病療養指導士制度の検討を開始し、2000年2月、日本糖尿病学会、日本糖尿病教育・看護学会、日本病態栄養学会が母体となって、日本糖尿病療養指導士認定機構を任意団体として発足させた。
- 日本糖尿病療養指導士認定機構は、糖尿病患者の健康と福祉の向上のため、糖尿病療養指導についての豊かな知識と経験をもち、わが国の医療法制のもとで療養指導チームの一員として質の保証された療養指導を行うことができる医療スタッフの育成を目指し、CDEJの能力の検定と資格認定を目的としている。
- 2012年8月に一般社団法人となった。

④　日本糖尿病療養指導士（Certified Diabetes Educator of Japan：CDEJ）の数

- 第1回（2000年度）から第23回（2022年度）までの認定試験により〔第20回（2019年度）認定試験はCOVID-19感染拡大防止のため中止〕、更新者も含めた現在のCDEJの数は2023年6月現在18,012人である。取得者は、看護師7,921名、管理栄養士4,847名、薬剤師2,783名、臨床検査技師1,219名、理学療法士 1,242名である（看護師には准看護師を含む。管理栄養士には栄養士を含む）。

Ⓑ　糖尿病療養指導士制度の目的

①　糖尿病療養指導士の位置づけ

- 糖尿病療養指導士認定の目的は、米国、カナダと同様、専門職種として糖尿病療養指導の知識を評価し、専門性を認証する自己啓発である。
- 療養指導は治療そのものであるとする立場から、療養指導の業務は、医師の治療方針に沿って、日本の

医療法制で定められている各医療専門職種の業務に則って行われる。

- 米国では、2000年に、CDEの療養指導に公的保険の給付が実施された。台湾ではCDEの存在を病院の格付の参考にしている。わが国でも2008年から糖尿病合併症管理料が新設され、予防的フットケアの保険点数が認められた。また、2012年度の診療報酬改定では、医師、看護師・保健師、管理栄養士の3職種（薬剤師、理学療法士の配置も望ましい）が透析予防診療チームを構成し、個別に透析予防に関する指導管理を実施した場合にも保険点数が認められ、糖尿病療養指導士の活躍の場が拡がった。

② 糖尿病療養指導士に求められる資質と役割

- 個々の患者の生活を理解し評価する。糖尿病療養指導のカリキュラムは糖尿病に関する知識と自己管理行動が中心となる。それに基づいて個々に目標を立て、療養指導を行う。その実施にあたっては、これまでに確立されている指導・学習の理論を参考にし、生活に関するカウンセリングを取り入れる。
- 患者の自己管理能力と知識、理解度、遵守度、その必要性の再認識などを評価する。療養指導により起こるすべての結果を自己の専門性を通して適切に記述し記録する。
- 糖尿病は多様であり、病態と生活環境は、個々に異なる。患者が自己管理の質を維持し継続するためには、認識を変えることによる行動修正が望まれる。一方、患者が現実を受容し、その条件のもとで自己管理を実行する心のケアを重視しなければならない。
- 療養指導の最終目標は、患者の自己管理能力を引き出し、それを実行できるようサポートしていくことである。したがって、まずは、患者と医療側の信頼関係を築くことが重要となる。

③ 医学的知識・技術の提供と社会・心理的条件とのバランス

- 患者が糖尿病の診断を受けて、治療プログラムに入ると、医学モデルと教育モデルが同時進行する。教育モデルとは、教育学の知識・技術の実践であり、医学モデルとは医学知識と技術の応用である。両者は車の両輪であり、いずれかが先走ってはならない。
- 教育モデルでは、患者の知識、技能、態度（attitude）がいかなるものであるかを評価する。例えば、「疾患に対する理解や認識が不足している」「治療行動が前向きに取り組まれている」などが重要な要素である。
- 自己管理のアドヒアランスを向上するには、糖尿病療養指導士が糖尿病に関する知識を十分に提供しなければならない。糖尿病療養指導士は専門的知識を通して、純医学的な知識を患者に向けて魅力的に説明し、治療への意欲をわかせる指導をする。
- 「患者の自己管理の態度は必ずしも知識と相関しない」とされているが、基本的な医学的知識の不足は、患者にとって大きなデメリットである。糖尿病療養指導士は患者の心理面、社会面を考慮し、患者の「受け入れ準備状態」を判断し、知識を応用できるようにして、実行可能にする方法を患者とともに見出さなければならない。

④ 地域における糖尿病療養指導

- 地域糖尿病療養指導士（Local Certified Diabetes Educators：LCDE、Certified Diabetes Educators of Local：CDEL）は、糖尿病患者教育の正しい知識および技術の充実、向上を図り、地域医療に貢献することを目的として各地域の実情に即した体制のもとに認定され、地域の核となって活動をしている。全都道府県で CDELが組織され、2020年7月現在、54団体となっている。
- 1996年、北九州地区に誕生した活動は、筑後・佐賀糖尿病療養認定制度として発足し、福岡県、大分県

へと広がった。

- 1997年に島根県LCDEが、1998年には福岡地区で福岡糖尿病療養指導士認定制度が誕生した。
- 北九州、島根県などのようにCDEJに先駆けて発足した地域や、これから立ち上げようとしている地域など、全国の多くの地域でLCDE(CDEL)への取り組みが進められている。
- 主な活動としては、糖尿病教育に携わる医療スタッフのレベルアップと質の均てん化を図り、地域の糖尿病患者のQOLの向上を最終目標とする。具体的には、市民糖尿病教室、健康フェア、ウォークラリー、広報誌や機関誌など地域に根をおろした患者・家族への活動と、糖尿病の予防および治療に関する調査・研究等にも取り組んでいる。
- 現在は、日本糖尿病協会主催の日本糖尿病協会年次学術集会において、各県のLCDE(CDEL)の活動報告や、調査・研究の発表があり、交流が盛んになってきている。
- 国は地域包括システムを推進しており、ますます地域の連携による指導が重要である。

2. 糖尿病療養指導の基本

Ⓐ 患者教育チーム

1 チームアプローチの必要性

- 糖尿病医療の進歩に伴い治療技術の指導内容が多様化していることから、各職種が担う指導や用いる評価法も拡大しかつ専門性も深まっている。
- 各職種が専門性を発揮する多様な指導と評価の内容をチーム内で共有し、患者中心の医療、そして治療継続の支援につなげる。そのため、チーム内の密な連携は欠かせない。

2 チームの形式

- チームの形式はその医療機関の規模、社会的・地理的特性により異なる。大切なことはその施設の糖尿病療養指導に対する考え方であり、計画、実施手順、評価に関する施設内の意思統一である。
- 一医療機関で完全なチームが形成されない場合、医療連携によるチームを組織することができる。
- チームのリーダーは診断および治療における最終責任をもつ医師である。
- 糖尿病療養指導のプログラムおよび個々の患者に固有なスケジュールの作成には、各職種のスタッフが参画し、治療や療養指導の人員や資材の効果的利用計画を検討し運用する。必要部分についてはクリニカルパス[注2]を作成すると効率的である。
- 療養指導を担当する各職種はチームのなかで分担を決定し、分担した範囲における責任をもつ。
- **表2**の糖尿病療養指導チームのメンバーの主な役割に示すように、メンバーの誰かが必ず責任をもっ

て担当し、欠落する部分がないように分担を決定する。
- 各専門職種が集まる学際的チームにおいて、自己の職種を超えて概要を説明することは可能である。しかし、各論については各職種の専門性を尊重し、専門職に具体的に詳細な指導を依頼する。特に医療法制の存在に配慮し、その法的規制の範囲内での指導を心がける。
- 例えば、薬剤師はインスリンの薬理や注入器の解説を行うことはできるが、インスリン注射の針を刺す指導は看護師に依頼する。看護師は食事療法の考え方を説明してもよいが、食事処方は医師によるべきであり、具体的な食品交換、食事計画、献立や調理の実際は管理栄養士に依頼する。検査の意義は臨床検査技師が説明し、運動療法についても、運動の実践方法と評価は理学療法士が担当する。

3 わが国の医療法制に沿ったアプローチ

- 〔巻頭の「日本糖尿病療養指導士の資格と業務」（日本糖尿病療養指導士認定規則第1章より）を参照〕
- 糖尿病療養指導は治療そのものであるから、医療法制に抵触してはならない。
- わが国の医療法制上、医療スタッフの業務範囲は医療職の種類別に定められており、原則として医師の指示のもとで行うこと、と規定されている。
- 医師を中心として糖尿病療養指導を行うチーム医療は合法的である。

注2）クリニカルパス：Ⅶ章-3-C-②：159頁参照。

表2　糖尿病療養指導チームのメンバーの主な役割*

療養指導項目	医　師	看護師 准看護師	管理栄養士 栄養士	薬剤師	臨床検査技師	理学療法士
糖尿病の診断、治療方針の決定	●					
療養における自己管理の意義	○	○	○	○	○	○
療養上の課題/問題把握**	●	●	○	○	○	○
食事療法の概要	○	○	○	○	○	○
栄養管理の意義	●	○	●			
献立・調理の理論と実践	○		●			
薬物治療の概要	○			○	○	○
薬剤の作用機序	●			●		
服薬指導	○	○		●		
自己注射指導	○	●		●		
糖尿病に関する検査の概要	○			○	○	○
検査の意義	●	○	○	○	●	○
血糖自己測定	○	○		○	○	
運動療法の概要	○	○	○	○	○	○
運動の種類と効果	●					●
運動の実践方法と評価	○	○				●
療養指導の計画と立案	●	○	○	○	○	○
療養指導の実践と評価	○	●	○	○	○	○

○：一般的であるが患者教育として必要なもの、　●：特に専門知識を必要とするもの

＊：この表は各職種の役割分担の1例である。表に示した●の役割を担う、医師以外の職種がいない施設では、医師、あるいは医師の指示のもとで他の職種がその役割を分担する。

＊＊：療養上の知識・生活経験に関して、情報収集・アセスメントし、課題や問題点を明確化する。

Ｂ　チームアプローチの実際

1　チームアプローチの基本理念

- 迅速で適切な治療法が選択できる環境を整える。
- 患者と医療関係者の緊密なコミュニケーションを保つ。
- 問題解決への共同作業には、患者も含めたチーム全体の参加が必要である。
- 治療の選択と治療による転帰情報を患者と共有する。
- 治療の開始と調整段階で一貫した基準をもつ。
- 治療が思いどおり進行しない場合、それは"患者のせいではない"とするチームの基本姿勢を保つ。

2　外来診療におけるチームアプローチ

a. 初診時

- 初診時の診療の流れをシステム化することが、チームアプローチの円滑な実施と効率化に必要である。
- 初診時に、できる限り多くの患者情報（**表3**）を得ることが、治療方針の決定や療養指導計画に大きな影響力をもつ。
- 情報は将来にわたる貴重な資料であり、すべてのスタッフが共有できる形で確実に保存する。
- 個々の指導内容、ならびに経過と結果は医師に報告され、集約されて、治療方針の決定や変更に活用される。

b. 外来通院時

- 外来診療時のなにげない患者とのやり取りのなかから大きな問題点を発見することが多いので、患者

表3　各チームが共有すべき初診患者の情報

患者背景		
・住所・交通手段	・家族構成	・他の疾患
・職業、労働量	・アレルギー	・内服薬の有無
現病歴		
・発症年齢	・罹病期間	・家族歴
・発見の契機	・治療歴（初期治療、現在の治療）	
・発症時の血糖、HbA1c		
現在の病態		
・自覚症状	・合併症	・視　力
・最近の血糖	・身長、体重（過去最高体重）	
生活習慣		
〈食　事〉	〈運　動〉	
・食事時間	・運動習慣	
・食事療法の知識	（種類、量、頻度）	
（食品交換表、食品分類）		
・食品計量習慣	〈その他〉	
・栄養指導歴	・飲酒、喫煙	
・外食の頻度	・睡眠時間	
・間食、嗜好品量		

との良好なコミュニケーションの維持に努める。

- 外来での療養指導は、時間が制約されるなかで理解度を評価し、的確に指導を行う。
- 栄養指導、予防的フットケア、糖尿病透析予防指導など時間を要する事項は、特別に時間を設定して実施する。
- 患者がもつ問題点の抽出、解決策の提案、医師への報告までを行うには、高度に熟練した技術を要する。
- 治療変更に伴う技術指導（インスリンや GLP-1受容体作動薬の自己注射、SMBG）や服薬指導、新しい薬剤についての説明と実行能力・理解度の確認を行う。
- 入院決定時には、入院目的や入院中のプログラム、療養指導計画、病院・病棟のシステムの説明を行う。
- 入院に至った経緯や入院目的、病態、留意点などの患者情報を病棟看護師や管理栄養士に正確に伝達する。

③　入院中のチームアプローチ

- 入院中は、時間的にも心理的にも患者の療養指導に対する期待や要望は大きいので、これらに応えられ

るように内容を充実させる。

- 入院中の療養指導は、入院目的や入院期間、また患者の能力にあわせて計画を立てる（クリニカルパスの作成）。
- 集団講義（2週間位のプログラム）は、診療部門がそれぞれの専門領域を担当する。パンフレットやさまざまな電子媒体を用いた教育技法に熟練する。
- 集団指導は個人指導の一部である。個別化すべき項目に関しては指導効果に限界があるので、個々の能力や問題点に沿った内容は個人指導で補う。
- 回診やカンファレンスは、チームとしての連携、充実を図る機会としてきわめて重要であり、各専門職種の参加が原則である。
- カンファレンスでは、必要に応じて治療上の問題点の提起を行い、各チームの意見交換をミニ・ディスカッション形式で行うことが望ましい。
- カンファレンスでは、一人の患者の問題点を取り上げ、対策を立て、整理して、医師がリーダーとなって明確な治療方針を決定する。
- カンファレンスで示された決定事項に関しては、患者が理解できる言葉で正しく説明し、患者が治療に参加できるように支援する。
- カンファレンスは、統一見解の徹底や情報交換を行い、スタッフの能力を育成するチーム医療向上の貴重な場である。

④　ガイドライン・マニュアルの活用

- 実践的なガイドライン・マニュアルはケアの標準化に役立つ。しかし、標準化と画一化とは異なる。治療や療養指導の方針を画一的に適応したり、一つの方法を個々の症例に無理にあてはめたりしてはならない。
- マニュアルの導入にあたっては、チームのコンセンサスを得ながら、各施設や地域社会の実情にあった形に利用しやすいように改変する。これがカスタマイズである。
- マニュアルが作成されれば、チームの統一見解を得

表4　糖尿病療養をサポートするサービス

1. 外来診療の受け方、急性期の情報のとり方、電話応答の方法
2. 処方箋の受け方/院外処方について
3. 専門医と家庭医のかかり方、療養指導上の他の施設への依頼
4. 診断書、紹介状の受け方
5. 医療保険、介護保険、医療費に関する相談、指導
6. 療養相談、社会資源の利用法（福祉、施設など）、医療ソーシャルワーカー（MSW）
7. 糖尿病協会について（患者会、活動内容、入会方法など）

医療機関に勤務する者にとって一般的な業務だが、糖尿病に特有なサービスが含まれる。

やすい。また、方針の微妙な差によるチームメンバーの間の軋轢を避けることができる。

● まず、マニュアルどおりに指導できるようになってから、次に応用やバリエーションをチームで考える。

● マニュアルがあれば、それで質のよいケアが流れ作業的にできるというわけではない。チームアプローチの評価を継続的に行い、PDCAサイクルを意識してマニュアルを見直す必要がある。

5　コーディネーション・マネージメント

● 糖尿病療養指導士は、チーム内のコーディネーターの役割を果たす。その基本となるのが、医師の治療方針に沿ったクリニカルパスの作成である。クリニカルパスの作成のプロセスで、ケアと教育の計画、それに伴う他部門との調整を行う。専門職種の協調性が保たれるチームの機能が重要視される。

● 糖尿病療養をサポートするサービスの提供が望まれる。糖尿病に特有な分野におけるサービスについては、**表4**に示すようなものがある。

C　スティグマとアドボカシー

● 日本糖尿病学会と日本糖尿病協会は、糖尿病患者が疾患を理由に不利益を被ることなく、治療の継続により糖尿病のない人と変わらない生活を送ることができる社会環境の構築を目指して 2019年にアドボカシー委員会を設立した。

● スティグマは、特定の属性に対して刻まれる「負の烙印」という意味を持ち、誤った情報が拡散することにより対象となった者が精神的・物理的に困難な状況に陥ることを指す。

● スティグマを放置すると、患者は糖尿病であることを周囲に隠し、適切な医療の機会の損失による重症化などの悪循環に陥り、個人から社会全体のレベルまで様々な悪影響を及ぼす恐れがある。

● アドボカシーとは本来「権利擁護」という意味で、糖尿病患者が社会から差別（スティグマ）を受けることなく、生きていくことができるように支援していく活動である。

● 日本糖尿病学会と日本糖尿病協会は、糖尿病の正しい理解を促進する活動を通じて、糖尿病をもつ人が安心して社会生活を送り、人生100年時代の日本でいきいきと過ごすことができる社会形成を目指す活動（アドボカシー活動）を展開する、とするアドボカシー宣言を行った。

● 「正しい治療を適切に続ければ一病息災で長寿を全うできる。血糖コントロールを適切に行うことで合併症発症を減らし、医療費削減にも貢献できる」ということを社会に発信し、患者が治療を継続できるような環境づくりを目指す必要がある（Ⅵ章-1-E：121頁参照）。

3.関連団体

糖尿病療養指導士の活動を サポートする団体

1 一般社団法人 日本糖尿病学会

糖尿病に関する学理および応用の研究調査ならびにそれについての発表、知識の交換、情報の提供等を行い、糖尿病に関する研究の進歩、知識の普及を図り、もってわが国における学術の発展と福祉の向上に寄与することを目的とする。

1957年12月15日に設立を決定以降、当初は糖尿病学の進歩・発展と国民の災害防止を目的とする任意団体として、1958年第1回日本糖尿病学会を開催した。学術集会の開催、会誌『糖尿病』や『糖尿病食事療法のための食品交換表』、『糖尿病診療ガイドライン』、『糖尿病治療ガイド』などの発行を通じ、糖尿病についての正しい知識の普及に努めてきた。1985年、学術団体として一層の社会的使命を果たすべく、社団法人日本糖尿病学会に法人化した。2012年4月1日に一般社団法人に移行し、2024年

表5 日本糖尿病学会アクションプラン2010（DREAMS）

①糖尿病の早期診断・早期治療体制の構築
　（Diagnosis and Care）
②研究の推進と人材の育成（Research to Cure）
③エビデンスの構築と普及（Evidence for Optimum Care）
④国際連携（Alliance for Diabetes）
⑤糖尿病予防（Mentoring Program for Prevention）
⑥糖尿病の抑制（Stop the DM）

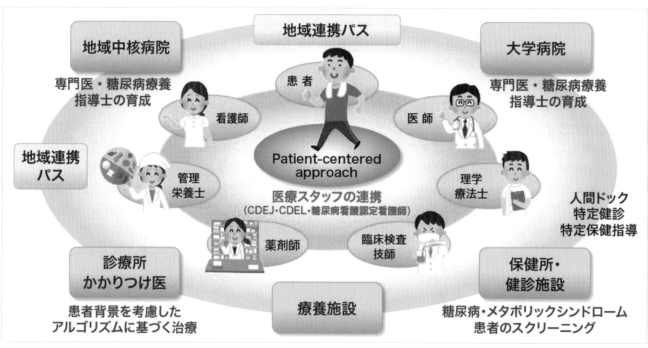

図1　効果的糖尿病予防・治療ネットワークの構築　　　　　（日本糖尿病学会：第3次対糖尿病5ヵ年計画. p.20, 2015, 引用）

3月現在の会員数は17,500名を超える。

- 毎年5月に年次学術集会、秋期に全国7支部の地方会、冬期に卒後教育シンポジウム『糖尿病学の進歩』を開催している。
- 糖尿病研究の推進と予防・診断・治療環境の向上を目指し 2004年に「対糖尿病戦略5ヵ年計画」、2009年に「第2次対糖尿病戦略5ヵ年計画」、2010年に「アクションプラン2010（DREAMS）」、2015年に「第3次対糖尿病5ヵ年計画」を策定・実施してきた（**表5**）。2020年に「第4次対糖尿病5ヵ年計画」を策定し「DREAMS」のさらなる実現に向けてさまざまな活動を行っている。
- 1989年には「糖尿病専門医」認定事業を開始し、2024年3月現在、全国で約7,000名の糖尿病専門医が活動している。日本糖尿病療養指導士の受験資格として、糖尿病療養指導にあたって、糖尿病専門医（または学会員の常勤医師）による指導を受けている必要がある。
- 効果的な糖尿病予防および治療のネットワーク構築には医療スタッフの連携が不可欠であり、糖尿病療養指導士の育成は「対糖尿病5ヵ年計画」においても一貫して重視されている（**図1**）。
- 日本糖尿病学会、日本糖尿病教育・看護学会、日本病態栄養学会が連携・協力して、日本糖尿病療養指導士認定機構が2000年2月29日に発足した。
- 認定機構規則に基づいて、認定機構の理事および各種委員会委員を学会員から多数推薦しており、認定機構の円滑な運営と順調な発展を設立当初より一貫して支援している。
- 糖尿病にかかわる医療スタッフの新規入会と研究発表を推進している。2017年の年次学術集会より「医療スタッフ優秀演題賞」を創設した。

2 一般社団法人 日本糖尿病教育・看護学会

- 日本糖尿病教育・看護学会は、糖尿病教育・看護に関する理論・応用の研究、調査を行い、それらの発表、知識・情報の提供や交換により糖尿病教育・看護に関する向上を図り、もって人々の健康と福祉に貢献することを目的としている。
- 1996年「糖尿病療養指導士」認定制度の準備が進められるなか、糖尿病看護普及の必要性の高まりから、同年、任意団体の日本糖尿病教育・看護学会は設立した。それより学術集会開催、学会誌発行、および糖尿病教育・看護にかかわる人材育成や診療報酬評価獲得に努めてきた。2010年には一層の社会的学術的使命を果たすべく法人化した。2023年8月現在の会員数は、2,218名である。
- 毎年9月に学術集会を開催し、2023年はハイブリッド開催にて3,945名が参加した。
- 日本糖尿病療養指導士認定機構設立母体3学会の1つとして、認定機構内に理事および監事、各種委員会の委員を推薦し人材育成に協力している。また本会内関連委員会では看護師の療養指導士の資質向上に努めている。現在は、e-learningシステムにより糖尿病療養指導士の認定更新研修単位が取得できるよう準備中である。
- 2013年6月には日本糖尿病対策推進会議の構成団体として認められた。
- 糖尿病看護認定看護師に関して日本看護協会に糖尿病看護分野を申請し、2001年から養成研修が開始された。厚生労働省事業にも協力し全国展開の基盤作りや研修テキストを作成した。
- 2008年、「糖尿病合併症管理料」の新設に本会が積極的に働きかけた。続いて糖尿病性足病変に係る「適切な研修」の標準プログラムを作成・公開し、これに準拠した研修は診療報酬の施設基準となり実績を上げている。2012年の「糖尿病透析予防指導管理料」の新設にも役割を果たした。
- 刊行物として、研修テキストや災害マニュアル等がある（**図2**）。ホームページには、ダウンロード可能な「高齢者の無自覚低血糖リーフレット」を掲載し活用を発信している。
- 2018年には「糖尿病教育・看護の核となる機能」5つを明確にした。2022年以降の「5か年重点目標"PRIDE"」は、1．Public awareness：国民への啓発と

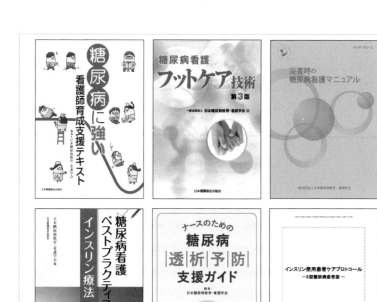

図2 日本糖尿病教育・看護学会による刊行書籍等
左上から刊行順。

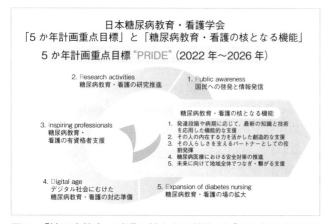

図3 「糖尿病教育・看護の核となる機能」と「5か年重点目標」

情報発信、2．Research activities：糖尿病教育・看護の研究推進、3．Inspiring professionals：糖尿病教育・看護の有資格者支援、4．Digital age：デジタル社会に向けた糖尿病教育・看護の対応準備、5．Expansion of diabetes nursing：糖尿病教育・看護の場の拡大、である（**図3**）。

3 一般社団法人 日本病態栄養学会

- 病態栄養学は、種々の疾患の発症機序などを病態栄養学的側面から究明し、その治療ならびに予防を目的とするきわめて特色ある分野である。代謝栄養、内分泌、消化器、循環器、呼吸器、腎臓、アレルギー、さらには救急医療まで幅広い領域の疾患を対象としている。

- 現在、わが国は高齢社会を迎えサルコペニア、フレイルが問題となり低栄養対策も再認識されている。したがって、疾患の予防・治療についての病態栄養学的な側面からの研究はますます重要性を増している。

- 癌、糖尿病や脂質異常症をはじめとする生活習慣病、さらに慢性腎不全や低栄養の予防や治療には病態栄養学的視点が必要である。さらに、栄養と運動、栄養と看護、栄養と薬剤など、その相互作用もこの分野では大きな課題となっており、医師、管理栄養士と他職種も交えた情報交換、情報共有も重要となってきた。

- このような実状から、臨床医、栄養学研究者、管理栄養士が一堂に参加して疾患の病態研究を行い、効率のよい栄養療法の実践と新たな治療法の開発を目指した「日本病態栄養学会」に大きな期待が寄せられている。

- 本会は1998年4月に発足し、毎年1月に学術集会を開催している。2023年8月現在の会員数は9,242名である。病態栄養専門医、病態栄養専門管理栄養士、NSTコーディネーター、がん病態栄養専門管理栄養士、腎臓病病態栄養専門管理栄養士、糖尿病病態栄養専門管理栄養士、専門病態栄養看護師の認定資格があり、2023年に肝疾患病態栄養専門管理栄養士が新たに加わった。それら認定資格の他に、栄養管理・NST実施施設などの認定事業を行っている。また、病態栄養専門管理栄養士や糖尿病療養指導士

のための教育セミナー、NSTセミナー、糖尿病透析予防指導セミナー、がん・腎臓病・糖尿病・肝疾患の病態栄養専門管理栄養士セミナー、病態栄養看護師セミナーを実施している。

- 2015年2月には日本医学会の分科会への加盟（No.123）が認められた。さらに同年5月30日、日本栄養療法協議会が発足した。2015年度第1回総会において、日本病態栄養学会理事長 清野 裕が初代会長に選出された。

- 日本栄養療法協議会は、効果的な栄養療法を確立し、その標準化により医療の質を向上させ患者に最適な治療を実現すること、国民の健康の増進と福祉の向上を図ることを目的とする。この目的に賛同する20学会（日本肝臓学会、日本癌治療学会、日本呼吸器学会、日本骨粗鬆症学会、日本循環器学会、日本消化器病学会、日本小児科学会、日本褥瘡学会、日本腎臓学会、日本サルコペニア・フレイル学会、日本心不全学会、日本摂食嚥下リハビリテーション学会、日本透析医学会、日本糖尿病学会、日本動脈硬化学会、日本肥満学会、日本病態栄養学会、日本リハビリテーション医学会、日本臨床腫瘍学会、日本老年医学会）と日本栄養士会をもって構成されている。

4 公益社団法人 日本糖尿病協会

- 日本糖尿病協会は、1961年に設立された。患者と医療者が協力しながら糖尿病の啓発活動を行う代表的な団体として、2013年4月には公益社団法人に認定された。

- 糖尿病の正しい知識の普及・啓発、アドボカシー活動を通じた患者支援、調査・研究を行うことにより、国民の健康増進に寄与することを目的とする。

- 会員数は、約10万5千人。患者だけでなく糖尿病診療に携わる医療者が多数入会していることが特徴で、両者が連携して社会における糖尿病への偏見の払拭や糖尿病発症予防、重症化予防に取り組んでいる。

- ライフステージごとの糖尿病対策事業では、小児期では患児向けの小児糖尿病キャンプ（全国約 50か所）やオンライン形式の「バーチャルキャンプ」、就労世代には、受診勧奨や治療中断阻止を目指した広報活動、高齢世代には扱いやすい教育アプリの制作などがある。

- 治療支援活動では、糖尿病連携手帳、自己管理ノート、IDカード、疾患啓発冊子・DVD等を制作し、医療

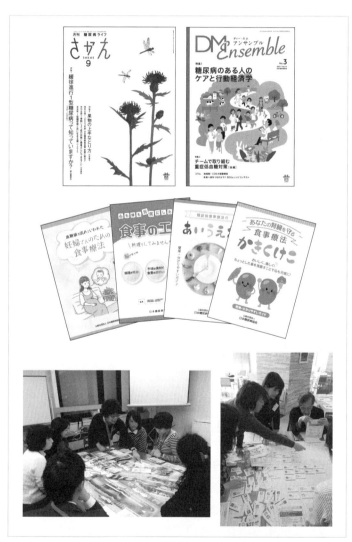

図4　日本糖尿病協会の情報発信ツールと教育資材の講習会

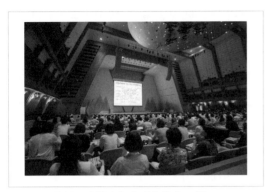

図5　日本糖尿病協会年次学術集会の様子

施設に無償で配布している。
- 医療者教育にも重点を置き、「糖尿病カンバセーション・マップ」（**図4左下**）、「糖尿病カードシステム」（**図4右下**）などの講習事業を実施している。さらに、eGFRを入力して腎機能の低下速度を示す「腎機能チェックツール」などのデジタルコンテンツ資材の提供も行っている。
- CDEのスキルアップを目的に、日本糖尿病協会年次学術集会を開催している。多職種によるディスカッションなどを通じて、職種間コンセンサス獲得を目指している（**図5**）。
- 定期刊行物としては、患者向けの「糖尿病ライフさかえ」（月刊誌）（**図4左上**）と、医療者向けの電子書籍「DM Ensemble」（隔月刊）（**図4右上**）がある。
- 日本糖尿病学会と連携して推進する「アドボカシー活動」「糖尿病医療支援チーム（DiaMAT: Diabetes Medical Assistance Team）活動」がある。アドボカシー活動では、糖尿病にまつわるスティグマ払拭を目指し、医療現場における糖尿病にまつわる言葉を見直す取り組みを推進している。DiaMATでは、発災時に活動する医療者の教育、登録を進めている。

5　公益財団法人　日本糖尿病財団

- 1991年9月18日に財団法人として認可を受け、糖尿病に関する調査研究の実施およびこれに対する助成ならびに糖尿病に関する正しい知識の普及・

啓発活動の実施およびこれに対する助成を行い、もって国民の健康の増進に寄与することを目的として設立された。
- 2013年4月1日付で公益財団法人としての認可を受けている。
- 主な事業内容は、糖尿病に関する調査研究の実施およびこれに対する助成、糖尿病に関する予防および教育啓発活動の実施およびこれに対する助成、糖尿病に関する国際交流活動の実施およびこれに対する助成、糖尿病に関する印刷物の刊行、その他本財団の目的を達成するために必要な事業などである。
- 啓発活動のためのキャンペーン事業の一環として毎年東日本地区（**図6**）、西日本地区（**図7**）において講演会などを実施し、情報誌なども発刊している。

6　日本糖尿病対策推進会議

- 糖尿病対策を全国的に推進するため、日本医師会・日本糖尿病学会・日本糖尿病協会を幹事団体として、2005年2月9日に設立した。
- その後、幹事団体に日本歯科医師会、構成団体として健康保険組合連合会、国民健康保険中央会、日本腎臓学会、日本眼科医会、日本看護協会、日本病態栄養学会、健康・体力づくり事業財団、日本健康運動指導士会、日本糖尿病教育・看護学会、日本総合健診医学会、日本栄養士会、日本人間ドック学会、日本薬剤師会、日本理学療法士協会、日本臨床内科医会が加わった（2023年9月現在・19構成団体）。
- 実際には都道府県などの糖尿病対策推進会議が、地域の実情にあわせた糖尿病対策を推進している。
- 都道府県での医療計画の策定にあたっては、厚生労働省が定める『糖尿病の医療体制構築に係る指針』のなかで、糖尿病対策推進会議を活用するよう明示されている。
- 日本糖尿病対策推進会議・日本医師会・厚生労働省の三者は「糖尿病性腎症重症化に関わる連携協定」を締結し、糖尿病性腎症重症化予防の取組を国レベルでも支援する観点から、「糖尿病性腎症重症

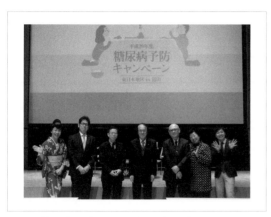

図6　糖尿病予防キャンペーン東日本

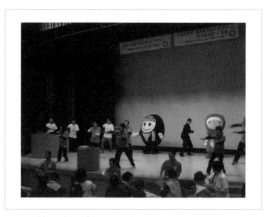

図7　糖尿病予防キャンペーン西日本

化予防プログラム」を策定し、効果検証事業の結果をふまえ 2023年に改訂した。地域においても同様に関係者が連携した取組が全国的に進められ、糖尿病対策推進会議の役割が一層重要になっている。

B　多岐にわたる活動の場

- 糖尿病治療の目的は合併症の発症予防と進展抑制である。糖尿病療養指導士活動の主目的は糖尿病患者の健康寿命の延伸にある。活動の場（認定更新規定による療養指導業務に従事する施設）として病院、診療所、保健所、市町村保健センター、老人福祉関連施設、介護保険法関連施設、リハビリテーションセンターなどが挙げられる。
- 日常の診療活動中に接する患者に対するだけでなく、患者会や地域活動のなかでも糖尿病療養指導士の活動が期待されている。
- 糖尿病療養指導士の活動の場となる糖尿病患者の対象集団は、小児から成人まで年齢的にも幅広い。成人であっても、壮年を中心とする集団と高齢者を中心とした集団では自ずから指導の方向性、方法論が異なる。

- 対象集団が求めるものは何か、また医療側からみて不足しているものは何かをよく評価・検討する必要がある。指導を行うにあたっては、日本糖尿病学会が認定した専門医がかかわることが望ましい。
- 糖尿病療養指導士には、これらの各層の特性にあわせて対応できる柔軟な人間性と、確固たる熱意がまずもって必要とされる。
- 医師のみでは時間的にも物理的にも手の届かない部分や、カバーできない部分を補い合えるようにして、患者のトータルケアを行うことが必要である。
- 行政の立場からも、糖尿病の一次あるいは二次予防についての勉強会が種々計画されるようになった。
- 保健センターを中心とした地域での糖尿病教室などが開催される機会が多くなっている。これらは計画の段階からその地域の糖尿病療養指導士が参画し、内容や実施方法を検討するとさらに効果が上がる。
- 高齢患者、罹病年数の長い合併症を有する患者の増加に伴い、老人介護施設においても糖尿病療養指導士のケア提供が望まれる。
- 糖尿病療養指導士は、患者会の活動や地域における糖尿病の予防活動に対しても積極的に参加することが期待される。

II

糖尿病の概念、診断、成因、検査

1.血糖調節[注1]の概略（図1）

● 糖代謝異常を知る指標として、血糖値が用いられる。血糖値は食事、運動、ストレスといった種々の外因子により大きく変動しうるが、健康な人ではインスリンやグルカゴン、インクレチンなどのホルモンのはたらきにより、おおむね**図1**のように調節されている。

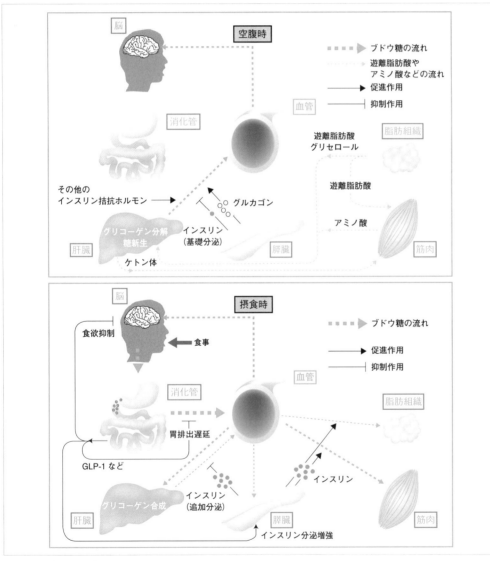

●空腹時は肝臓でグリコーゲンを分解したり、筋肉から放出されるアミノ酸から糖新生をして血中にブドウ糖を供給し、血糖値を維持している。
●脳は主にブドウ糖をエネルギー源として用いるが、ブドウ糖が不足した場合、一部ケトン体も利用するようになる。

●摂取した食物が消化管で消化・吸収されると、すみやかに膵臓からインスリンが分泌される。
●インスリンの作用により、肝臓での糖新生が抑制され、筋肉や脂肪細胞などでブドウ糖は細胞内に取り込まれ血糖値は正常に保たれる。
●インクレチンであるGLP-1、GIPなどは消化管から分泌される消化管ホルモンの一つである（作用についてはⅤ章-4-B表24：106頁を参照）。

図1　血糖調節の概略

〔D'Alessio DA, et al：J Clin Invest 115(12)：3406-3408, 2005, 引用改変〕

注1）「日本糖尿病療養指導士カリキュラム」では、血糖調節を「糖代謝」と記載している。

2.疾患概念

A 病態と成因

- 糖尿病と糖代謝異常は、インスリン作用不足に基づく慢性高血糖状態を主徴とする代謝疾患群である。
- インスリン作用の不足により、主として糖質代謝異常が生じ、同時に脂質やタンパク質代謝が障害される。
- 病態には、インスリン分泌不全とインスリン作用の障害（インスリン抵抗性）がある（図2）。
- 成因は多様であり、遺伝因子と環境因子が関与する。

B 症状と身体的特徴

- 代謝異常が軽度であれば、症状に乏しく糖尿病の存在を自覚せず、長期間放置されることがある。
- 著しく血糖値が高くなるような代謝状態では、口渇、多飲、多尿、体重減少、易疲労感がみられる。
- さらに極端な場合では、ケトアシドーシスや高浸透圧高血糖状態を来し、昏睡に陥ることもある。
- 高血糖が長く続けば糖尿病特有の細小血管症が出現し、神経障害、網膜症、腎症（三大合併症）を代表に、多くの臓器に機能・形態の異常を来す。
- 糖尿病は動脈硬化を促進し、心筋梗塞、脳梗塞、末梢動脈疾患（PAD）などの大血管症の原因となる。
- 患者の身体的特徴は上記合併症に基づき全身性である。
- 神経：足の痺れなどの感覚障害、起立性低血圧、発汗障害、排尿障害、便秘、下痢、勃起障害など。
- 眼：視力低下、眼底変化、白内障・緑内障の合併など。
- 皮膚：乾燥、水疱症、白癬・カンジダ感染症など。
- 口腔：口腔内乾燥、齲歯、歯周病や口腔内感染症など。
- 下肢：足背動脈や後脛骨動脈の拍動減弱・消失、浮腫、壊疽、潰瘍、胼胝形成、爪病変など。

糖代謝正常者	糖尿病	
	インスリンの分泌不全・消失 （1型糖尿病、一部の2型糖尿病など）	インスリンの抵抗性増大 （主に2型糖尿病）

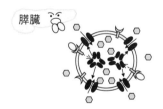

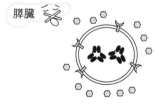

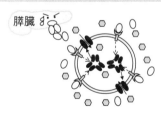

過不足なくインスリンが分泌され作用すると、ブドウ糖はすみやかに細胞内に取り込まれる。

インスリン分泌量が不足すると、ブドウ糖は細胞内に取り込まれなくなる。

インスリンが十分量あっても効きにくいため、ブドウ糖は細胞内に取り込まれにくくなる。

◯インスリン　⬡ブドウ糖　Ψインスリン受容体　---➤ インスリンシグナル　❚❚糖輸送体

図2　インスリン作用不足の2つの病態

3.診　断

𝒜 診断の要点

- 慢性高血糖(=持続性高血糖)の存在。
- 糖尿病特有の症状がある。
  - ①口渇、多飲、多尿。
  - ②比較的短期間での体重減少など。
- 糖尿病網膜症の存在。
- 診断基準を満たす持続性高血糖が確認された場合、糖尿病特有の症状や糖尿病網膜症がなくても糖尿病と診断する。

ℬ 診断基準

- 糖代謝の判定区分(**表1**)

1 糖尿病型の判定

- 初回検査で①〜④のいずれかを認めた場合は「糖尿病型」と判定する。
  - ①早朝空腹時血糖値126mg/dL以上
  - ②75g経口ブドウ糖負荷試験(75g OGTT)[注2] 2時間値200mg/dL以上
  - ③随時血糖値200mg/dL以上
  - ④HbA1c[注3] 6.5%以上

2 糖尿病の診断手順(図3)

- 糖尿病が疑われる場合には、血糖値の検査と同時にHbA1cを測定することを原則とする。
- 1回の採血で、血糖値とHbA1c値がともに糖尿病型の場合、糖尿病と診断できる。
- 別の日に行った検査で、糖尿病型が再確認できれば糖尿病と診断できる。ただし、初回検査と再検査の少なくとも一方で、必ず血糖値の基準を満たしていることが必要であり、HbA1cのみの反復検査での診断は不可。
- 糖尿病型の判定項目の①〜③のいずれかと④が確認されれば、初回検査だけでも糖尿病と診断してよい[注4]。
- 血糖値が糖尿病型を示し、かつ次のいずれかが認められる場合は、初回検査だけでも糖尿病と診断できる。
  - ①口渇、多飲、多尿、体重減少などの糖尿病の典型的な症状。
  - ②確実な糖尿病網膜症。
- 検査した血糖値やHbA1cが糖尿病型の判定基準以下であっても、過去に糖尿病型を示した資料(検査

表1　空腹時血糖値および75g経口ブドウ糖負荷試験(75gOGTT)による判定区分と判定基準

正常型であっても、1時間値が180mg/dL以上の場合は、180mg/dL未満のものに比べて糖尿病に悪化する危険が高いので、境界型に準じた取り扱い(経過観察など)が必要である。
〔日本糖尿病学会:糖尿病の分類と診断基準に関する委員会報告(国際標準化対応版). 糖尿病 55(7):492, 2012/日本糖尿病学会 編・著:糖尿病治療ガイド 2022-2023. 文光堂, 東京, p.24, 2022, 引用改変〕

		血糖測定時間		判定区分
	空腹時		負荷後2時間	
血糖値(静脈血漿値)	126mg/dL以上	◀または▶	200mg/dL以上	糖尿病型
	糖尿病型にも正常型にも属さないもの			境界型
	110mg/dL未満	◀および▶	140mg/dL未満	正常型

注2) 75g Oral Glucose Tolerance Test
　　診断上の注意点:
　　(a) 高齢者:糖負荷試験の判定基準は表1と同じである。
　　(b) 小　児:診断のために糖負荷試験が必要な場合は、ブドウ糖負荷量を1.75g/kg(最大75g)とし、同じく表1で判定する。

注3) 採血時から過去1〜2か月間の平均血糖値を反映することから、血糖コントロールの指標として用いられる。

注4) 早期に糖尿病を発見して、治療を開始することを目的とした。

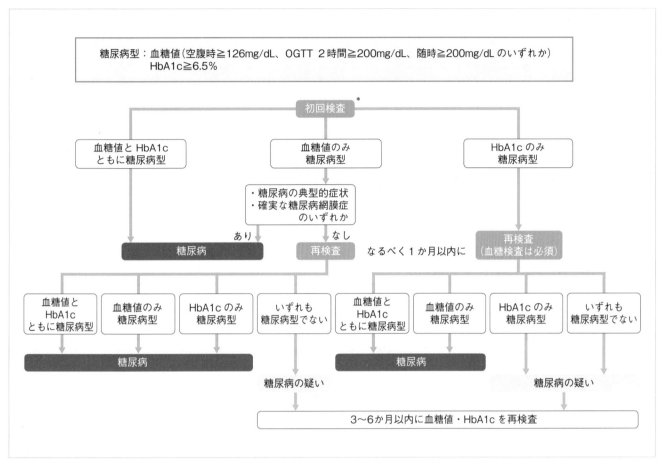

図3　糖尿病の臨床診断のフローチャート

＊：糖尿病が疑われる場合は、血糖値と同時にHbA1cを測定する。同日に血糖値とHbA1cが糖尿病型を示した場合には、初回検査だけで糖尿病と診断する。
〔日本糖尿病学会：糖尿病の分類と診断基準に関する委員会報告（国際標準化対応版）．糖尿病 55（7）：494，2012／日本糖尿病学会 編・著：糖尿病治療ガイド2022-2023．文光堂，東京，p.26，2022，引用〕

データ）がある場合や、上記①、②の存在の記録がある場合は、糖尿病の疑いをもって対応する。

③　正常型（図4）

- 次の①と②をともに満たすものを正常型とする。
  ①早朝空腹時血糖値 110mg/dL未満
  ②75gOGTT 2時間値 140mg/dL未満
- 正常型であっても75gOGTT 1時間値 180mg/dL以上のものは境界型に準じ経過観察をする。
- 空腹時血糖値が100〜109mg/dLは正常域ではあるが、「正常高値」とする（**図4**）。この集団は糖尿病へ

の移行や75gOGTT時の耐糖能障害の程度からみて多様な集団であるため、75gOGTTを行うことが勧められる。

④　境界型（図4）

- 75gOGTTで、正常型にも糖尿病型にも属さないものを境界型とする。この群には、糖尿病の発症過程または改善過程にある症例が混在し、次の2つのものが含まれる。
  ①早朝空腹時血糖値 110〜125mg/dL で、2時間値 140mg/dL未満のもの（IFG：空腹時血糖異常）[注5]

注5）IFG：Impaired Fasting Glycemia

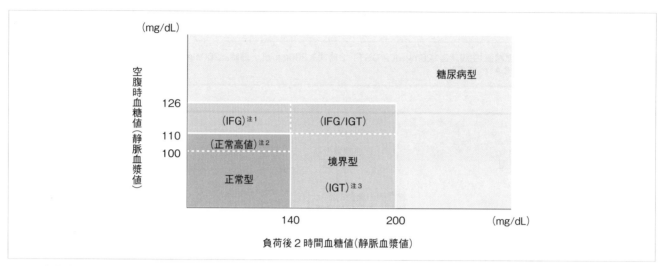

図4　空腹時血糖値および75gOGTTによる判定区分

注1：IFGは空腹時血糖値110〜125mg/dLで、2時間値を測定した場合には140mg/dL未満の群を示す（WHO）。ただしADAでは空腹時血糖値100〜125 mg/dLとして、空腹時血糖値のみで判定している。

注2：空腹時血糖値が100〜109mg/dLは正常域ではあるが、「正常高値」とする。この集団は糖尿病への移行やOGTT時の耐糖能障害の程度からみて多様な集団であるため、OGTTを行うことが勧められる。

注3：IGTはWHOの糖尿病診断基準に取り入れられた分類で、空腹時血糖値126mg/dL未満、75gOGTT 2時間値140〜199mg/dLの群を示す。

（日本糖尿病学会 編・著：糖尿病治療ガイド 2022–2023. 文光堂, 東京, p.28, 2022, 引用改変）

②早朝空腹時血糖値126mg/dL未満で75gOGTT 2時間値140〜199mg/dL のもの（IGT：耐糖能異常）[注6]

- IGTのなかでも、75gOGTT 2時間値が170〜199mg/dLの群は糖尿病への進展率が高い。
- 境界型は、糖尿病に準じた状態であり、特にIGTは動脈硬化を促進する病態であるため、生活習慣の是正と定期的な評価が必要である。

注6) IGT：Impaired Glucose Tolerance

4. 成因と分類

𝒜 成因分類

- 糖尿病と糖代謝異常の成因分類としては、1型、2型、その他の特定の機序・疾患によるもの、妊娠糖尿病があり（**表2**）、1人の患者が複数をあわせもつこともある。1型糖尿病と2型糖尿病の特徴を**表3**に記す。

ℬ 糖尿病の病態（病期）概念

- 病態分類としては正常血糖と高血糖に大別し、高血糖は境界領域と糖尿病領域に分けられる（**図5**）。
- 糖尿病領域は、インスリン非依存状態とインスリン依存状態に分けられる（**表4**）。

表2 糖尿病と糖代謝異常[注1]の成因分類[注2]

Ⅰ. 1型
膵β細胞の破壊、通常は絶対的インスリン欠乏に至る。
　Ａ. 自己免疫性
　Ｂ. 特発性

Ⅱ. 2型
インスリン分泌低下を主体とするものと、インスリン抵抗性が主体で、それにインスリンの相対的不足を伴うものなどがある。

Ⅲ. その他の特定の機序、疾患によるもの
　Ａ. 遺伝因子として遺伝子異常が同定されたもの
　　1. 膵β細胞機能にかかわる遺伝子異常
　　2. インスリン作用の伝達機構にかかわる遺伝子異常
　Ｂ. 他の疾患、条件に伴うもの
　　1. 膵外分泌疾患
　　2. 内分泌疾患
　　3. 肝疾患
　　4. 薬剤や化学物質によるもの
　　5. 感染症
　　6. 免疫機序によるまれな病態
　　7. その他の遺伝的症候群で糖尿病を伴うことの多いもの

Ⅳ. 妊娠糖尿病[注3]

注1) 一部には、糖尿病特有の合併症を来すかどうかが確認されていないものも含まれる。
注2) 現時点では、上記のいずれにも分類できないものは分類不能とする。
注3) 妊娠中にはじめて発見または発症した糖尿病にいたっていない糖代謝異常である。妊娠中の明らかな糖尿病、糖尿病合併妊娠は含めない。
〔日本糖尿病学会：糖尿病の分類と診断基準に関する委員会報告（国際標準化対応版）．糖尿病 55(7)：490, 2012／日本糖尿病学会 編・著：糖尿病治療ガイド 2022-2023. 文光堂，東京，p.18, 2022, 引用〕

表3 1型糖尿病と2型糖尿病の特徴

糖尿病の分類	1型	2型
発症機構	主に自己免疫を基礎にした膵β細胞破壊。HLAなどの遺伝因子に何らかの誘因・環境因子が加わって起こる。他の自己免疫疾患（甲状腺疾患など）の合併が少なくない。	インスリン分泌の低下やインスリン抵抗性を来す複数の遺伝因子に過食（特に高脂肪食）、運動不足などの環境因子が加わってインスリン作用不足を生じて発症する。
家族歴	家系内の糖尿病は2型の場合より少ない。	家系内血縁者にしばしば糖尿病がある。
発症年齢	小児〜思春期に多い。中高年でも認められる。	40歳以上に多い。若年発症も増加している。
肥満度	肥満とは関係がない。	肥満または肥満の既往が多い。
自己抗体	GAD抗体、IAA、ICA、IA-2抗体、ZnT8抗体などの陽性率が高い。	陰性。

HLA：human leukocyte antigen, ICA：islet cell antibody, GAD：glutamic acid decarboxylase, IA-2：insulinoma-associated antigen-2, IAA：insulin autoantibody, ZnT8：zinc transporter8
（日本糖尿病学会 編・著：糖尿病治療ガイド 2022-2023. 文光堂，東京，p.19, 2022, 引用）

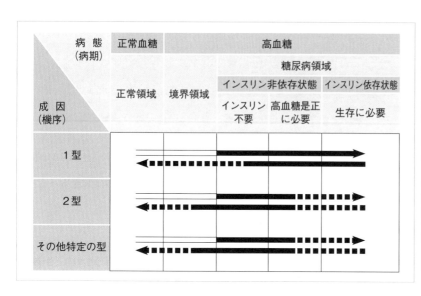

図5　糖尿病における成因（発症機序）と病態（病期）の概念

右向きの矢印は糖代謝異常の悪化（糖尿病の発症を含む）をあらわす。矢印の線のうち、━━━の部分は、「糖尿病」と呼ぶ状態を示す。左向きの矢印は糖代謝異常の改善を示す。矢印の線のうち、破線部分は頻度の少ない事象を示す。例えば2型糖尿病でも、感染時にケトアシドーシスにいたり、救命のために一時的にインスリン治療を必要とする場合もある。また、糖尿病がいったん発病した場合は、糖代謝が改善しても糖尿病とみなして取り扱うという観点から、左向きの矢印は黒く塗りつぶした線であらわした。その場合、糖代謝が完全に正常化するに至ることは多くないので、破線であらわした。

〔日本糖尿病学会：糖尿病の分類と診断基準に関する委員会報告（国際標準化対応版）．糖尿病 55（7）：489，2012，引用〕

表4　インスリン依存状態とインスリン非依存状態の特徴

糖尿病の病態	インスリン依存状態	インスリン非依存状態
特　徴	インスリンが絶対的に欠乏し、生命維持のためインスリン治療が不可欠	インスリンの絶対的欠乏はないが、相対的に不足している状態。生命維持のためにインスリン治療が必要ではないが、血糖コントロールを目的としてインスリン治療が選択される場合がある。
臨床指標	血糖値：高い、不安定 ケトン体：著増することが多い	血糖値：さまざまであるが、比較的安定している ケトン体：増加することもあるがわずかである
治　療	1．強化インスリン療法 2．食事療法 3．運動療法（代謝が安定している場合）	1．食事療法 2．運動療法 3．経口血糖降下薬、GLP-1受容体作動薬またはインスリン療法
インスリン分泌能	空腹時血中Cペプチド0.6ng/mL未満が目安となる	空腹時血中Cペプチド1.0ng/mL以上

（日本糖尿病学会 編・著：糖尿病治療ガイド 2022-2023．文光堂，東京，p.20，2022，引用改変）

1型糖尿病（type 1 diabetes mellitus）

1 定　義

- インスリンを合成・分泌する膵β細胞の破壊によって発症する糖尿病。通常はインスリンの絶対的な欠乏にいたる。
- 成因別に自己免疫性（1A）と特発性（1B）に大別され、さらに発症様式によって急性発症、劇症、緩徐進行の3つに分類される。
- 自己免疫性（1A）は、自己免疫機序によって膵β細胞が破壊されて発症する1型糖尿病である。患者血清中に膵島関連自己抗体〔GAD抗体、IA-2抗体、膵島細胞抗体（ICA）、インスリン自己抗体（IAA）など〕が証明され、特に発病早期に陽性率が高い。
- 膵島炎などによる膵β細胞の破壊は、臨床的な糖尿病発症のかなり以前より生じていると考えられる（図6）。
- 特発性は自己抗体などによる自己免疫機序の証明ができないままインスリン依存状態に陥るタイプの1型糖尿病である。
- 急性発症1型糖尿病[注7]では、何らかの膵島関連自己抗体が陽性であることが多く、大半が自己免疫性に分類される。劇症1型糖尿病[注8]の多くは自己免疫の関与が不明であり、通常特発性に分類される。緩徐進行1型糖尿病[注9]は、定義上膵島自己抗体陽性が前提のため自己免疫性に分類される。

注7）急性発症1型糖尿病：一般的に高血糖症状が出現後3か月以内にケトーシスやケトアシドーシスに陥り、ただちにインスリン療法を必要とする。

注8）劇症1型糖尿病：高血糖症状出現後1週間前後以内でケトーシスやケトアシドーシスに陥るなど、急激に重篤化するために特に注意が必要である。内因性インスリンは発症時すでに枯渇しており、ただちにインスリン療法を必要とする。急激な発症経過を反映して、著しい高血糖にもかかわらずHbA1cは比較的低値にとどまる。

注9）緩徐進行1型糖尿病：診断されてもケトーシスやケトアシドーシスには至らず、ただちにはインスリン療法を必要としない。

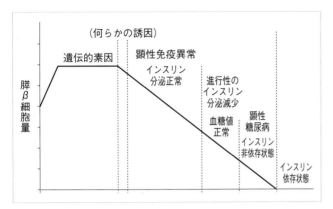

図6　遺伝的感受性から始まり膵β細胞破壊に至る1型糖尿病発症への経過（仮説）

〔Eisenbarth GS : N Engl J Med 314（21）: 1360-1368, 1986, 引用改変〕

- 最近、がんの免疫療法に用いられる免疫チェックポイント阻害薬の使用後に、1型糖尿病、特に劇症1型糖尿病の発症が報告されており、注意を要する。

2 臨床的特徴

- やせ型で若年発症が多い。
- ケトーシス、ケトアシドーシスに陥りやすい。
- 時間経過とともにインスリン依存状態（絶対的なインスリン不足）となり、生命の維持にインスリン注射が不可欠となることが多い。

3 有病率、発症率[注10]

- 日本人における小児1型糖尿病の有病率は1万人当たり1.5〜2人、発症率は1年間に10万人当たり1.5〜2.5人（1.5〜2.5/10万人/年）。世界的にみても低い。
- 好発年齢は8〜12歳で、小児〜思春期に多いが、中高年にも認められる。
- 2014年から4年間にわたって行われた厚生労働省の研究班の調査によると、日本における1型糖尿病患者数は10〜14万人と推計される。

4 成因

- 自己免疫性（1A）では遺伝により疾患感受性が規定され、これに何らかの環境因子が加わり、自己免疫機序により膵β細胞の破壊が生じる。病理学的に膵ラ氏島周辺および内部にリンパ球浸潤を伴う炎症（膵島炎）と膵β細胞の消失を認める。特発性（1B）の成因は現在のところ不明である。
- 遺伝因子としてはHLA[注11]の関与が大きく、日本人ではDR4、DR9が疾患感受性、DR2が疾患抵抗性を示す。
- 1型糖尿病発症に関与する環境因子として現在確立されたものはない。ウイルス感染（ムンプス、コクサッキー B4、EBウイルスなど）や食事（生後数か月牛乳から作られた粉ミルクで育てられた人のほうが、母乳で育てられた人よりも発症頻度が高いという報告あり）の関与を示唆する報告がある。

5 診断

- 急性発症1型糖尿病の発症時には、血糖値が300mg/dLを超えることが多い。尿ケトン体も強陽性のことが多い。
- インスリン依存状態の診断には内因性インスリン分泌の枯渇を証明し、自己免疫性であることの診断には膵島関連自己抗体の存在を証明する。
- 「急性発症1型糖尿病診断基準（2012）」、「緩徐進行1型糖尿病（SPIDDM）の診断基準（2023）」、「劇症1型糖尿病診断基準（2012）」が策定されている。

6 治療

- 入院治療が原則であり、ただちにインスリン療法を開始する。
- インスリンによる高血糖の是正、補液による脱水の是正、電解質異常の是正が必要である。
- 状態が安定したら、インスリン治療を含めた糖尿病の自己管理ができるように教育し、家庭での治療に移行させる。

注10）有病率、発症率：prevalence、incidence
　　　有病率とは、ある地域のある時点における人口当たりの有病者数を示すもの。これに対して発症率とは、一定期間内にある地域で新たに発生した患者数を、その地域の未発症の人口で除した値。
注11）HLA：human leukocyte antigen、組織適合抗原
　　　免疫反応において自己と非自己の区別や、病原体に対する免疫応答の有無・強さを規定している細胞膜上の抗原。大きくクラス1抗原（A、B、Cなど）とクラス2抗原（DP、DQ、DRなど）に大別され、それぞれに大きな個人差がある（DRならDR1、DR2、DR3など）。日本人の1型糖尿病との関連ではDR4、DR9が疾患感受性、DR2が疾患抵抗性を示す。

- 特に成長期は正常な身体発育に重点を置き、原則として年齢に応じた栄養量を摂取させる。
- 長期にわたり良好な血糖コントロールを続けるには、強化インスリン療法が必要である。
- インスリン療法は頻回注射療法とインスリンポンプ療法に大別される。
- 発症直後の1型糖尿病患者では強力な初期インスリン治療による血糖正常化が寛解期[注12]をもたらすことがある。しかし、最終的にはインスリン必要量が増加していくので、寛解期を長引かせるためにもインスリン注射を中断せず治療を続けることが大切である。

7　患者教育の要点

- ライフステージにあわせた食事療法やインスリン治療の自己管理が生涯にわたり必要となるため、チーム医療の下、病院や家庭での初期教育を充実させる。インスリンの種類・量や、インスリン自己注射と血糖自己測定(SMBG)・連続グルコースモニタリング(CGM)の手技の習得、低血糖時の対応(グルカゴン点鼻を含む)、シックデイルールなどは、特に重要である。

8　経過観察の要点

- 定期的に医療機関を受診させ(原則1か月に1度)、血糖やHbA1cを測定する。
- SMBGやCGMの結果から血糖変動の要因(インスリン量・食事量・食事内容・運動量など)を把握できるように支援する。測定値によりインスリン量を適宜調整するため、1日3～4回のことが多いが、使用するインスリンの種類や個人差などで、測定の時間や回数は異なる。シックデイなどでは頻回の測定が必要である。
- 低血糖症状の有無を確認し、対応を指導する。
- シックデイの対応(シックデイルール)を確認しておく。

- 夜間・早朝も含めた24時間にわたる血糖コントロールの安定化も重要である。暁現象[注13]、ソモジー効果[注14]がないことを確認する。
- 血清脂質や血圧を定期的に測定し、必要ならば加療する。
- 合併症についても定期的なチェックを行う。
- 食事療法は、年齢、活動度、成長、体重増加に応じて行う。

D　2型糖尿病 (type 2 diabetes mellitus)

1　定　義

インスリン作用が不足する状態でインスリン分泌低下を主体とするものと、インスリン抵抗性が主体で、それにインスリンの相対的不足を伴うものとがある(II章-2-A:19頁、II章-5-A-③:29頁参照)。また、この両因子の割合は症例によって異なっている。

2　臨床的特徴

- 膵β細胞機能はある程度保たれており、生存のためにインスリンが必要となること(インスリン依存状態)は比較的少ない。
- 未治療放置や清涼飲料水の多飲などによって極端に糖代謝が悪化したり、感染などを合併してケトアシドーシスを来したりした場合、一時的にインスリン依存状態となることがある。
- 糖尿病の90%以上を占める。

3　有病率、発症率

- 日本人の糖尿病が強く疑われる者の割合は男性19.7%、女性10.8%(20歳以上)で、この10年間で有意な増減はない(III章-1-B:45頁図2参照)。
- 40歳以降に起こりやすい。

注12)　寛解期：remission
　　　1型糖尿病の発病早期、インスリン治療によって血糖コントロールが改善した際に、インスリン治療を離脱もしくはごく少量のインスリン注射でコントロール可能となった状態。ハネムーン(蜜月)期間とも呼ばれる。再び、インスリン治療が必要となることが多い。
注13)　暁現象：dawn phenomenon
　　　夜間には正常血糖が保たれているにもかかわらず、早朝に高血糖が

起こる現象。睡眠時の成長ホルモン分泌や早朝のコルチゾールなどの分泌亢進の関与が考えられている。
注14)　ソモジー効果：Somogyi effect
　　　夜間の低血糖により分泌されたインスリン拮抗ホルモンの作用による反応性の血糖上昇。

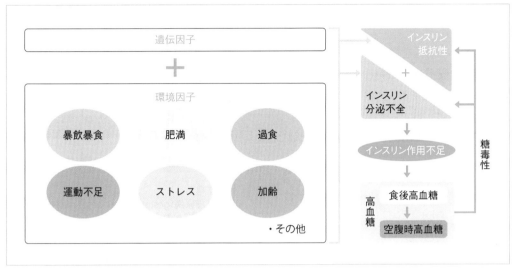

図7　2型糖尿病の発症機序

4　成　因

- 遺伝的素因に、加齢、過食、運動不足、肥満などの環境因子が加わって発症する。
- 糖尿病の家族歴を認めることが多く、肥満があるか過去に肥満歴を有することが多い。
- 高血糖そのものにより、インスリンの分泌低下とインスリン抵抗性が生じる。これをブドウ糖毒性[注15]という。
- ひとたび高血糖が生じると、ブドウ糖毒性[注15]による悪循環となり、2型糖尿病が進展する（**図7**）。

5　診　断

- 日本糖尿病学会の診断基準による。
- 2型糖尿病を早期に診断するには75gOGTTが有用である。

6　治　療

- 食事療法と運動療法が基本であり、必要に応じて経口血糖降下薬、インスリン、GLP-1受容体作動薬を用いて血糖のコントロールを図る。

- 合併症の状況やその重症度を把握し、病状に応じた治療を進める。
- 体重の減量や生活習慣の改善、血糖の改善に伴い糖毒性が解除され、薬剤の減量あるいは中止が可能になることがある。

7　患者教育の要点

- 糖尿病教育の主眼は、患者自身が糖尿病をよく理解し、進んで目標を達成する意欲をもつようになることである。
- 教育内容は、糖尿病の概念、診断、病態、合併症、治療法（食事、運動、経口血糖降下薬、インスリン、GLP-1受容体作動薬など）、SMBG、低血糖、シックデイ、日常生活の仕方などである。
- 療養指導士を含めた医療チームによる教育が望ましい。医師の治療方針にしたがって、看護師、管理栄養士、薬剤師、臨床検査技師、理学療法士などが医療チームを形成し、患者が適切な自己管理をできるように支援する。
- 教育用教材を学習の到達度に応じて準備し、効果的に活用する。

注15）ブドウ糖毒性：glucose toxicity
　　　高血糖が持続すると、高血糖そのものが二次的にインスリン抵抗性とインスリン分泌不全を助長して、糖代謝状態に悪循環をもたらすこと。

8 経過観察の要点

- 食事療法と運動療法の励行を徹底させる。
- 定期的に医療機関を受診させ（原則1～2か月に1度）、血糖やHbA1cを測定する。
- 必要に応じてSMBGも行う。
- 血清脂質や血圧・体重を定期的に測定し、必要ならば加療する。
- 合併症についても定期的なチェックを行う。

E 特定の原因による
その他の型の糖尿病

- これには以下の2つの群を区別する（表2）。
  - A：遺伝因子として遺伝子異常が同定された糖尿病。
  - B：他の疾患、条件に伴うもの。

F 妊娠糖尿病（表5）（VIII章-4：172頁参照）
（gestational diabetes mellitus：GDM）

- 国際的な研究グループである International Association of Diabetes and Pregnancy Study Groups（IADPSG）により、世界統一の妊娠糖尿病（GDM）診断基準が作成された。わが国でも、日本糖尿病学会と日本糖尿病・妊娠学会との合同委員会で診断基準の統一化が検討され、2015年8月、改訂新診断基準が作成された。

1 定義

- GDMは「妊娠中にはじめて発見または発症した糖尿病に至っていない糖代謝異常である」と定義される。
- 妊娠中の明らかな糖尿病、糖尿病合併妊娠は含めない。

2 診断基準（表5）

- 75gOGTTにおいて次の基準の1点以上を満たした場合に診断する。

表5　妊娠中の糖代謝異常と診断基準

妊娠中に取り扱う「糖代謝異常」（hyperglycemic disorders in pregnancy）には、1)「妊娠糖尿病」（gestational diabetes mellitus：GDM）、2)「妊娠中の明らかな糖尿病」（overt diabetes in pregnancy）、3)「糖尿病合併妊娠」（pregestational diabetes mellitus）の3つがある。

「妊娠糖尿病」（gestational diabetes mellitus：GDM）は、「妊娠中にはじめて発見または発症した糖尿病に至っていない糖代謝異常である」と定義され、妊娠中の明らかな糖尿病、糖尿病合併妊娠は含めない。

3つの糖代謝異常は、次の診断基準により診断する。

診断基準
1) 妊娠糖尿病（gestational diabetes mellitus：GDM）
  75gOGTTにおいて次の基準の1点以上を満たした場合に診断する。
  ①空腹時血糖値≧92mg/dL（5.1mmol/L）
  ②1時間値≧180mg/dL（10.0mmol/L）
  ③2時間値≧153mg/dL（8.5mmol/L）
2) 妊娠中の明らかな糖尿病（overt diabetes in pregnancy）[※1]
  以下のいずれかを満たした場合に診断する。
  ①空腹時血糖値≧126mg/dL
  ②HbA1c値≧6.5%
  ＊随時血糖値≧200mg/dLあるいは75gOGTTで2時間値≧200mg/dLの場合は、妊娠中の明らかな糖尿病の存在を念頭に置き、①または②の基準を満たすかどうか確認する[※2]。
3) 糖尿病合併妊娠（pregestational diabetes mellitus）
  ①妊娠前にすでに診断されている糖尿病
  ②確実な糖尿病網膜症があるもの

※1：妊娠中の明らかな糖尿病には、妊娠前に見逃されていた糖尿病と、妊娠中の糖代謝の変化の影響を受けた糖代謝異常、および妊娠中に発症した1型糖尿病が含まれる。いずれも分娩後は診断の再確認が必要である。
※2：妊娠中、特に妊娠後期は妊娠による生理的なインスリン抵抗性の増大を反映して糖負荷後血糖値は非妊時よりも高値を示す。そのため、随時血糖値や75gOGTT負荷後血糖値は非妊時の糖尿病診断基準をそのまま当てはめることはできない。

これらは妊娠中の基準であり、出産後は改めて非妊娠時の「糖尿病の診断基準」に基づき再評価することが必要である。
〔日本糖尿病・妊娠学会と日本糖尿病学会との合同委員会：妊娠中の糖代謝異常と診断基準の統一化について．糖尿病 58（10）：802，2015，引用〕

空腹時血糖値≧92mg/dL

1時間値≧180mg/dL

2時間値≧153mg/dL

- ただし、**図3**に示す糖尿病の臨床診断において、糖尿病と診断されるもの、または妊娠前にすでに糖尿病と診断されているものはGDMから除外する。

5.検 査

𝒜 主な検査

- 糖尿病の早期発見や診断のために行う検査。
- 糖尿病発症後に血糖コントロールの良否を評価するための検査。
- 糖尿病合併症の評価、あるいは早期発見のための検査。

1 空腹時血糖値、随時血糖値、食後血糖値

- 判定基準参照（Ⅱ章-3-B-1, 表1：20頁参照）。
- 空腹時血糖値は10時間以上絶食させた後の血糖値であり、夕食後絶食にして、朝食前に測定する。
- 随時血糖値は来院時に任意の条件下で測定された血糖値である。
- 食後血糖値は食事をした後の血糖値であり、食事を開始してから血糖測定までの時間を併記する（例：食後○時間）。

2 インスリン、Cペプチド（C peptide）

- 基準範囲：
  インスリン：空腹時 おおむね5〜10 μU/mL
  血中 Cペプチド：空腹時 おおむね1〜3 ng/mL、随時 おおむね4 ng/mL以上
  1日尿中 Cペプチド排泄量：おおむね40〜100 μg/日
- 生体内でほぼ唯一の血糖低下作用をもつ膵 β 細胞から分泌されるホルモンがインスリンである。プロホルモンであるプロインスリンより分解され、A鎖とB鎖が2か所でSS結合した構造をもつ。血中イン

スリン濃度は免疫学的に測定されるためIRI（immunoreactive insulin）と表現されることが多い。一方、プロインスリンよりインスリンができる際に同時に生じるのが Cペプチドである。インスリン分泌時に等モルで門脈中に分泌される。Cペプチドはインスリンと異なり肝臓や末梢組織で代謝されず血中を循環するため、末梢血中のCペプチドモル濃度はインスリンの5〜10倍になっている。その後、腎臓で代謝されるが、一部は代謝されずに尿中Cペプチドとして尿中に排泄される。

- 血中IRIの測定はインスリン分泌能の評価に有用である。ただし、インスリン療法中の患者のIRIは注射製剤に由来するインスリンも測定してしまうことがあるため、患者のインスリン分泌能の評価には不適切である。そうした場合でも、血中、尿中Cペプチドの測定はインスリン分泌能の評価に有用である（Ⅱ章-4-B-表4：24頁参照）。また、早朝空腹時の血中インスリン値はインスリン抵抗性の指標となり、15μU/mL以上では明らかなインスリン抵抗性の存在が考えられる。

3 経口ブドウ糖負荷試験（OGTT）[注16]

- 判定基準参照（Ⅱ章-3-B-表1：20頁参照）。
- 糖尿病診断に用いられる検査法。すでに糖尿病と診断されている場合は原則として行わない。
- 実施上の注意点：
  ①糖質を150g以上含む食事を3日以上摂取する。
  ②前夜から翌朝検査実施までは10〜14時間絶食する。午前9時頃に開始するのがよいとされる。
  ③ブドウ糖の服用に要する時間は5分以内とする。
  ④検査終了まで水以外の摂取は禁止し、なるべく安

静を保たせ、また検査中は禁煙とする。

● 採血は、ブドウ糖負荷前と負荷後 30、60、120分に行い血糖値を測定する。

● また、IRI測定を同時に行えば、インスリン分泌指数[注17]やHOMA-β[注18]などのインスリン分泌能や、インスリン抵抗性[注19]の評価に有用である。

4　HbA1c
（hemoglobin A1c、ヘモグロビンエーワンシー）

● 基準範囲：4.6〜6.2%
血糖コントロール目標：（Ⅳ章-1-表1：54頁参照）[注20]
　血糖正常化を目指す際の目標：6.0％未満
　合併症予防のための目標：7.0％未満
　治療強化が困難な際の目標：8.0％未満

● 赤血球中のヘモグロビン（Hb）にブドウ糖が非酵素的に結合したもので、高血糖が持続するとその割合が増加する。赤血球の寿命が120日であることから、HbA1cは過去1〜2か月の平均血糖値を反映する。

● 赤血球寿命が短縮または延長する病態などで、平均血糖値と乖離した値になることがあるので注意を要する（表6）。

● HbA1c値は、糖尿病の経過を評価するよい指標となる。

5　グリコアルブミン（GA）

● 基準範囲：11〜16%

● 血清アルブミンにブドウ糖が非酵素的に結合したものを総アルブミンに対する比率で表したもの。

● 血清アルブミンの半減期が約2週間であることから、グリコアルブミンは過去2週間の平均血糖値を反映する。

6　1,5-アンヒドログルシトール（1,5-AG）

● 基準範囲：14.0μg/mL以上

● 1,5-AGはブドウ糖ときわめて類似の構造をもつポ

表6　HbA1c値と平均血糖値の間に乖離があるとき

HbA1c値が高め	HbA1c値が低め
・急速に改善した糖尿病 ・鉄欠乏状態 ・異常ヘモグロビン症*	・急激に発症・増悪した糖尿病 ・鉄欠乏性貧血の回復期 ・溶血（赤血球寿命↓） ・失血後（赤血球生成↑）、輸血後 ・エリスロポエチンで治療中の腎性貧血 ・透析 ・肝硬変 ・異常ヘモグロビン症*

＊：どちらにもなり得るもの
（日本糖尿病学会 編・著：糖尿病治療ガイド 2022-2023. 文光堂，東京，p.15, 2022，引用改変）

リオールで、健常者の場合ほとんど腎尿細管で再吸収される。

● 糖尿病患者では、1,5-AGの再吸収がブドウ糖により競合を受け尿中に排泄される。

● 1,5-AGは血糖が上昇するとすみやかに低下、血糖が正常化すると緩徐に上昇する。

● 血糖の平均値ではなく尿糖量を反映する。

● 過去数日間の血糖変動や食後高血糖を反映する。

● α-グルコシダーゼ阻害薬のアカルボースや、尿糖排泄を促進させるSGLT2阻害薬の服用は、血清1,5-AG低下の原因となる。

7　尿糖、尿ケトン体、尿アルブミン、尿タンパク検査

● 尿糖は血糖値がおよそ160〜180mg/dLを超えると陽性となる。しかし、SGLT2阻害薬を使用している場合には血糖値が正常でも陽性となる。

● 尿糖検査は試験紙法で簡便に行えるため自己測定が可能であり、血糖コントロール（高血糖）の管理に有用（試験紙使用法の注意を厳守する）である。

● 尿ケトン体はインスリンの作用不足により糖がエネルギー源として利用できず、脂肪の分解が亢進し生成される。絶食、飢餓でも陽性となる。

● 尿ケトン体が陽性の場合には糖尿病性ケトアシドーシス（DKA）を疑い対応する。

● 尿タンパク検査は糖尿病性腎症のスクリーニング検査として重要である。特に尿アルブミン検査は腎

注17）インスリン追加分泌のうち初期分泌能の指標となる。
　　インスリン分泌指数（insulinogenic index）
　　　$= \dfrac{\Delta 血中インスリン値（30分値-0分値）（\mu U/mL）}{\Delta 血糖値（30分値-0分値）（mg/dL）}$
　　糖尿病患者ではこの値が0.4以下となり、境界型（Ⅱ章3-B-④：21頁参照）でも0.4以下のものは、糖尿病への進展率が高い。
注18）HOMA-βはインスリン分泌能の評価の指標の1つで
　　HOMA-β＝360×空腹時IRI（μU/mL）/［空腹時血糖値（mg/dL）-63］

基準範囲：40〜60
により求められる。
注19）インスリン抵抗性の簡便な指標の1つとして、HOMA-IRがある。空腹時血糖値140mg/dL以下の場合は、インスリン抵抗性をよく反映する。
　　HOMA-IR＝空腹時インスリン値（μU/mL）×空腹時血糖値（mg/dL）/405
　　この値が、1.6以下の場合は正常。2.5以上の場合にインスリン抵

症の早期発見に有用である。ただし、糖尿病性腎症の病期分類の評価には、随時尿によるクレアチニン補正値[注21)]が用いられる（IX章 -2-D-①：209頁、表14参照）。

B 血糖自己測定[注22)] (self-monitoring of blood glucose：SMBG)

- 糖尿病患者自身が自己検査用グルコース測定器で血糖値を測定する（**表7**）。
- SMBGで知る血糖値は患者自身の動機づけであるとともに、治療効果の判定のためにも重要であり、血糖変動パターンをインスリン投与法や投与量調節の参考にできる。
- SMBGの意義、手技、活用法について十分な指導が必要である。
- 測定器は、精度保証のために定期的に保守点検を行うことが望ましい。
- 作動不良、故障の際の対応を説明する。
- 医療機関において微量採血用の穿刺器具を複数患者に使用する場合は、安全上の観点から、針の周辺がディスポーザブルタイプの穿刺器具を用いなければならない。

1 適応

- インスリン自己注射や GLP-1受容体作動薬自己注射、インスリン・GLP-1受容体作動薬配合薬（fixed-ratio combination：FRC）[注23)]自己注射による治療を行っている患者、12歳未満の小児低血糖症の患者および妊娠中の糖尿病患者またはハイリスクな妊娠糖尿病（gestational diabetes mellitus：GDM）[注24)]の患者が保険適用となる。
- 血糖自己測定器加算は通常は月60回以上までであるが、1型糖尿病患者あるいは妊娠中の糖尿病患者では月120回以上まで認められる。
- 特に、シックデイや低血糖が疑われる場合など、いつもと状態が違うときや、血糖値の変動を把握でき

ることが治療の動機づけとなるような患者に有用である。

2 自己検査用グルコース測定器（表7）

- **表7**のようにさまざまな測定器が利用されているが、各医療機関での採用機種は限られており転院の際は取り扱いの説明に注意する。
- 患者の視力・認知機能・理解度・生活環境・嗜好などを考慮して測定器を選択する。
- グルコースオキシダーゼ（GOD）を用いた方法では溶存酸素の影響を受ける測定器もあり、酸素療法を行っている患者などでは誤差を生じうる。
- 酵素電極法を用いた測定器ではヨウ素を含む外用薬を使用した部位からの採血は偽高値を呈するおそれがあるため避ける。
- 患者側因子として、ヘマトクリットが低値であれば血糖値は高めに、高値であれば血糖値は低めに測定される。
- 低温環境で測定すると低値を呈する機器が多いため、適応温度を確認して使用する。
- その他人為的誤差として、検体量の不足による低値や、柑橘類など果物の皮を剥いた指先での測定による異常高値がある。

3 測定

- 穿刺準備から測定終了までの手技を習得させ、正確な値が得られるように指導する。
- 測定回数や時刻は、治療目標に応じ患者により異なる。例えば、1日1回の持効型溶解インスリンによる治療では、空腹時血糖の測定が最も重要である。1日数回以上のインスリン治療時では、インスリン注射時の測定が重要である。また、インスリン投与タイミングと異なる食前や食後、あるいは低血糖時の測定も治療効果の判定に重要である。

抗性があると考えられる。ただしインスリン治療中の患者には用いない。

注20) 高齢者に関してはⅧ章-6：177頁を参照。
注21) 尿アルブミン / クレアチニン比（mg/gCr）＝尿アルブミン濃度（mg/L）/尿クレアチニン濃度（g/L）
注22) SMBG 機器は患者自身が測定する血糖モニタリングを目的として使用されるもので、医療機関における診断のための血糖検査に用いることはできない。

近年、「医療従事者が、患者に近い場所で、迅速かつ簡便に行う検査機器」として、POCT（Point-of-Care Testing）機器が普及してきた。POCT 機器は、SMBG 機器とは精確さが異なり、医療現場のベッドサイドなどで "care（治療）" を目的に使用する血糖測定機器としては、POCT 機器を用いることが推奨されている。

注23) FRC は基礎インスリンと GLP-1 受容体作動薬を配合した注射薬
注24) ハイリスクな妊娠糖尿病：① HbA1c が 6.5％未満で75gOGTT 2時間値が 200mg/dL 以上、② 75g OGTT の基準3点のうち2点

表7　自己検査用グルコース測定器一覧表注1-4　　　　　　　　　　　　　　（2024年3月現在）

機種名（販売元）		測定原理	採血量（μL）	測定時間（秒）	測定メモリー（回）	重量（g）	備考
アキュチェックガイド（ロシュDCジャパン）		酵素電極法（FAD-GDH）	0.6	4	720	40	点着エリアが広い試験紙。ラバーグリップあり。試験紙差込口が光る。
アキュチェックガイドMe（ロシュDCジャパン）		酵素電極法（FAD-GDH）	0.6	4	720	40	点着エリアが広い試験紙。ラバーグリップあり。試験紙差込口が光る。調剤薬局販売向け。
アキュチェックモバイル（ロシュDCジャパン）		酵素比色法（Mut.Q-GDH）	0.3	5	2,000	129	50回分の試験紙を収納したテープカセット。試験紙・針の準備を自動化。毎回の測定後の廃棄作業不要。
グルコカードプラスケア（アークレイマーケティング）		酵素電極法（FAD-GDH）	0.6	5.5	800	82	音声機能あり。新機能「マルチアシストテクノロジー」搭載で手技によるばらつきの低減。カラー液晶画面。
グルコカードプライム（アークレイマーケティング）	Gセンサー使用時	酵素電極法（FAD-GDH）	0.6	5.5	1,100	82	カラー液晶、音声ガイド機能、アラーム機能・高値/低値の原因情報の付加、無線データ通信機能、プライムセンサーとGセンサーの2種類のセンサーが使用可能。
	グルコカードプライムセンサー使用時			7			
グルテストアイ（三和化学研究所）		酵素電極法（FAD-GDH）	0.6	5.5	800	82	音声機能あり。新機能「マルチアシストテクノロジー」搭載で手技によるばらつきの低減。カラー液晶画面。
グルテストアクア（三和化学研究所）	グルテストNeoセンサー使用時	酵素電極法（FAD-GDH）	0.6	5.5	1,100	82	カラー液晶、音声ガイド機能、アラーム機能・高値/低値の原因情報の付加、無線データ通信機能、グルテストブルーセンサーとグルテストNeoセンサーの2種類のセンサーが使用可能。
	グルテストブルーセンサー使用時			7			
ニプロケアファストR（ニプロ）		酵素電極法（FAD-GDH）	0.4	5	500	52	カラー液晶画面。食前・食後のマーク機能。音声案内。充電式バッテリー内蔵。
ニプロケアファストLink（ニプロ）		酵素電極法（FAD-GDH）	0.4	5	1,000	96	音声機能あり。表示画面がカラーで見やすい。Bluetooth® 無線通信搭載。充電式バッテリー内蔵。
ニプロフリースタイルフリーダム ライト（ニプロ）		酵素電極法（FAD-GDH）	0.3	4	400	45	センサーコードを自動認識。大きな液晶画面と大きな文字。指先以外での採血が可能。アラーム機能付き。
フリースタイルプレシジョンネオ（アボットジャパン）		酵素電極法（NAD-GDH）	0.6	5	1,000	33～37	血中ケトン体の測定が可能。薄型軽量で反射の少ない液晶画面。インスリン投与量が入力可能。測定平均値などを表示するログブック機能付き。
フリースタイルフリーダム ライト（アボットジャパン）		酵素電極法（FAD-GDH）	0.3	4	400	39.7～45.4	センサーコードを自動認識。大きな液晶画面と大きな文字。指先以外での採血が可能。アラーム機能付き。
FreeStyleリブレ（アボットジャパン）		酵素電極法（NAD-GDH）	0.6	5	直近90日分	65	上腕のセンサーをスキャンし間質液中の濃度を測定するisCGMだが、本機器にFSプレシジョン血糖測定電極を用い血液中のグルコース濃度も測定可能。
メディセーフフィット（テルモ）		酵素比色法（GOD）	0.8	9	500	42	清潔で安全な個包装試薬。日本語で測定手技を案内。Felica搭載でスピーディなデータ活用が可能。
メディセーフフィットスマイル（テルモ）		酵素比色法（GOD）	0.8	9	500	80	大きなカラー液晶画面と大きなボタン。音声と画面で操作手技ガイド。血糖値レベルをカラー表示。
ワンタッチベリオIQ（ライフスキャン）		酵素電極法（FAD-GDH）	0.4	5	750	47.06	薄型コンパクト。大きなカラー液晶画面。充電式。センサー挿入口にLEDライト。パターンメッセージ機能付き。
ワンタッチベリオビュー（ライフスキャン）		酵素電極法（FAD-GDH）	0.4	5	600	105	大きなカラー液晶画面。エラーメッセージなどの日本語表示。血糖値レベルをカラー表示。
ワンタッチウルトラビュー（ライフスキャン）		酵素電極法（GOD）	1	5	600	90	大きな液晶画面での日本語表示。測定結果の数値とともに血糖の状態を色で表示。測定手技をアニメーションで表示。センサー排出機能付き。
ワンタッチベリオリフレクト（ライフスキャン）		酸素電極法（FAD-GDH）	0.4	5	750	53	リチウム電池。血糖値指標アイコンとカラーバー。日本語の案内表示・絵文字機能。パターン分析機能付き。
コントアネクストLink2.4（PHC/日本メドトロニック）		酵素電極法（FAD-GDH）	0.6	5	1,000	43	ミニメド600シリーズ（インスリンポンプ）に通信可能。アラーム機能付き。充電式バッテリー内蔵。

注1：微量採血のための穿刺器具については、①器具全体がディスポーザブルのもの、②針および針の周辺部分がディスポーザブルのもの、③針は交換するが、針の周辺部分はディスポーザブルでないもの、の3種類があり、医療機関において複数の患者に使用する場合には、安全性の面から③のタイプは使用してはならない。

注2：果物など糖分を含む食品に触れた後、そのまま指先から採血すると偽高値となるおそれがあるので、注意を要する。

注3：プラリドキシムヨウ化メチルを投与中の患者では、血糖が偽高値を示すおそれがあるので、事前に製造・販売業者から情報を入手する必要がある。

注4：自己検査用グルコース測定器のなかには、ヘマトクリットの影響を受けるものがある。ヘマトクリットの影響を受けるものは、貧血や多血症などの場合、偽高値や偽低値を示すおそれがあるので、注意を要する。

（日本糖尿病学会 編・著：糖尿病治療ガイド 2022-2023. 文光堂，東京，p.138-139, 2022, 引用改変）

以上該当する場合、または75g OGTTの基準1点以上該当かつ非妊娠時のBMIが25以上の場合。

表　紙

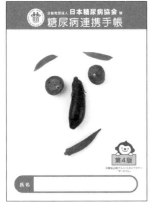

表　紙

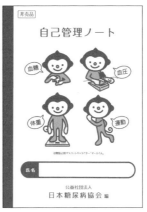

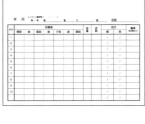

図9　日本糖尿病協会が発行している自己管理ノート

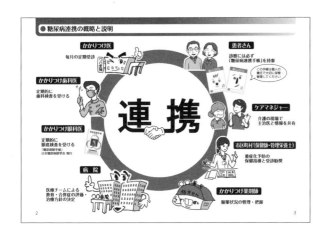

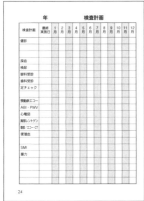

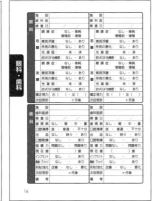

図8　日本糖尿病協会が発行している糖尿病連携手帳

4　測定結果の記録と活用

- 日本糖尿病協会が発行している自己管理ノートなどを活用し測定した血糖値を記録保存する（図8、図9）。
- 血糖値の変動に影響するような生活の変化や自覚症状も記録し、血糖の変動要因を把握できるように指導する。
- 最近では各メーカーからデータマネジメントシステムがリリースされており、以下のような解析データが得られる。

①サマリーログブック（自己管理ノートと同様の日付・時間別血糖測定値の表）

②記述統計（平均値、標準偏差、中央値、50パーセンタイル値、低血糖比率）

③日内変動（時刻別サマリー）

④血糖トレンド（日付別サマリー）

⑤ヒストグラム〔血糖値分布図（棒グラフ）〕

⑥曜日別分布図

これらを利用することにより、基準外の値に目を奪われずに血糖測定値の分布状況を把握しやすくなることがある。

C 持続血糖モニタリング (continuous glucose monitoring：CGM)

- CGMは皮下にセンサーを留置し、皮下の間質液中のグルコース濃度を測定し血糖値として推定するシステムである。
- CGMは、レトロスペクティブ CGM、リアルタイムCGM、間歇スキャン式持続血糖モニタリング(intermittently scanned continuous glucose monitoring：isCGM)に大別される。
- CGMの意義、手技、活用法について十分な指導が必要である。
- CGMのセンサーは磁気の影響を受ける可能性があり、X線検査、CT検査、MRI検査の際には、検査前に取り外す必要がある。

1 レトロスペクティブCGM

- レトロスペクティブ CGMでは装着期間中のグルコース濃度を遡って確認する。レトロスペクティブ CGMは医療従事者のためのグルコース評価ツールである。
- 現在使用可能なレトロスペクティブ CGMにFreeStyle リブレProがある(図10)。センサーの装着時間は最長14日間であり、1台のリーダーで複数の患者のデータを読み取ることが可能である。
- レトロスペクティブ CGMは、施設基準を満たしている届出がある医療機関[注25]において、①治療方針策定のために血糖プロファイルを必要とする1型糖尿病患者、もしくは②低血糖発作を繰り返す等重篤な有害事象が起きている血糖コントロール不安定で血糖管理の意欲のある2型糖尿病患者に保険適用がある。

2 リアルタイムCGM

- リアルタイム CGMは、間質液中のグルコース値を継続的に自動測定し、グルコース値の変化を線状の

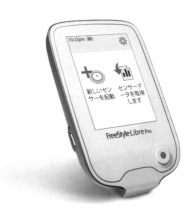

図10 CGM（FreeStyle リブレpro）
（アボットジャパン合同会社：CGM（FreeStyle リブレ pro）製品写真, 提供）

グラフとして常時機器上に表示する。
- 測定結果から低グルコース閾値や高グルコース閾値に至ることを予測してアラートを発する機能を有する。
- リアルタイムCGMは、現在Dexcom G6®とガーディアン™4 スマートCGMの2機種がある(図11)。
- 糖尿病専門医や糖尿病療養指導士、糖尿病看護認定看護師は、リアルタイムCGMの実際の使用開始に際しては日本糖尿病学会が行うリアルタイム CGM適正使用のための eラーニングの受講が必須となっている。
- 糖尿病学会よりリアルタイム CGM適正使用指針(2023年11月1日改訂)が発表されている。

(1)適応
- Dexcom G6®とガーディアン™4 スマートCGMとも、利用方法により2つの保険適用区分(C150-7またはC152-2)が適用可能である。

1. 保険適用区分 C150-7で使用することが考慮される患者像

リアルタイム CGMの継続使用が考慮される患者像として、①インスリン療法でも血糖変動が大きい

注25) 施設基準は、インスリンポンプ一体型リアルタイム CGM（SAP）と同様にインスリンポンプ治療を行っている施設で、糖尿病治療経験5年以上の糖尿病専門医が1人以上常勤しており、インスリンポンプ治療の経験が2年以上の常勤の看護師や薬剤師、糖尿病療養指導士や糖尿病看護認定看護師などが1人以上配置されている施設である。

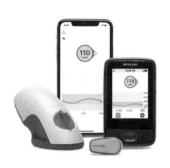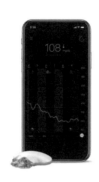

図11　リアルタイムCGM（左：Dexcom G6®、右：ガーディアン™4 スマートCGM）

（左；Dexcom Japan：Dexcom G6® 製品写真，右；日本メドトロニック株 式会社：ガーディアン™4 スマートCGM，提供）

患者、②生活が不規則で血糖が不安定な患者、③ス ポーツや肉体作業など活動量が多く血糖が動揺し やすい患者、④低血糖対策の必要度が高い患者、な どが挙げられる。短期的または間歇的に使用する患 者像として、①インスリンを新規に開始する患者、 ②治療内容の変更（薬剤の追加・変更、薬剤用量の増 減など）を行う患者、③食事や運動などが血糖変動 に及ぼす影響を理解させて生活習慣改善に向けて 教育的指導を行いたい患者、④手術や歯科処置など で短期間に血糖を改善すべき患者、⑤シックデイの 場合、などが挙げられる。

　保険適用は、インスリン製剤の自己注射を1日に 1回以上行っている入院中の患者以外の患者であ る。添付文書上、2歳以上の患者に対して使用でき る。使用中にはSMBGで血糖値を確認すべき状況に ついて適切に指導されていることが求められる。

2. 保険適用区分 C152-2で使用することが考慮され る患者像

　①急性発症1型または劇症1型の糖尿病患者で、 低血糖対策と血糖コントロールの両立が強く求め られるが就労や生活環境上の理由でインスリンポ ンプ一体型リアルタイム CGM（SAP）を使用できな い者、②2型の糖尿病患者でも内因性インスリン分

泌が欠乏（空腹時血清Cペプチド0.5ng/mL未満）し ており、インスリン治療を行っていても低血糖発作 など重篤な有害事象が起きている血糖コントロー ル不安定な者が適応となる。具体的にはインスリン 頻回注射またはSAP以外のインスリンポンプ治療と 1日最低2回以上のSMBGを行っているが、血糖が 不安定で予期せぬ低血糖や著明な高血糖を繰り返 す者で、施設基準を満たす医療機関[注25]を受診して いる者が適応となる。

　低血糖リスクが乏しく、血糖コントロールの安定 している者または医師の指導に従わず、SMBGを行 わない患者等は適応外である。

（2）測定

● センサーの装着方法や装着可能部位は機種や年齢 により異なる。

● センサー装着期間は、Dexcom G6®のセンサーは最 長10日間、ガーディアン™4センサは最長7日間で ある。

● 機器の添付文書等を必ず参照し、穿刺準備、セン サー装着、測定開始の手順や、グルコース値確認ま での手技を習得できるよう、支援する。

（3）SMBGとの併用

● リアルタイム CGMは糖尿病の日常の自己管理に用 いることができる機器であるが、必要に応じて SMBGを行って血糖値を確認しなければならない。 SMBGを行う場合として、CGMの測定結果と一致し ない症状のある場合や測定値の正確性に疑問があ る場合が挙げられる。

（4）アラート機能

● リアルタイム CGM機器には、低グルコースならび に高グルコースに対するアラート機能に加えて、測 定結果から低グルコース閾値や高グルコース閾値 にいたることを予測してアラートを発する機能が ある。低グルコース閾値を適切に設定し、その際の 対応を指導しておくことで、患者自身が低血糖に対

して事前の対策を取れるようになることが期待される。

- アラートの閾値設定に関する日本糖尿病学会推奨案は下記のとおりである。

①低グルコースのアラート

- 緊急急低値を示すアラートが Dexcom G6®では55mg/dL、ガーディアン™ 4 スマートシステムでは54mg/dLに設定されている。
- 低グルコースアラートを使用する場合は使い始めてしばらくは60〜70mg/dLに設定する。頻回に低血糖を繰り返す、もしくは無自覚性低血糖の疑いがある患者は上記より高めに設定する。

②高グルコースのアラート

- CGMの操作や手技に慣れるまでは高血糖対策のアラートを用いない。
- 高グルコースアラートを使用する場合は使い始めてしばらくは 250〜300mg/dLに設定する。頻繁に高血糖による問題が起きる場合には個別的に適正な設定値に変更する。

③その他のアラート機能

- グルコースの上下動速度のアラートやグルコース高値・低値の予測アラートなど機種によりさまざまなアラート機能が搭載されている。これらのアラート機能の内容、使い方、対処法については、患者の特性を考慮して個別的に設定、説明、指導を行う。

- アラート鳴動時の対応

患者はアラート鳴動後に SMBGを行い、その結果をもとに糖尿病専門医、および糖尿病療養指導士や糖尿病看護認定看護師による事前の指導に従った対応をとることが求められる。事前の指導は、一般的に代謝障害の予兆を得た時に行うべき対応と同様（低血糖対策としてブドウ糖を含む飲食物の摂取、高血糖対策としてインスリン量の追加）である。なお、アラート鳴動後の具体的な対応は個々の患者に合わせて指導を行う必要がある。

医療者は、CGMの測定結果を過信せずSMBGで血糖値を確認することが推奨されることを患者に対

して教育する必要がある。また患者によってはアラート鳴動時以外にも CGMの数値に対して過剰に反応し、ブドウ糖の摂取やインスリン追加注射などを自己判断で行ってしまう可能性もあることから、低血糖・高血糖への対応については日常的な継続指導が必要である。

患者自身が対応をとることが難しくかつ患者家族等が患者の傍にいる場合には、患者に代わって患者家族等に対応方法を指導しておく必要がある。

③ 間歇スキャン式持続血糖モニタリング （intermittently scanned continuous glucose monitoring：isCGM）

- isCGMシステムでは、皮下に留置したセンサーによってグルコース濃度を連続的に測定するが、常にグルコース値の変更が機器に表示されるのではなく、患者がスキャン操作を行なった時のみ、現在および過去のグルコースの変動を確認できる（間歇スキャン式）。
- 現在本邦で使用可能な isCGMシステムに FreeStyleリブレがある（図12）。リブレセンサーは、間質液中のグルコース濃度を 1 分ごとに測定、15分ごとに最適化された平均値を自動的に記録する。SMBGによる較正が不要であり、センサーの装着期間は最長14日間である。センサーのメモリは 8 時間であり、1度のスキャンで過去 8 時間の測定履歴が表示される。リアルタイムCGMとは異なり、アラート機能は有していない。
- FreeStyleリブレのリーダーには、血糖値測定ならびに血中ケトン体測定機能が備わっており、専用電極を用いて測定することができる。

（1）適応

- インスリン自己注射やインスリン・GLP-1受容体作動薬配合薬（FRC）自己注射による治療を行っている 4 歳以上の患者が保険適応となる。
- SGLT2阻害薬を服用している 1 型糖尿病の患者に対して、血中ケトン体自己測定器を使用した場合は、

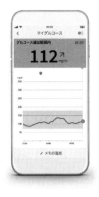
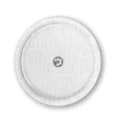

図12　CGM（FreeStyle リブレ）
（アボットジャパン合同会社 CGM（FreeStyle リブレ）製品写真，提供）

血中ケトン体自己測定器加算を算定することができる。

（2）測定

● センサーは上腕に装着する。

● 機器の添付文書等を必ず参照し、穿刺準備、センサー装着、測定開始の手順や、グルコース値確認までの手技を習得できるよう、支援する。

（3）測定結果の記録と活用

● 「FreeStyleリブレ」で測定されたデータを専用ソフトウェアで読み込むと、グルコース値だけでなく、Ambulatory Glucose Profile（AGP）と呼ばれるレポートを簡単に作成できる。AGPとは、連続して測定・記録された血糖値や間質液中グルコース値を集約し、中央値、25〜75パーセンタイル、5〜95パーセンタイルをそれぞれの曲線で示すことによって、その傾向を視覚的に把握することを容易にした解析方法である。AGPを解析することによって、1日のうちで低血糖／高血糖となる可能性の高い時間帯や血糖値の変動が大きい時間帯などを視覚的に簡単に把握できる。（**図13**）。

● スマートフォンアプリ「FreeStyle リブレ Link」が、無料でダウンロード可能である。血糖変動をトレンドやパターンとして「見える化」できることで、患者自身が自分で糖尿病の管理状況を把握することができる。

D　CGM結果の解釈とデータの管理

● SMBGの値は血糖値、CGMの値は皮下の間質液中のグルコース濃度であり、測定している対象が異なる。そのため、両者の表示値には時間的なずれもあり、同等ではない。

● CGMを利用することにより1日数回に限られるSMBGでは得られない詳細な血糖日内プロファイルを把握することができ、特に血糖が不安定な患者や夜間低血糖例、無自覚性低血糖例などにおいて、より適切な治療方針の決定および評価に寄与する。

● CGMの使用者に対する療養指導には、データマネジメントシステム（DMS）が活用されている。

● 2019年に持続血糖測定（CGM）による血糖コントロールの指針（コンセンサスレポート）が新たに発表された（V章-5-C-①：116頁参照）[注26]。

● CGMの測定期間は1回を2週間とし、得られたデータの70％以上を使っての解析が推奨されている。

● CGMの標準的な評価指標として、平均グルコース値、glucose management indicator（GMI）[注27]、変動係数（%CV）[注28]に加えて、time in range（TIR）、time below range（TBR）、time above range（TAR）などが示された。血糖コントロール指標：70〜180mg/dLを治療域とし、この範囲にある測定回数または時間をTIR、TIRより低血糖域をTBR、高血糖域をTARと定義している。さらにTBRをレベル1：54〜69mg/dL、レベル2：<54mg/dL、TARをレベル1：181〜250mg/dL、レベル2 >250mg/dLに区分している（妊娠時は異なる基準を設け、TIRの範囲を63〜140mg/dL、レベル1のTBRを54〜62mg/dL、レベル1のTARを141mg/dL以上としている）。

● 上記の指標にambulatory glucose profile（AGP）を加えたAGPレポートなどによりCGMデータを評価する方法が提唱された（**図13**）。

注26）Battelino T, Danne T, Bergenstal RM, et al：Clinical Targets for Continuous Glucose Monitoring Data Interpretation: Recommendations From the International Consensus on Time in Range. Diabetes Care 42（8）：1593-1603, 2019.

注27）GMIはレポート期間中の平均グルコース値に基づいて算出される推定HbA1cであり、GMI（%）= 3.31+0.02392×平均グルコース値（mg/dL）で計算される。

注28）%CVはグルコース値の変動を表す指標であり、%CV=レポート期間中のグルコース値の標準偏差÷平均グルコース値×100で算出される。目標値は36%以下に設定されている。

血糖値の統計値と目標値

2019年2月26日-2019年3月10日	13日
センサーの有効時間%	99.9%

グルコース値の範囲	目標 測定値（時間/日）%
目標範囲70-180mg/dL	70%を超過（16時間48分）
70mg/dLより下	4%未満（58分）
54mg/dLより下	1%未満（14分）
180mg/dLより上	25%未満（6時間）
250mg/dLより上	5%未満（1時間12分）

範囲内（70-180mg/dL）の時間が5%増加するごとに、臨床的な有益性が認められます。

平均グルコース値	173mg/dL
血糖値グルコース値管理指標（GMI）	7.6%
血糖値の変動	49.5%

変動係数（%VC）の目標値≦36%

範囲内の時間

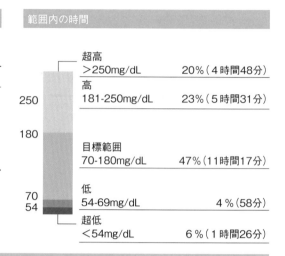

超高 >250mg/dL	20%（4時間48分）
高 181-250mg/dL	23%（5時間31分）
目標範囲 70-180mg/dL	47%（11時間17分）
低 54-69mg/dL	4%（58分）
超低 <54mg/dL	6%（1時間26分）

アンビュラトリーグルコースプロファイル（AGP）

AGPは、AGPは報告機関のグルコース値の要約であり、中央値やその他のパーセンタイルが1日で発生したかのように表示されます。

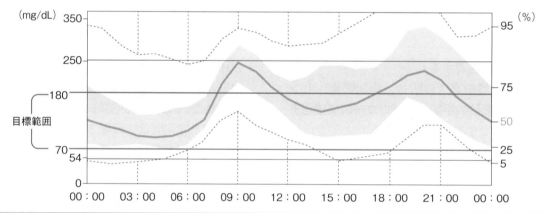

日別血糖値プロフィール

日別プロフィールは、真夜中から真夜中までの期間を示します。

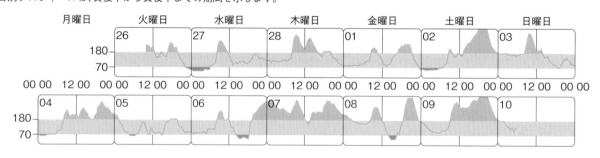

図13 AGPレポート

（Battelino T, et al：Clinical Targets for Continuous Glucose Monitoring Data Interpretation: Recommendations From the International Consensus on Time in Range. Diabetes Care 42(8)：1593-1603, 2019, 引用改変）

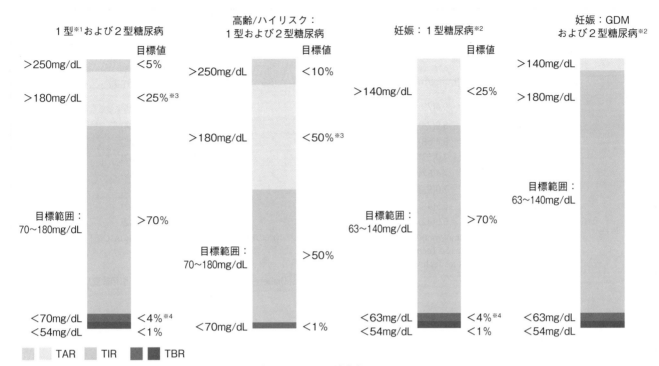

1型※1および2型糖尿病

高齢/ハイリスク:
1型および2型糖尿病

妊娠：1型糖尿病※2

妊娠：GDM
および2型糖尿病※2

※1 25歳未満でHbA1c目標値が7.5％の場合、TIRは約60％を目標に設定する。
※2 TIRの目標値は限られたエビデンスに基づいており、さらなる研究が必要である。
※3 ＞250mg/dLを含む。
※4 ＜54mg/dLを含む。

図14 糖尿病群別のCGMベースの目標値
（Battelino T, et al：Clinical Targets for Continuous Glucose Monitoring Data Interpretation: Recommendations From the International Consensus on Time in Range. Diabetes Care 42(8)：1593-1603，2019，引用改変）

- 治療目標と TIR値に対する A1C推移値を表に示す（**図14**、**表8**）。
- TIRが70％である場合、目標値として掲げられている HbA1c7.0％を達成できる可能性があることを踏まえ1型、2型ともにTIR 70％以上であることが推奨された。
- CGMで得られたデータは、医療者と患者が情報を共有し、カルテとともに保管する。

 実診療における治療、管理手順

1 治療、管理の要点

- 糖尿病連携手帳（**図8**）や自己管理ノート（**図9**）などを活用する。
- 自覚症状、体重、血圧、血糖（食前・食後）、HbA1c、血清脂質、肝機能、尿糖/タンパク/ケトン体、眼底所見、治療内容の確認と記入する。
- 経過を診療録に記載し、医療情報端末に入力する。
  ①身長、体重、BMI、血圧、腹囲
  ②検査データ：
    血糖（食前・食後）、HbA1c、血清脂質、尿所見など

表8　1型および2型糖尿病の試験データに基づく各TIR値に対するA1C推移値

Beck, et al. [※1] (n＝1型糖尿病被験者545例)			Vigersky and McMahon [※2] (n＝1型または2型糖尿病被験者1,137例)	
TIR 70〜180mg/dL (3.9〜10.0mmol/L)	A1C, % (mmol/mol)	95% CI for predicted A1C values, %	TIR 70〜180mg/dL (3.9〜10.0mmol/L)	A1C, % (mmol/mol)
20%	9.4(79)	(8.0-10.7)	20%	10.6(92)
30%	8.9(74)	(7.6-10.2)	30%	9.8(84)
40%	8.4(68)	(7.1-9.7)	40%	9.0(75)
50%	7.9(63)	(6.6-9.2)	50%	8.3(67)
60%	7.4(57)	(6.1-8.8)	60%	7.5(59)
70%	7.0(53)	(5.6-8.3)	70%	6.7(50)
80%	6.5(48)	(5.2-7.8)	80%	5.9(42)
90%	6.0(42)	(4.7-7.3)	90%	5.1(32)

10%のTIR上昇＝約0.5%(5.5mmol/mol)のA1C低下　　　　　10%のTIR上昇＝約0.8%(8.7mmol/mol)のA1C低下

※1：Beck RW, et al：J Diabetes Sci Technol 13(4)：614-626, 2019.
※2：Vigersky RA, et al：Diabetes Technol Ther 21(2)：81-85, 2019.

〔Battelino T, et al：Diabetes Care 42(8)：1593-1603, 2019, 引用改変〕

③食事量：
　食生活、嗜好(飲酒量など)、間食の有無など
④身体活動強度と時間、運動量
⑤合併症の有無と合併症の検査の記録
⑥薬物療法の内容：
　経口血糖降下薬、インスリンの量、GLP-1受容体作動薬の量、服薬・注射の回数、服用法
⑦低血糖症状(患者の自己管理にも役立つ)
⑧SMBGの記録と評価、場合によりデータマネジメントシステムの利用
⑨合併症の治療(チェック)のための他科受診の記録

2　治療、管理に必要な検査

a. 生化学的検査、尿検査

①血糖
②HbA1c(hemoglobin A1c、ヘモグロビンエーワンシー)
③グリコアルブミン(GA)
④1,5-アンヒドログルシトール(1,5-AG)
⑤ケトン体
⑥インスリン(immunoreactive insulin：IRI)
⑦Cペプチド(C peptide immunoreactivity：CPR)(血中・尿中)

⑧尿素窒素(BUN)、血清クレアチニン(Cr)、電解質(Na、K、Cl)
⑨GFR(eGFR)[注29]
⑩尿糖
⑪尿タンパク
⑫尿アルブミン
⑬LDLコレステロール、トリグリセリド(TG)、HDLコレステロール、non-HDLコレステロール、総コレステロール

　検査の内容および間隔は糖尿病の状態をみて医師が判断する。

b. 生理学的検査・理学所見

①心電図、胸部エックス線単純撮影
②神経機能検査：
　1)腱反射：ハンマーでアキレス腱や膝蓋腱を叩打し反射をみる。
　2)振動覚：128Hzの音叉を振動させ内踝にあて、振動感覚が消失するまでの秒数を調べる。神経障害では認知時間が短縮する。
③神経伝導検査：
　運動、感覚神経に経皮的に電気刺激を与え、刺激の伝導速度、振幅などを筋電図計で測る。神経障

注29)　糸球体濾過量〔GFR、推算糸球体濾過量(eGFR)で代用する〕。
　　　eGFRは血清クレアチニン(Cr mg/dL)から換算式で推算される。

害では伝導速度の遅延、振幅の低下を認める。

④自律神経機能検査：

心電図R-R間隔変動係数（CV$_{R-R}$）、起立負荷による血圧測定、瞳孔機能検査など。

● 特に症状がなくても定期的に実施し、合併症の早期発見に努める。

c. 眼底検査（Ⅸ章-2-C-②-表13：206頁参照）

● 網膜症の病期にしたがって検査の間隔を決める。

d. 動脈硬化に関する検査

● 頸動脈エコー、心エコー、血管エコー（四肢）、冠動脈CT、胸腹部 CT、MRI、MRアンギオ、下腿-上腕血圧比（ankle-brachial index：ABI）、脈波伝播速度（pulse wave velocity：PWV）、CAVI（cardio ankle vascular index）など。医師が必要に応じて選択する。

糖尿病の現状と課題

1.糖尿病の疫学指標

日本では第二次世界大戦以降に食事や運動を含めたライフスタイルが大きく変わり、近年では、肥満の増加とあいまって2型糖尿病が著しく増加している。1型糖尿病の発症については世界で地域差があり、日本における発症頻度は北欧に比較するときわめて少ない。

1型糖尿病

自己免疫機序によって膵β細胞の破壊をもたらす1型糖尿病の発症率は、国、地域で著しく異なっており、14歳以下の1型糖尿病発症率（対10万人年）はフィンランド62.3、スウェーデン43.2、クウェート37.1である（IDF2015）。

人種による発症率も異なっており、米国での発症率は16.1であるが、白人での発症率が高く、アフリカ

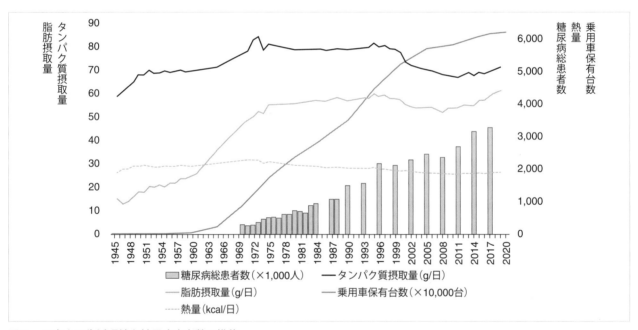

図1　日本人の生活環境と糖尿病患者数の推移

糖尿病の患者数は第二次大戦後、自動車の保有台数など社会生活の近代化の指標に比例して増加した。特に60年代の中頃から、脂肪摂取量の増加を追うように増加していた。

＊：調査日当日に、継続的に医療を受けているもの（調査日には医療施設を受療していないものも含む）の数を次の計算式により推計したもの。

　　総患者数＝入院患者数＋初診外来患者数＋再来外来患者数×平均診療間隔×調整係数

〔厚生労働省：令和2年 患者調査 傷病分類編（傷病別年次推移表）．2020 ［https://www.mhlw.go.jp/toukei/saikin/hw/kanja/10syoubyo/dl/r02syobyo.pdf］（2024年4月15日確認）・日本糖尿病学会疫学データ委員会：日本人の糖尿病有病率と発症率．糖尿病 35(2)：p.173-194, 1992・厚生労働省：令和元年国民健康・栄養調査報告．2019 ［https://www.mhlw.go.jp/content/001066903.pdf］（2024年4月15日確認）・日本自動車工業会：四輪車．2021．［https://www.jama.or.jp/statistics/facts/four_wheeled/index.html］（2024年4月15日確認）より作成〕

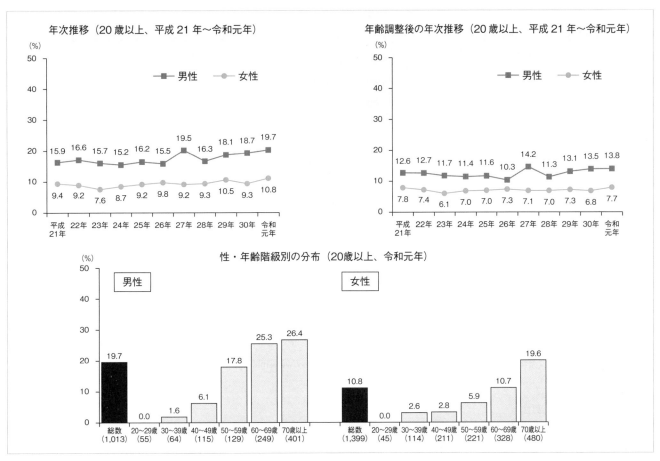

図2　「糖尿病が強く疑われる者」の割合

「糖尿病が強く疑われる者」の判定：ヘモグロビン A1c の測定値があり、身体状況調査票の問診において「これまでに医療機関や健診で糖尿病といわれたことの有無」、「現在、糖尿病治療の有無」及び「現在の状況」が有効回答である者のうち、ヘモグロビン A1c（NGSP）値が 6.5％以上（平成 23 年まではヘモグロビン A1c（JDS）値が 6.1％以上）又は「糖尿病治療の有無」に「有」と回答した者。

（厚生労働省：令和元年国民健康・栄養調査結果の概要．p. 20, 2020, 引用改変）

系アメリカ人、アメリカンインディアンでは発症率が低い。日本での発症率は1.5〜2.5である。

● 1型糖尿病は1990年代以降、増加傾向にあり、妊娠中のエンテロウイルス感染、高齢出産、出生後早期からの牛乳タンパクの投与、生後の急激な成長などの関与が考えられている。

B 2型糖尿病

● 2型糖尿病の患者数は、第二次大戦後、自動車の登録台数に比例して増加した。その背景としては日常

表1　糖尿病の合併症

糖尿病網膜症
糖尿病で失明する患者は約3,000人（成人の主要な失明原因の1つ）
糖尿病性腎症
透析導入の原因の第1位、2020（令和2）年には15,271人（40.2％）が糖尿病が原因で透析導入
糖尿病性神経障害
糖尿病の慢性合併症として最も多い
糖尿病足潰瘍の年間発症率は0.3％で、欧米の10分の1程度である（2017年）
糖尿病壊疽による足切断は非外傷性切断原因の第1位

生活における運動量の減少のみならず、脂質、単純糖質の摂取量の増加、食物繊維の摂取量の減少などの食生活習慣の変化による影響が考えられる（**図1**）。

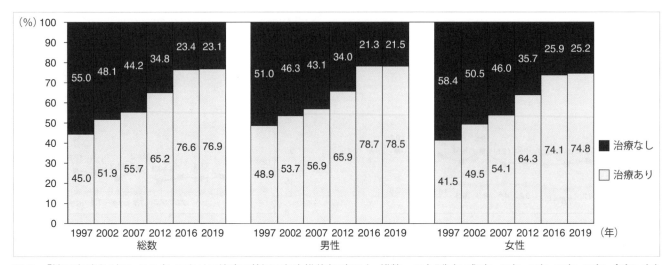

図3　「糖尿病が強く疑われる者」における治療の状況の年次推移（20歳以上、総数・男女別）（平成9年、14年、19年、24年、28年、令和元年）

※「治療あり」とは、平成9～19年には「現在受けている」と回答した者、平成24年は「過去から現在にかけて継続的に受けている」または「過去に中断したことがあるが、現在は受けている」と回答した者、平成28年は「糖尿病治療の有無」に「有」と回答した者。

※「治療なし」とは、平成9～19年は「ほとんど治療を受けたことがない」、「以前に受けたことがあるが、現在は受けていない」と回答した者、または「医師から糖尿病といわれたことがない」と回答した者、平成24年は「これまでに治療を受けたことがない」、「過去に受けたことがあるが、現在は受けていない」、または「医師から糖尿病といわれたことがない」と回答した者、平成28年は「糖尿病治療の有無」に「無」と回答した者、または「糖尿病といわれたことの有無」に「無」と回答した者。

〔厚生労働省：令和元年国民健康・栄養調査報告. 2019 より作成［https://www.mhlw.go.jp/content/001066903.pdf］（2024 年4 月15 日確認）〕

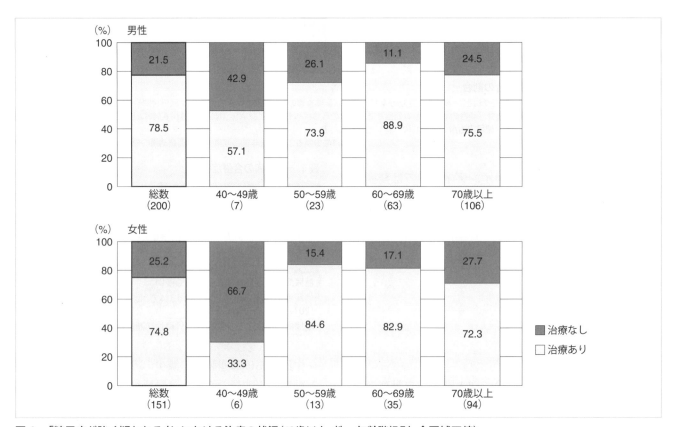

図4　「糖尿病が強く疑われる者」における治療の状況（40歳以上、性・年齢階級別、全国補正値）

〔厚生労働省：令和元年国民健康・栄養調査報告. 2019 より作成［https://www.mhlw.go.jp/content/001066903.pdf］（2024 年4 月15 日確認）〕

表2　糖尿病の治療の未受診の理由（性・年齢階級別）

		総　数		20～29歳		30～39歳		40～49歳		50～59歳		60～69歳		70歳以上	
		人数	%	人数	%	人数	%	人数	%	人数	%	人数	%	人数	%
総数	1. 仕事あるいは家事が忙しいなど時間的制約のため	36	11.5	1	11.1	4	20.0	8	22.9	10	14.5	11	12.1	2	2.2
	2. 痛みなどの自覚症状や特別な症状がないため	116	37.1	2	22.2	9	45.0	10	28.6	29	42.0	35	38.5	31	34.8
	3. 医療機関までの距離が遠い、交通の便が悪いなど	5	1.6	0	0.0	0	0.0	1	2.9	1	1.4	0	0.0	3	3.4
	4. 治療するのが面倒だから	23	7.3	2	22.2	2	10.0	4	11.4	3	4.3	9	9.9	3	3.4
	5. 満足のいく治療や指導が受けられないため	9	2.9	0	0.0	0	0.0	3	8.6	3	4.3	2	2.2	1	1.1
	6. 自己負担額が高いなど経済的負担のため	16	5.1	1	11.1	0	0.0	2	5.7	8	11.6	3	3.3	2	2.2
	7. その他	176	56.2	6	66.7	10	50.0	23	65.7	37	53.6	47	51.6	53	59.6
	総数	313	－	9	－	20	－	35	－	69	－	91	－	89	－
男性	1. 仕事あるいは家事が忙しいなど時間的制約のため	25	12.7	1	20.0	3	30.0	5	25.0	7	13.5	8	13.3	1	2.0
	2. 痛みなどの自覚症状や特別な症状がないため	87	44.2	1	20.0	5	50.0	7	35.0	26	50.0	26	43.3	22	44.0
	3. 医療機関までの距離が遠い、交通の便が悪いなど	3	1.5	0	0.0	0	0.0	0	0.0	1	1.9	0	0.0	2	4.0
	4. 治療するのが面倒だから	15	7.6	1	20.0	2	20.0	2	10.0	3	5.8	6	10.0	1	2.0
	5. 満足のいく治療や指導が受けられないため	5	2.5	0	0.0	0	0.0	2	10.0	2	3.8	1	1.7	0	0.0
	6. 自己負担額が高いなど経済的負担のため	10	5.1	0	0.0	0	0.0	1	5.0	5	9.6	3	5.0	1	2.0
	7. その他	100	50.8	4	80.0	3	30.0	12	60.0	25	48.1	29	48.3	27	54.0
	総数	197	－	5	－	10	－	20	－	52	－	60	－	50	－
女性	1. 仕事あるいは家事が忙しいなど時間的制約のため	11	9.5	0	0.0	1	10.0	3	20.0	3	17.6	3	9.7	1	2.6
	2. 痛みなどの自覚症状や特別な症状がないため	29	25.0	1	25.0	4	40.0	3	20.0	3	17.6	9	29.0	9	23.1
	3. 医療機関までの距離が遠い、交通の便が悪いなど	2	1.7	0	0.0	0	0.0	1	6.7	0	0.0	0	0.0	1	2.6
	4. 治療するのが面倒だから	8	6.9	1	25.0	0	0.0	2	13.3	0	0.0	3	9.7	2	5.1
	5. 満足のいく治療や指導が受けられないため	4	3.4	0	0.0	0	0.0	1	6.7	1	5.9	1	3.2	1	2.6
	6. 自己負担額が高いなど経済的負担のため	6	5.2	1	25.0	0	0.0	1	6.7	3	17.6	0	0.0	1	2.6
	7. その他	76	65.5	2	50.0	7	70.0	11	73.3	12	70.6	18	58.1	26	66.7
	総数	116	－	4	－	10	－	15	－	17	－	31	－	39	－

複数回答のため、内訳合計が 100% にならない。

（厚生労働省：平成 23 年国民健康・栄養調査報告. p.183, 2012, 引用）

- 厚生労働省が発表した『令和元年国民健康・栄養調査』の推計によると、糖尿病が強く疑われる人（HbA1c≧6.5%）の割合は、男性19.7%、女性10.8%であり、ともに前回の調査（平成28年）より増加傾向を認めた。
- 年齢階級別にみると、年齢が高い層でその割合が高いことが示された。年齢で調整すると、糖尿病が強く疑われる人の割合はこの10年間で男女ともに大きな増減は認めず、糖尿病患者の高齢化による影響が考えられる（**図2**）。

C　合併症

- 2型糖尿病患者の増加により、糖尿病に特有な細小血管症である糖尿病網膜症、糖尿病性腎症、糖尿病性神経障害などの合併症が問題となる。糖尿病網膜症は成人の主要な失明原因の1つであり、年間で約3,000人もの患者が視力障害により身体障害者手帳を交付される。また、糖尿病性腎症のため透析に導入される患者は15,000人以上である（**表1**）。

D　糖尿病の治療の状況

- 『令和元年国民健康・栄養調査』では、20歳以上の糖尿病が強く疑われる者(HbA1c≧6.5%)のうち、現在治療を受けている者の割合は76.9%(男性78.5%、女性74.8%)であり、男女ともに増加している(**図3**)。
- その一方で、治療を受けていない者は、男性21.5%、女性25.2%にも及ぶ(**図3**)。特に50歳未満に治療を受けていない男性が多い(**図4**)。糖尿病合併症を減らすためには、これらの若年層の未治療・治療中断をいかに減らすかが大きな課題である。『平成23年国民健康・栄養調査』によると、糖尿病の治療の未受診の原因として多いのは、「痛みなどの自覚症状や特別な症状がないため」や「仕事あるいは家事が忙しいなど時間的制約のため」という理由が多い(**表2**)。

E　糖尿病の医療費

- 令和元年度の厚生労働省の国民医療費の概況によると、糖尿病の医療費は1兆2,154億円と漸減した。しかし、合併症の医療費は含まれておらず、それらを含む糖尿病の医療費全体ではもっと多い額になり、年々増加傾向にある。
- 特に、糖尿病性腎症による透析の医療費は高額であり、糖尿病の一次、二次、三次予防は、医療費抑制の観点からも喫緊の課題である。

2. 糖尿病の一次予防

Certification Board for Diabetes Educators in Japan

- 糖尿病の発症を予防するのが一次予防であり、糖尿病の早期発見により合併症の発症を予防するのが二次予防、合併症の重症化予防が三次予防である。
- 日本人を対象とした横断的/経年的疫学研究による糖尿病の発症危険因子は、①加齢、②家族歴、③肥満、④身体的活動の低下（運動不足）、⑤耐糖能異常であり、これ以外にも高血圧や脂質異常症（高脂血症）も独立した危険因子である。
- 糖尿病の発症危険因子を考慮すると、生活習慣の改善、すなわち「適正な食事」と「身体的活動の増加」が最も合理的な対策である。これらは、高血圧、脂質異常症への介入手段としても有効であり、また、脳卒中・冠動脈疾患などの心血管疾患の予防対策となりうる。

- 過体重者を含む肥満者へは、減量の指導を行うべきである。糖尿病発症の可能性が大きい集団に対する予防のためのアプローチは、職域・コミュニティー等において行われる健康づくり活動を通して行うのが効果的である。
- 2008年度から、40歳から74歳までの被保険者と被扶養者を対象に、メタボリックシンドロームに着目した特定健康診査・特定保健指導を実施することが、医療保険者に対し義務付けられた。この制度は糖尿病の一次予防にも有用である。実施率は増加傾向にあるが、目標（特定健診 70％以上、保健指導 45％以上）とは依然かい離があり、さらなる実施率の向上に向けた取り組みが必要である（**表3**）。

表3　特定健診・特定保健指導の実施状況

	特定健診			特定保健指導の対象者		特定保健指導の終了者	
	対象者数	受診者数	実施率	対象者数	対象者割合	終了者数	実施率
2021年度	53,801,976	30,389,789	56.5%	5,262,265	17.3%	1,294,289	24.6%
2020年度	54,183,746	28,939,947	53.4%	5,225,668	18.1%	1,200,740	23.0%
2019年度	53,798,756	29,935,810	55.6%	5,200,519	17.4%	1,205,961	23.2%
2018年度	53,723,213	29,396,195	54.7%	5,094,255	17.3%	1,183,786	23.2%
2017年度	53,876,463	28,587,618	53.1%	4,918,135	17.2%	959,129	19.5%
2016年度	53,597,034	27,559,428	51.4%	4,690,793	17.0%	881,183	18.8%
2015年度	53,960,721	27,058,105	50.1%	4,530,158	16.7%	792,655	17.5%
2014年度	53,847,427	26,163,456	48.6%	4,403,850	16.8%	783,118	17.8%
2013年度	53,267,875	25,374,874	47.6%	4,295,816	16.9%	759,982	17.7%
2012年度	52,806,123	24,396,035	46.2%	4,317,834	17.7%	707,558	16.4%
2011年度	52,534,157	23,465,995	44.7%	4,271,235	18.2%	642,819	15.0%
2010年度	52,192,070	22,546,778	43.2%	4,125,690	18.3%	540,942	13.1%
2009年度	52,211,735	21,588,883	41.3%	4,086,952	18.9%	503,712	12.3%
2008年度	51,919,920	20,192,502	38.9%	4,010,717	19.9%	308,222	7.7%

（厚生労働省：2020年度特定健康診査・特定保健指導の実施状況（概要）．p.2, 2022, 引用改変）

3.糖尿病を減らすための社会的取り組み

𝒜 地域包括ケア

- 医療法では、糖尿病をはじめとする５疾病５事業および在宅医療については、都道府県は（国の定める）基本方針に即して、かつ、地域の実情に応じて医療計画を定めると規定されている。この一環として、それぞれの地域の実情に応じて糖尿病の地域連携パスが導入または計画されている。各地域の連携パスにより、一般の内科診療所などから糖尿病専門医への紹介、糖尿病専門医から一般の内科診療所などへの逆紹介が円滑に行えるようになることが期待されている。

- 糖尿病専門医の数は限られているので、かかりつけ医との連携を継続的に実践していくことが必要であり、糖尿病診療に関する情報の共有、患者に対する合理的な診療システムの構築が重要である。

- 糖尿病治療においては日常生活における健康管理が重要であり、糖尿病療養指導士は糖尿病専門医やかかりつけ医とともに、地域における糖尿病診療の

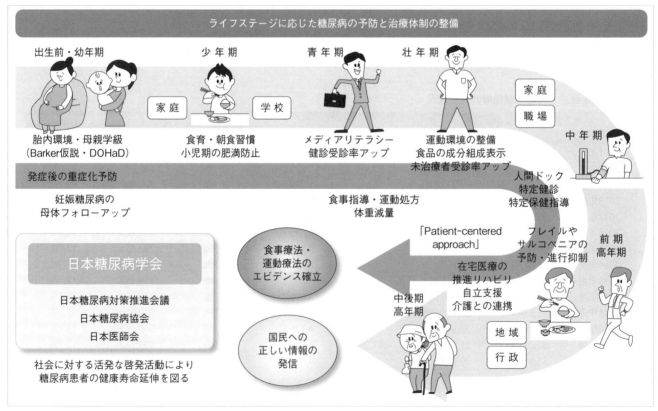

図5　糖尿病を増やさない・悪化させない社会環境の構築①
（日本糖尿病学会：第３次対糖尿病５ヵ年計画. p.19, 2015, 引用改変）

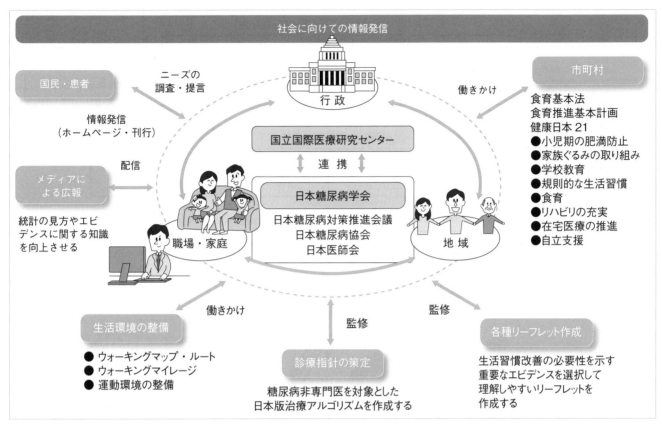

図6　糖尿病を増やさない・悪化させない社会環境の構築②　　　（日本糖尿病学会：第3次対糖尿病5ヵ年計画. p.21, 2015, 引用改変）

連携体制を構築することが重要である。

対糖尿病5ヵ年計画

- 日本糖尿病学会は「対糖尿病戦略5ヵ年計画」を策定している。2015（平成27）年に発表された「第3次対糖尿病5ヵ年計画」の中の「糖尿病を増やさない・悪化させない社会環境の構築」においては、出生前から中後期高齢者までのライフステージに応じて、家庭、学校、職域、地域における糖尿病の予防と治療体制の整備（**図5**）、専門医・糖尿病療養指導士の育成、地域連携パスの作成を中心とした医療連携による効果的予防・治療ネットワークの構築の重要性（Ⅰ章-3-A-①-図1：10頁参照）、日本糖尿病学会をはじめとする関連団体が連携して、行政、職域、地域

の組織とともに、ニーズ調査・提言から情報を発信する広報活動や環境整備を行う必要性が強調されていた（**図6**）。

- 2020（令和2）年に発表された「第4次対糖尿病5ヵ年計画」では、基本路線を踏襲しつつ、①糖尿病患者と非糖尿病患者の寿命の差をさらに短縮させる、②糖尿病患者の生活の質（quality of life：QOL）を改善させることを具体的目標として設定し、個々の患者の病態と患者の置かれているさまざまな状況を考慮した"個別化医療の推進"のための方策が示されている。

糖尿病性腎症重症化予防

- 糖尿病性腎症は、わが国の最大の透析導入原因疾患

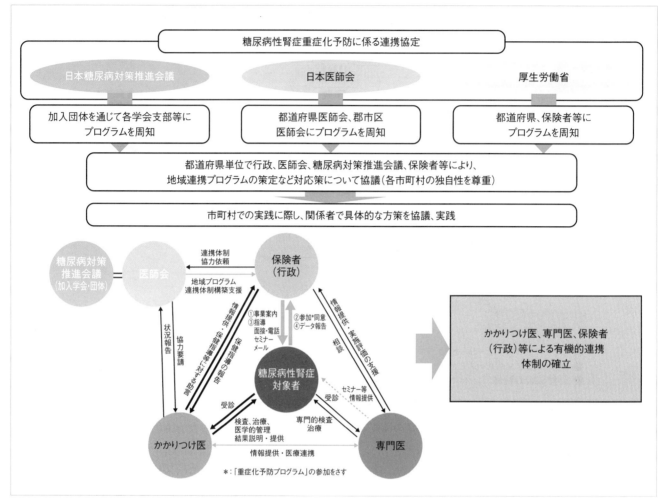

図7 糖尿病性腎症重症化予防における関係者の役割分担

であり、透析導入を抑制するために糖尿病性腎症の重症化を予防することが、重要な課題となっている。このため、厚生労働省は2016年4月に「糖尿病性腎症重症化予防プログラム」を作成し、日本医師会・日本糖尿病対策推進会議との三者による「糖尿病性腎症重症化予防に係る連携協定」を締結した。糖尿病が重症化するリスクの高い医療機関の未受診者・受診中断者について、関係機関からの適切な受診勧奨、保健指導を行うことにより治療に結びつけるとともに、糖尿病性腎症等で通院する患者のうち、重症化するリスクの高い者に対して主治医の判断によ

り保健指導対象者を選定し、腎不全、人工透析への移行を防止することを目的としている。
- 糖尿病性腎症重症化予防プログラムでは、医師会、専門医、かかりつけ医、保険者などが役割分担をして、有機的連携体制を構築することによって、糖尿病性腎症患者の重症化を予防する（**図7**）。さらに、都道府県における重症化予防プログラムを策定することが求められている。

（参考：日本医師会、日本糖尿病対策推進会議、厚生労働省. 糖尿病性腎症重症化予防プログラム）

糖尿病の治療（総論）

1. 治療目標とコントロール目標[注1]

- 糖尿病治療の目的は、糖尿病に伴う合併症の発症と進展を阻止し、糖尿病のない人と変わらないQOLを維持するとともに寿命を確保することにある。そのためには、代謝管理を十分に行い、体重、血糖、血圧、血清脂質などの代謝プロフィールを良好な状態に保つことが重要である。
- J-DOIT3[注2]の結果、血糖、脂質、血圧への集学的治療は合併症の発症予防に有効であることが示されている。
- 細小血管症の発症・進展を予防する観点からはHbA1cは7.0％未満を目指し、対応する血糖値としては、空腹時血糖値 130mg/dL未満、食後２時間血糖値180mg/dL未満をおおよその目安にする（**表1**）。しかし、治療目標は画一的なものではなく、患者の年齢や罹病期間、臓器障害、低血糖の危険性、社会的な状況などを勘案し、個別に設定すべきである。

- 体重は、BMI〔体重(kg)／〔身長(m)〕²〕22〜25を目標とし個々に目標体重を設定する。BMIが25以上の肥満の人は当面は、現体重の３％減を目指す（Ⅴ章-1-B：60頁参照）。
- 血圧は、収縮期血圧130mmHg未満、拡張期血圧80mmHg未満を目標にする。
- 血清脂質は、LDLコレステロール120mg/dL未満（冠動脈疾患がある場合は100mg/dL未満）、トリグリセリド 150mg/dL未満（早朝空腹時）、HDLコレステロール40mg/dL以上を目標にする。
- 近年、糖尿病が原因となってスティグマ（負の烙印）や社会的不利益、いわれのない差別が生じている場合がある。学会・患者団体・行政によるアドボカシー（支援）活動などを通じてこれを取り除くよう努力することも、健康な人と変わらない人生を目指す上で大切な側面である（Ⅵ章-1-E：121頁参照）。

表1 血糖コントロール目標（65歳以上の高齢者については「高齢者糖尿病の血糖コントロール目標」を参照）

目標	コントロール目標値[*4]		
	血糖正常化を目指す際の目標[*1]	合併症予防のための目標[*2]	治療強化が困難な際の目標[*3]
HbA1c(%)	6.0未満	**7.0未満**	8.0未満
治療目標は年齢、罹病期間、臓器障害、低血糖の危険性、サポート体制などを考慮して個別に設定する。			

＊1：適切な食事療法や運動療法だけで達成可能な場合、または薬物療法中でも低血糖などの副作用なく達成可能な場合の目標とする。
＊2：合併症予防の観点からHbA1cの目標値を7.0％未満とする。対応する血糖値としては、空腹時血糖値 130mg/dL未満、食後２時間血糖値180mg/dL未満をおおよその目安とする。
＊3：低血糖などの副作用、その他の理由で治療の強化が難しい場合の目標とする。
＊4：いずれも成人に対しての目標値であり、また妊娠例は除くものとする。

（日本糖尿病学会 編・著：糖尿病治療ガイド 2022-2023. 文光堂, 東京, p.34, 2022, 引用）

注1）高齢者に関してはⅧ章-6-A：177頁を参照。
注2）J-DOIT3：45〜69歳までの高血圧か脂質異常症のある日本人２型糖尿病患者 2,540名を、血糖、血圧、脂質を現在のガイドラインに沿った従来治療とより厳格なコントロールを目標とした強化治療の２群に無作為に分け、8.5年間介入した。

2. 治療方針の立て方

A インスリン非依存状態(図1)

- 2型糖尿病の大部分はインスリン非依存状態である。
- 患者自身に糖尿病の病態を十分に理解してもらったうえで、適切な食事療法と運動療法を指導する。
- 生活習慣の改善を2～3か月程度試みても目標の血糖値を達成できない場合には、経口血糖降下薬またはインスリン製剤などを用いる。
- 経口血糖降下薬やインスリン製剤などは、少量から開始して徐々に増量する。

B インスリン依存状態(図2)

- 1型糖尿病が疑われるときにはただちにインスリン療法を開始する。
- 長期間にわたって良好な血糖コントロールを維持するためには、発症早期からの強化インスリン療法が必要であり、糖尿病専門医との連携が望ましい。特に小児の場合は、成長にあわせた生活指導管理が必要であり、小児糖尿病専門医との連携が重要である。
- 1型糖尿病では、発症早期の厳格なインスリン治療により、インスリンの使用量が著しく減少し、血糖コントロールが安定する期間(寛解期:ハネムーンピリオド、honeymoon period)が得られることがある。しかし、寛解期は長く続かず、次第にインスリンの必要量は増加していく。1型糖尿病の場合は、インスリン注射を中断することなく、病初期から十分なインスリン治療を継続することが必要である。

C 食事療法

- 非糖尿病者と同様の日常生活を営むのに必要な栄養素を摂取する。
- 糖尿病の代謝異常を是正するために、①適正なエネルギー量、②栄養素のバランス、③規則正しい食習慣を守る。

D 運動療法

- 運動療法は食事療法、薬物療法とともに糖尿病の治療の3つの柱である。
- 血糖のコントロール状況、合併症の有無と程度、年齢・体型・体力を評価したうえで、適切な運動を処方する。
- 運動計画は患者とともに立案し、達成が可能な範囲内で少しずつ目標を上げていく。

E 薬物療法

- 2型糖尿病においては、一定期間(通常2～3か月程度)の食事療法や運動療法では十分な血糖値の低下が得られない場合に、経口血糖降下薬やGLP-1受容体作動薬の注射が開始される。2型糖尿病であっても、罹病期間の長期化などにより、経口血糖降下薬では十分な血糖値の管理ができない場合はインスリン療法を併用することが少なくない。

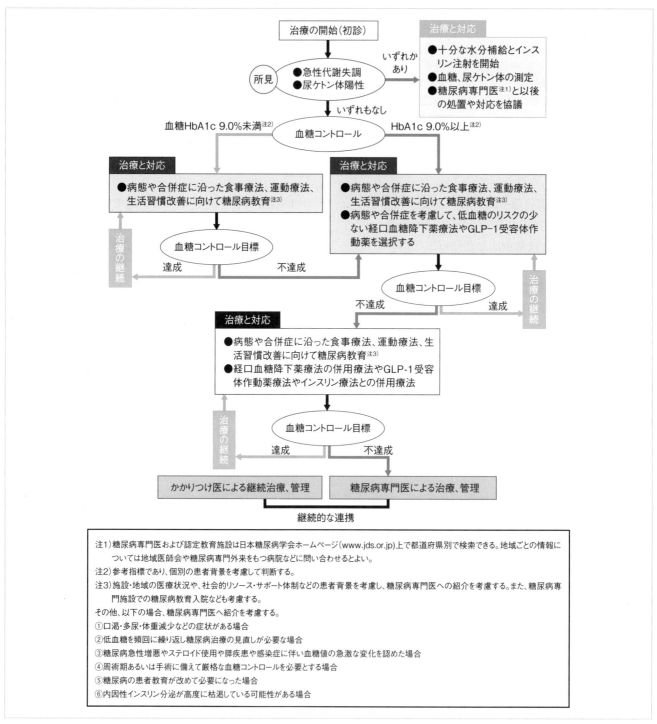

図1　インスリン非依存状態の治療の進め方

（日本糖尿病学会 編・著：糖尿病治療ガイド 2022-2023, 文光堂, 東京, p.37, 2022, 引用）

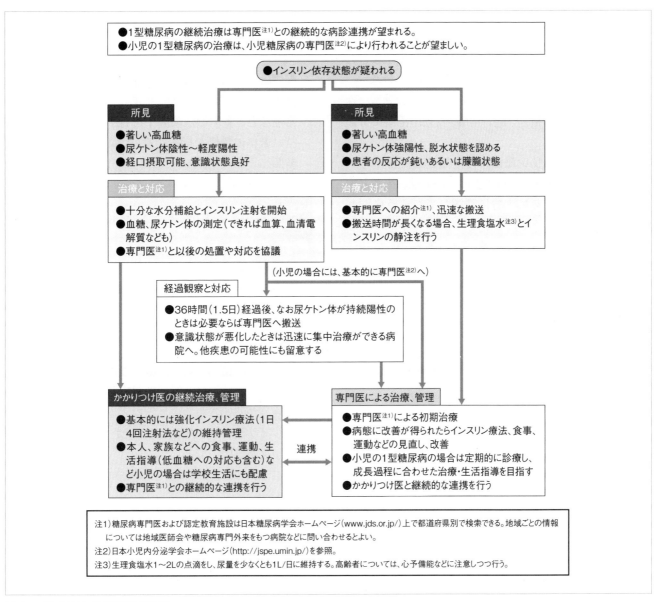

図2　インスリン依存状態の治療

（日本糖尿病学会 編・著：糖尿病治療ガイド 2022-2023, 文光堂, 東京, p.42, 2022, 引用）

1　経口血糖降下薬

- インスリン分泌を促進するもの、インスリン抵抗性を改善するもの、小腸での糖質の消化・吸収を遅延させるもの、インクレチン作用を増強するもの、腎臓での糖の排泄を促進するものなどがある。

- 2型糖尿病の病態は多様であり、患者個人の病態に応じて薬剤を選択する。

2　インスリン療法

- インスリンの作用不足を補ううえで、適切な製剤を

適切なタイミングで開始することにより高い治療効果を発揮する。

● インスリン療法の場合でも、食事・運動療法などの糖尿病の基本的治療をおろそかにしてはいけない。

● インスリン製剤は作用時間によって、超速効型、速効型、混合型、中間型、配合溶解、持効型溶解に分類される。

● 低血糖はインスリン療法に伴う重要な副作用の一つであり、低血糖への対処法については、患者と家族や周囲の人たちに十分に理解してもらう必要がある。

3 GLP-1受容体作動薬

● インスリン分泌の促進、グルカゴン分泌の抑制、食欲の抑制など、多岐にわたる作用をもった注射製剤である。

● インスリン依存状態（1型など）への適応はない。

F 高血圧症と脂質異常症、その他のリスク因子の管理

● 大血管症（動脈硬化）発症予防においては、高血糖以外のリスク因子を治療早期から包括的に管理する必要がある。具体的には、高血圧、脂質異常症、喫煙などが挙げられる（IX章-3-E：217頁参照）。

G 禁 煙

● 喫煙は大血管症、特に虚血性心疾患や末梢動脈疾患（PAD）の重要な危険因子である。高血圧症や脂質異常症など、多くの危険因子を有する糖尿病患者では、特に厳格に禁煙を指導する（IX章-3-E-③：220頁参照）。

H クリニカルイナーシャ（臨床的な惰性）

● 糖尿病血管合併症予防の目的においては、発症早期からの治療開始により良好な血糖コントロールを生涯にわたり維持することが最も重要である。しかしながら実際には、患者の問題を認識していながら、それを解決する行動を起こすことができない状況にしばしば遭遇する。治療の強化が必要なのにそれができない状況や、新規糖尿病と診断されているのに治療が開始されない状況などを意味する。クリニカルイナーシャは糖尿病コントロール不良への明らかな寄与因子である。

V

糖尿病の基本治療と療養指導

・
・
・
・
・

1. 食事療法

● 食事療法は、インスリン依存状態、インスリン非依存状態にかかわらず糖尿病治療の基本であり、その詳細を指導することは管理栄養士本来の役割である。管理栄養士以外の職種にある者も食事療法の知識を身につける必要はあるが、栄養に関する具体的指導は管理栄養士に依頼する。

A 食事療法の目的と要点

1 食事療法の目的

● 糖尿病患者が、健康な人同様の日常生活を営むのに必要な栄養素を摂取する。
● 糖尿病の代謝異常を是正し、合併症の発症と進展を抑制する。

2 食事療法の要点

a. 適正なエネルギー量

● 過不足なくエネルギーを摂取することで、全身における良好な代謝状態を維持することができる。摂取すべきエネルギー量は、目標体重を保ちながら日常生活を送るために必要とされる量[注1]を目安とする。

b. 栄養素のバランス

● エネルギー産生栄養素（炭水化物・タンパク質・脂質）の比率を適正に保ち、動物性脂肪や食塩の過剰摂取に注意することで、合併症の発症と進展を抑制することができる。
● ビタミンやミネラルは代謝を円滑にし、食物繊維は食後血糖の上昇を抑制する作用がある。いずれの栄養素も過不足のないようにする。

c. 規則正しい食習慣

● 規則正しい食習慣は、著しい高血糖や低血糖を是正する。
● 1日の指示エネルギー量を3食（朝・昼・夕）に分割し、食事時間も一定の間隔にすることで食後血糖値の変動を抑制することができる。

B 食事療法の実際

1 総エネルギー摂取量の設定と栄養素の配分

a. 目標体重と総エネルギー摂取量の目安[注1]

● 目標とする体重や摂取すべきエネルギー量は、年齢や病態、身体活動量などによって異なることを考慮し、個別化を図る。まず、治療開始時に総エネルギー摂取量の目安を定め、病態、年齢や体組成、患者のアドヒアランスや代謝状態の変化を踏まえ、適宜変更する。

b. 総エネルギー摂取量の目安

● 総エネルギー摂取量（kcal/日）＝目標体重（kg）（1）×エネルギー係数（kcal/kg）（2）
　※原則として年齢を考慮に入れた目標体重を用いる。
（1）目標体重（kg）の目安
● 総死亡が最も低いBMIは年齢によって異なり、一定の幅があることを考慮し、以下の式から算出する。
65歳未満：[身長（m）]²×22
前期高齢者（65歳から74歳）：[身長（m）]²×22〜25

注1）日本糖尿病学会 編・著：糖尿病診療ガイドライン2024. 南江堂, 東京, p.39-41, 2024.

後期高齢者(75歳以上):[身長(m)]²×22〜25
〔※ 75歳以上の後期高齢者では現体重に基づき、フレイル、(基本的)ADL低下、合併症、体組成、身長の短縮、摂取状況や代謝状態の評価を踏まえ、適宜判断する〕

(2)身体活動レベルと病態によるエネルギー係数(kcal/kg)
　①軽い労作(大部分が座位の静的活動):25〜30
　②普通の労作(座位中心だが通勤、家事、軽い運動を含む):30〜35
　③重い労作(力仕事、活発な運動習慣がある):35〜

- 高齢者のフレイル予防では、身体活動レベルより大きい係数を設定できる。
- また、肥満で減量をはかる場合には、身体活動レベルより小さい係数を設定できる。
- いずれにおいても目標体重と現体重との間に大きな乖離がある場合は、上記①〜③を参考に柔軟に係数を設定する。
（具体的な総エネルギー摂取量の目安については付録:307頁を参照）

c. 栄養素の配分

(1)エネルギー産生栄養素バランス[注2]の比率
- 一般的には、指示エネルギー量の40〜60%を炭水化物から摂取し、タンパク質は20%未満、残りは脂質で摂取するのがバランスのよい比率とされている[注3]（高齢者についてはⅧ章-6-A:177頁参照）。
- 身体活動量、合併症の状態、嗜好性などの条件に応じて、適宜、柔軟に対応する。

(2)タンパク質摂取量
- 『日本人の食事摂取基準(2020年版)』に準拠する[注4]。
　①タンパク質摂取比率（総エネルギー摂取量に占めるべき割合）は18〜49歳では13〜20%、50〜64歳では14〜20%、65歳以上では15〜20%とする。
　②高齢者においてはフレイルの発症も考慮し、少なくとも1.0g/kg体重/日以上とすることに留意して指導する必要がある。腎機能低下例では摂取過剰にならないように注意する。

(3)脂質摂取量と脂肪酸量
- 『日本人の食事摂取基準(2020年版)』に準拠する[注4]。
　①脂質摂取比率（総エネルギー摂取量に占めるべき割合）は20〜30%エネルギーとし、飽和脂肪酸は7%エネルギー以下とする。
　②糖尿病が動脈硬化性疾患の最大のリスクであることから、脂質の比率が25%エネルギーを上回る場合は、飽和脂肪酸を減らし、多価不飽和脂肪酸を増やすなど脂肪酸組成に留意する[注1]。
　③コレステロールに目標量は設定されていないが、許容される摂取量に上限が存在しないということではない。脂質異常症(高コレステロール血症)の場合は、重症化予防の観点から、200mg/日未満に留めることが望ましい[注4]。

(4)ビタミン・ミネラル
- 原則として『日本人の食事摂取基準(2020年版)』を基準とする[注4]。

(5)食物繊維
- 原則として『日本人の食事摂取基準(2020年版)』を基準とする[注4]。
- 合併症予防のためには食物繊維を多く摂取するように努める(1日20g以上)。食物繊維は食後の血糖値上昇を抑制し、血清コレステロールの増加を防ぎ、便通を改善する作用がある[注3]。

(6)食塩相当量
- 『日本人の食事摂取基準(2020年版)』を基準とする[注4]。
- 18歳以上の目標量：男性7.5g/日未満、女性6.5g/日未満。
- 心血管疾患の抑制、高血圧合併例、ならびに顕性腎症期以降[注3]の食塩摂取量は6.0g/日未満とする。

(7)合併症がある場合
- 糖尿病性腎症・脂質異常症・高血圧などの合併症がある場合はそれぞれのガイドラインに準拠する(Ⅸ章-2-D:209頁、Ⅸ章-3-E:217頁参照)。

注2）エネルギー産生栄養素バランス：三大栄養素がエネルギーを産生する栄養素であることから、従来の「三大栄養素バランス」から「エネルギー産生栄養素バランス」に呼称が変更された。
注3）日本糖尿病学会 編・著：糖尿病治療ガイド2022-2023. 文光堂, 東京, p.49-52, 2022.
注4）『日本人の食事摂取基準(2020年版)』(2020年度から2024年度まで使用)(厚生労働省策定)を参照する。ただし、健康人を対象として作成されたものであるので、対象患者ごとに個別に対応する(付録:295頁参照)。

2 栄養指導

a. 糖尿病食事療法のための食品交換表を用いた栄養指導

（1）食品交換表（表1）

- 「食品交換表」は、糖尿病患者が食事療法の基本を理解し実行するために利用できる手引書である。
- 「単位」：食品交換表では、エネルギー計算が簡便となるよう80kcalを1単位と定め、1単位（80kcal）に相当する食品の重量を掲載している。
- 「表」：食品交換表では、栄養素のバランスを図るために、類似の栄養素で構成されている食品を4群6表に分類し、調味料を加えて掲載している。
- 各表の栄養素の平均的含有量から1日の栄養素量の概算が可能である。

（2）食品交換表の使い方

① 指示された1日のエネルギー量（総エネルギー摂取量の目安：Ⅴ章1−B−1：60頁参照）を1単位である80kcalで除し、総単位数を算出する。例えば指示されたエネルギー量が1,600kcalの場合は、1日20単位（1,600kcal÷80kcal）となる。
② 主治医は、炭水化物の割合を患者の合併症、肥満度などにより60％、55％、50％から選択する。
③ 同一表内の食品を同一単位で交換し、栄養素のバランスを保ちながら食事内容を多彩にしていく。

（3）食品交換表を利用した献立作成

- 実際に献立を作成するにあたっては、3食ともに、主食＋主菜＋副菜を揃えた組み合わせとするが、「食品交換表」による配分を活用すれば、適切な摂取量と栄養素バランスのとれた食品構成が容易に達成できる。まず、1日の指示単位より配分された表1（主食）・表3（主菜）・表6（副菜）のそれぞれの単位数を、朝・昼・夕の3食になるべく均等に分割する。次に、1食に指示されている各表の単位数に相当する食品を、患者の好みに合わせて食品交換表から選択する。表2の果物や表4の牛乳などは食事に入れるか間食として摂取する（**表2**）。
- 表1（主食）

表1　食品分類表

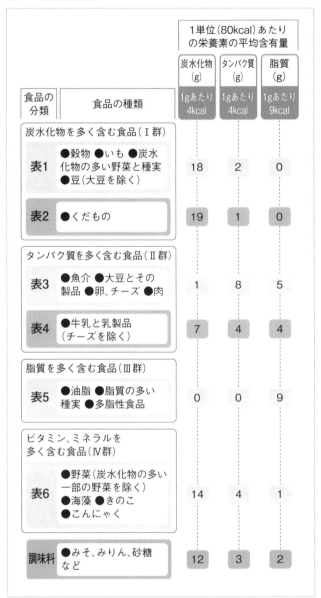

食品の分類	食品の種類	炭水化物(g) 1gあたり4kcal	タンパク質(g) 1gあたり4kcal	脂質(g) 1gあたり9kcal
炭水化物を多く含む食品（Ⅰ群）				
表1	●穀物 ●いも ●炭水化物の多い野菜と種実 ●豆（大豆を除く）	18	2	0
表2	●くだもの	19	1	0
タンパク質を多く含む食品（Ⅱ群）				
表3	●魚介 ●大豆とその製品 ●卵、チーズ ●肉	1	8	5
表4	●牛乳と乳製品（チーズを除く）	7	4	4
脂質を多く含む食品（Ⅲ群）				
表5	●油脂 ●脂質の多い種実 ●多脂性食品	0	0	9
ビタミン、ミネラルを多く含む食品（Ⅳ群）				
表6	●野菜（炭水化物の多い一部の野菜を除く） ●海藻 ●きのこ ●こんにゃく	14	4	1
調味料	●みそ、みりん、砂糖など	12	3	2

1単位（80kcal）あたりの栄養素の平均含有量

（日本糖尿病学会 編・著：糖尿病食事療法のための食品交換表 第7版. 日本糖尿病協会・文光堂, 東京, p.13, 2013, 引用）

主食は、なるべく食物繊維を多く含むものを選ぶようにする。玄米ごはんや麦ごはん、ライ麦パンなどには食物繊維が多く含まれている。

- 表3（主菜）

食品の選択は嗜好に偏らないように心がけ、脂質

表2　1日の指示単位20単位（1,600キロカロリー/炭水化物55%）の単位配分の一例

1日にどの表から何単位とるか、各表の1日の指示単位を示します

食品交換表	表1	表2	表3	表4	表5	表6	調味料
食品の種類	穀物、いも、豆など	くだもの	魚介、大豆、卵、チーズ、肉	牛乳など	油脂、多脂性食品など	野菜、海藻、きのこ、こんにゃく	みそ、みりん、砂糖など
1日の指示単位	9	1	5	1.5	1.5	1.2	0.8
朝食の単位	3	1	1	1.5	1.5	0.4	0.8
昼食の単位	3		2			0.4	
夕食の単位	3		2			0.4	
間食の単位							

朝食、昼食、夕食、間食ごとに、それぞれどの表から何単位とるかを示します

（日本糖尿病学会 編・著：糖尿病食事療法のための食品交換表 第7版. 日本糖尿病協会・文光堂, 東京, p.18, 2013, 引用）

（特に飽和脂肪酸）や食塩の多いものは摂り過ぎに注意する。

◦ 表6（副菜）

野菜は1日350g以上、そのうち1/3以上は緑黄色野菜で摂るようにし、さらにエネルギー量の少ない海藻、きのこ、こんにゃく類を加えるようにする。

b. カーボカウントによる栄養指導[注5)・注7)]

（1）カーボカウントとは

◦ 「カーボカウント」とは、従来のエネルギーコントロールとバランスのよい栄養素の補給を目的とした食事療法とは異なり、血糖コントロールに視点をおいた食事療法である。

◦ 炭水化物（糖質）・タンパク質・脂質はエネルギーのもととなる栄養素であり、これらは消化・吸収されたのちに代謝の過程で血糖に影響を及ぼすが、特に食直後の血糖値は食事に含まれる糖質量によって強く影響を受け、糖質量が多いほど血糖値が上昇する。

◦ 糖尿病患者では、糖質の摂取量が少なくても、健康な人と比べて血糖上昇が大きく、高血糖の状態が長時間続く傾向にある。

◦ したがって、食直後の高血糖を防ぐためには、摂取する食品のエネルギー量だけでなく、糖質量にも着目することが大切となる。

◦ すでに欧米では一般的に利用されている食事療法であるが、日本でも、超速効型インスリンやインスリンポンプ療法の普及によって、その活用が浸透してきている。

◦ 「カーボカウント」には、基礎編（基礎カーボカウント）とそれに基づく応用編（応用カーボカウント）の2段階がある。

注5）日本糖尿病学会 編・著：医療者のためのカーボカウント指導テキスト「糖尿病食事療法のための食品交換表」準拠. 文光堂, 東京, 2017.

注6）大阪市立大学大学院医学研究科発達小児医学教室・大阪市立大学医学部附属病院栄養部 編：糖尿病のあなたへ かんたんカーボカウント～豊かな食生活のために～ 改訂版. 医薬ジャーナル社, 大阪,

2009.

注7）村田敬：CDEJのための情報アップデート「カーボカウント」について. CDEJ News Letter 29：10, 2011.

（2）カーボカウントの実際

- カーボカウントを実施するにあたって、まずは食品に含まれる糖質量を把握する必要がある。
- 糖質量は、「食品交換表（第7版の巻末の参考資料に掲載）」や「日本食品標準成分表」、市販の加工食品や調理済み食品に掲載されている「栄養成分表示」などによって把握できる。厳密には、炭水化物＝糖質＋食物繊維であるが、加工食品などの栄養成分表示で、炭水化物量のみが記載されている場合は、炭水化物量≒糖質量とみなしてもよい（食物繊維は血糖を上昇させるものではないため）。

〔**「基礎カーボカウント」とは**〕

- 「基礎カーボカウント」とは、毎食の糖質量をできるだけ一定にすることで、血糖値の乱高下を防ぎ、食後血糖値を安定させる方法で、すべての糖尿病患者が対象となり得る。
- 1日分のエネルギー量と糖質量は、なるべく3食均等に配分することが推奨されている。

〔**「応用カーボカウント」とは**〕

- 主に強化インスリン療法やインスリンポンプ療法中の糖尿病患者が対象となる。
- 応用カーボカウントとは、基礎カーボカウントのように糖質量を毎回一定にするのではなく、摂取する糖質の量と食前に測定した血糖の値から、その都度インスリンの投与量を決定し、食後血糖を安定させる方法である。
- 医師は、「糖質用インスリン」と「補正用インスリン」の2つに分けてインスリン量を決定していく。

（3）カーボカウントの留意点

- このように「カーボカウント」は、摂取する糖質の量にあわせて血糖をコントロールしていく方法である。
- したがって、炭水化物（糖質[注8]）のみを制限して血糖のコントロールを図る「糖質制限食」とは異なる。極端な糖質制限は、長期的な食事療法としての遵守性や安全性を担保するエビデンスが不足しているため推奨できない。
- 基礎カーボカウント・応用カーボカウントのいずれも、炭水化物（糖質[注8]）だけに着目するのではなく、

タンパク質や脂質・その他の栄養素のバランスや摂取量にも配慮して行うべきものである。
- また、肥満を伴う患者の場合は、エネルギー調整を行ったうえで実施されなければならない。
- 具体的なカーボカウントの事例については付録：295頁を参照。

3　食品の計量

- 実際に食品を計量することで、具体的な食事量を把握することができる。
- 調理前と調理後では食品の重量が変化することを説明する。
- 廃棄量がある食品の計量の方法を指導する（皮のある芋・果物、尾頭付きの魚など）。
- 目安量だけでは時間とともに誤差が生じてきやすいため、ときどき計量して確認する。

4　盛り付けと食べ方の工夫

（1）盛り付けの工夫

- 肉や魚料理の付け合せに海藻類や野菜料理を添えたり、骨や殻つきの食材を使用することでボリュームが増し、満足感を得ることができる。また、早食いの防止にもなる。
- 食べ過ぎを防ぐために、大皿盛りよりも個別の盛り付けとする。

（2）食べ方の工夫

- 野菜など食物繊維に富んだ食物を主食より先に食べ、よく噛んで咀嚼することにより、食後の高血糖の是正が期待できる。
- しっかりとした咀嚼は早食いの是正のみならず、食本来のもつ歯ごたえや味覚の回復、オーラルフレイル予防、そして満腹感覚の改善による食事量の減少、さらに内臓脂肪特異的な脂肪分解まで期待できる[注9]。

注8）炭水化物＝糖質＋食物繊維
注9）日本肥満学会 編：肥満症診療ガイドライン2022. ライフサイエンス出版，東京，p.68，2022.
　　　「よく噛むこと」には歯周病の有無が影響する。歯周病により歯の喪失、動揺があると、かたい食品を避けてやわらかい食品をよく噛まずに摂取するといった食行動の変化が生じ、食事療法の妨げとなるため、介入が必要である。

表3　食事摂取状況に関する調査法のまとめ

	概要	長所	短所	習慣的な摂取量を評価できるか	利用にあたって特に留意すべき点
食事記録法	・摂取した食物を調査対象者が自分で調査票に記入する。重量を測定する場合（秤量法）と、目安量を記入する場合がある（目安量法）。食品成分表を用いて栄養素摂取量を計算する。	・対象者の記憶に依存しない。・ていねいに実施できれば精度が高い。	・対象者の負担が大きい。・対象者のやる気や能力に結果が依存しやすい。・調査期間中の食事が、通常と異なる可能性がある。・データ整理に手間がかかり、技術を要する。・食品成分表の精度に依存する。	多くの栄養素で長期間の調査を行わないと不可能。	・データ整理能力に結果が依存する。・習慣的な摂取量を把握するには適さない。・対象者の負担が大きい。
24時間食事思い出し法	・前日の食事、または調査時点からさかのぼって24時間分の食物摂取を、調査員が対象者に問診する。フードモデルや写真を使って、目安量をたずねる。食品成分表を用いて、栄養素摂取量を計算する。	・対象者の負担は、比較的小さい。・比較的高い参加率を得られる。	・熟練した調査員が必要。・対象者の記憶に依存する。・データ整理に時間がかかり、技術を要する。・食品成分表の精度に依存する。	多くの栄養素で複数回の調査を行わないと不可能。	・聞き取り者に特別の訓練を要する。・データ整理能力に結果が依存する。・習慣的な摂取量を把握するには適さない。
陰膳法	・摂取した食物の実物と同じものを、同量集める。食物試料を化学分析して、栄養素摂取量を計算する。	・対象者の記憶に依存しない。・食品成分表の精度に依存しない。	・対象者の負担が大きい。・調査期間中の食事が通常と異なる可能性がある。・実際に摂取した食品のサンプルを、全部集められない可能性がある。・試料の分析に、手間と費用がかかる。		・習慣的な摂取量を把握する能力は乏しい。
食物摂取頻度法	・数十〜百数十項目の食品の摂取頻度を、質問票を用いて尋ねる。その回答をもとに、食品成分表を用いて栄養素摂取量を計算する。	・対象者1人あたりのコストが安い。・データ処理に要する時間と労力が少ない。・標準化に長けている。	・対象者の漠然とした記憶に依存する。・得られる結果は質問項目や選択肢に依存する。・食品成分表の精度に依存する。・質問票の精度を評価するための、妥当性研究を行う必要がある。	・可能。	・妥当性を検証した論文が必要。また、その結果に応じた利用に留めるべき。ごく簡易な食物摂取頻度調査票でも妥当性を検証した論文はほぼ必須。
食事歴法	・上記（食物摂取頻度法）に加え、食行動、調理や調味などに関する質問も行い、栄養素摂取量を計算に用いる。				
生体指標	・血液、尿、毛髪、皮下脂肪などの生体試料を採取して、化学分析する。	・対象者の記憶に依存しない。・食品成分表の精度に依存しない。	・試料の分析に、手間と費用がかかる。・試料採取時の条件（空腹か否かなど）の影響を受ける場合がある。摂取量以外の要因（代謝・吸収、喫煙・飲酒など）の影響を受ける場合がある。	・栄養素によって異なる。	・利用可能な栄養素の種類が限られている。

〔厚生労働省：日本人の食事摂取基準（2020年版）「日本人の食事摂取基準」策定検討会報告書．p.25，2020，引用〕

年　　月　　日

	献立	食品	分量	表1	表2	表3	表4	表5	表6	砂糖	調味料	嗜好品	食塩量(g)
朝食 時間 7:00	ごはん	ごはん	150	3.0									
	みそ汁	里芋	30	0.2									
		しめじ	15						＊				
		こんにゃく	15						＊				
		みそ	小さじ2								0.3		(1.5)
	納豆	納豆	1パック			1.0							
		醤油	小さじ1										(0.9)
	ほうれん草胡麻和え	白菜 ほうれん草	100						100				
		ごま	小さじ1/2					0.2					
		醤油	小さじ1/2										(0.4)
	焼き海苔	焼き海苔	1						＊				
昼食 時間 12:30	トースト　マーガリン	パン	1枚	2.0									(0.7)
		マーガリン	小さじ1					0.4					(0.1)
	ハムエッグ	ハム	1枚			0.5							(0.5)
		卵	1個			1.0							
		油	小さじ1/2					0.2					
	サラダ	レタス 胡瓜 トマト ブロッコリー	100						100				
		ノンオイルドレッシング	小さじ2								0.1		(0.7)
	りんご	りんご	1/4個		0.5								
夕食 時間 19:30	ごはん	ごはん	150	3.0									
	焼魚　おろし	鯵	1尾			1.0							
		大根	50						50				
		醤油	小さじ1										(0.9)
	肉入り野菜炒め	豚もも薄切肉	60			1.0							
		キャベツ ピーマン 玉ねぎ 人参	80						80				
		油	小さじ1					0.4					
		食塩	小さじ1/5										(1.2)
	南瓜煮物	南瓜	4切	0.8									
		砂糖	小さじ1/2							0.1			
		醤油	小さじ1/2										(0.4)
	ビール	ビール	コップ1杯									1.0	
間食 16:00	牛乳	牛乳1杯	1杯				1.5						
	みかん	みかん	1個		0.5								
	合　計			9.0	1.0	4.5	1.5	1.2	1.1	0.2	0.4	1.0	7.3g
	目標（指示量）	20単位		10.0	1.0	4.5	1.5	1.0	1.2	0.8			

指示栄養量に合わせた単位を記入

図1　食品交換表を使用した食事記録（例）
患者に応じて、献立だけでも記載してもらう方法もある。
〔日本糖尿病学会 編・著：糖尿病食事療法のための食品交換表 第7版. 日本糖尿病協会・文光堂, 東京, 2013／文部科学省：日本食事標準成分表2020年版（八訂）. 2020, 引用改変〕

5　食事療法の評価と指導（食習慣の把握およびそのアセスメント）

- 食事療法は、患者の食習慣や具体的な食事内容を把握することによって評価することができる。

a. 食事調査方法の種類（表3）
- 食事調査の方法は調査法や目的によって、食事記録法、陰膳法、24時間食事思い出し法、食物摂取頻度法、食事歴法などに分類される。
- 実際に食べた食事（事実）に基づく記録としては、食事記録法・陰膳法があり、記憶に頼る方法としては、24時間食事思い出し法や食事摂取頻度調査法・食事歴法があるが、通常、指導の際に使用されるのは、食事記録法がほとんどである。

b. 食事内容評価と指導
- 調査した食事内容より、食品交換表や食品成分表などの媒体を用いて推定摂取量を求め、指示量に見合った内容であるか、栄養素のバランスが取れているか否かを評価し、過不足があれば指導していく。

c. 評価と指導
- 食事療法・糖尿病治療の経過を定期的にチェックし、必要な場合には、食事指示量の変更を行う。
- 食事記録の例：図1
  患者が内容すべてを記載する必要はなく、はじめは、献立、食品、分量までを記入することを目標とする。食品交換表の学習が進んだら各表への分類までを記入するなど、患者個々の食事療法の達成度により記入内容を決める。最終的には管理栄養士が不足な情報の聞き取り、記載違いや不足を補い、すべてを記入して完成させ、食事内容の評価につなげる。

6　嗜好品

a. アルコール飲料
- アルコールの摂取量は1日25gまでを目安とする（表4）。
- 個々の飲酒習慣によって個別化を図る必要があるが、肝疾患や合併症などの問題がある症例では禁酒とする。
- 飲酒が許可された場合、発泡酒などに含有される炭水化物のエネルギーに留意する[注3]。
- アルコールは肝臓の糖新生を抑制するため、インスリン注射や経口血糖降下薬（特にスルホニル尿素薬）などの薬物使用時に低血糖を起こしやすく、注意が必要である[注10]。
- アルコールはあくまでも嗜好品であり主食とは異なる。したがって、食品交換表における表1の食品との交換はできない。
- 飲酒に伴う食事（つまみ）の摂り方を指導する。

b. 嗜好飲料・菓子
- コーヒー、紅茶の主成分はカフェイン、タンニンである。カフェインにより中枢神経系が興奮、知覚が鋭敏となり精神機能が亢進する。特に、胃潰瘍、心疾患のある者は摂り過ぎに注意する。
- コーヒー、紅茶は、砂糖、ミルク、クリームを入れなければエネルギーがないので飲んでも差し支えないが、過度にならないように注意する。
- 清涼飲料水、菓子に使用されている砂糖（ショ糖）は、消化吸収が早く血糖値が急速に上昇し、血中トリグリセリドを増加させるので糖尿病にとって好まし

表4　アルコール20g程度に相当する酒類

お酒の種類	ビール（中瓶1本500mL）	清酒（1合180mL）	ウィスキー・ブランデー（ダブル60mL）	ワイン（2杯弱200mL）
アルコール度数	5%	15%	43%	12%
純アルコール量	20g	22g	20g	20g

注10）日本糖尿病学会 編・著：糖尿病専門医研修ガイドブック 改訂第8版．診断と治療社，東京，p.207，2020．

くない食品である。

- 最近では低カロリー、ゼロカロリーと表示した菓子や飲料、さらに糖質ゼロのアルコール飲料や糖質ゼロ、カロリーゼロのビールテイスト飲料など数多くの食品が出回っている。
- これらの食品の栄養量は栄養成分表示基準に基づいて表示されている。
- エネルギー表示については、食品100g当たり（飲用に供する食品では100mL当たり）5kcal未満であればエネルギーを含まない（無、ゼロ、ノン、レスなど）旨の表示ができ、食品100g当たり40kcal（飲料に供する食品では100mL当たり20kcal）未満であればカロリーオフ、低カロリーの表示ができるので注意する。
- 糖質については 0.5g未満であれば無糖の表示ができる。
- 表示のみに惑わされないよう指導することも必要である。
- 代替甘味料を使用した清涼飲料水、菓子、エネルギーを調整した食品の摂取については、主治医・管理栄養士に相談する。

c. 健康食品・サプリメント

- 栄養補助食品やサプリメントについては科学的根拠がいまだ不十分であることから、2型糖尿病予防の目的で摂取することは推奨されない。

7 間食・補食

a. 間 食

- 低血糖予防など補食が必要な場合を除いて、基本的に間食しないことが望ましい。
- 間食としては果物や牛乳などが適しており、1日の指示量の範囲内で摂るようにする。
- 食後血糖値が長時間上昇する場合は控える。

b. 補 食

- 補食とは血糖値の変動が大きい場合や強い運動な

どを実施したときに、低血糖対策として必要なエネルギーを、1日の指示エネルギー量にプラスして血糖変動の是正を図るものである。
- 運動前の補食には急激な血糖値の低下を避けるため、牛乳、卵、チーズ、クッキーなどを用いる。
- 運動の途中で低血糖症状になったときは、吸収がすみやかなブドウ糖、砂糖、ジュースなどを補う（IX章-1-A：194頁参照）。

8 外食・中食[注11]

(1) 外食・中食の特徴

- 外食・中食には、和・洋・中華・エスニックといったさまざまなジャンルがあるが、おおよその傾向として、次のような特徴がある。
  ① 全体的にボリュームが多く、高エネルギー。
  ② 穀類（表1）と脂質（表5）が多く、野菜類（表6）が少ない。
  ③ 味付けが濃い（食塩や砂糖、ソース類が多く使用されている）。

(2) 外食・中食の選び方・調整法

  ① 外食では、1人前を全量摂取すると、エネルギーなどの栄養量が過剰摂取となることが多い。日頃から食品を計量することで摂取目安を身に付け、小盛、半量メニューの利用や、家族と分け合うなど、適量摂取を心がける。
  ② 外食では比較的栄養素バランスのよい定食類で、野菜の多いものを選ぶようにする。中食においても、弁当や丼物類は小さめのものを購入し、野菜サラダをプラスするなどといった調整を行う。

9 偏食、不規則な食事時間、過食

a. 偏食はどうするか

- 極端な偏食は血糖コントロールにも悪影響を及ぼす可能性がある。1日に摂るべき食品および栄養素バランスの大切さを根気よく指導し、長年の食習慣を少しずつ是正していく。

注11）中食（なかしょく）：外で食事をする外食に対して、惣菜や弁当、調理パンなどを購入し、家庭や職場などに持ち帰って食べる食形態のことをいう。

嫌いな食物がある場合は、患者個々に適応した代替食品を提案したり、食べやすくなる調理法について指導する。

偏食により摂取量が指示量よりも極端に少なくならないよう注意する。

b. 不規則な食事時間への対応はどうするか

職業により決まった時間帯に食事が摂れない場合は、手軽に摂れる間食や補食を準備しておく。

主治医にライフスタイルに応じた食事時間を詳細に伝え、低血糖症状を防ぐ意味から経口血糖降下薬やインスリンの投与量、投与時間の調整を受ける。

過去の食習慣や食生活を十分把握し、実施不可能な食事療法を一方的に押しつけない。

c. 過食の改善はどうするか

どうしても量が少なく感じる患者においては、低エネルギー食品(野菜類、海藻、きのこ類、こんにゃくなど)を上手く用いる調理方法を指導する。

食事量の不足を訴える患者に早食いの傾向がよくみられる。その場合は、ゆっくり、よく噛んで、会話をしつつ、食事するよう指導する。

特に、歯が悪くない場合、一品はやや固めの、噛みごたえのある食品を用いた料理にするとよい(ゴボウ、昆布、切り干し大根など)。

10 過体重・年齢・労働量と食事

a. 体重と食事

エネルギー摂取量がエネルギー消費量を上回ると、過剰なエネルギーは脂肪として蓄積され、過体重(肥満)になる。

エネルギー摂取量がエネルギー消費量を極端に下回ることが長期化すると、体脂肪の燃焼によりケトン体が産生されるので、エネルギー摂取量の不足にも注意する。

体重1kgの増減は6,000〜7,000kcalのエネルギーの蓄積・消費に相当する。1日250kcal程度(約3単位)の過剰摂取で、1か月に約1kg体重が増える計算になる。

減量のためには、1日200〜300kcal程度の運動をする必要がある。少なくともエネルギー摂取量の約10%を運動で消費する。

肥満者では、目的なく食べる、早食い、食べたことを意識しないなど食行動に問題のある場合が多い。

いつ、何を、何のために、どれだけ、何処で、誰と食べたか。食行動を記録するよう指導する。

現在の肥満は過去の過食の結果であることを認識させる。

目標とする体重を具体的に示す(最終目標と当面の目標、減量計画)。まずは3％の体重減少を目指し[注12]、体重の経過を記録させる。

極端な食事制限で急速に減量しても、反動でまた増える可能性がある(リバウンド)。そのため緩やかな減量を図り、ゆっくり確実に体重を落とすよう指導する。

関連する学会のガイドライン(肥満症診療ガイドラインなど)も参考にしながら、個々の患者に適した減量法を指導する。

肥満糖尿病患者においては、肥満を解消するだけで血糖値や脂質代謝異常、高血圧が改善される。

もともと痩せている場合、計算上の目標体重まで増やす必要はない。患者個々の状況に応じて目標体重を設定する。

b. 年齢と食事

乳幼児期、学童期、思春期、妊娠・授乳期、就労期、高齢期については、Ⅷ章：164頁を参照する。

c. 労働量(運動)と食事

運動・労働によるエネルギー消費量は、期待するほど多くない。

同じ運動量でも年齢や運動習慣、体格によってエネルギー消費量に個人差がある。

血糖や体重の変化をみながら、食事量、食事時間を指導する。

運動しているからという理由で食事療法をおろそ

注12) 日本糖尿病学会 編・著：糖尿病治療ガイド 2022-2023. 文光堂, 東京, p.29, 2022.

かにしていないかチェックする。

● 空腹感や低血糖を恐れるあまり、過食していることはないかチェックする。

11 食事療法の開始と維持：支援のポイント

● 従来の食生活について情報を収集する(例えば食事時刻や食事量、外食の頻度など)。

● 食事療法の重要性や利益についての理解度を評価する。

● 食事療法による不利益や障害となることをたずねる。

● 患者にあわせて共同で食事計画を立てる。

● 患者がどの程度実行可能と考えているかを評価する。

● 目標が達成できれば称賛する。食事療法を継続できるという自信を育てる。

● 食事療法の継続が難しい状況を想定し、対策を立てておく(例えば情報通信機器を活用しての栄養指導も含めて、定期的な継続栄養指導を行うなど)。

● 失敗したときには、それが起きた状況や気持ちについて話し合い、改善策や予防策を立てる。

● 健康的な食事ととらえ楽しいと感じているか、制約感や喪失感が強くないか話し合う。

● 食事療法は、日々患者が実行することであり、その実行度を高めるためには、自己管理行動を獲得できるよう援助が必要である。栄養指導にあたっても(Ⅵ章-2-A：123頁、Ⅶ章-1-A：138頁参照)、患者の視点に立ち、行動変化ステージに応じてともに考える栄養指導を行わなければならない。

2. 運動療法

A　運動療法の意味

- 運動療法は食事療法とともに生活習慣の改善に重要であり、薬物療法とあわせて糖尿病治療における3本柱となっている。
- 日常生活全体での身体活動量の増加は、2型糖尿病の発症予防につながる。
- 糖尿病治療としての運動の継続は、インスリン抵抗性の改善をとおして、血糖値の是正と合併症の予防、および健康維持を目的とした治療手段である。

B　運動とエネルギー代謝

- 安静空腹時の筋のエネルギー源はほとんど遊離脂肪酸である。
- 動作筋では、安静時に比して十数倍のエネルギーが消費される。
- 最大酸素摂取量($\dot{V}O_2$ max)[注13]の40〜60%程度の中等度の運動では、糖質と遊離脂肪酸の両者が筋のエネルギー源として利用される。
- エネルギー産生に酸素を利用する有酸素運動では脂質と糖質がエネルギー源として利用され、酸素を必要としない無酸素運動では糖質のみが利用される。
- 無酸素性作業閾値(AT)(**図2**)[注14]を超え、運動強度が高まるにつれ、糖質の利用比率が増加し、最大運動では糖質のみが筋のエネルギー源となる。
- ATは運動耐容能や全身持久力の指標であり、長期間にわたる運動の継続により改善が期待できる。
- 運動による筋収縮は、インスリン非依存性および依

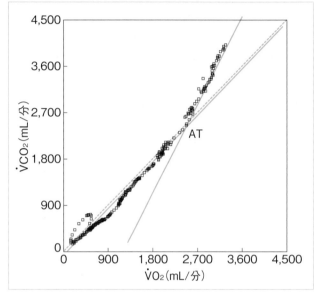

図2　無酸素性作業閾値(AT)の決定方法

呼気ガス分析によってATを決定する方法を示す。運動強度が高まるにつれてVO₂およびVCO₂が増加する。VO₂の増加に対して急激にVCO₂が上昇する時点がATであり、これは嫌気的解糖によって大量の乳酸が筋から放出されることによる。

AT:無酸素性作業閾値、VO₂:酸素摂取量、VCO₂:二酸化炭素排泄量。

(安達仁 編・著:CPX・運動療法ハンドブック 初版. 中外医学社, 東京, p.92, 2009, 引用)

存性に糖の取り込みを促進させる。

C　運動療法の効果(表5)

- 代謝調節が良好に維持されている症例では、筋においてブドウ糖、遊離脂肪酸の利用促進が起こり、運動後血糖値は低下する(運動の急性効果)。
- 低強度の運動であっても長期間継続することにより、2型糖尿病で低下しているインスリン感受性(インスリン抵抗性)を改善させる(トレーニング効果)。

注13) 最大酸素摂取量($\dot{V}O_2$ max):最大運動時に体内に取り込まれる単位時間当たりの酸素摂取量。

注14) 無酸素性作業閾値(anaerobic threshold:AT):運動強度が次第に強くなり、有酸素運動から無酸素運動となるポイント。ATを乳酸値で測定する場合は、血中乳酸値が上昇を始めるポイントで乳酸性閾値(lactate threshold:LT)とよばれる。また、ATを呼気ガスで測定する場合は、呼気CO₂が上昇を始めるポイントで換気性閾値

(ventilatory threshold:VT)とよばれる。

表5　運動の効果

1. エネルギー消費の増加による高血糖、肥満の是正
2. インスリン感受性の改善
3. 高血圧、脂質異常症の改善
4. 心肺機能を高める
5. 精神的な健康維持
6. 認知機能の低下を防ぐ

- この効果は、48時間程度で消失する。
- 体重のコントロールにも有効である。
- 運動によりトリグリセリドが低下し、HDL コレステロールが増加するなど動脈硬化危険因子が改善する。有酸素運動の継続により心肺機能が向上する。具体的には、同一強度の運動に対する心拍数の減少や、一定時間内の歩行距離の延長が認められる。
- レジスタンス運動(抵抗運動)[注15]により筋力増強や、筋量の増加がはかられ、基礎代謝量の維持、増加に大きな役割をもつ。
- ストレスの軽減や精神的健康の獲得に有用である。

Ⓓ　運動開始時の検査(表6)

- メディカルチェックは運動療法の適否に加え、効果判定に重要である。
- メディカルチェックには、全例に行うべき「問診」「診察」「検査」があり、合併症の状況に応じて検査を追加する。
- 問診では自覚症状や心血管イベント、関節疾患の既往、それらと運動との関連について聴取する。
- 血糖コントロール状態を把握する。コントロールが特に不良(空腹時血糖250mg/dL以上)なら運動療法は控える。
- 糖尿病合併症について情報を収集し、特に糖尿病網膜症については専門の眼科医の診察を受け、状態を把握する。
- 心電図検査では安静時だけでなく、必要に応じてホルター心電図、運動負荷試験を行い、運動による変化を把握する。
- 心拍変動を検査することにより、糖尿病性神経障害

表6　メディカルチェックの実際

全例に行うべき項目
1. 問診 自覚症状、既往歴、家族歴、運動歴（身体活動量等）、嗜好（喫煙、飲酒等）、服用薬剤
2. 診察 身長、体重、身体組成、血圧、脈拍数、整形外科的所見（骨、関節等）、下肢動脈の触知
3. 検査 胸部 X 線、安静時心電図、血液・尿検査（貧血、肝機能、腎機能、電解質、血糖コントロール、血清脂質）
合併症の存在が疑われる場合、または合併症を有する場合の項目
1. 眼科所見
2. 神経障害の評価 神経伝導速度、心電図 R-R 間隔変動係数、起立性低血圧、腱反射、足部の知覚・皮膚観察等
3. 大血管症の評価 運動負荷試験、ホルター心電図、頸動脈超音波検査、足関節上腕血圧比等
4. 肺機能検査
5. 運動器障害の評価 足関節・足趾関節の可動性、下肢筋力、バランス検査、歩行観察等

(自律神経障害)の有無もチェック可能である。
- 尿タンパクや尿中アルブミンの有無を調べ、糖尿病性腎症の程度をチェックする。尿素窒素、クレアチニンも測定する。
- 足部の観察を行う。皮膚の状態(創・胼胝の有無など)、感染の有無(白癬など)、爪の状態(長さ・形など)、変形などをチェックする。また、足関節・足趾の関節可動性、足底の感覚異常・下肢筋力低下の有無や程度、バランスや歩容もチェックする。
- 職業や生活行動の把握を含めて、身体活動量を評価する(international physical activity questionnaire：IPAQなどの質問紙、歩数計、加速度計付歩数計などを用いる)。
- 糖尿病の状態、合併症や運動障害の有無・程度などから、運動療法実施の可否が判定され、可能な場合には具体的な運動処方(種類、強度、時間、頻度)が決定される。不可と判定された場合には、まず医師の

注15）レジスタンス運動(抵抗運動)：身体に負荷(抵抗)を加え、それに抗して行う筋力増強運動。

専門的治療を優先する。

E　運動療法の指導

● 患者の病状・コントロール状態に応じて、運動の「種類」「強度」「時間」「頻度」などを決定する。

1　運動の種類

● 運動の種類としては、歩行、ジョギング、水泳、自転車など全身の大きな筋肉を使った有酸素運動が勧められる。
● 筋力・筋量を増加させるレジスタンス運動やスロートレーニング[注16]は基礎代謝量の維持・増加や、関節疾患の予防など、高齢患者には特に有効である。ただし、力みを伴った運動は控えさせる。
● レジスタンス運動として立位で膝の屈伸を行うスクワットトレーニングや道具（ゴムチューブ・重錘バンドなど）を使った運動がある。
● 有酸素運動とレジスタンス運動の併用が、それぞれ単独での実施と比べて最もHbA1cが低下する。
● 安全に運動を行うために運動開始後約3分間（準備運動：ウォーミングアップ）と終了時約3分間（整理運動：クーリングダウン）は運動強度を軽減し、身体（筋肉・血液循環・呼吸）への負荷の急激な変化を防ぐ。
● 高齢糖尿病患者においては、バランス能力（静止姿勢または動作中の姿勢を任意の状態に保つ、また不安定な姿勢から速やかに回復させる能力）を向上させるバランス運動は生活機能の維持・向上に有用である。バランス運動には片足立ち、ステップ練習、体幹バランス運動などがある。
● インターバルトレーニング[注17]は空腹時血糖やHbA1cの改善に有効である。

表7　自覚的運動強度（rate of perceived exertion：RPE）の測定

RPE点数[注19]	強度の感じ方
6	
7	非常に楽である
8	
9	かなり楽である
10	
11	楽である
12	
13	ややきつい
14	
15	きつい
16	
17	非常にきつい
18	
19	最高にきつい

2　運動強度

● $\dot{V}O_2$ maxの40〜60％程度（AT程度）で軽く息が弾むくらいの中等度運動（有酸素運動）を指導する。
● 予測最大心拍数を（220−年齢）で求め、運動強度を最大運動予備能の40〜60％に設定する。よって、目標心拍数は{（220−年齢）−（安静時心拍数）} × 40〜60％＋安静時心拍数[注18]で求める。
● 水泳やランニングなどの ATを超えるような無酸素運動（「きつい」と感じる強度）では、インスリン拮抗ホルモンの分泌が活発化し、肝臓からの糖放出が促進されるため運動後に血糖値の上昇を招く可能性がある。
● 運動強度の簡易的な指標として自覚的運動強度（rate of perceived exertion：RPE）がある（**表7**）。この指標では、「楽である」または「ややきつい」と感じる程度が至適運動となる。RPE点数を10倍した値がおおよその心拍数に相当する。
● 運動強度の基準として、身体活動時の代謝量を安静座位時の代謝量（酸素摂取量で約3.5mL/kg/分に相当）で除したものをMETsで表現する方法がある（**図3**）。
● METsとは運動や身体活動の強度を表す単位であり、

注16）スロートレーニングは、筋発揮張力維持スロー法（low-intensity resistance exercise with slow movement and tonic force generation；LST法）という。LST法は、外的な筋の圧迫や特別な道具を必要としないトレーニング方法であり、筋の緊張を保ったまま、ゆっくりとした動作（3〜5秒程度）を行うことによって、筋内圧を上昇させ、持続的に筋血流を抑制する方法である。

注17）インターバルトレーニングとは、2〜3分の運動後に同時間の定期的な休息を入れ、それらを繰り返し行うトレーニング方法である。
注18）Karvonen法に基づく予測心拍数。
注19）患者の自覚的運動強度（rate of perceived exertion：RPE）を測定するためにBorg（ボルグ）スケールを用いる。運動中、患者にRPE点数と強度の感じ方の表をみせて、どの程度の強さに感じているかを数値で答えてもらう。

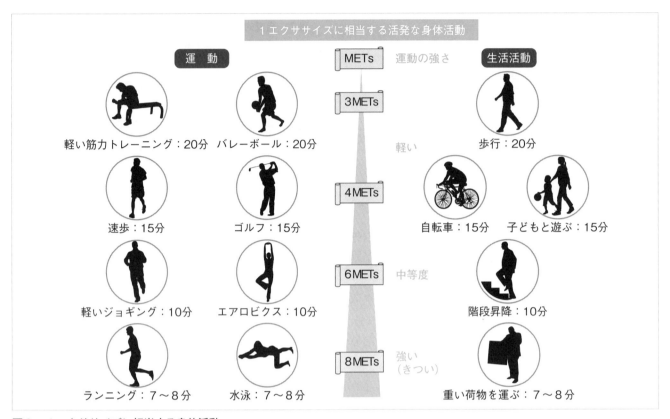

図3　1エクササイズに相当する身体活動

（厚生労働省：健康づくりのための運動指針2006.　p.7,　2006,　引用改変）

安静座位時を1METとしたときと比較して何倍の
エネルギーを消費するかを示した活動強度の指標
である。普通歩行（70m/分）は安静座位時の3倍と
なるため3METsとなる。

- 厚生労働省から出された「健康づくりのための運動
  指針2006」（エクササイズガイド2006）では、身体
  活動の量をMETsに時間をかけた値（単位：エクサ
  サイズ）を用いて表している。
- エクササイズ（METs・時）は、METs×時間で算出さ
  れる。例えば、普通歩行（3METs）ならば3METs×
  0.33時間（20分間）と計算し20分が1エクササイズ
  となり、40分では3METs×0.67時間（40分間）＝2
  エクササイズとなる。速歩や子どもと遊ぶ活動
  （4METs）では4METs×0.25時間と計算し15分が1
  エクササイズとなる。
- **図3**に運動と生活活動の種類における強度を示す。

各身体活動に示された時間は、1エクササイズの運
動量に要する時間である。

3　運動時間

- 運動持続時間は、糖質・脂質の効率よい燃焼のため
  には中等度の強度の有酸素運動を20分以上の持続
  が望ましい。
- 1日の活動量としては日常生活全体で8,000～1万
  歩、ほぼ160～300kcal程度が適当である。
- METsを用いた簡易換算式 {METs×体重×運動時間
  （h）} によって簡易的に運動のエネルギー消費量
  （kcal）が求められる。
- 1日当たりの総エネルギー消費量は、基礎代謝量
  （約60%）、食事誘発性体熱産生（約10%）、運動性熱
  産生（0～10%）、非運動性熱産生（20～30%）に分け

表8　年代別の身体活動基準

血糖・血圧・脂質に関する状況	身体活動（生活活動・運動）※1		運動		体力（うち全身持久力）
健診結果が基準範囲内　65歳以上	強度を問わず、身体活動を毎日40分（＝10エクササイズ/週）	今より少しでも増やす（例えば10分多く歩く）※4	—	運動習慣をもつようにする（30分以上・週2日以上）※4	—
健診結果が基準範囲内　18〜64歳	3METs以上の強度の身体活動※2を毎日60分（＝23エクササイズ/週）		3METs以上の強度の運動※3を毎週60分（＝4エクササイズ/週）		性・年代別に示した強度での運動を約3分間継続可能
健診結果が基準範囲内　18歳未満	—		—		—
血糖・血圧・脂質のいずれかが保健指導レベルの者	医療機関にかかっておらず、「身体活動のリスクに関するスクリーニングシート」でリスクがないことを確認できれば、対象者が運動開始前・実施中に自ら体調確認ができるよう支援したうえで、保健指導の一環としての運動指導を積極的に行う。				
リスク重複者またはすぐ受診を要する者	生活習慣病患者が積極的に運動をする際には、安全面での配慮がより特に重要になるので、まずかかりつけの医師に相談する。				

※1：「身体活動」は、「生活活動」と「運動」に分けられる。このうち、生活活動とは、日常生活における労働、家事、通勤・通学などの身体活動を指す。また、運動とは、スポーツ等の、特に体力の維持・向上を目的として計画的・意図的に実施し、継続性のある身体活動を指す。
※2：「3METs以上の強度の身体活動」とは、歩行またはそれと同等以上の身体活動。
※3：「3METs以上の強度の運動」とは、息が弾み汗をかく程度の運動。
※4：年齢別の基準とは別に、世代共通の方向性として示したもの。

（厚生労働省：健康づくりのための身体活動基準2013. 2013 より作成）

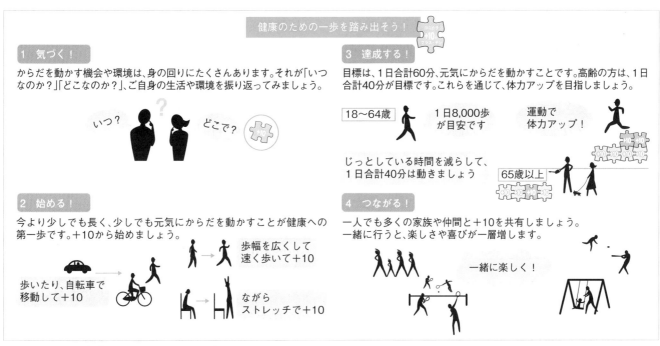

図4　アクティブガイドにおける4つの目標　　〔厚生労働省：健康づくりのための身体活動指針（アクティブガイド）. p.2, 2013, 引用改変〕

られる。

- 非運動性熱産生（non-exercise activity thermogenesis：NEAT）とは生活活動としてのエネルギー消費であり、姿勢の保持や家事、買い物、通勤などの移動、余暇活動など、さまざまな活動が含まれる。NEATは身体活動によるエネルギー消費の大部分を占めるので、NEATを増やすことも重要である。
- 日常生活が多忙で、特別に運動を行う時間がとれない場合は、自動車やエスカレーターの利用を避け日常生活を活性化（NEATの増加）させることも運動療法として評価できる。
- エクササイズガイド 2006が改定された「健康づくりのための身体活動基準2013」および「健康づくりのための身体活動指針（アクティブガイド）」では、運動ではなく、身体活動＝運動＋生活活動を全般的に増やすことが強調され、「＋10（プラス・テン）」（今より 10分多く身体を動かす）という提案がなされた。
- 身体活動基準2013において、18〜64歳では1週間に 23エクササイズ（そのうち4エクササイズは3METs以上の運動）、65歳以上の高齢者では、強度を問わず1週間に 10エクササイズ以上を実施することが推奨されている（**表8**）。
- アクティブガイドでは運動の介入方法として、「気づく」「始める」「達成する」「つながる」の4つの目標が設定されている（**図4**）。

4 運動頻度

- 運動の実施頻度は週に3〜5日以上行うよう指導する。
- これまでの研究では、細切れでも週に通算150分以上の運動を行うと減量や血糖コントロールに効果的であるといわれている。
- 歩数計、加速度計付歩数計などは日常生活における運動量の把握、運動に対する動機づけに有用である。
- レジスタンス運動は、連続しない日程で週に2〜3日、上半身と下半身の筋肉を含んだ8〜10種類の運動

を行う。負荷としては 10〜15回繰り返すことができる程度の負荷を1セット行う程度から開始する。その後、負荷を徐々に増加し、8〜12回繰り返す負荷で1〜3セット行うことを目標とする。
- バランス運動には片足立ちが有効で、片方の足を5cm程度浮かせて片足で立つ運動を左右1分ずつ、1日3回程度行う。

F 運動指導上の注意点

1 心血管系

- 運動の弊害として最も重大なものは、心血管イベントの発生と血糖コントロールの不安定化である。
- 運動により血圧上昇や頻脈が誘発されることがあり、安全管理の面から運動前後、運動中の脈拍（心拍）数や血圧の測定、自覚症状の確認が大切である。
- 運動前後の水分摂取は心血管系合併症の防止に不可欠である。したがって、特に夏季やSGLT2阻害薬内服時における飲水の必要性について患者に十分説明する。
- 冬季の屋外運動では心血管系発作防止のために手、頸部、頭部の保温が重要である。

2 高血糖・低血糖

- 血糖コントロールが不良な場合、特にインスリン作用が不十分な場合は、インスリン拮抗ホルモンの作用により高血糖、脂肪分解が助長される。
- 空腹時血糖250mg/dL以上で尿ケトン体陽性の場合や、尿ケトン体陰性でも空腹時血糖300mg/dL以上の場合には、運動後一層高血糖がみられたり、ケトーシスを誘発、増悪させることがあるので運動すべきでない。
- インスリン作用過剰状態では筋肉の糖取り込みが増加し、肝臓の糖新生が減少するために、低血糖が出現する。運動中および運動後十数時間での低血糖にも

表9　糖尿病三大合併症と運動の適否

1. 糖尿病網膜症	
単純網膜症	強度の運動処方は行わない
増殖前網膜症	眼科的治療を受け安定した状態でのみ歩行程度の運動可
増殖網膜症	日常生活動作（ADL）能力維持のための運動処方と安全管理が必要（眼底出血直後の急性期には安静を保つ）
いずれの病期もバルサルバ型運動（息をこらえて力む運動）は行わない	

2. 糖尿病性腎症（CKD分類[注20]）				
	CKDステージ			運動強度
GFR区分 （mL/分/1.73 m²）	G1	正常または高値	≧90	5〜6 METs 以下
	G2	正常または軽度低下	60〜89	
	G3a	軽度〜中等度低下	45〜59	4〜5 METs 以下
	G3b	中等度〜高度低下	30〜44	
	G4	高度低下	15〜29	3〜4 METs 以下
	G5	末期腎不全（ESKD）	＜15	
運動は致死的なイベント（不整脈や虚血性心疾患、突然死）に関与する可能性があり、運動を指導する場合には十分な注意を要する。個々の患者の活動性、運動耐容能、循環器系のリスクなどを定期的に評価したうえで運動計画を立てることが望ましい。				

3. 糖尿病性神経障害		
知覚障害	触覚・痛覚・振動覚の低下	足の壊疽に注意 水泳、自転車の運動がよい
自律神経障害	起立性低血圧 心拍数の呼吸性変動の減少または消失	日常生活動作（ADL）能力維持のための運動処方と安全管理が必要
運動障害	筋力低下 バランス障害 歩行障害	転倒予防に関する指導、対応が必要

〔（表内「糖尿病性腎症」について）腎疾患重症化予防実践事業生活・食事指導マニュアル改訂委員会 編，日本腎臓学会 監：慢性腎臓病生活・食事指導マニュアル〜栄養指導実践編〜，東京医学社，東京，p 41-45, 2015より作成〕

注意を要する。運動前の血糖が 100mg/dL未満の場合には吸収のよい糖質を1〜2単位摂取させる。
- 運動を行う際のインスリン注射部位は、原則として四肢を避け腹壁とする。
- 低血糖を防止するために、患者のライフスタイルや薬物療法の種類を考慮して運動の時間帯を決める。補食やインスリン量の調整を要するケースもある。
- 運動前後の血糖自己測定（SMBG）が有用である。

3 運動器系

- 軽負荷の有酸素運動およびレジスタンス運動から開始する。
- 歩行やジョギングには、踵が厚く足底全体に適度な弾力性のあるジョギングシューズや、ウォーキングシューズの使用を勧める。
- 中高年の患者では、運動により運動器疾患が増悪することも多い。膝関節痛がある場合は大腿四頭筋の筋力増強と大腿後面のストレッチング、腰痛の場合は腹筋の筋力増強と背筋、大腿後面のストレッチングが重要である。プール内歩行やノルディック歩行（2本のストックを使用して歩行）などはその負担が少ない。
- 運動療法開始後、定期的にトレーニング効果の評価

注20）IX章-2-D：213頁表19参照

を行う。

- 下肢関節疾患を有する場合は十分な鎮痛を行い、装具を作製する場合もある。

4　足病変

- 歩行時には、自分の足のサイズに適したウォーキングシューズを使用するように指導する。
- 糖尿病神経障害を有する患者では、足の感覚が低下している可能性があるため、運動前には靴の中に異物（石など）が入っていないかを必ず確認するよう指導し、足部の怪我防止に努める。
- 運動後には必ず素足を観察するように指導し、傷などが確認された場合は病院へ受診するように指導する。
- 足病変の治療中などの理由でウォーキングなどができない場合は、上半身を使った運動や座位や臥位で行える運動を勧める。

G　細小血管合併症をもつ患者の運動指導（表9）

- 増殖網膜症の場合、活動性のものでは激しい運動はさせない。また運動可能な場合でも、低血糖と血圧の急激な上昇を避ける。特に収縮期血圧の変化の大きいレジスタンス運動は避ける。
- 腎症の場合、正常アルブミン尿期（第1期）までは運動制限の必要はないが、顕性アルブミン尿期（第3期）以降では病態によりその程度を調節する。腎症および透析患者において、身体機能とADLを維持するために適度な運動は推奨されている。
- 糖尿病透析予防指導管理料を算定しており、一定水準の成果を満たしている施設において、高度腎機能障害（eGFRが45mL/分/1.73m²未満）の患者に腎機能を維持する観点から医師が必要な運動指導を行った場合に、高度腎機能障害患者指導加算（100点）が設けられている。
- 神経障害を有する場合、運動に関しては特に足部の皮膚の観察（傷、水疱、発赤などの有無）が重要である。

- 自律神経障害を有する場合、運動時に心拍数の増加が認められないことがある。心拍変動の異常の有無で診断する。
- 運動障害を有する場合、転倒予防に留意した指導を行う。

H　運動療法の開始と維持：支援のポイント

- 運動の方法や量、好みについて情報を収集する。
- 運動療法の重要性や利益についての理解度を評価する。
- 運動療法のもたらす不利益や障害となることをたずねる。
- 運動方法を変更していくことの必要性、準備状態を評価する。
- 患者と共同で運動計画を立てる。患者が達成可能と考える範囲で、少しずつ目標を上げていく。
- 目標が達成できれば評価や称賛し、運動療法を継続できるという自信を育てる。
- 歩数計、SMBG、体重計測などは、運動の効果を知り、継続するために有用であることを理解させる。
- 運動療法の継続が難しい状況を想定し、対策を立てておく。ゲーム性の高い運動など、本人のモチベーションを高めて継続を促すのもよい。
- 周囲の人の協力を得ることを勧める。
- 失敗したときには、それが起きた状況や気持ちについて話し合い、予防策を立てる。
- 運動療法を楽しく行えているか評価していく。
- 座位時間が長いと死亡率が増加することから、1日のうちで座位時間をなるべく減らし、その分をウォーキングや立ち上がって体を動かす時間に置き換える必要性を説明し、座位時間を短縮することで心疾患や2型糖尿病などのリスクが減少し、健康状態が改善することを理解してもらう。

3. 薬物療法（経口血糖降下薬）

Certification Board for Diabetes Educators in Japan

 経口血糖降下薬

1　経口血糖降下薬の位置づけと適応

- 初診後、一定期間（通常2〜3か月程度）食事療法と運動療法を励行させたのち、なお血糖コントロールが不十分な場合に投与を開始する。
- 患者個人の糖尿病の病態（インスリン分泌不全、インスリン抵抗性、食後高血糖が複雑に絡み合っており、その程度もさまざまである）を考えて薬剤を選択する（**表10、11**）。
- 薬剤の作用機序、適応、用法、副作用などを十分に認識して使用する必要がある。
- 2022年9月日本糖尿病学会コンセンサスステートメント策定に関する委員会より2型糖尿病の薬物療法のアルゴリズムが提出されている。2型糖尿病の病態の違いから、欧米と異なる治療戦略を提唱し、処方実態も欧米と大きく異なることから、薬剤の並び（優先度）はエビデンスの強さと処方実態等を勘案して決定することを推奨している。エビデンスや使用実績の蓄積とともに適宜修正を行いよりよい2型糖尿病治療を目指すために作成されている（**図5、表12**）。
- 経口血糖降下薬の適応は主に2型糖尿病である。2型糖尿病であっても、妊娠中あるいは妊娠の可能性の高い場合には使用しない。

2　血糖のコントロールが不良の場合

- 長期に経口血糖降下薬を使用していると、薬剤を増量しても効果がみられなくなることがある（二次無効）。
- 高血糖による膵β細胞への障害も一因と考えられる（ブドウ糖毒性）。
- 二次無効と思われても、食事療法や運動療法、そして服薬の不徹底などによる偽性の二次無効があり、この場合は、再度食事療法や運動療法を徹底する（**表13**）。
- 経口血糖降下薬やGLP-1受容体作動薬では、十分なコントロールが得られないときには、高血糖による膵β細胞障害を改善するためにも患者にインスリン使用の理由を説明し、再び経口血糖降下薬に戻る可能性があることも加え、インスリン導入を勧める。

表10　インスリン療法の適応

1. インスリン療法の絶対的適応
　①インスリン依存状態
　②高血糖性の昏睡（糖尿病性ケトアシドーシス、高浸透圧高血糖状態）
　③重症の肝障害、腎障害を合併しているとき
　④重症感染症、外傷、中等度以上の外科手術（全身麻酔施行例など）のとき
　⑤糖尿病合併妊婦（妊娠糖尿病で、食事療法だけでは良好な血糖コントロールが得られない場合も含む）
　⑥静脈栄養時の血糖コントロール
2. インスリン療法の相対的適応
　①インスリン非依存状態の例でも、著明な高血糖（例えば、空腹時血糖値250mg/dL以上、随時血糖値350mg/dL以上）を認める場合
　②経口薬療法のみでは良好な血糖コントロールが得られない場合
　③やせ型で栄養状態が低下している場合
　④ステロイド治療時に高血糖を認める場合
　⑤糖毒性を積極的に解除する場合

（日本糖尿病学会 編・著：糖尿病治療ガイド 2022-2023. 文光堂, 東京, p.70-71, 2022より作成）

表11 2型糖尿病の血糖降下薬の特徴

機 序		種 類	主な作用	単独投与による低血糖のリスク	体重への影響	主な副作用	禁忌・適応外	使用上の注意	主なエビデンス
インスリン分泌非促進系		α-グルコシダーゼ阻害薬(α-GI)	腸管での炭水化物の吸収分解遅延による食後血糖上昇の抑制	低	なし	胃腸障害,放屁,肝障害	経口糖尿病薬に共通する禁忌例*	①低血糖時にはブドウ糖などの単糖類で対処する ②1型糖尿病患者において,インスリンとの併用可能	
		SGLT2阻害薬	腎臓でのブドウ糖再吸収阻害による尿中ブドウ糖排泄促進	低	減少	性器・尿路感染症,脱水,皮疹,ケトーシス	経口糖尿病薬に共通する禁忌例*	①1型糖尿病患者において,一部の製剤はインスリンとの併用可能 ②eGFR30未満の重度腎機能障害の患者では,血糖降下作用は期待できない	①心・腎の保護効果がある ②心不全の抑制効果がある
		チアゾリジン薬	骨格筋・肝臓でのインスリン抵抗性改善	低	増加	浮腫,心不全	心不全例,心不全既往例,膀胱癌治療中の例,1型糖尿病例,経口糖尿病薬に共通する禁忌例*	①体液貯留作用と脂肪細胞の分化を促進する作用があり,体重増加や浮腫を認める ②閉経後の女性では骨折のリスクが高まる	HDL-Cを上昇させ,TGを低下させる効果がある
		ビグアナイド薬	肝臓での糖産生抑制	低	なし	胃腸障害,乳酸アシドーシス,ビタミンB₁₂低下	透析例,eGFR30mL/分/1.73m²未満例,乳酸アシドーシス既往例,大量飲酒例,1型糖尿病例,経口糖尿病薬に共通する禁忌例*	①eGFRごとのメトホルミン最高用量の目安(30≦eGFR<45;750mg,45≦eGFR<60;1,500mg) ②eGFR30〜60の患者では,ヨード造影剤検査の前あるいは造影時にメトホルミンを中止する.ヨード造影剤投与後48時間はメトホルミンを再開せず,腎機能の悪化が懸念される場合にはeGFRを測定し腎機能を評価した後に再開する	肥満2型糖尿病患者に対する大血管症抑制効果がある
		イメグリミン	血糖依存性インスリン分泌促進インスリン抵抗性改善作用	低	なし	胃腸障害	経口糖尿病薬に共通する禁忌例*	①eGFR<45の患者には推奨されない ②メトホルミンとの併用で消化器症状の頻度増加	
インスリン分泌促進系	血糖依存性	DPP-4阻害薬	GLP-1とGIPの分解抑制による血糖依存性のインスリン分泌促進とグルカゴン分泌抑制	低	なし	SU薬との併用で低血糖増強,胃腸障害,皮膚障害,類天疱瘡	1型糖尿病例,経口糖尿病薬に共通する禁忌例*	①SU薬やインスリンとの併用は,低血糖の発症頻度を増加させる可能性があるため,SU薬やインスリンの減量を考慮する	
		GLP-1受容体作動薬	DPP-4による分解を受けずにGLP-1作用増強により血糖依存性のインスリン分泌促進とグルカゴン分泌抑制	低	減少	胃腸障害,注射部位反応(発赤,皮疹など)	1型糖尿病例,経口糖尿病薬に共通する禁忌例*	①SU薬やインスリンとの併用は,低血糖の発症頻度を増加させる可能性があるため,SU薬やインスリンの減量を考慮する	心・腎の保護効果がある
	血糖非依存性	スルホニル尿素(SU)薬	インスリン分泌の促進	高	増加	肝障害	1型糖尿病例,経口糖尿病薬に共通する禁忌例*	①高齢者では低血糖のリスクが高いため少量から投与開始する。 ②腎機能や肝機能障害の進行した患者では低血糖の危険性が増大する	
		速効型インスリン分泌促進薬(グリニド薬)	より速やかなインスリン分泌の促進・食後高血糖の改善	中	増加	肝障害	1型糖尿病例,経口糖尿病薬に共通する禁忌例*	①SU薬とは併用しない	
インスリン製剤		①基礎インスリン製剤(持効型溶解インスリン製剤,中間型インスリン製剤) ②追加インスリン製剤(超速効型インスリン製剤,速効型インスリン製剤) ③超速効型あるいは速効型と中間型を混合した混合型インスリン製剤 ④超速効型と持効型溶解の配合溶解インスリン製剤	超速効型や速効型インスリン製剤は,食後高血糖を改善し,持効型溶解や中間型インスリン製剤は空腹時高血糖を改善する	高	増加	注射部位反応(発赤,皮疹,浮腫,皮下結節など)	当該薬剤に対する過敏症の既往例	①超速効型インスリン製剤は,食直前に投与 ②速効型インスリン製剤は,食前30分前に投与	

食事、運動などの生活習慣改善と1種類の薬剤の組み合わせで効果が得られない場合、2種類以上の薬剤の併用を考慮する。
作用機序の異なる薬剤の組み合わせは有効と考えられるが、一部の薬剤では有効性および安全性が確立していない組み合わせもある。詳細は各薬剤の添付文書を参照のこと。
＊ 経口糖尿病薬に共通する禁忌例:重症ケトーシス例,意識障害例,重症感染症例,手術前後の例,重篤な外傷例,重度な肝機能障害例,妊婦または妊娠している可能性のある例,当該薬剤に対する過敏症の既往例

(日本糖尿病学会 編・著:糖尿病治療ガイド2022-2023. 文光堂,東京,p40-41,2022,引用)

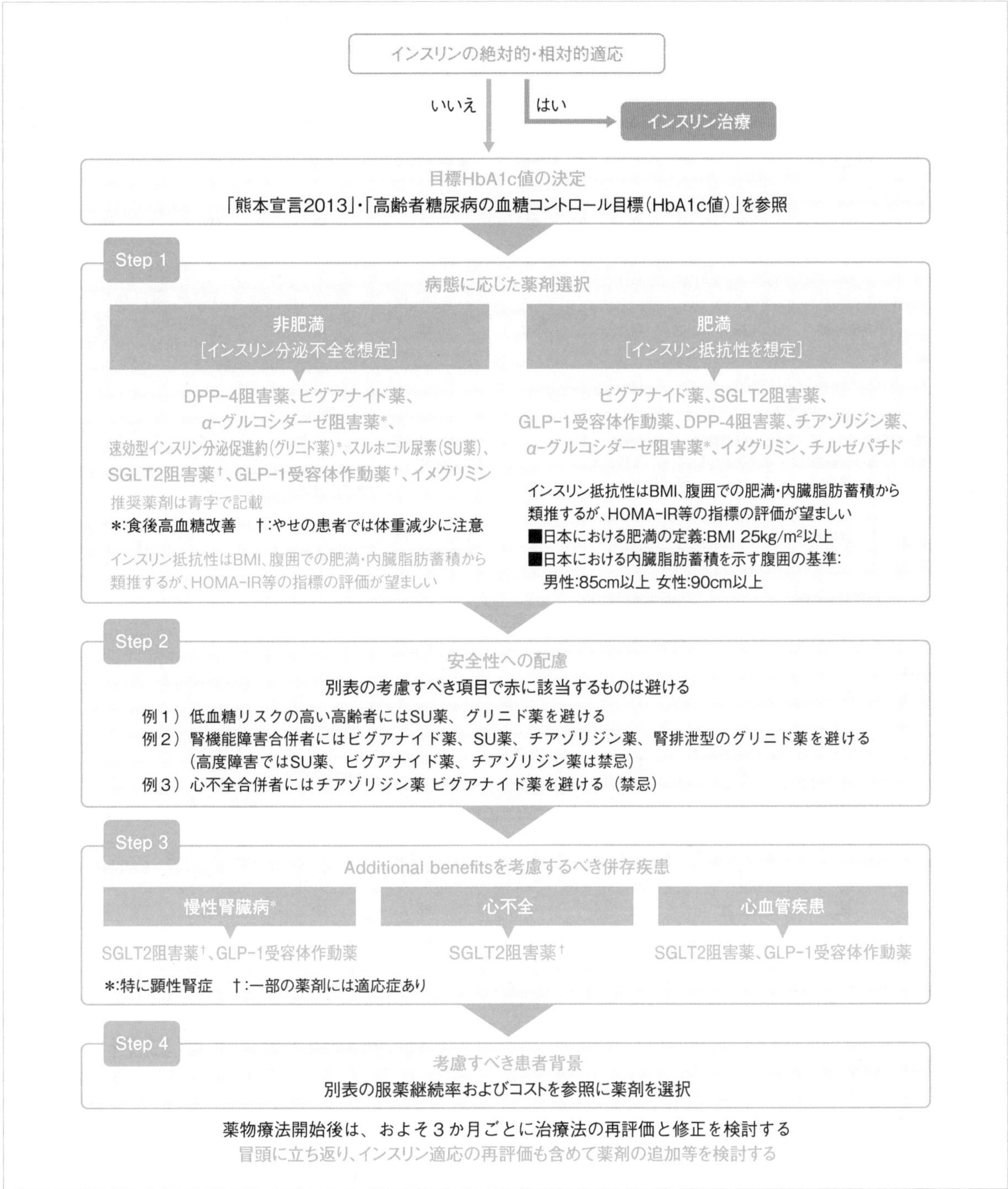

インスリンの絶対的・相対的適応

いいえ　　　　はい → インスリン治療

目標HbA1c値の決定
「熊本宣言2013」・「高齢者糖尿病の血糖コントロール目標（HbA1c値）」を参照

Step 1　病態に応じた薬剤選択

非肥満 ［インスリン分泌不全を想定］	肥満 ［インスリン抵抗性を想定］
DPP-4阻害薬、ビグアナイド薬、 α-グルコシダーゼ阻害薬*、 速効型インスリン分泌促進約（グリニド薬）*、スルホニル尿素（SU薬）、 SGLT2阻害薬†、GLP-1受容体作動薬†、イメグリミン 推奨薬剤は青字で記載 *：食後高血糖改善　†：やせの患者では体重減少に注意 インスリン抵抗性はBMI、腹囲での肥満・内臓脂肪蓄積から類推するが、HOMA-IR等の指標の評価が望ましい	ビグアナイド薬、SGLT2阻害薬、 GLP-1受容体作動薬、DPP-4阻害薬、チアゾリジン薬、 α-グルコシダーゼ阻害薬*、イメグリミン、チルゼパチド インスリン抵抗性はBMI、腹囲での肥満・内臓脂肪蓄積から類推するが、HOMA-IR等の指標の評価が望ましい ■日本における肥満の定義：BMI 25kg/m²以上 ■日本における内臓脂肪蓄積を示す腹囲の基準： 　男性：85cm以上　女性：90cm以上

Step 2　安全性への配慮
別表の考慮すべき項目で赤に該当するものは避ける

例1）低血糖リスクの高い高齢者にはSU薬、グリニド薬を避ける
例2）腎機能障害合併者にはビグアナイド薬、SU薬、チアゾリジン薬、腎排泄型のグリニド薬を避ける
　　　（高度障害ではSU薬、ビグアナイド薬、チアゾリジン薬は禁忌）
例3）心不全合併者にはチアゾリジン薬 ビグアナイド薬を避ける（禁忌）

Step 3　Additional benefitsを考慮するべき併存疾患

慢性腎臓病*	心不全	心血管疾患
SGLT2阻害薬†、GLP-1受容体作動薬	SGLT2阻害薬†	SGLT2阻害薬、GLP-1受容体作動薬

*：特に顕性腎症　†：一部の薬剤には適応症あり

Step 4　考慮すべき患者背景
別表の服薬継続率およびコストを参照に薬剤を選択

薬物療法開始後は、およそ３か月ごとに治療法の再評価と修正を検討する
冒頭に立ち返り、インスリン適応の再評価も含めて薬剤の追加等を検討する

図5　２型糖尿病の薬物療法のアルゴリズム[注21]
〔日本糖尿病学会：コンセンサスステートメント策定に関する委員会「２型糖尿病の薬物療法のアルゴリズム（第２版）」糖尿病 66（10）：715
－733, 2023. 引用〕

注21）第２版では、Step 1 非肥満の説明文と、Step 4 の説明文を変更。

表12　安全な血糖管理達成のための糖尿病薬の血糖降下作用・低血糖リスク・禁忌・服薬継続率・コストのまとめ
　　　―本邦における初回処方の頻度順の並びで比較―

考慮する項目	DPP-4阻害薬	ビグアナイド薬	SGLT2阻害薬	スルホニル尿素(SU)薬	α-グルコシダーゼ阻害薬	チアゾリジン薬	即効型インスリン分泌促進薬(グリニド薬)	GLP-1受容体作動薬	イメグリミン	チルゼパチド
血糖降下作用	中	高(用量依存性あり)	中	高	食後高血糖改善	中(肥満者では効果大)	食後高血糖改善	高	中	高
低血糖リスク(単剤において)	低	低	低	高	低	低	中	低	低	低
体重への影響	不変	不変〜減	減	増	不変	増	増	減	不変	減 BMI 23kg/m²未満の患者での有効性及び安全性は検討されていない
腎機能	一部の腎排泄型薬剤では減量要	腎障害例では減量要 重篤な腎機能障害では効果なし 重篤な腎機能障害では禁忌	重篤な腎機能障害では効果なし 重篤な腎機能障害では禁忌	要注意(低血糖) 重篤な腎機能障害では禁忌		重篤な腎機能障害では禁忌	要注意(低血糖) ナテグリニドは重篤な腎機能障害では禁忌	エキセナチドは重篤な腎機能障害では禁忌	eGFR45 mL/min/1.73 m²未満には非推奨	
肝機能	ビルダグリプチンは重篤な肝機能障害では禁忌	重篤な肝機能障害では禁忌		重篤な肝機能障害では禁忌		重篤な肝機能障害では禁忌	要注意(低血糖)		重度肝機能障害のある患者での臨床試験なし	
心血管障害		心筋梗塞など循環動態不安定な症例では禁忌		重症低血糖のリスクに特別な配慮が必要						
心不全	一部の薬剤では心不全リスクを高める可能性あり	禁忌				禁忌				
特徴的な副作用	水疱性類天疱瘡 間質性肺炎	消化器症状 乳酸アシドーシス ビタミンB12欠乏(長期服用例)	尿路・性器感染症 正常血糖ケトアシドーシス	血球減少 再生不良性貧血	肝機能障害 消化器症状(特に腹部肥満)	浮腫 骨密度低下 膀胱がんのリスク(長期服用例)	肝機能障害	消化器症状 急性膵炎 胆石 胆嚢・胆管炎	消化器症状	消化器症状 急性膵炎 胆石 胆嚢・胆管炎
服薬継続率	高(特に週1回製剤)	中(消化器症状など)	中(頻尿、性器感染症など)	中(体重増加、低血糖など)	低(服用法、消化器症状など)	中(浮腫、体重増加など)	低(服用法、低血糖など)	中(注射、服用法、消化器症状など)	中(消化器症状)	中(消化器症状)
コスト	中	低	中〜高	低	中	低	中	高	中	高
効果の持続性	低〜中	中	高	低	低	高		高		

〔日本糖尿病学会：コンセンサスステートメント策定に関する委員会「2型糖尿病の薬物療法のアルゴリズム（第2版）」糖尿病66：715-733，2023，引用〕

表13　経口血糖降下薬が効かなくなる主な原因

1. 食事療法、運動療法の乱れ
2. 服薬ノンアドヒアランス
　　服薬の中断、用量の乱れ
3. ストレス
4. インスリン抵抗性の増加
　　体重増加、感染症、悪性疾患など
5. 肝炎、肝硬変の進展
6. 高血糖を来す薬剤の併用
　　ステロイドなど
7. インスリン分泌の低下
　　緩徐進行1型糖尿病、高血糖の持続による膵β細胞の疲弊、膵疾患による膵β細胞の破壊

3　経口血糖降下薬による低血糖

- 低血糖の初期症状として、脱力感、高度の空腹感、発汗、動悸などがあらわれ、高度な低血糖では、精神障害、意識障害、痙攣などが認められる。低血糖の詳細はⅨ章-1-A：194頁を参照。
- スルホニル尿素(SU)薬の血糖降下作用を増強する薬としてアスピリン、β遮断薬、ワルファリンなどがある。なお、β遮断薬はアドレナリンの作用が遮

断されることに伴って、低血糖症状がマスクされたり、低血糖からの回復が遅延する可能性があることも心得ておく。

- 経口血糖降下薬による低血糖への対処は、原則的にインスリン療法の場合と同様である。ただし低血糖が遷延する場合があり、注意を要する。
- α-グルコシダーゼ阻害（α-GI）薬を服用している場合は、ブドウ糖またはそれを含むジュースや清涼飲料水を摂取させる。

4 経口血糖降下薬の知識と服薬指導

（1）α-グルコシダーゼ阻害（α-GI）薬（図6、表14）

〔薬 理〕

- 食物の消化酵素による分解過程において、炭水化物はアミラーゼという酵素によって糖が2つ結合した二糖類へと分解される。しかし、この二糖類の状態では腸から吸収できないため、ブドウ糖などの単糖類まで分解される必要がある。
- 二糖類から単糖類へ分解する酵素がα-グルコシダーゼであり、小腸粘膜上皮において二糖類分解酵素（α-グルコシダーゼ）の活性を競合的に阻害する。その結果、糖質の消化・吸収を遅延させて、食後の高血糖を抑制する。

〔適 応〕

- 単独投与では空腹時血糖はさほど高くなく、食後に高血糖になるようなインスリン非依存状態の場合に、併用投与では食後著しい高血糖がある場合に効

果が期待できる。

- 耐糖能異常における2型糖尿病の発症抑制に用いる（ボグリボース0.2mg錠のみ）。

〔用量・用法〕

- 通常アカルボースは1回50〜100mgを、ボグリボースは1回0.2〜0.3mgを、またミグリトールは1回50〜75mgを1日3回、必ず食直前に投与する。

〔副作用〕

- 腹部症状（放屁の増加、腹部膨満・鼓腸）を高頻度に認める。通常少量から開始し漸増することにより、多くの症例で軽減する。しかし、腹部手術歴のある患者、腸閉塞には十分注意する。

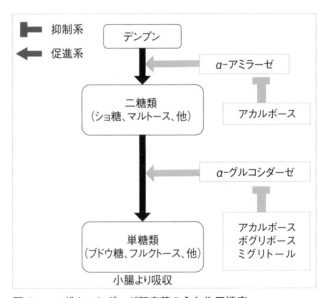

図6　α-グルコシダーゼ阻害薬の主な作用機序

表14　主なα-グルコシダーゼ阻害薬

種類	一般名	主な販売名	初期量	維持用量	最高投与量
α-グルコシダーゼ阻害薬	アカルボース	アカルボース OD 錠 50mg/100mg	1回50mgより投与を開始し、忍容性を確認したうえ1回100mgへ増量してもよい。	1回100mgを1日3回、食直前に経口投与	1回100mg（1日300mg）
	ボグリボース	ベイスン錠 0.2mg/0.3mg	1回0.2mgを1日3回毎食直前に経口投与		1回0.3mg（1日0.9mg）
	ミグリトール	セイブル錠 25mg/50mg/75mg	1回50mgを1日3回毎食直前に経口投与		1回75mg（1日225mg）

2022年5月販売元のバイエル薬品よりグルコバイ錠、グルコバイ OD 錠は在庫がなくなり次第販売中止との通達あり。

● 黄疸や AST（GOT）・ALT（GPT）の上昇を伴う重篤な肝機能障害の症例報告がある。定期的な肝機能検査が必要である。

● 単独投与では低血糖を来す可能性はきわめて低い。

〔服薬指導〕

● この薬剤は食物と混在することでその効果を発揮するので、食直前に飲まないと十分な効果が期待できない。したがって、食直前に服薬するよう指導する。

● あくまでも炭水化物の吸収速度を低下させるのであって、吸収量を低下させるわけではない。

● 最終的に糖質は全量吸収されるので、食事療法を遵守させる。

● 他剤の併用時に低血糖が出現した場合は、二糖類であるショ糖（砂糖）では血糖値の回復が緩徐であるため、単糖類のブドウ糖を10g程度服用させる。そのため、常にブドウ糖を携帯するように指導する。

（2）SGLT2阻害薬（図7、表15）

〔薬　理〕

● 近位尿細管で再吸収されるブドウ糖のうち、90％は

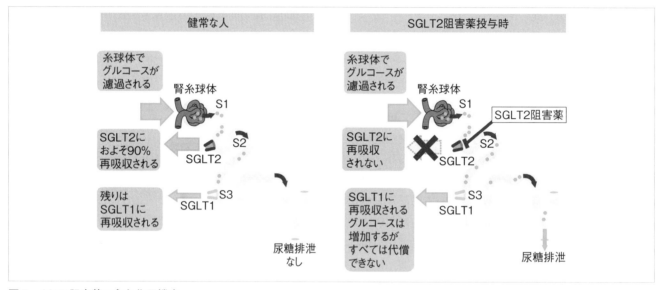

図7　SGLT2阻害薬の主な作用機序

表15　SGLT2阻害薬

種類	一般名	主な販売名	初期量	維持用量	最高投与量
SGLT2阻害薬	イプラグリフロジン	スーグラ錠 25mg/50mg	50mg を 1 日 1 回朝食前または朝食後に経口投与		1 日 100mg
	ダパグリフロジン	フォシーガ錠 5mg/10mg	5mg を 1 日 1 回経口投与		1 日 10mg
	ルセオグリフロジン	ルセフィ錠 2.5mg/5mg	2.5mg を 1 日 1 回朝食前または朝食後に経口投与		1 日 5mg
	トホグリフロジン	デベルザ錠 20mg	20mg を 1 日 1 回朝食前または朝食後に経口投与		1 日 20mg
	カナグリフロジン	カナグル錠 100mg	100mg を 1 日 1 回朝食前または朝食後に経口投与		1 日 100mg
	エンパグリフロジン	ジャディアンス錠 10mg/25mg	10mg を 1 日 1 回朝食前または朝食後に経口投与		1 日 25mg

SGLT2のはたらきによるもので、腎臓の近位尿細管に発現する SGLT2を阻害することで腎尿細管からのブドウ糖の再吸収を阻害して、尿糖としてブドウ糖を体外に排泄することで血糖を低下させる。

- インスリン作用には依存せずに糖毒性を解除することで、インスリン分泌能の回復やインスリン抵抗性の改善が期待できる。
- 単独投与では低血糖の可能性は少ない。
- 現在、イプラグリフロジン、ダパグリフロジン、ルセオグリフロジン、トホグリフロジン、カナグリフロジン、エンパグリフロジンが国内で使用されている。
- 体重減少効果、血圧低下、脂質改善が期待できる。
- エンパグリフロジンと日本の承認量を超えたカナグリフロジンは、心血管イベントの発症リスクの高い患者において、大血管症の発症を有意に抑制することが示されている。
- タンパク尿を有する2型糖尿病患者において、カナグリフロジンは腎イベントの発症を有意に抑制することが示されている。

〔適　応〕

- 食事や運動療法で高血糖が是正できない2型糖尿病に用いる。
- インスリン製剤との併用において1型糖尿病患者に用いる（イプラグリフロジンとダパグリフロジンのみ）。
- 肥満患者によい適応であり、体重の低下作用を示す。
- 腎機能低下患者にはよい適応ではなく、糸球体濾過量が低下しているため、効果が減弱する。
- 重症の腎不全と透析患者、妊娠時には使用しない。
- 75歳以上の高齢者あるいは65〜74歳で老年症候群（サルコペニア、認知機能低下、ADL低下など）のある場合は慎重に投与する。
- ダパグリフロジンは2型糖尿病の有無にかかわらず、左室駆出率が低下した心不全を対象とした第Ⅲ相DAPA-HF試験の良好な結果に基づいて、2020年11月に慢性心不全を適応症とする追加承認を取得した[注22]。2023年1月左室駆出率に関する記載が削除され慢性心不全が適応となった。また、慢性腎臓病

を対象とした第Ⅲ相 DAPA-CKD試験の結果に基づいて、2021年8月に慢性腎臓病の適応追加を取得した[注23]。

- エンパグリフロジン10mgは左室駆出率が低下した心不全を対象としたEMPEROR-REDUCED試験の結果に基づいて、2021年11月に慢性心不全を適応症とする追加承認を取得した。2022年4月左室駆出率に関する記載が削除され慢性心不全が適応となった。さらにエンパグリフロジン10mgは糖尿病の有無やアルブミン尿の有無を問わず、慢性腎臓病の成人患者での腎疾患の進行と心血管死のリスクを有意に低下させた。EMPA-KIDNEY試験の結果に基づいて、2024年2月に慢性腎臓病の適応追加を取得した。
- カナグリフロジン100mgは、2022年6月に2型糖尿病を合併する慢性腎臓病（ただし、末期腎不全又は透析施行中の患者を除く）を適応症とする追加承認を取得した。

〔用法・用量〕

- イプラグリフロジンは1日1回50mgを朝食前または朝食後に投与し、必要に応じ100mgまで増量する。
- ダパグリフロジンは1日1回5mgを投与し、必要に応じ10mgまで増量する[注24]。
- ルセオグリフロジンは1日1回 2.5mgを朝食前または朝食後に投与し、必要に応じて5mgまで増量する。
- トホグリフロジンは1日1回20mgを朝食前または朝食後に投与する。
- カナグリフロジンは1日1回 100mgを朝食前または朝食後に投与する。
- エンパグリフロジンは1日1回10mgを朝食前または朝食後に投与し、必要に応じ25mgまで増量する。

〔副作用〕[注25]

- 尿路感染症・性器感染症に特に女性では注意する。
- 頻尿・多尿がみられることがある。
- 投与後初期に一時的な血清クレアチニンの上昇またはeGFRの低下がみられることがある。
- 体液量減少を起こしやすい患者（高齢者、腎機能障害のある患者、利尿剤併用患者等）においては、脱水

注22）効能・効果は慢性心不全。ただし、慢性心不全の標準的治療を受けている患者に限る。
注23）効能・効果は慢性腎臓病。ただし、末期腎不全や透析施行中の患者は除く。
注24）投与量は、糖尿病は5mgから投与開始し、必要に応じて10mgに増量するが、慢性心不全、慢性腎臓病では10mgが投与量となっている。1型糖尿病を合併する患者では糖尿病に精通した医師あるいはその指導のもとで、適切な対応が行える管理下で5mg 1日1回

から投与を開始すること。
患者への十分な説明や、保険薬局に心不全の処方がわかるよう処方箋へのコメント付記などがあると、より円滑な医療が提供できるであろう。
注25）SGLT2阻害薬の適正使用に関する委員会：糖尿病治療におけるSGLT2阻害薬の適正使用に関する Recommendation（2022年7月26日改訂）〔http://www.fa.kyorin.co.jp/jds/uploads/recommendation_SGLT2.pdf〕（2024年4月15日確認）

や糖尿病性ケトアシドーシス、高浸透圧高血糖状態、脳梗塞を含む血栓・塞栓症等の発現に注意する。

◎ 血中ケトン体が異常高値を示す場合がある。

◎ 血糖値が正常に近くても糖尿病性ケトアシドーシスを起こした症例が報告されている（正常血糖ケトアシドーシス）。特に、1型糖尿病患者、インスリン分泌能の低下、インスリン製剤の減量や中止、過度な糖質摂取制限、食事摂取不良、感染症、脱水を伴う場合には、ケトアシドーシスを発現しやすいので、観察を十分に行う必要がある。

◎ 薬疹として紅斑などの皮膚症状に注意する。

〔服薬指導〕

◎ 脱水対策として適度の水分補給、シックデイ時の休薬を指導する。利尿薬併用時には特に注意する。

◎ SU薬、グリニド薬、インスリン製剤、GLP－1受容体作動薬と併用する場合は低血糖のリスクが増加することを指導する。

◎ 手術が予定されている場合には、術前3日前から休薬し、食事が十分摂取できるようになってから再開する[注26]。

（3）チアゾリジン薬（図8、表16）

〔薬　理〕

◎ 脂肪細胞に存在する PPARγ に作用して、肥大化した脂肪細胞を減少させ、小型脂肪細胞を増やす。その結果、インスリン抵抗性を引き起こす炎症性サイトカインである TNFα の分泌を抑制し、インスリンの感受性を高め抗動脈硬化にはたらくアディポネクチンの分泌を上昇させることで、インスリン抵抗性を改善する。

◎ これらのアディポカインの作用により、末梢組織（脂肪や筋肉）における糖の取り込みの促進、肝臓での糖新生の抑制により、インスリン抵抗性を改善して血糖を降下させる。

〔適　応〕

◎ インスリン抵抗性を有する2型糖尿病に用いる。

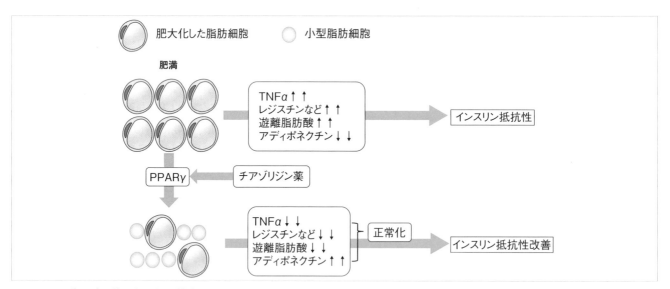

図8　チアゾリジン薬の主な作用機序

表16　主なチアゾリジン薬

種類	一般名	主な販売名	初期量	維持用量	最高投与量
チアゾリジン薬	ピオグリタゾン	アクトス錠 15mg/30mg	15〜30mgを1日1回朝食前または朝食後に経口投与（女性、インスリン併用時、高齢者は15mgから）		1日45mg（インスリンとの併用時は30mgを超えないこと）

〔用量・用法〕

● 現在市販されているのはピオグリタゾンのみで、1日1回15～30mgを朝食前または朝食後に投与する。45mgを上限とするが、インスリン併用時は30mgを上限とする。また、女性やインスリン併用時および高齢者は15mgから投与開始する。

〔副作用〕

● 心不全の増悪、発症が報告されており、心不全が現在あるいは過去に認められる症例には投与しない。また、本薬開始後は定期的に肝機能検査を行い、肝機能異常が認められた場合には本薬の投与を中止する。

● 下肢、顔面の浮腫（女性に多い）を認める。

● 女性においては骨折の頻度が高くなることが報告されており、危険性のある症例には慎重に投与する。

● 高齢者は副作用が出やすいので慎重に投与する。

● 単独投与による低血糖の出現度は低い。

● 膀胱癌の発症頻度が増加するという報告と、否定的な報告があり、膀胱癌治療中の患者には投与を避けることとなっている。また、その疑いのある症例への投与は慎重に判断する。

〔服薬指導〕

● 長期投与により肥満を助長する可能性があり、厳格な食事療法の継続を指導する。

● 他剤との併用の際には、低血糖が出現する可能性があることを指導する。

● 血尿、頻尿、排尿痛などの症状が認められた場合には、ただちに受診するよう指導する。

（4）ビグアナイド薬（図9、表17）

〔薬　理〕

● 主に肝臓ではたらき、AMPキナーゼの活性化やグルカゴンシグナルの抑制などの機序で糖新生を抑制する。さらに、食後の腸管でのブドウ糖吸収抑制や末梢組織でのインスリン抵抗性改善などの膵外作用によって血糖を降下させる。

〔適　応〕

● 肥満やインスリン抵抗性を有する2型糖尿病が第

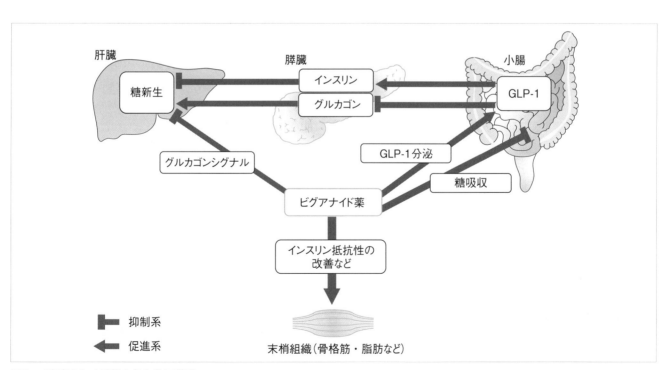

図9　ビグアナイド薬の主な作用機序

表17　ビグアナイド薬（インスリン分泌非促進系）

種類	一般名	主な販売名	初期量	維持用量	最高投与量
ビグアナイド薬	メトホルミン	メトグルコ錠 250mg/500mg	1日量500mgより開始し、1日2～3回、食直前または食後に分割経口投与	効果を観察しながら決めるが、通常1日750～1,500mgとする	1日 2,250mg(45 ≦ eGFR ＜ 60 では 1,500mg を、30 ≦ eGFR ＜ 45 では 750mg までを目安とする）
	ブホルミン	ジベトス錠 50mg	1日量100mgより開始し、1日2～3回食後に分割経口投与	効果を観察しながら決めるが、通常1日150mgまでとする	

表18　中等度の腎機能障害のある患者における1日最高投与量の目安

推定糸球体濾過量（eGFR）(mL/min/1.73m²)	1日最高投与量の目安
45 ≦ eGFR ＜ 60	1,500mg
30 ≦ eGFR ＜ 45	750mg

一適応であるが、非肥満例にも有効である。
- 単独使用では低血糖をきたす可能性は低い。
- 腎機能障害患者ではeGFR30mL/分/1.73m²未満の場合や透析患者（腹膜透析を含む）は投与禁忌であり、eGFRが30以上60未満の場合は慎重投与となる。
- 特に、eGFRが30以上45未満または75歳以上の高齢者では、腎機能（や肝機能）を定期的に観察・評価し、より慎重な判断が必要である。
- 経口摂取が困難な患者や寝たきりなどの全身状態の悪い患者には投与しない。

〔用量・用法〕
- メトホルミンは1日250～750mg〔メトグルコは1日500～1,500mg（最大2,250mg）〕を、ブホルミンは1日50～150mgをそれぞれ2～3回に分割して食直前または食後に投与する。
- 腎機能障害患者への投与は少量より開始し、より頻回に腎機能を確認しながら投与の適否と投与量の調節を行う。
- 中等度の腎機能障害患者における1日最高投与量の目安を**表18**に示す。投与にあたっては1日量を1日2～3回分割投与する。
- eGFRが30～60mL/分/1.73m²の患者では、ヨード造影剤検査の前あるいは造影時にメトホルミンを中止する。ヨード造影剤投与後48時間はメトホルミ

ンを再開せず、腎機能の悪化が懸念される場合にはeGFRを測定し腎機能を評価した後に再開する。

〔副作用〕[注26]
- 高齢者、心血管・肺機能障害者、肝機能障害、腎機能障害（透析患者を含む）を有する患者では乳酸アシドーシスを来す可能性があり、注意を要する。
- 比較的若年者でも少量投与でも、乳酸アシドーシスを起こしうることに注意する。
- 頻度的には消化器症状が多く、ほかに肝障害などがある。
- 本剤はビタミンB_{12}の吸収阻害作用を有するため、まれではあるが特徴的な副作用としてビタミンB_{12}欠乏が挙げられ、特に長期投与で認められることがある。ビタミンB_{12}欠乏は、神経障害・認知機能障害・貧血などの一因にもなるため、その点も念頭に置いて服薬指導する（定期的な血中濃度測定なども考慮する）。

〔服薬指導〕
- 重症感染症、下痢などの脱水時、過度のアルコール摂取、手術の前後、ヨード造影剤使用の前後などの場合は、乳酸アシドーシス防止のため服薬しないように指導する。
- 強い倦怠感、嘔気、下痢、筋肉痛などの症状を認めた場合は、使用をいったん中止して主治医に知らせるよう指導する。利尿作用を有する薬剤（利尿薬・SGLT2阻害薬など）を併用している場合も脱水に留意するよう伝える。
- イニシンク配合錠、エクメット配合錠、メトアナ配合錠、メタクト配合錠はビグアナイド薬の配合剤であることに注意する。

注26）ビグアナイド薬の適正使用に関する委員会：メトホルミンの適正使用に関する Recommendation（2020 年 3 月 18 日 改訂）〔http://www.fa.kyorin.co.jp/jds/uploads/recommendation_metformin.pdf〕（2024 年 4 月 15 日確認）

(5)イメグリミン

〔薬　理〕

● イメグリミンは、グルコース濃度依存的なインスリン分泌促進作用と、インスリン抵抗性改善作用によって血糖降下作用を示し、その機序にはミトコンドリアを介した作用が想定されている。

〔適　応〕

● 2型糖尿病。

〔用法・用量〕

● 通常は、1回 1,000mg（500mg錠 2錠）を 1日2回、朝と夕に服用する。食事摂取の影響を受けないので、食前投与、食後投与いずれも可能である。腎機能障害患者における情報が十分に得られていないことから、eGFRが45mL/分/1.73m²未満の腎機能障害では血中濃度が著しく上昇するおそれがあるため、投与が推奨されていない。

〔副作用〕

● 胃腸障害（悪心・下痢・便秘など）が挙げられる。ビグアナイド薬との併用で胃腸障害が多く認められる傾向にあるため留意する。

● インスリン分泌促進系薬剤と併用すると、低血糖の発症頻度が増加する可能性がある。

● イメグリミンは、メトホルミン（ビグアナイド薬）の作用機序の一部が共通している可能性があることから、乳酸アシドーシスの発現リスクについても評価されたが、臨床試験では臨床上問題となる乳酸値の上昇例も含めて1例も認められなかった。しかしながら発売以降は多様な背景を有する患者に投与されるため、引き続き情報を集積していくことになっている。

〔服薬指導〕

● 本剤は世界で初めて 2021年6月に日本で承認され、同年9月より発売されたばかりであることを念頭に、添付文書の改訂情報ならびに関連学会からの追加情報にも注視しながら慎重なリスクマネジメントが求められる。

(6)DPP-4阻害薬（図10、表19）

〔薬　理〕

● 小腸粘膜に局在する細胞から栄養素の刺激によって分泌され、膵β細胞からのインスリン分泌を促進するホルモン（インクレチン）には、GLP-1とGIPがある。

● インクレチンはジペプチジルペプチダーゼ-4（DPP-4）によって分解・不活性化される。DPP-4阻害薬は内因性インクレチン作用を増強する。現在、シタグリプチン、ビルダグリプチン、アログリプチン、リナグリプチン、テネリグリプチン、アナグリプチン、サキサグリプチンが国内で使用されている。トレラグリプチン、オマリグリプチンは週1回製剤である。

● 血糖依存的にインスリン分泌を促進し、グルカゴン分泌を抑制する。

● 血糖降下作用はブドウ糖濃度依存性なので、単独投与では低血糖の可能性は少ない。

● 血糖コントロール改善に際して体重が増加しにくい。

〔適　応〕

● 食事療法や運動療法で高血糖が是正できない2型糖尿病に用いる。

● DPP-4阻害薬は他の経口血糖降下薬と併用でき、またインスリンとも併用適応がある薬剤が多く、詳細は各製品の添付文書を参照する。

〔用量・用法〕

● シタグリプチンは、通常、成人には 1日1回50mgを投与し、100mgを上限とする。中等度〔30≦クレアチニンクリアランス（Ccr）≦50mL/分〕および重度（Ccr＜30mL/分）の腎機能障害者では、中等度では25mgから開始し、最大を 50mgとする。重度では12.5mgから開始し、最大を25mgとする。

● ビルダグリプチンは、通常、成人には 1回50mgを1日2回朝夕に投与し、状態に応じて50mgを 1日1回朝投与する。重度の肝機能障害のある患者では禁忌であり、中等度以上の腎機能障害のある患者には慎重投与する。

● アログリプチンは、通常、成人には 1日1回25mgを

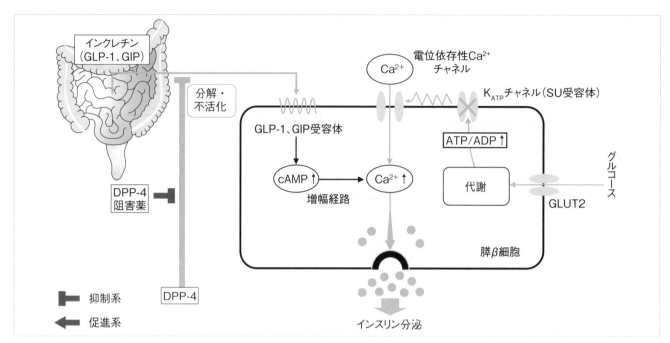

図10　DPP-4阻害薬の主な作用機序

表19　DPP-4阻害薬

種類	一般名	主な販売名	初期量	維持用量	最高投与量
DPP-4阻害薬	1日1～2回				
	シタグリプチン	ジャヌビア錠 12.5mg/25mg/50mg/100mg グラクティブ錠 12.5mg/25mg/50mg/100mg	50mgを1日1回経口投与		1日100mg
	ビルダグリプチン	エクア錠 50mg	50mgを1日2回朝夕に経口投与する。なお、患者の状態に応じて50mgを1日1回朝に投与することができる。		1日100mg
	アログリプチン	ネシーナ錠 6.25mg/12.5mg/25mg	25mgを1日1回経口投与		1日25mg
	リナグリプチン	トラゼンタ錠 5mg	5mgを1日1回経口投与		1日5mg
	テネリグリプチン	テネリア錠 20mg/40mg	20mgを1日1回経口投与		1日40mg
	アナグリプチン	スイニー錠 100mg	1回100mgを1日2回朝夕に経口投与		1回200mg (1日400mg)
	サキサグリプチン	オングリザ錠 2.5mg/5mg	5mgを1日1回経口投与する。なお、患者の状態に応じて2.5mgを1日1回経口投与することができる。		1日5mg
	週1回				
	トレラグリプチン	ザファテック錠 25mg/50mg/100mg	100mgを1週間に1回経口投与		1週100mg
	オマリグリプチン	マリゼブ錠 12.5mg/25mg	25mgを1週間に1回経口投与		1週25mg

投与する。中等度腎機能障害者は1日1回12.5mg、重度腎機能障害者は1日1回6.25mgを投与する。

- リナグリプチンは、通常、成人には5mg錠を1日1回投与する。胆汁排泄されるので、腎障害の状況による投与量の調節は不要である。
- テネリグリプチンは、通常、成人には1日1回20mgを投与し、40mgを上限とする。胆汁排泄されるので、腎障害の状況による投与量の調節は不要である。
- アナグリプチンは、通常、成人には1回100mgを1日2回朝夕に投与し、1回量200mgを上限とする。重度腎機能障害者は1日1回100mgを投与する。
- サキサグリプチンは、通常、成人には1日1回5mgを投与する。中等度腎機能障害者は1日1回2.5mgを投与する。
- トレラグリプチンは週1回同一曜日に100mgを投与する。中等度腎機能障害者は1回50mgを投与し、重度腎機能障害者は1回25mgを投与する。
- オマリグリプチンは週1回同一曜日に25mgを投与する。重度腎機能障害者は1回12.5mgを投与する。
- 食事摂取の影響を受けないので、食前投与、食後投与いずれも可能である。

〔副作用〕

- SU薬と併用すると、相乗効果で低血糖の発症頻度が増加する可能性があるため、併用に際しては、SU薬の用量上限の目安量[注27]を考慮のうえで慎重に対応する必要がある。
- 重大な副作用として、急性膵炎・水疱性類天疱瘡・間質性肺炎などがあるため、その初期症状が認められた場合は、適切かつ迅速な対応が必要である。
- また、特徴的な副作用としてRS3PE症候群を挙げておく。国内で販売されているすべての医薬品のなかで、この副作用が明記されているのはシタグリプチ

ンだけであるが、他のDPP-4阻害薬での報告例も散見される。RS3PE症候群という名称は、remitting seronegative symmetrical synovitis with pitting edema syndromeの頭文字から構成されており、難病に指定されている。主な症状としては、手背や足背に対称性に圧痕を残す浮腫が出現したり、末梢関節などに炎症を伴う疼痛を認める。

〔服薬指導〕

- SU薬、インスリン製剤と併用する場合は低血糖が出現する可能性があることを指導する。

（7）経口GLP-1受容体作動薬（表20）

〔薬　理〕

- 注射のGLP-1受容体作動薬の頁を参照（V章-4-B：106頁参照）。

〔適　応〕

- 食事療法や運動療法で効果が不十分な2型糖尿病（適切な用法で服用可能かについて、あらかじめ患者によく確認することが望ましい）。

〔用法・用量〕

- 同成分の皮下注製剤は週に0.25〜1mgの範囲で投与されるが、本薬は吸収率が1％程度ときわめて低いため、1錠あたり3・7・14mgが含有されており、連日1錠を服用する。
- 経口セマグルチドの開始量は1日1回3mgであり、7mgへ増量、さらに14mgまで増量することが可能であるが、いずれの増量も4週間以上の投与期間を経てから行うことになっている（胃腸障害を軽減させるため）。
- また、吸収率にさらなる支障をきたさないように、その日の最初の食事または飲水前の空腹の状態で、コップ約半分の水（約120mL以下）で服用する必要

表20　経口GLP-1受容体作動薬（血糖依存性インスリン分泌促進薬）

種類	一般名	主な販売名	初期量	維持用量	最高投与量
経口GLP-1受容体作動薬	セマグルチド	リベルサス錠3mg/7mg/14mg	1日1回3mgから開始	3mgを4週間以上投与した後、1日1回7mgを維持用量とする	7mgを4週間以上投与した後、1日1回14mgまで増量できる

注27）インクレチン（GLP-1受容体作動薬とDPP-4阻害薬）の適正使用に関する委員会：インクレチンとSU薬の適正使用について（2011年9月29日　修正）[http://www.fa.kyorin.co.jp/jds/uploads/photos/797.pdf]（2024年4月15日確認）

がある。さらに、服用から少なくとも30分間は飲食や他の薬剤の服用を避ける必要がある。

● なお、食後に服用すると、多くの場合は期待した吸収が得られなくなる。

● 同様にGLP-1受容体を介した血糖降下作用を有するDPP-4阻害薬との併用の有効性と安全性は確認されていない。

〔副作用〕

● 胃腸障害が認められることがあるため、その程度などについて適宜確認する。

● 頻度は多くないとされるが、急性膵炎が起こる可能

性がある。膵炎と診断された場合は、再投与してはならない。

● 胆石症、胆嚢炎、胆管炎又は胆汁うっ滞性黄疸が発現するおそれがあるので、腹痛等の腹部症状がみられた場合には、必要に応じて画像検査等による原因精査を考慮するなど、適切に対応すること。

〔服薬指導〕

● 用法の各種注意点についての理解度を確認する。また、本薬は吸湿性が高いため服用直前にPTPシートから取り出すことも伝える。

● 本薬は、粉砕したり噛み砕いて服用してはならない

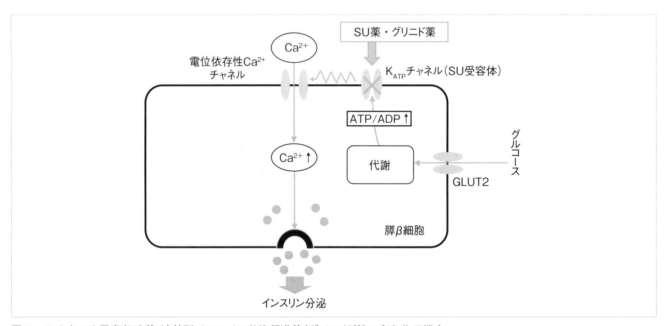

図11　スルホニル尿素（SU）薬・速効型インスリン分泌促進薬（グリニド薬）の主な作用機序

表21　主なスルホニル尿素（SU）薬

種類	一般名	主な販売名	初期量	維持用量	最高投与量
スルホニル尿素（SU）薬	グリベンクラミド	オイグルコン錠 1.25mg/2.5mg ダオニール錠 1.25mg/2.5mg	1.25mg〜2.5mg を 1 回投与の場合は朝食前または後、2 回投与の場合は朝夕それぞれ食前または食後に経口投与		1 日 10mg
	グリクラジド	グリミクロン HA 錠 20mg/ グリミクロン 錠 40mg	1 日 40mg より開始し、1 日 1〜2 回（朝または朝夕）食前または食後に経口投与	1 日 40〜120mg	1 日 160mg
	グリメピリド	アマリール錠 0.5mg/1mg/3mg	1 日 0.5〜1mg より開始し、1 日 1〜2 回朝または朝夕、食前または食後に経口投与	1 日 1〜4mg	1 日 6mg

（適切な吸収が得られなくなるため）。
- 服用中止後も数日から1週間以上にわたって効果が持続する可能性があることにも留意する（消失半減期が約1週間との報告あり）。

(8)スルホニル尿素(SU)薬（図11、表21）

〔薬　理〕
- 膵β細胞のATP感受性カリウム(K⁺)チャネル(SU受容体)に結合して、K⁺チャネルを閉じて膜を脱分極させ、電位依存性カルシウム(Ca²⁺)チャネルを開口し、Ca²⁺イオンを細胞内へ流入させることでインスリンの分泌を促進し、血糖を降下させる。
- 膵外作用（インスリン抵抗性を改善）の認められるものもある。

〔適　応〕
- インスリン分泌能が比較的保たれている2型糖尿病が適応となる。
- 年齢や体重を問わず有用であり、血糖降下作用は強い。

〔用量・用法〕
- 少量を朝1回より開始し、血糖値ならびにHbA1cの値を観察しながら漸次増量する。
- 投与初期から無効な場合、または増量しても十分な血糖降下が得られない場合は薬剤を変更するか、作用機序の異なる経口血糖降下薬を併用する。

〔副作用〕
- 最も多い副作用は低血糖である。特に肝・腎障害がある患者や高齢者は、遷延性低血糖を来す危険があるので注意を要する。食前服用の場合、必ず食事を摂取する。重篤な腎機能障害では禁忌となる。

〔服薬指導〕
- 投与開始により低血糖が生じる場合があるので、その具体的な症状とその際の対応を十分に指導する。
- 服薬により体重増加を来しやすく、長期間の使用で血糖が次第に上昇して二次無効となることがあるので注意を要する。

(9)速効型インスリン分泌促進薬（グリニド薬）（図11、表22）

〔薬　理〕
- SU薬と同じ作用点にはたらき、膵β細胞からのインスリン分泌促進を介して薬効を発揮する。
- SU薬に比し、作用は早く発現し、持続時間が短い。インスリン分泌促進作用はSU薬より弱い。

〔適　応〕
- 2型糖尿病における食後高血糖の是正に用いる。
- 空腹時血糖がかなり上昇している症例には、効果は期待できない。

〔用量・用法〕
- 通常ナテグリニドは1回60〜120mgを、ミチグリニドは1回10mg（適宜増減）を、またレパグリニド

表22　速効型インスリン分泌促進薬（グリニド薬）

種類	一般名	主な販売名	初期量	維持用量	最高投与量
速効型インスリン分泌促進薬（グリニド薬）	ナテグリニド	スターシス錠30mg/90mgファスティック錠30mg/90mg	1回90mgを1日3回毎食直前に経口投与高齢者には1回60mgから開始		1回120mg（1日360mg）
	ミチグリニド	グルファスト錠5mg/10mgグルファストOD錠5mg/10mg	1回10mgを1日3回毎食直前に経口投与高齢者には1回5mgから開始		1回10mg（1日30mg）
	レパグリニド	シュアポスト錠0.25mg/0.5mg	1回0.25mgより開始し、1日3回毎食直前に経口投与重度の肝機能障害には1回0.125mgから開始	1回0.25〜0.5mg	1回1mg（1日3mg）

は1回0.25〜0.5mgを1日3回毎食直前に投与する。

- 作用点が同じであるSU薬との併用は行わない。

〔副作用〕

- 副作用は空腹感、冷汗などの低血糖症状や肝機能障害である。
- 重篤な腎機能障害では、ナテグリニドは禁忌、ミチグリニドとレパグリニドは慎重投与とする。

〔服薬指導〕

- 食後投与ではすみやかな吸収が得られず効果が減弱する。効果的に食後の血糖上昇を抑制するため、ナテグリニドやレパグリニドは食直前10分以内、ミチグリニドは食直前5分以内という「食直前」服用が必要であることを指導する。

(10)配合錠

- メタクト配合錠(ピオグリタゾン、メトホルミン)、ソニアス配合錠(ピオグリタゾン、グリメピリド)、リオベル配合錠(アログリプチン、ピオグリタゾン)、グルベス配合錠(ミチグリニドカルシウム、ボグリボース)、エクメット配合錠(ビルダグリプチン、メトホルミン)、イニシンク配合錠(アログリプチン、メトホルミン)、メトアナ配合錠(アナグリプチン、メトホルミン)、カナリア配合錠(テネリグリプチン、カナグリフロジン)、スージャヌ配合錠(シタグリプチン、イプラグリフロジン)、トラディアンス配合錠(エンパグリフロジン、リナグリプチン)が国内で使用されている(2023年3月現在)。
- 服薬する製剤の錠数が減少し、アドヒアランスの向上が期待できる。
- 副作用としてそれぞれの単剤服用における症状、臨床検査値の異常に注意する。
- 配合剤を第一選択薬として用いてはならない。
- 配合薬使用時には、元の薬剤の最大投与量を超えないよう注意する。

(11)OD(Orally Disintegration：口腔内崩壊)錠、ODフィルム

- グリメピリドOD錠、ベイスン(ボグリボース)OD錠、セイブル(ミグリトール)OD錠、アカルボースOD錠、グルファスト(ミチグリニド)OD錠、アクトス(ピオグリタゾン)OD錠、テネリアOD錠、グルベス配合OD錠、ルセフィODフィルムが国内で使用されている(2023年5月現在)。
- OD錠、ODフィルムは、舌の上にのせて唾液を浸潤させ、舌で軽くつぶしてから唾液のみで服用可能な錠剤、フィルム剤である。
- 通常の錠剤と同様に水で服用することもできる。口腔内で崩壊するように製剤設計されているが、口腔粘膜からの吸収によって効果発現を期待する製剤ではないため、飲み込む必要があることに注意する。
- 口の中で崩壊する錠剤は、口腔粘膜からの吸収で効果を発揮するとの思い込みをもつ患者もいるため、適切な事前の説明と理解度の確認が必要である。

B　薬物療法を行う患者の支援、血糖降下薬に関するリスクマネジメント

- 適正な服薬行動の達成とリスクマネジメントのため、服薬理由とその重要性、さらに薬の特徴について説明し、必要時に行うべき対応方法について事前に指導する。
- 服用量やタイミング(食直前を食後に服用など)を間違える場合は、①ピルケースの利用、②おくすりカレンダーの利用、③一包化調剤などを検討する。スマートフォンなどのアラーム機能も一助となる。
- 飲み忘れた場合、過剰に服用した場合、食事を摂取せずに服用した場合に対し、特にインスリン分泌系促進薬を中心に対応方法を指導する。
- シックデイ時(X章-1-C：238頁参照)やビグアナイド薬使用中の造影剤検査時(Ⅷ章-6-A-⑤-e：182頁参照)など休薬が必要となる場合とその対応方法について、医師からの指示内容を確認しつつ支援する。
- 複数の医療機関から薬剤を投与されている場合、お

薬手帳などを利用し、薬の相互作用について確認する。

- 自己での対応に苦慮した場合や、薬剤による低血糖や副作用が起こった場合は、主治医または調剤の薬剤師（かかりつけ薬局など）へ連絡をとるよう指導する。

- 高齢者の場合は、患者個々に身体機能や理解力が異なるため、治療開始時のみならず、受診ごとに確認と指導を繰り返す。

Certification Board for Diabetes Educators in Japan

4.薬物療法(注射血糖降下薬)

Ⓐ インスリン療法

1 インスリン療法の適応と意義

- インスリン療法の絶対的適応は**表10**(Ⅴ章-3-A-①:79頁)を参照。
- 相対的適応は2型糖尿病で、著明な高血糖(例えば、空腹時血糖値250mg/dL以上、随時血糖値350mg/dL以上)を認める場合、経口血糖降下薬で良好な血糖コントロールが得られない場合、ステロイド薬治療時に高血糖を認める場合、糖毒性を積極的に解除する場合などである。
- インスリン療法は生理的かつ最も確実に血糖降下の可能な治療法である。
- インスリン療法では血糖コントロールが良好となった後、インスリン量を減らすことができたり、最終的にインスリン療法が不要になる場合もある。
- インスリン療法には、通常、SMBGも併用するよう指導する。
- 低血糖への対処の仕方、シックデイの場合のインスリン量の調節など、患者自身が主体的に取り組むことを指導する。
- インスリン療法の場合でも、食事・運動療法など基本的治療をおろそかにしないことを指導する。

2 インスリン製剤の種類と特徴

- インスリン製剤は作用発現時間や作用持続時間によって超速効型、速効型、中間型、混合型、配合溶解、および持効型溶解に分類される(表23)。
- 超速効型インスリン製剤、速効型インスリン製剤、配合溶解インスリン製剤および持効型溶解インスリン製剤は無色透明であるが、中間型インスリン製剤、および混合型インスリン製剤は白濁している。
- 超速効型インスリンは、ヒトインスリンのアミノ酸配列を変えたインスリンアナログの製剤である。皮下注射後10～20分で作用が発現し、30分～1.5時間でその効果はピークとなり、3～5時間血糖降下作用が持続する。インスリンアスパルトにニコチン酸アミドを添加することにより初期吸収を速めた製剤(フィアスプ)が2020年2月に発売され、またインスリンリスプロにトレプロスチニルとクエン酸を添加することにより初期吸収を速めた製剤(ルムジェブ)が2020年6月に発売されている。
- 速効型インスリンはレギュラーインスリンとも呼ばれ、最も基本的なヒトインスリン製剤である。皮下注射後30分～1時間で作用が発現し、1～3時間でその効果はピークとなり、5～8時間血糖降下作用が持続する。
- 速効型インスリンに限り静脈内投与が可能である[注28]。超速効型および速効型インスリンは持続皮下インスリン注入療法(CSII[注29])にも用いられる。
- 中間型インスリンや持効型溶解インスリンは皮下注射に用いられ、静脈注射に用いてはならない。
- 中間型インスリンは持続化剤としてプロタミンを添加した製剤である。皮下注射後1～3時間で作用が発現し、4～12時間でその効果はピークとなり、18～24時間血糖降下作用が持続する。
- 混合型インスリンは、速効型と中間型インスリン、または超速効型と中間型インスリンを混合した製剤である。
- 持効型溶解インスリンは皮下注射後1～2時間で作用が発現し、明らかなピークはなく、約24時間か

注28) 超速効型インスリンは、ノボラピッドバイアルのみ静脈内投与が可能である。

注29) CSII：continuous subcutaneous insulin infusion

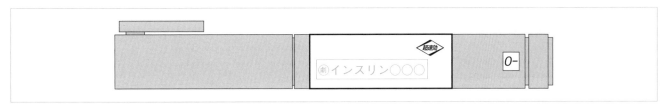

図12　ペン型注入器ラベルへの表示例（超即効型インスリン製剤）
〔日本糖尿病協会　糖尿病医薬品・医療機器等適正化委員会：お知らせ インスリン製剤および GLP-1 受容体作動薬の取り違い防止を目的とした製剤区分マークについて．2023，引用〔https://www.nittokyo.or.jp/uploads/files/insulin_dmensemble.pdf〕（2024 年 4 月 15 日確認）〕

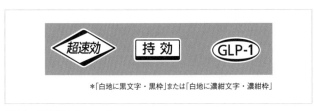

図13　製剤区分マーク
〔日本糖尿病協会　糖尿病医薬品・医療機器等適正化委員会：お知らせ インスリン製剤および GLP-1 受容体作動薬の取り違い防止を目的とした製剤区分マークについて．2023，引用〔https://www.nittokyo.or.jp/uploads/files/insulin_dmensemble.pdf〕（2024 年 4 月 15 日確認）〕

ら長いものでは42時間以上その血糖降下作用が持続する。

- 配合溶解インスリンは、超速効型と持効型溶解インスリンを配合した製剤である。

- 持効型溶解インスリンとGLP-1受容体作動薬の配合注射（fixed-ratio combination：FRC）（ゾルトファイ）が 2019年9月に発売された。また、配合比率の異なる配合注射（ソリクア）が2020年6月に発売された。

- 持効型溶解インスリンとGLP-1受容体作動薬を固定比率で配合されており、2つの有効成分を1日1回の皮下注射で投与することが可能になった（V章-4-D：109頁参照）。

- 通常、SMBGを併用する。そのことにより、測定した血糖値に最も影響するインスリン（責任インスリン）の量を調節し、低血糖が少なく、血糖変動が小さい良好な血糖管理につながるものと期待される。

- 2022年7月に Dexcom G6が、糖尿病治療のための日常の自己管理に使用可能なリアルタイム CGMとして保険適用となった。さらに同年12月Dexcom G6の保険適用が拡大され、糖尿病の病型にかかわらず、インスリン自己注射を1日に1回以上行っているす

べての患者が保険診療下で Dexcom G6を利用できるようになった（詳細はII章-5-C：34頁参照）。

- インスリン治療の副作用として最も重大なのは低血糖である。そのほかに、インスリンアレルギー、インスリン脂肪異栄養症、インスリン抗体産生、インスリン浮腫が挙げられる。

- インスリン製剤にはバイアル製剤の他に、カートリッジ製剤を装填するタイプのものや、インスリンがすでにセットされたプレフィルド製剤（使い捨てタイプ）など多くの剤型が発売されている。

- 0.5単位の調節が可能な製剤もあるので、患者が適正に使いやすい剤型を選択する（V章-4-A-[2]-表23：98頁参照）。

- 「ヒトインスリン製剤」は製剤ごとに識別のための色が決まっている。「アナログインスリン製剤」では商品ごとに製薬会社が自由に色を定められており、薬剤の取り違い事例は無くならないことや、近年バイオシミラーも含めて製品数がさらに増加していることから、日本糖尿病協会糖尿病医薬品・医療機器等適正化委員会により「超速効型インスリン製剤」と「持効型インスリン製剤」と「GLP-1受容体作動薬」の区別をわかりやすくするために、「製剤区分マーク」が策定されている（図12、図13）。

- 正確な量のインスリンを注射できないことがあるので、使用中の注射器具に別の製薬会社のカートリッジをはめ込まないよう指導する。

- インスリン製剤のバイオシミラー（国内ですでに承認され、特許期間、再審査期間が満了した先行バイオ医薬品に対して、品質、有効性、安全性に関して同等・同質であるように開発されたバイオ医薬品）

表23　主なインスリン製剤

分類	組成			（時間）	主な投与時間	作用発現時間	最大作用時間	持続時間
	速効型	中間型	超速効型	4 8 12 16 20 24 28				
超速効型			100%		食直前	10〜20分	1〜3時間	3〜5時間
						15分未満	30分〜1.5時間	
速効型	100%				食前30分	30分	1〜3時間	約8時間
						30分〜1時間		5〜7時間
中間型		100%			食前30分	1.5時間	4〜12時間	約24時間
						1〜3時間	8〜10時間	18〜24時間
混合型	30%	70%			食前30分	約30分	2〜8時間	約24時間
						30分〜1時間	2〜12時間	18〜24時間
		75%	25%			15分未満	30分〜6時間	18〜24時間
		70%	30%			10〜20分	1〜4時間	約24時間
		50%	50%		食直前	10〜20分	1〜4時間	約24時間
						15分未満	30分〜4時間	18〜24時間
		30%	70%			10〜20分	1〜4時間	約24時間
配合溶解		持効型70%	30%		食直前	10〜20分	1〜3時間	42時間超
持効型溶解		持効型100%			就寝前	約1時間	3〜14時間	約24時間
						1〜2時間	明らかなピークなし	
					1日1回	1〜2時間		24時間超
						―		42時間超

※：ノボペンエコープラス、ラグジュラ HD、ヒューマログ注ミリオペン HD は 0.5 単位ごとの調節が可能。

分類	性状	一般名	キット【使い捨て】	カートリッジ ノボペン6 / ノボペンエコープラス※ / ラグジュラHD※ / サビオ / イタンゴ	バイアル ロードーズ / マイジェクター
超速効型	透明	インスリンアスパルト	ノボラピッド注フレックスペン ノボラピッド注フレックスタッチ ノボラピッド注イノレット フィアスプ注フレックスタッチ インスリンアスパルトBS注ソロスターNR「サノフィ」	ノボラピッド注ペンフィル フィアスプ注ペンフィル インスリンアスパルトBS注カートNR「サノフィ」	ノボラピッド注100単位/mL フィアスプ注100単位/mL インスリンアスパルトBS注100単位/mL NR「サノフィ」
超速効型	透明	インスリンリスプロ	ヒューマログ注ミリオペン ヒューマログ注ミリオペンHD ルムジェブ注ミリオペン ルムジェブ注ミリオペンHD インスリンリスプロBS注ソロスターHU「サノフィ」	ヒューマログ注カート ルムジェブ注カート インスリンリスプロBS注カートHU「サノフィ」	ヒューマログ注100単位/mL ルムジェブ注バイアル インスリンリスプロBS注100単位/mL「サノフィ」
超速効型	透明	インスリングルリジン	アピドラ注ソロスター	アピドラ注カート	アピドラ注100単位/mL
速効型	透明	生合成ヒト中性インスリン	ノボリンR注フレックスペン		ノボリンR注100単位/mL
速効型	透明	インスリンヒト	ヒューマリンR注ミリオペン	ヒューマリンR注カート	ヒューマリンR注100単位/mL
中間型	白濁	生合成ヒトイソフェンインスリン	ノボリンN注フレックスペン		
中間型	白濁	ヒトイソフェンインスリン	ヒューマリンN注ミリオペン	ヒューマリンN注カート	ヒューマリンN注100単位/mL
混合型	白濁	生合成ヒト二相性イソフェンインスリン	ノボリン30R注フレックスペン イノレット30R注		
混合型	白濁	ヒト二相性イソフェンインスリン	ヒューマリン3/7注ミリオペン	ヒューマリン3/7注カート	ヒューマリン3/7注100単位/mL
混合型	白濁	インスリンリスプロ混合製剤-25	ヒューマログミックス25注ミリオペン	ヒューマログミックス25注カート	
混合型	白濁	二相性プロタミン結晶性インスリンアスパルト	ノボラピッド30ミックス注フレックスペン	ノボラピッド30ミックス注ペンフィル	
混合型	白濁	二相性プロタミン結晶性インスリンアスパルト	ノボラピッド50ミックス注フレックスペン		
混合型	白濁	インスリンリスプロ混合製剤-50	ヒューマログミックス50注ミリオペン	ヒューマログミックス50注カート	
配合溶解	透明	インスリンデグルデク・インスリンアスパルト	ライゾデグ配合注フレックスタッチ		
持効型溶解	透明	インスリンデテミル	レベミル注フレックスペン レベミル注イノレット	レベミル注ペンフィル	
持効型溶解	透明	インスリングラルギン	ランタス注ソロスター	ランタス注カート	ランタス注100単位/mL
持効型溶解	透明	インスリングラルギン	インスリングラルギンBS注ミリオペン「リリー」 インスリングラルギンBS注キット「FFP」	インスリングラルギンBS注カート「リリー」	ランタス注100単位/mL
持効型溶解	透明	インスリングラルギン	ランタスXR注ソロスター		
持効型溶解	透明	インスリンデグルデク	トレシーバ注フレックスタッチ	トレシーバ注ペンフィル	

〔（表内「作用発現時間」「キット【使い捨て】」「カートリッジ」「バイアル」について）日本糖尿病学会 編・著：糖尿病治療ガイド 2022-2023．文光堂，東京，p.144-148，2022，引用改変〕

としてインスリングラルギンBS注リリーが2015年8月に販売されているが、インスリンリスプロサノフィは、超速効型インスリン製剤のバイオシミラーとしては国内初の承認となり 2020年6月に発売された。また、インスリンアスパルトサノフィは、2021年5月に発売された。バイオシミラー製品は患者の経済的負担の軽減や医療費の削減に貢献する可能性があり、2020年4月の診療報酬改定でも「バイオ後続品導入初期加算」が新規に追加されたことから、バイオシミラー製品の使用を推奨する流れとなっている。

投与データを本体に自動的に記録し、スマートフォンのアプリケーションソフトウェア（アプリ）とも連携できる機能を搭載したスマートインスリンペンであるインスリンペン型注入器ノボペン6とノボペンエコープラス（0.5単位きざみで投与量を設定可能）が2022年2月に発売され、患者はインスリン投与データを正確に記録することが可能となり、医療従事者との話し合いを充実させ、より良い治療効果と長期的な転帰の改善に結びつけるための用量調整の支援が可能になると期待されている。

③ インスリン療法の実際

インスリン治療については主治医の指示にしたがう必要性を理解させる。

a. 注射時間

インスリンは通常皮下注射される。皮下注射された速効型インスリンが血液中に吸収され、効果を現すまでには30分ほど時間がかかる。超速効型インスリン製剤は、10〜20分である。フィアスプとルムジェブは作用発現が速いため、食事開始時（食事開始前の2分以内）に投与する。また、食事開始後の投与の場合は、食事開始から 20分以内に投与する（低血糖の発現に要注意）。

速効型あるいは混合型のレギュラーインスリン製剤は、原則として食事30分前に皮下注射する。混合

型あるいは配合溶解インスリンを含め、超速効型インスリンアナログ製剤が含有される製剤は、原則として食直前に皮下注射する。

以下に一般的な注射法の原則を記すが、詳細については製剤の添付文書を参照する。

b. インスリン注射の回数・用量について

インスリン注射の回数は、1日1回から複数回（4〜5回）までと患者の病態にあわせて多様である。

（1）1日1回注射法（図14）

〔方 法〕

朝食前または夕食前や就寝前に持効型溶解（または中間型）インスリンを注射する。

〔適 応〕

インスリン分泌が比較的保たれている2型糖尿病患者。

経口血糖降下薬で良好な血糖コントロールが得られない場合に、1日1回持効型溶解（または中間型、混合型、配合溶解）インスリンを追加投与する併用療法が最近広く行われるようになった。

（2）1日2回注射法（図14）

〔方 法〕

朝食前と夕食前に中間型、混合型、あるいは配合溶解インスリンを注射する。ペン型注入器用カートリッジでは、混合型あるいは配合溶解インスリンを注射する。

〔適 応〕

インスリン分泌がやや低下してきた2型糖尿病患者。

（3）1日3〜4回注射法（図14）

通常 SMBGを併用し、その場合、強化インスリン療法と呼ぶ。

〔方 法〕

朝食前、昼食前と夕食前に速効型または超速効型インスリンを注射し、朝食前または夕食前や就寝前の定時に持効型溶解インスリン製剤を注射する。持効型溶解インスリンの代わりに、就寝前に中間型を注射する場合もある。

持効型溶解または中間型インスリン製剤で基礎イ

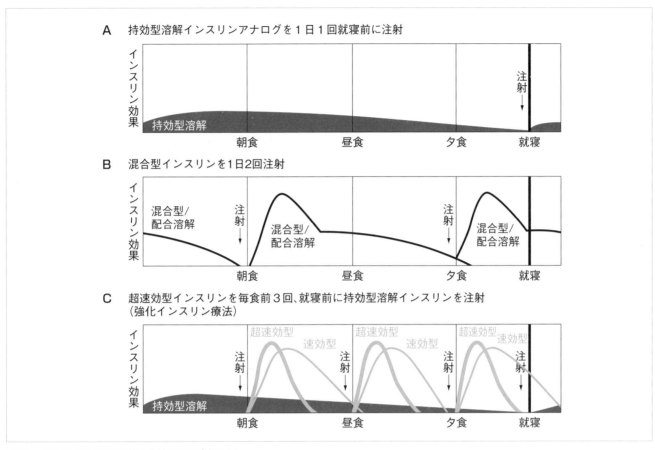

図14　インスリン注射回数と製剤の選び方の例
注射回数が少ないほど患者負担が少なくて済むというメリットがあり、注射回数が多いほど、生理的なインスリン分泌を模倣しやすくなるというメリットがある。

ンスリン分泌を補い、各食前に速効型インスリンあるいは超速効型インスリンを注射して追加インスリン分泌を補う。

〔適　応〕
- インスリン分泌が著しく低下した糖尿病患者。
- 不安定型糖尿病患者。
- １型糖尿病患者の大部分。
- ２型糖尿病でもインスリン分泌が低下し、経口血糖降下薬や１日１～２回注射法のインスリン療法で十分なコントロールが得られない患者。
- 薬物療法が必要な糖尿病妊婦。

〔指導ポイント〕
- SMBGを含めた自己管理を指導。
- 低血糖の対応法。
- シックデイでの対応について指導する（Ⅹ章-１：238頁参照）。

c. インスリンの注射部位（図15）

- インスリン皮下注射により生じる脂肪組織萎縮あるいは硬結（インスリンボール）などを防止するため、２～３cmずつずらして注射する[注30]。
- 腹壁、肩・上腕、臀部、大腿の順に吸収が早い。
- 通常、吸収が最も安定した腹壁注射が勧められる。しかし、中間型インスリンについては吸収を遅くするために大腿部を勧める場合もある。
- 持効型溶解インスリンでは、部位による吸収の速さ

注30）同一箇所への繰り返し投与により、注射箇所に皮膚アミロイドーシスまたはリポジストロフィー（脂肪組織の異常・老化を伴う）が現れることがあるので、定期的に注射箇所を観察するとともに、「本剤の注射箇所は少なくとも、前回の注射箇所から２～3cm離す」「注射箇所の腫瘤や硬結が認められた場合には、当該箇所への投与を避ける」ことを患者に指導する。
皮膚アミロイドーシスまたはリポジストロフィーが現れた箇所に本剤を投与した場合、本剤の吸収が妨げられ、十分な血糖コントロールが得られなくなるこ

とがあるので、血糖コントロール不良が認められた場合には「注射箇所の腫瘤や硬結の有無」を確認し、注射箇所の変更、投与量の調整などの適切な処置を行う。なお、血糖コントロール不良に伴い「過度に増量されたインスリン製剤を正常な箇所に投与した」ことで低血糖に至った例が報告されている。厚生労働省は2020年５月19日に通知『『使用上の注意』の改訂について」を発出し、こうした点について製薬メーカーに改訂を指示するとともに、医療現場に対し注意喚起を行っている。

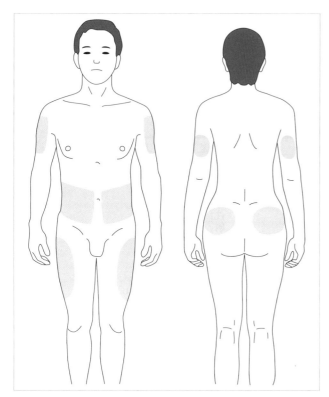

図15　インスリン皮下注射部位
（日本糖尿病学会 編・著：糖尿病専門医研修ガイドブック 改訂第8版.
診断と治療社, 東京, p.158, 2020, 引用）

に差はみられないと考えられている。

- 超速効型インスリンは速効型インスリンより部位
による吸収の速さの差が小さい。
- 入浴、運動（上腕・大腿注射時）は吸収を早める。
- 注射部位を変えると、効き目が変わることがあるの
で注意する。

d. 指導のポイント

（1）手技チェック

- インスリン自己注射手技チェック表などを用いる。
- ペン型注入器による手順は**図16**の通りである。

（2）特に注意するポイント

- 患者に主治医から処方されているインスリンの製
品名（種類）、注射の時間と単位数を覚えるよう指導
する。可能な限り、インスリン製剤の特徴や、投与
法の意図するところを理解させる。

- 懸濁インスリン製剤（中間型インスリン、混合型イ
ンスリン）は、注射前に十分に混和しなければなら
ない。
- 混合型インスリン製剤を初めて使うときは、水平に
した手のひらで素早く転がして混和する操作が必
要である。
- 空打ちは、注射針や注射器内の空気を抜く意味があ
るが、ペン型注入器では、それに加えて注射器が正しく
作動するかを確認するために行う重要な操作である。
- 針をつけないでペン型注入器の注入ボタンを押す
と、カートリッジ内に余分な力が加わって、注射器
が故障することがあるので注意する。
- 注射時に注入ボタンを押し終えても、まだインスリ
ンが注射部位の皮下に完全に入ってはいないので、
5〜10秒以上は針を抜かないよう指導する。

（3）インスリンバイアルとカートリッジとキットの
　　取り扱いと保管

- ペン型注入器のカートリッジを新しいものに交換
したときは、必ず適正なインスリン量が出るまで空
打ちを行う。
- ペン型注入器を使用するときは、必ずカートリッジ
が注入器本体に確実にセットされていることを確
認するよう指導する。
- 使用中のペン型注入器では、カートリッジ内のイン
スリン残量を常に確認するよう指導する。
- ペン型注入器は冷蔵庫には入れず常温で保存し、予
備のカートリッジは冷蔵庫（2〜8℃）に保存する。
インスリンバイアルは、使用中のものは常温で保存
し、まだ使用していないものは冷蔵庫に保存する。
- 凍結するとインスリンの効力が不安定になったり、
ペン型注入器が破損（故障）することがあるので、決
して冷凍庫には入れない。冷蔵庫でも冷気の吹き出
し口近くに保存すると凍結することがあるので注
意する。
- インスリン製剤は遮光保存が必要である。
- 旅行先では常温保存でよいが、閉めきった自動車内
は避けて保管する。飛行機では機内持ち込みの手荷
物に保管する。

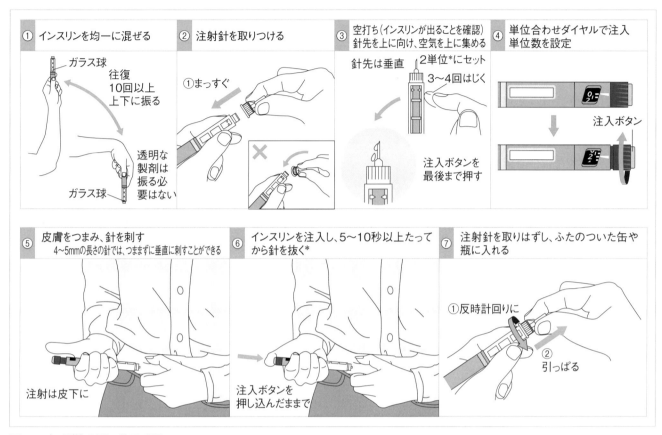

図16　ペン型注入器の使用手順
＊：注入器の解説書によって秒数または単位数が異なっている。詳細は各薬剤のパンフレットを参照。

インスリン製剤の使用期限を確認し、期限内のものを使用する。しかし、緊急時は期限が切れて間もないものであれば使用してよい。

(4)注射器、注射針の廃棄

注射針は、注射ごとに毎回新しいものを使用する。

使用済み注射針は、蓋のついた堅牢な容器に入れて、外来受診時に持参し医療機関で廃棄するようにする。

使用済み使い捨てタイプのインスリン製剤は、医療ゴミであることを説明し廃棄方法も各自治体のルールに従うよう指導する。

4　インスリン療法時の留意点

a. 食事での留意点

食事の量や食事する時間を規則正しくする。原則として、特に炭水化物を主とする主食の量を一定にすることが重要である。

速効型または超速効型インスリン注射後には必ず食事（糖質）を摂取する。

b. 運動での留意点

運動療法で血流量が増加し、皮下からのインスリン吸収が早くなり、低血糖を引き起こすことがある。

ジョギングなどで足をよく動かすときは、大腿部への注射は避ける。

入浴時には血流量が増加し、皮下からのインスリン吸収が早くなり、低血糖を引き起こすことがある。

ブドウ糖、砂糖を運動時必ず携帯する。

c. シックデイ（sick day）対策

● 発熱、下痢、嘔吐の場合や食欲不振で食事ができない場合をシックデイという。その場合、自己判断でインスリンを中止しないことが重要である。対応についてはX章-1-B：238頁を参照。

d. インスリン治療による低血糖

● インスリン療法に伴う低血糖の原因として、
①食事摂取量が減ったり、食事摂取時間が遅れたりしたとき。
②過激に運動したり、空腹時に運動したりしたとき。
③注入量の誤り。
などが挙げられる。

● 低血糖は重要な副作用の一つであり、急性合併症の項目でも扱う（IX章-1-A：194頁参照）。

e. インスリンボールに注意する（V章-4-A-3：100頁参照）

5 グルカゴンによる低血糖への対応

a. グルカゴン投与の意義

● グルカゴンは膵臓のα細胞から分泌されるペプチドホルモンである。

● すみやかに肝臓に作用してグリコーゲンの分解および糖新生を促進させ、ブドウ糖を肝臓から放出させる作用がある。この作用を利用して、意識消失などの重篤な低血糖の救急処置として用いられる。

● 通常は筋肉内に投与し、注射後10分以内に症状の改善が期待できるが、作用は一時的であり、60〜90分後には再び血糖値が低下する恐れがある。

● 症状が改善したら、砂糖水などの糖質を補う必要がある。

● グルカゴン投与によっても症状が改善しない場合には、ただちにブドウ糖を静脈内投与する。

b. グルカゴン点鼻粉末剤による低血糖への対応

● グルカゴン点鼻粉末剤としてバクスミー点鼻粉末剤（以下、バクスミー）が2020年8月に薬価収載され、10月に発売された。バクスミーは低血糖を起こした患者の救急処置に用いる薬で、グルカゴンを3mg含む。この薬は鼻粘膜から吸収されるため、患者に意識がなく、薬剤を吸い込むことができないときでも使用できる。特徴として携帯可能、3ステップで投与可能、1回使い切り、室温（30℃以下）で保存可能で、黄色の容器の長さ：約79mm、横（直径）：約31mmである。本剤を使用する直前まで包装用フィルムをはがさない。副作用として頭痛、吐き気・嘔吐、鼻の痛み、アレルギー反応：発疹、息が苦しくなる、血圧が下がる（めまい、体がだるい、手足の冷え、吐き気をもよおす、頭痛）などがある。バクスミーは、さまざまな低血糖症状のうち、周りの人の助けが必要な低血糖状態になったときに看護者（家族など）が患者に使用することで、周りの人の助けが必要な低血糖にも対処することが可能となる。2024年1月文部科学省、子ども家庭庁から都道府県、市町村などに向けて「事務連絡」として学校などの教育現場での重症低血糖発作時においてバクスミーの教職員などによる投与が認められたことが通知されており、教職員への使用方法の説明と指導が必須となった。使用方法は**図17**の通りである。

c. グルカゴン注射の実際

● 意識障害や昏睡などの重篤な低血糖で糖質の経口摂取が困難な場合には、至急医療機関にかかる必要がある。

● 病院に到着するまでの緊急処置として、グルカゴンの筋肉内注射を行う。

● 患者本人は注射できる状態にないので、家族に対して十分な注射指導を行う。

● グルカゴン注射はグルカゴン製剤を溶解液で溶解させてから、肩、大腿、臀部などへ筋肉内注射を行う。

● その手順は以下のとおりである。
①グルカゴン製剤、溶解液、注射器、アルコール綿を準備。
②グルカゴン製剤、溶解液のキャップをはずし、ゴ

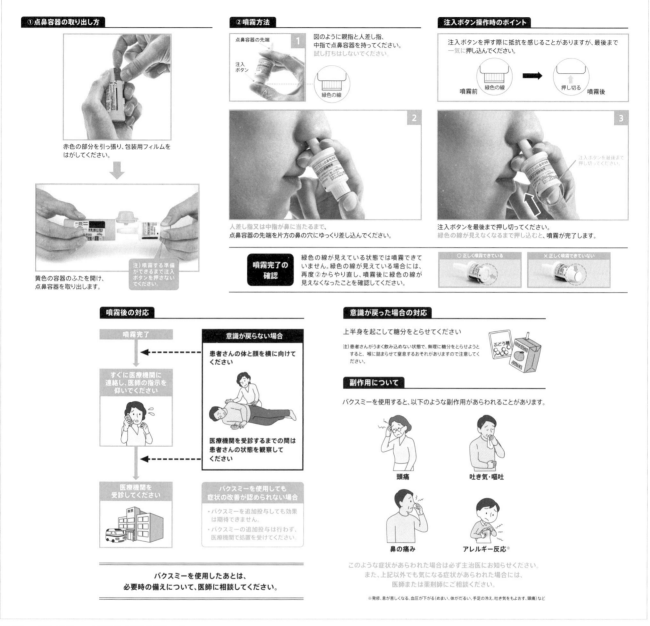

図17　バクスミー点鼻粉末剤の使い方
（日本イーライリリー株式会社：低血糖時の救急処置のために バクスミー®点鼻粉末剤使用の手びき．p.8-12，2022，引用）

　　ムをアルコール綿で消毒する。
③溶解液を注射器に吸い取る。
④グルカゴン製剤の瓶にゆっくり溶解液を注入し、
　静かに回して溶解させる。
⑤グルカゴン溶液を注射器に吸い取る。

⑥注射器から空気を抜き取り、注射部位をアルコー
　ル綿で消毒後、筋肉内注射（**図18**）を行う。

B GLP-1受容体作動薬（表24）

〔薬　理〕

- GLP-1受容体作動薬は、下部消化管より分泌される GLP-1の受容体を活性化する薬剤である。
- 作用時間に応じ、1日2回投与、1日1回投与、週1回投与の製剤がある（**表24**）。
- 膵β細胞膜上のGLP-1受容体に結合し、血糖値が高い場合にのみインスリン分泌促進作用を発揮する

ため、単独投与では低血糖発現リスクは低い。
- 空腹時血糖値、食後血糖値の両方を低下させる。
- GLP-1受容体作動薬は、血糖値に応じた膵β細胞からのインスリン分泌促進作用に加え、グルカゴン分泌抑制、胃内容物排出抑制、食欲抑制作用など、多様な作用を有する。
- 非肥満、肥満症例にかかわらず、体重を増やさずに血糖コントロール改善効果が得られる。

〔適　応〕

- 食事療法、運動療法によっても十分良好な血糖コントロールが得られないインスリン非依存状態の患者に用いる。インスリン依存状態（DKAや1型糖尿病患者など）への適応はない。
- リラグルチド・リキシセナチド・デュラグルチド・セマグルチドは、2型糖尿病が適応であり、インスリンを含めてすべての薬剤との併用が可能である。しかし、同様にGLP-1受容体を介した血糖降下作用を有する DPP-4阻害薬との併用の有効性および安全性は確認されていない。
- エキセナチドは、SU薬（ビグアナイド薬、あるいはチアゾリジン薬との併用を含む）と併用して投与する。

〔用量・用法〕

- リラグルチド0.9mgを1日1回朝または夕に皮下投与する。ただし、胃腸障害の発現を軽減するため、低用量より投与を開始し、用量の漸増を行う（1日

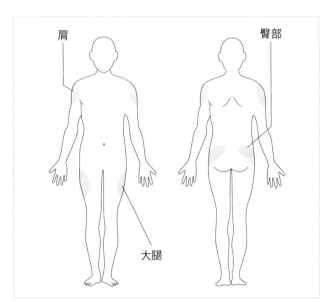

図18　グルカゴンの注射部位

表24　GLP-1受容体作動薬

一般名	商品名	血中半減期 (hr)	作用時間 (hr)	1筒中の 含有量	用量	投与方法
リラグルチド	ビクトーザ皮下注 18mg	13〜15	＞24	18mg	0.9〜1.8mg	1回/日 朝または夕
リキシセナチド	リキスミア皮下注 300μg	2.1(10μg) 2.4(20μg)	10	300μg	10〜20μg	1回/日 朝食前
エキセナチド	バイエッタ皮下注 5μgペン 300 バイエッタ皮下注 10μgペン 300	1.4(5μg) 1.3(10μg)	8	300μg	10〜20μg	2回/日 朝・夕食前
デュラグルチド	トルリシティ皮下注 0.75mg アテオス	108	NA	0.75mg	0.75mg	1回/週
セマグルチド	オゼンピック皮下注 0.25mg SD [注31] オゼンピック皮下注 0.5mg SD オゼンピック皮下注 1.0mg SD オゼンピック皮下注 2mg	NA 145 163 145〜163	NA	0.25mg 0.5mg 1.0mg 2.01mg	0.25mg 0.5mg 1.0mg 0.25〜1.0mg	1回/週

NA：徐放製剤のためデータなし

注31）2023年11月16日製造販売元のノボ ノルディスクファーマより、出荷停止中の「オゼンピック皮下注SD」について24年4月より経過措置品目に移行し、経過措置期間は25年3月末までで、同年4月以降に薬価基準より削除し、販売を終了するとの通達あり。

1回0.3mgから開始し、1週間以上の間隔で0.3mgずつ増量）。

- リラグルチドは 2019年5月22日の用法・用量一部変更承認取得により患者の状態に応じて、1日0.9mgで効果不十分な場合には、0.3mgずつ増量し、最高1.8mgまで増量することが可能となった。

- エキセナチドは1回5μg、1日2回朝夕食前に皮下投与する。投与開始から1か月以上経過観察後、患者の状態に応じて1回10μg、1日2回投与に増量できる。

- リキシセナチドは、1日1回10μgを朝食前に皮下投与開始し、1週間以上の間隔で15、20μgと増加させる。

- デュラグルチドは、週に1回 0.75mgを同一曜日に皮下投与する。懸濁や漸増の必要はない。

- セマグルチド（オゼンピック：2020年6月発売）は、週に1回0.5mgを維持用量とし、皮下注射する。ただし、週1回0.25mgから開始し、4週間投与した後、週1回0.5mgに増量する。なお、患者の状態に応じて適宜増減するが、週1回0.5mgを4週間以上投与しても効果不十分な場合には、週1回1.0mgまで増量することができる。

- 1日1〜2回投与のGLP-1受容体作動薬は、プレフィルド型インスリン製剤と同様に皮下注射を行う。

- デュラグルチドは、注入器の内部に1回分の薬液と29Gの針付のプレフィルドシリンジを装填したキット製剤であり、針の取り付け、投与時の用量調整、空打ちが不要である。

- セマグルチドは、注射針がすでに組み込まれており、注射針の取り付けの必要がなく、注射部位にあてて押すだけで、自動的に注入が開始できるオートインジェクションの機能を備えた注入器を用いた製剤。商品名に含まれる「SD」は、単回投与を意味するSingle Doseの頭文字に由来する。2022年3月中旬頃から日本におけるセマグルチド皮下注SDの出荷停止が始まり、代替薬への切り替えを必要としたが、セマグルチド皮下注の複数回使用製剤（皮下注2mg）が同年5月25日より発売された。この注入器は、これまでインスリン製剤等に使用されているペン型注入器フレックスタッチと同じ構造であり、投与に際してはA型専用注射針（30〜34G）を使用する。

（4）副作用[注32]

- 下痢、便秘、嘔気などの胃腸障害が投与初期に認められる。胃腸障害発現のリスクを回避するため、デュラグルチドを除き、低用量より投与を開始し、患者の状態に応じて用量の漸増を行う。

- 胆石症、胆嚢炎、胆管炎又は胆汁うっ滞性黄疸が発現するおそれがあるので、腹痛等の腹部症状がみられた場合には、必要に応じて画像検査等による原因精査を考慮するなど、適切に対応すること。

- 腎機能や肝機能に障害のある患者には慎重に投与する。

- 頻度は少ないが、急性膵炎が起こる可能性がある。膵炎の既往のある患者は慎重投与である。胃腸障害が発現した場合、急性膵炎の可能性を考慮し、必要に応じて画像検査などによる原因精査を考慮するなど、慎重に対応する。急性膵炎が発現した場合は、本剤の投与を中止し、再投与しない。

- まれに腸閉塞が起こる可能性がある。腹部手術や腸閉塞の既往のある患者には慎重に投与する。

- 経口血糖降下薬あるいはインスリンとの併用により低血糖の発現頻度が単独投与の場合より高くなるので、定期的に血糖測定を行う。

（5）指　導

- SMBGを含めた自己管理を指導する。

- 腸閉塞や急性膵炎の初期症状（高度の便秘、腹部膨満、嘔吐を伴う持続的な激しい腹痛など）について患者に指導する。厚生労働省は重大な副作用の項に「胆嚢炎、胆管炎、胆汁うっ滞性黄疸」を追記する添付文書改訂を指示しており、右上腹部の不快感、疼痛等に注意するよう指導する。

- SU薬やインスリン製剤と併用する場合は、低血糖が出現する可能性があることを指導する。

- 使用前のGLP-1製剤は冷蔵庫に保存する。使用開始後は冷蔵庫に保存せず、常温遮光保存でよい。

- 凍結や（閉め切った夏の自動車内など）極端な高温

注32）インクレチン（GLP-1 受容体作動薬と DPP-4 阻害薬）の適正使用に関する委員会：インクレチンと SU 薬の適正使用について（2011年9月29日 修正）〔https://www.nittokyo.or.jp/uploads/files/recommendation_incretin.pdf〕（2024年4月15日確認）

を避けることはインスリン注射薬と同様である。

C 持続性GIP/GLP-1受容体作動薬

- 2022年9月持続性GIP/GLP-1受容体作動薬チルゼパチド（マンジャロ皮下注アテオス）が製造承認された（**表25**）。

〔薬理〕

- GIPおよびGLP-1はともに血糖管理に関与するインクレチンホルモンである。チルゼパチドはGIP受容体およびGLP-1受容体に対するアゴニスト作用を有する初の薬剤であり、39個のアミノ酸を含む合成ペプチドで、その構造はGIPのアミノ酸配列から設計されており、C20脂肪酸側鎖を付加することで内因性アルブミンへの結合性を高めて消失半減期を延長する。
- チルゼパチドは、膵 β 細胞のGIP受容体およびGLP-1受容体と結合することにより、グルコース濃度依存的にインスリン分泌を促進させ、空腹時および食後グルコース濃度を低下させることにより、血糖コントロールを改善する。

〔適応〕

- 2型糖尿病であり、あらかじめ糖尿病治療の基本である食事療法、運動療法を十分に行った上で効果が不十分な場合に限り考慮すること。

〔臨床試験〕

- 日本人2型糖尿病患者を対象とした国内臨床試験において、単独療法および経口血糖降下薬との併用療法のいずれにおいてもHbA1cを低下させた。

〔重大な副作用〕

- 低血糖、急性膵炎があらわれることがある。主な副作用（発現頻度5％以上）として悪心、嘔吐、下痢、便秘、腹痛、消化不良、食欲減退が報告されている。
- 胆石症、胆嚢炎、胆管炎又は胆汁うっ滞性黄疸が発現するおそれがあるので、腹痛等の腹部症状がみられた場合には、必要に応じて画像検査等による原因精査を考慮するなど、適切に対応すること。

〔用量・用法〕

- 通常、成人には、チルゼパチドとして週1回5mgを維持用量とし、皮下注射する。ただし、週1回2.5mgから開始し、4週間投与した後、週1回5mgに増量する。
- 患者の状態に応じて適宜増減するが、週1回5mgで効果不十分な場合は、4週間以上の間隔で2.5mgずつ増量できる。ただし、最大用量は週1回15mgまでとする。
- 注入器（アテオス：オートインジェクター）の内部に、

表25 GIP /GLP-1受容体作動薬

一般名	製品名	血中半減期(h)	作用時間(h)	1筒中の含有量	用量	投与方法
チルゼパチド	マンジャロ皮下注 2.5mg アテオス	129*	NA	2.5mg	2.5mg	1回/週
	マンジャロ皮下注 5mg アテオス	146	NA	5mg	5mg	
	マンジャロ皮下注 7.5mg アテオス	NA	NA	7.5mg	7.5mg	
	マンジャロ皮下注 10mg アテオス	121	NA	10mg	10mg	
	マンジャロ皮下注 12.5mg アテオス	NA	NA	12.5mg	12.5mg	
	マンジャロ皮下注 15mg アテオス	122	NA	15mg	15mg	

＊：初回投与データ
NA：データなし

1回分（0.5 mL）の薬液が充填されたプレフィルドシリンジをあらかじめ装填したコンビネーション製品（キット製品）であり、投与時の薬剤調製が不要である。

- 注入器には、注射針（29ゲージ針）付きのシリンジがあらかじめ装填されており、針の取り付けや取り外し、用量調整、空打ちをすることなく、ボタンを押すだけで自動的にチルゼパチドが投与でき、手技が簡便である。

〔用法及び用量に関連する注意〕

- 本剤は週1回投与する薬剤であり、同一曜日に投与させること。
- 投与を忘れた場合は、次回投与までの期間が3日間（72時間）以上であれば、気づいた時点で直ちに投与し、その後はあらかじめ定めた曜日に投与すること。次回投与までの期間が3日間（72時間）未満であれば投与せず、次のあらかじめ定めた曜日に投与すること。なお、週1回投与の曜日を変更する必要がある場合は、前回投与から少なくとも3日間（72時間）以上間隔を空けること。
- 胃腸障害等の発現により忍容性が得られない患者では減量、または漸増の延期を考慮すること。
- 本剤投与による用量依存的な体重減少が認められているため、血糖コントロールだけでなく、体重減少にも注意し、本剤の増量の必要性を慎重に判断すること。

Ⓓ 持効型溶解インスリン/GLP-1受容体作動薬配合注射液（FRC）

- 2019年9月に持効型溶解インスリン/GLP-1受容体作動薬配合注射液（ゾルトファイ配合注）が発売され、2020年6月に持効型溶解インスリン/GLP-1受容体作動薬配合注射液（ソリクア配合注）が発売された。これらの新たな薬剤は持効型溶解インスリンとGLP-1受容体作動薬を固定比率で配合されており（FRC）、2つの有効成分を1日1回の皮下注射で投与することが可能になった。

- ゾルトファイは1ドーズには、インスリン デグルデク1単位：リラグルチド0.036mgが含まれ、ソリクアは日本人の2型糖尿病患者の病態やインスリン グラルギン製剤とリキシセナチド製剤の治療実態などを考慮して、1ドーズには日本独自の配合比1単位：1μgが含まれる（**表26**）。

〔適応〕

- インスリン療法が適応となる2型糖尿病である。

〔禁忌〕（次の患者には投与しないこと）

- 本剤の成分に対し過敏症の既往歴のある患者、低血糖症状を呈している患者。
- 糖尿病性ケトアシドーシス、糖尿病性昏睡、1型糖尿病患者（インスリンのみを含有する製剤による速やかな治療が必須となるので、本剤を投与すべきでない）。
- 重症感染症、手術などの緊急の場合（インスリンのみを含有する製剤による血糖管理が望まれるので、本剤の投与は適さない）。

〔臨床試験〕

- ゾルトファイでは国内で2つの第Ⅲ相臨床試験が実施され、経口血糖降下薬またはインスリンによる治療で十分な血糖コントロールが得られない2型糖尿病患者において、低血糖の発現頻度を高めることなく、優れたHbA1cの改善を認め、基礎インスリン製剤に比べ低血糖および体重増加のリスクを抑えながら、空腹時および食後の血糖コントロールを改善することが示された。また、ソリクアでは国内で3つの第Ⅲ相臨床試験が実施され、1日1回の投与で空腹時血糖値と食後血糖値のいずれも改善し、インスリン グラルギンと比較して、低血糖と体重増加のリスクを増やさずに統計学的に有意にHbA1c低下を示した。また、リキシセナチドと比較して、腎腸障害の副作用リスクを低減した。

〔開始用量〕

- ゾルトファイでは通常、成人では、初期は1日1回10ドーズ（インスリン デグルデク/リラグルチドとして10単位/0.36mg）を皮下注射するが、前治療のインスリン投与量や患者の状態に応じて、1日1回16ドーズ

表26 持効型溶解インスリン/ヒトGLP-1受容体作動薬配合注射液(FRC)

一般名	商品名	1筒中の含有量	投与方法
インスリン デグルデク / リラグルチド	ゾルトファイ配合注フレックスタッチ	インスリン デグルデク 300 単位 / リラグルチド 10.8mg	1日1回
インスリン グラルギン / リキシセナチド	ソリクア配合注ソロスター	インスリングラルギン 300 単位 / リキシセナチド 300 μg	1日1回 朝食前 1時間以内

(インスリン デグルデク/リラグルチドとして 16単位/0.58mg)までの範囲で増減できる。ソリクアでは、1日1回5〜10ドーズ(インスリン グラルギン/リキシセナチドとして5単位/5μg〜10単位/10μg)から開始する。

〔投与量〕

● 患者の状態に応じて適宜増減するが、ゾルトファイでは 1日50ドーズ(インスリン デグルデク/リラグルチドとして50単位/1.8mg)、ソリクアでは1日20ドーズ(インスリン グラルギン/リキシセナチドとして20単位/20μg)を超えないこと。

〔注射時刻〕

● ゾルトファイは原則として毎日一定とする。ソリクアは1日1回朝食前に皮下注射する。
注意)ゾルトファイの用量単位である 1ドーズには、インスリン デグルデク1単位およびリラグルチド0.036mgが含まれ、ソリクアの1ドーズには、インスリン グラルギン1単位およびリキシセナチド1μgが含まれる。

〔副作用〕

● 重大なものとして、低血糖、アナフィラキシーショック、膵炎、腸閉塞があり、観察を十分に行い、異常が認められた場合には投与を中止するなど適切な処置を行うこと。

● 胆石症、胆嚢炎、胆管炎又は胆汁うっ滞性黄疸が発現するおそれがあるので、腹痛等の腹部症状がみられた場合には、必要に応じて画像検査等による原因精査を考慮するなど、適切に対応すること。

〔指導ポイント〕

● 注射時刻は、ゾルトファイでは毎日一定(食前、食後に関係なく使用可能)にし、ソリクアでは朝食前1時間以内に皮下注射し、食後の注射は行わないようにする。

● ゾルトファイでは、インスリン製剤を使用していない場合は1回10ドーズ未満から投与開始し、インスリン製剤を使用していて効果不十分の場合は 1日1回10〜16ドーズの範囲で投与開始する。

● ソリクアでは、インスリン製剤以外の糖尿病用薬による治療で効果不十分な場合、5ドーズを目安として投与を開始する。インスリン グラルギン100単位/mL製剤から変更する場合、通常初期用量は前治療のインスリン グラルギン100単位/mL製剤の1日投与量と同単位を目安として投与を開始する。インスリン グラルギン300単位/mL製剤または1日2回投与の基礎インスリン製剤から変更する場合、通常初期用量は前治療の基礎インスリン製剤の1日投与量よりも低用量を目安として投与を開始する。インスリン グラルギン以外の1日1回投与の基礎インスリン製剤から変更する場合、通常初期用量は前治療の基礎インスリン製剤の1日投与量と同単位を目安として投与を開始する。

● 1日用量として、ゾルトファイでは 50ドーズ(インスリン デグルデク50単位・リラグルチド1.8mg)を超える場合、ソリクアでは20ドーズ(インスリン グラルギン20単位・リキシセナチド20μg)を超える場合は、他剤に変更を検討する。

● 打ち忘れの場合は、ゾルトファイでは作用持続時間などの特徴から気づいた時点でただちに投与できるが、その次の投与は8時間以上あけてから行い、その後は通常の注射時刻に投与するようにする。ソリクアでは医師に相談し、決して2回分を一度に注射しないようにする。なお、いずれの場合も初期用

量として10ドーズを超えないこと。

E 薬物療法の開始と維持： 支援のポイント

- 薬物療法に対する考えや経験をたずねる。
- 薬物療法の重要性や利益についての理解度を評価する。
- 薬物療法による不利益や障害となることをたずねる。
- 薬物療法を実施していくことの必要性の理解、準備状態を評価する。
- 患者とともに治療計画を立てる。種類、回数や時間の確認。
- 患者がどの程度遵守可能と考えているかを評価する。
- 目標が達成できれば称賛する。
- 薬物治療の継続が難しい状況を想定し対策を立てる。外出時、旅行時、シックデイなど。
- 忘れやすい場合は、思い出すためのメモ、家人の協力を得ることなどを勧める。
- 日常生活の過度の制限や負担になっていないかたずねる。
- 薬物療法に対する服薬や自己注射は比較的実行度が高いとされているが、ときに服薬アドヒアランスの低い患者もいる。その場合には、その患者の内的要因（心理的要因）を確認し、行動変化が促進される方向へ導く必要がある。
- クリニカルイナーシャ（Clinical Inertia；患者が治療目標に達していないのに、適切な治療が行われていない状態）にならないように注意する。

5.インスリンポンプ療法

 持続皮下インスリン注入療法
（Continuous Subcutaneous Insulin Infusion : CSII）

1 CSIIの適応と意義

- 携帯型注入ポンプを用いて超速効型（あるいは速効型）インスリンを持続的に皮下投与する治療法のことを示す。
- この治療法に習熟した医療チームが提供するときに、血糖管理の改善や低血糖頻度の軽減といった治療効果を期待できる。

a. 適応（表27）
- 適切な患者選択が必要であり、十分動機づけられ、血糖コントロールの原則についての知識をもち、積極的に受け入れ可能な患者が適応となる。
- 血糖値が不安定で変動が大きい、あるいは無自覚性低血糖を呈する1型糖尿病や、インスリン分泌が著しく低下した2型糖尿病など、一般的な強化インスリン療法では血糖コントロールが困難である患者

に対して用いられる。
- 特に以下のような患者はCSIIが望ましい。
  ①血糖変動がきわめて大きい不安定型患者
  ②重症低血糖の頻度が多い、あるいは無自覚性低血糖がある患者
  ③明らかな暁現象を認める患者
  ④妊娠中、あるいは妊娠を希望している患者
  ⑤シフトワーカーの患者
  ⑥胃麻痺を伴う患者
- 逆に以下のような患者はCSIIを避けるべきである。
  ①頻回の血糖自己測定を忌避する患者
  ②血糖管理に対する動機づけができていない患者
  ③重篤な精神科疾患の既往がある患者
  ④ポンプ装着が生活スタイル（コンタクトスポーツなど）にあわない患者
  ⑤非現実的な期待をCSIIに抱いている患者

2 CSIIの種類

- 国内ではインスリンポンプとして、主に3機種が使用されている。近年、国内でもチューブフリーの

表27　CSIIの適応とその必須条件

A．CSII が適応となる条件
1．従来の頻回インスリン注射療法では血糖値が不安定で高血糖、低血糖もしくは無自覚性低血糖などを呈する成人1型糖尿病もしくは、インスリン分泌が著しく低下した2型糖尿病
2．厳格な血糖コントロールが必要な、妊娠を計画中もしくは妊娠中の1型もしくは2型糖尿病
3．小児の1型糖尿病
B．CSII 適応例の必須条件
1．CSII を理解し、充分な動機を有する例
2．インスリンポンプの操作、血糖自己測定などが正確に行える能力を有する例、小児糖尿病例では保護者が充分教育を受け、ポンプの操作を行うか、もしくは補佐できる例
3．CSII の充分な経験と技能を有する医療スタッフがおり、CSII の継続的な教育やトラブルへの対応も充分に行える医療施設に通院中の例

〔小林哲郎, 他：日本先進糖尿病治療研究会によるCS IIおよびCGMに関するステートメント. 糖尿病 57（6）：403-415, 2014, 引用改変〕

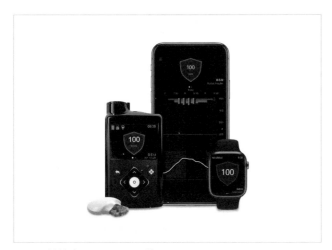

図19　持続皮下インスリン注入器
（日本メドトロニック株式会社：ミニメド™ 780G システム 製品写真，提供）

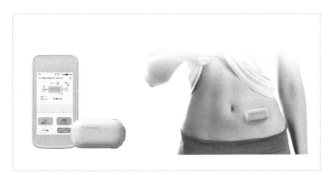

図20　パッチ式インスリンポンプ
（テルモ株式会社：メディセーフウィズスマート 製品写真，提供）

パッチ式インスリンポンプの使用が可能となっている。

① ミニメド™ 780Gシステム（日本メドトロニック）（**図19**）
わが国で唯一の CGMと連動するポンプであり、後述のAID（Automated Insulin Delivery）として使用できる。
基礎インスリン注入量を5分毎に自動調節することで、インスリン治療を必要とする患者の QOL向上に寄与することが期待されるテクノロジーである Hybrid Closed Loop（HCL）を搭載したインスリンポンプミニメド™770Gが2022年1月より販売された。さらに、2023年12月から770Gは780Gへ専用のアプ

リを介しアップデートを行い、ガーディアン™4センサ（Gurdian™4Sensor）使用のCGMと連動している。780Gでは、オート基礎注入量が最大にも関わらず、120mg/dLを超えた時に5分毎にシステムが必要と判断すれば、補正ボーラスを自動投与する AHCL（Advanced Hybrid Closed Loop）機能が加わった。スマートガード（AHCL機能）により、患者の日内変動データに合わせ、自動で高血糖と低血糖を予防し、血糖値をコントロールし目標範囲に維持する手助けをするよう設計されている。

② メディセーフウィズスマート（テルモ）（**図20**）
日本発のチューブフリーのパッチ式インスリンポンプである。Bluetooth通信を用いてスマホ型の専用リモコンで注入操作を行う。リモコンデータはスマートフォンやパソコンにかざすことで専用アプリ（MSデータシェア）に記録され、生活と結びついた振返り観察が可能である。

③ トップシリンジポンプTOP-8200（トップ）
日本製のチューブ式シリンジポンプであり、サータを用いない穿刺法と注入セットのチューブの向きが変えられる点に工夫がある。

3　CSIIの方法

● 専用の注入ポンプ（インスリンポンプ）を用い、腹壁、上腕、腰部、臀部、大腿の皮下にカテーテルを留置して、インスリンを持続皮下注入する。
● 注入ポンプは、携帯可能な小型のものであり、ベルトにつけたりポケットに入れたりできる。注入セットは、3日ごとに取り換え、穿刺注入部位の感染やインスリンの効果減弱を避ける。
● 注入ポンプは通常、注入速度を時間により変えられるプログラム機能をもつ。
● プログラム機能により、血糖値が一定となるように基礎注入量を設定する。この設定には、食事を抜いて血糖変動がないよう確認することが望ましい。
● 基礎インスリン必要量は総インスリン量の約30〜50％となることが多い。思春期以降の症例では、暁

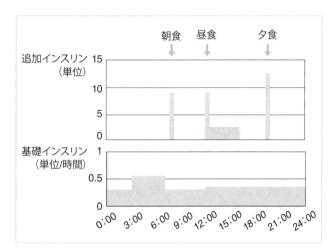

図21 インスリンポンプ治療における基礎および追加インスリンの投与例

基礎インスリンは、暁現象に対し3：00〜7：00は増量。朝、夕の追加インスリンはノーマルボーラスで投与し、昼食時は脂質の多い食事のためデュアルボーラス（カップルボーラス）を実施。

現象に対し増量する例が多い。

- 追加インスリンは摂取糖質を処理するためのインスリン（糖質用インスリン）と血糖補正のためのインスリン（補正用インスリン）の合計を投与する。
- 糖質用インスリンについては、個々の糖質比（1単位のインスリンで処理できる糖質量：通常 10g/単位程度）を設定する。補正用インスリンについては、個々に目標血糖値と1単位のインスリンで低下する血糖幅（インスリン効果値：通常 50mg/dL/単位程度）を設定する。このとき摂取糖質量と血糖値を入力すると自動で追加インスリン量を算出する自動計算機能を利用すると簡便である。
- 追加インスリンの注入は超速効型インスリンの食直前投与により食後高血糖を来す場合は、食事の15分ほど前の注入が効果的である。
- 追加インスリンの投与方法は、通常のすみやかに注入されるノーマルボーラス以外に、30分以上の一定時間をかけて持続投与する方法（スクエアウェーブボーラスもしくはロングボーラス）、あるいはこの2つを組み合わせた方法（デュアルウェーブボーラスもしくはカップルボーラス）があり、食事内容に応じた選択が可能である（**図21**）。糖尿病自律神経障害な

どに伴う消化管運動障害合併時にはスクエアウェーブボーラスもしくはロングボーラスが適する。

4 CSIIの問題点

- 注入停止のトラブル：ポンプの作動不良、注入ルート内の凝集、カニューレおよびチューブ屈曲などにより注入遮断が生じると、DKAを来す恐れがある。同様にルート内のエア、接続部からの漏れもインスリン注入が途絶える原因となるため、注意が必要である。特に注入セット交換時に発生しやすいので、食事前など十分な追加インスリンを注入する前に交換して追加注入が問題なく行えているかを確認する必要がある。可能であれば、交換数時間後にSMBGで血糖値を確認することが望ましい。
- 低血糖：従来の機種では基礎インスリンの時間帯ごとの調整ができなかったが、改良型の機種では、基礎インスリンの時間帯ごとの調整が可能であること、またSAPとして使用した場合はアラート機能[注33]やスマートガード機能[注34] により頻回注射療法と比較して低血糖リスクが軽減されるというデータが報告されている。
- 穿刺注入部位やチューブ固定用の絆創膏によるかぶれなど、皮膚トラブルが起こりやすい。
- 穿刺注入部位が赤くなったり腫れたりするなどの異常を感じたら、すぐに抜去して別の部位に変える。
- 一緒に用いる血糖測定法により異なるが、インスリン皮下注射療法に比して医療費の負担は増える。
- 注入時のトラブルについては、液漏れや空気が入ることで血糖値が高値になることもあるので注意が必要である。

5 CSIIの指導上のポイント

- CSIIで使用するインスリンは通常では超速効型であるため、注入が遮断されると、著しい高血糖や5時間以内にDKAを来す可能性がある。このため毎食前および眠前のSMBGを必ず行い、可能ならisCGMも

注33）設定したグルコース値以下になった場合に警告音が鳴る機能。
注34）CGMにより低グルコースを予測しインスリン注入を自動で一時停止する機能。

併用して注入遮断による高血糖を来していないか確認するように指導する。

- 低温のインスリンを使用すると、注射器内に気泡ができることがある。冷蔵庫に保管しておいたインスリンは、室温に戻してから使用する。

- バッテリーを交換する目安(インスリンポンプのみで通常1か月くらい、SAP機能付きで1～2週間)や、予備を備えておくよう指導する。

- 入浴、水泳などで、注入ポンプを取り外すのは短時間にとどめる。長時間外す場合は、少量の速効型インスリンなどで補充する。

- インスリン注入の遮断原因として注入ポンプの故障や設定ミス、バッテリー切れ、水没、電磁波、高温・低温による影響、針やチューブの抜け、チューブ内凝固による閉塞、皮下の硬結などが考えられる。パッチポンプは、チューブの屈曲などのチューブトラブルは発生しないが、ポンプと(体に装着されている)パッチ部が確実に接続されているか、接続部に関しては同様に注意が必要である。

- トラブルからの回復が困難であれば、すみやかにインスリン皮下注射で対応する。インスリンポンプ・持続グルコース測定器は磁気の影響を受ける可能性があり、検査前に必ず取り外しが必要である。

- X線、CT、MRIなどの撮影にあたっては、CGMの全ての機種とインスリンポンプの本体は取り外しが必要である。ポンプの注入セットは、ミニメドの780G、770Gの注入セットは取り外しが不要であるが、メディセーフウィズと同スマートの留置セット(イージーパッチ)は取り外す必要がある。TOP-8200の注入セットはX線とCTでは取り外し不要であるがMRIでは取り外さなければならない。これらの取り外しは撮影部位によっても異なるので、撮影にあたる医師や技師の指示に従う。

B パーソナルCGM機能付きインスリンポンプ(療法)(Sensor Augmented Pump：SAP)

1 SAPの適応

- SAPとはリアルタイムの持続グルコースモニタリング(CGM)機能付きのCSIIである。

- 基本的にはCSIIと同様の適応であるが、特に、無自覚性低血糖が危惧される血糖値が不安定な場合や妊娠中の1型糖尿病患者などがよい適応となる。

2 SAPの方法

- 電極を有するCGMセンサーガーディアン™4センサ(Guardian™4 Sensor)を皮下に穿刺する。穿刺した電極からは2時間ほどでBluetoothを介してCSIIの器械にセンサーグルコース値がリアルタイムで表示されるので、血糖変動を随時確認することができる。CGMは7日間使用できる。

- 現在の血糖が上昇中であるか下降中であるかが容易に確認できる。

- 一定のグルコース値よりも上昇、あるいは下降を知らせるアラート機能を活用することにより、低血糖や高血糖に対応することができる。

- スマートガード機能をオンにしている場合は、自動的に血糖コントロールを行うため、85％以上のセンサー使用率とオートモード稼働率を目標とする。

a. SAPの問題点

- CSIIの問題点に加えて以下のような問題点がある。
  ①CSIIと比べて、自己負担額がさらに高額となる。
  ②得られるCGMデータは膨大であり、その解析結果をもとに適切な療養指導を短時間で行うには、医療スタッフの習熟とサポート体制が必要である。

b. SAP指導上のポイント

- SAPで表示されるグルコース値は実際の血糖値から

10分ほど遅れた値であることを認識する必要がある。SAPで使用されるセンサーは、2024年よりガーディアン™4センサ(Guardian™ 4 Sensor)であり、基本的にCGMデータの較正は必要ない。しかし、患者自身が不安を覚える時や、スマートガードを維持するためにはSMBGによる確認が必要である。

- CGMと連動し、自動でインスリンが注入されるポンプ治療を継続するには、CGMとポンプ手技の適正使用を促す。

[診療報酬の施設基準]

- インスリンポンプ治療を行っている施設で、糖尿病治療経験5年以上の糖尿病専門医が1人以上常勤しており、インスリンポンプ治療の経験が2年以上の常勤の看護師や薬剤師、糖尿病療養指導士や糖尿病看護認定看護師などが1人以上配置されている施設。

- 糖尿病専門医や糖尿病療養指導士、糖尿病看護認定看護師に対しては、糖尿病学会が行うリアルタイムCGM適正使用のためのeラーニングの受講が必須となっている(Ⅱ章-5-C-2:34頁参照)。

C データマネジメントシステム(DMS)

1 DMSを活用した療養指導とその目標

- DMSとは、SMBG、プロフェッショナルタイプのCGMとisCGM(intermittently scanned CGM)、リアルタイムCGM(SAP療法)、それぞれから得られる膨大なデータを解析するソフトを指し、CareLink Personal、リブレViewやCLARITYを含む。各ソフトにより、AGP(Ambulatory Glucose Profile)を含むさまざまなグラフ、記述統計量の表、機器の使用状況、ソフトによる指摘解釈などが出力される(Ⅱ章-5-D:37頁参照)。

- DMSを活用する指導は、各ソフトの解析結果と、低血糖、食生活、カーボカウント、飲酒、活動量、薬剤のアドヒアランス(インスリン打ち忘れなど)、生活リ

ズム等の患者から聴取した情報とあわせて解釈し、医師と連携してよりよい血糖コントロールを目指す患者指導である。

- 各測定機器とソフトを利用した治療目標は、機器の安全な使用、低血糖の減少、高血糖の持続時間の短縮、血糖変動幅の縮小、治療へのモチベーション向上、患者の主体的なインスリン治療などである。

- 安全な使用には、機器の適正使用の説明のみでなく、CGM使用時に表示される値に一喜一憂し、不適切な自己判断でインスリン投与量や補食量を増減し、低血糖や高血糖を招かないように説明する。

2 解析ソフトの見方

- 各ソフトの解析結果で注目する点は、測定期間中の低血糖、高血糖、血糖変動である。

- 低血糖を認めた場合は、低血糖の発生時刻、重症度や持続時間を確認し、誘因となりうる食事の遅れや量、インスリンや経口血糖降下薬の使用状況、運動量などを聞き医師と共有する。

- 高血糖を認めた場合は、食事の量あるいは炭水化物の過剰摂取、運動不足、ストレス、打ち忘れ、生理期間、過小なインスリン注射、低血糖対処時の甘味の過量摂取やシックデイなど原因を探る。

- 解析ソフトでは、日内変動グラフや様々なグルコースデータ指標を継続的に観察可能である。AGPレポート上では、中央値ライン、75/25パーセンタイルと90/10パーセンタイルラインにより、日内の低血糖と高血糖の時間帯、日差変動の大小などを示す。

- 2019年6月の第79回米国糖尿病学会学術集会で、CGMによる血糖コントロールの指針(コンセンサスレポート)が新たに発表され、血糖コントロール指標として70～180mg/dLを治療域(target range)とし、この範囲内の測定回数または時間をTIR(time in range)、治療域より低値域をTBR(time below range)、高値域をTAR(time above range)と定義し、このTIRが70%である場合、目標値として掲げられているHbA1c 7.0%を達成できる可能性があるとし

注35) Battelino T, Alexander CM, Amiel SA, et al. Continuous glucose monitoring and metrics for clinical trials: an international consensus statement. Lancet Diabetes Endocrinol. 2023；11：42-57.

ている[注35]。他に、変動係数として%CV（Coefficient Variation）は36％未満を目標とし、GMI（Glucose Management Indicator）は2週間以上のCGMの平均グルコース値から算出した血糖管理指標である。

- CGMでは、1mg/dL/分、2mg/dL/分以上、3mg/dL/分以上の血糖変化率によって、グルコース値の推移を示すROC（Rate of change）矢印が示される。また、アラート機能は、リアルタイム低・高アラート以外に、ROC矢印を速度アラートとして警告し、さらに予測アラート機能を備えている CGMもある。スマホアプリを活用することで、低血糖や高血糖の回避に役立てるように設定する。

- SAP療法では、日内変動グラフだけでなく、ベーサルとボーラスインスリンの設定、ボーラスウィザード設定、摂取糖質量、較正や注入セット交換のアドヒアランス、総インスリン量（TDD）、ボーラス量、自動補正量、基礎レート（U）、ベーサル：ボーラスの割合、アラート機能の活用、オートモード稼働率などのデータも得られるので、適正使用の確認に用いるとともに医師と連携する（付録：298頁参照）。

- 現在最新のSAP療法（AHCL）では、CGMのデータに沿った自動的なインスリン調整が行われるが、CGMとペン型インスリンまたはCSIIでは、患者が主体的にインスリン投与量や注入量を調整する。
  ①CGMで夜間の低血糖を認めた場合は、基礎（ベーサル）インスリンの減量を考え、夜間の補正インスリンの有無を確認する。また、飲酒習慣などの情報も患者から聴取する。逆に、高血糖の場合は、基礎（ベーサル）インスリンの増量や、就寝前の補正インスリンを検討し、夜食の有無などの情報も聴取する。
  ②食後に低血糖を起こす場合は、追加（ボーラス）インスリン投与量の見直しや食事内容やその前の運動量を振り返る。高血糖の場合は、食事内容とインスリン効果や、食事療法の遵守度などを確認する。
  ③空腹時の低血糖や高血糖には、基礎（ベーサル）インスリンの調整ならびに、責任インスリンの考え方による追加（ボーラス）インスリンの調整、食事療法や活動量などの確認を行う。
  ④CGMの速度アラートや予測アラート機能の利用や、グルコース値やROC矢印を意識することで、タイムリーに補食を摂って低血糖を予防でき、補正インスリンにより顕著な高血糖を減らせ、患者の生活にあわせたインスリン治療をサポートできる。

- HbA1cや血糖値以外に、解析データから算出される中央値や平均値、低血糖率や高血糖率、血糖変動指標（SD・IQR・CV・AUC・AOC・ADRR・MODD・MAGEなど）[注36]は、患者の継続的なDMS指導の効果判定に役立つ。

注36) SD（Standard Deviation）は、平均値のバラつきを示す標準偏差の略称である。IQR（Interquartile Range）は測定値の中央50％の範囲を表し、四分位範囲と呼ばれる。CV（Coefficient of Variation）は、標準偏差を平均値で割った値で変動係数のことである。AUC（Area Under the Curve）は設定血糖値を超えた面積、AOC は（Area Over the Curve）は設定血糖値を下回った面積を示している。ADRR（Average Daily Risk Range）は、1日の最大値と最小値から算出され、高血糖・低血糖を同様に感知する血糖変動指標である。MODD（Mean of Daily Difference）は、24時間間隔で算出される日差変動を示す。MAGE（Mean Amplitude of Glycemic Excursions）は、1日24時間の1SD 以上の血糖変動のみを捉え、その平均から求める値である。いずれの指標も、血糖変動が大きくなるほど数値は高くなる。

糖尿病患者の心理と行動

·
·
·
·
·

1.糖尿病患者の心理

- 糖尿病において患者心理が重要である理由は、いくつかの精神科的疾患や摂食障害（IX章-5-I：235頁参照）を伴いやすいこと、あるいは肥満、喫煙、飲酒など、その治療に心理行動学的な知識や方法を必要とする問題が含まれていることが挙げられる[注1]。
- すべての糖尿病患者にかかわる医療従事者は、そうした患者の心理に寄り添い、その患者の療養の能力が最小限の負荷で、最大限に発揮できるよう、支援しなくてはならない。

A 糖尿病発症および診断時の心理

- 1型糖尿病と診断されたとき、患者および患者家族（特に母親）は特別な感情を抱くことが多い。この感情は、いわゆる悲嘆のプロセス（VI章-3-C-①-表11：135頁参照）のそれにも似るものである。
- 1型糖尿病発症期には、1型糖尿病の病像、インスリン注射の必要性、インスリン注射手技、血糖測定の意義、血糖測定の手技とさまざまな指導項目が山積しているが、あるときには口頭で、またあるときには書籍を利用してなど、さまざまな形で教育・指導をする。その折、後述の悲嘆のプロセスを踏まえて患者および患者家族と接する必要がある。
- 2型糖尿病と診断されたときの糖尿病患者の心理は個々に異なる。驚きや否定の感情をもつこともあれば、ある程度、糖尿病発症を予期していて、これまでの生活への後悔や落胆、諦めといった感情をもつこともある。
- 患者によっては生活そのものを見直し、健康状態を維持していくための機会として前向きに捉える患者もいれば、自覚症状がないがゆえに健康管理や治療の必要性を感じない患者もいる。
- 医療者は、そうした個々の患者の心理を推測し、その患者の心理状態に応じたアプローチで糖尿病教育を開始する必要がある。

B 糖尿病療養中の心理

- 糖尿病患者は日々の生活のなかで、折に触れ、糖尿病や血糖値を意識している。特に重度の低血糖を経験した患者では、糖尿病に関連する悩みを抱えている割合が高く、心理的健康度も低いことが知られている。
- 糖尿病患者は、糖尿病と診断されてから食事や身体活動、あるいはインスリン注射などを行うという新たな生活パターンを再構築するために、さまざまな状況に折り合いをつけていかねばならない。
- 親の介護や多忙な仕事など、解決しがたい状況にあると糖尿病どころではないという患者もいる。また、糖尿病療養のなかで制約感（常に感じる抑圧、重荷、葛藤、つらさ、いらいら、悲しみ、孤独感など）を感じており、「医療者に気持ちを理解してもらいたい、解決してもらいたい」と願っている患者もいる。
- 糖尿病発症要因として自堕落な生活があるとの誤解が世の中にあるため、糖尿病患者のなかには糖尿病であることを他言しにくいと感じている人もいる。
- 他者から糖尿病を患っていることを知られないようにしていると、仕事や学校、地域での付き合いの際、療養上の調整がさらに難しくなりがちである[注2]。

注1) 石井均：糖尿病の心理行動学的諸問題. 糖尿病 43(1)：13-16, 2000.

注2) Ikeda K, Fujimoto S, Morling B, et al：Social Orientation and Diabetes − Related Distress in Japanese and American Patientswith Type 2 Diabetes. PLoS One 9(10)：e109323, 2014.

C 身体状況の変化と心理

- 糖尿病は自覚症状に乏しく、自覚症状が現れたときには合併症が進行していることも多い。また、自覚症状を感じていても、糖尿病との関連付けができない患者もいる[注3]。
- 尿や眼底検査の結果をもとに他覚的な所見について伝えられていても、自らの問題としての実感が生じず、網膜症の進行による視力低下や、腎症の悪化によるむくみなど、合併症に関連する自覚症状の発現により、初めて糖尿病合併症を考える患者も多い[注4]。そうした患者の多くは、「こんなに悪くなっているとは知らなかった」などと後悔の念を抱くこととなる。
- 知識や情報を提供するだけではなく、患者の話を聴く、あるいは患者が自分の身体を観る、自分の身体に触れることを促すことにより、患者自身が自覚症状のみならず、他覚所見も自らの問題として捉えることができるような面接を心がける。

D 治療が変更になるときの心理

- 薬物治療が開始されるときには、療養に失敗したという後悔や罪悪感をもつ患者もいる。特に、インスリン注射については、インスリン未使用の2型糖尿病患者の半数以上が、「インスリンを始めるということは自分が指示を守らなかったということである」など、抵抗感や後悔にも似た思いを抱く[注5]。
- インスリン注射を始めた患者の9割では、インスリン投与により「血糖コントロールがよくなった」、さらに「好きな食べ物を食べられる頻度が増えた」などの回答が得られ、約7割が「インスリン投与をもっと早く開始すべきだった」と実感していた[注6]。
- 薬物療法の開始や追加が、決して後悔や罪悪感と関連したり、それがゆえに薬物療法の開始や追加が遅れたりしないよう、留意して面接すべきである。
- 薬物療法における心理的負担は、週1回の経口薬が一番低く、次いで1日1回の経口薬、週1回の注射薬の順であった。1日複数回の経口薬使用より、週1回の注射薬のほうが心理的負担は低かった[注7]。薬物療法の投与方法や回数によっても心理的負担は左右されるため、治療薬を変更する際には、患者の心理状態にも留意する必要がある。

E スティグマとアドボカシー

- 日本糖尿病学会と日本糖尿病協会は、糖尿病患者が疾患を理由に不利益を被ることなく、治療の継続により糖尿病のない人と変わらない生活を送ることができる社会環境の構築を目指して2019年にアドボカシー委員会を設立した。
- スティグマは、特定の属性に対して刻まれる「負の烙印」という意味を持ち、誤った知識や情報が拡散することにより対象となった者が精神的・物理的に困難な状況に陥ることを指す。
- 糖尿病患者が遭遇するスティグマを分類すると**表1**のように分けられる。スティグマの要因によって、一般社会から受ける「社会的スティグマ」、主に医療

表1　糖尿病のスティグマの類型

	社会的スティグマ （社会的規範からの逸脱、レッテル）	乖離的スティグマ （ステレオタイプからの逸脱）	自己スティグマ （自尊心の低下）
経験的スティグマ （実際の経験）	・生命保険に加入できなかった ・住宅ローンを断られた ・就職できなかった ・寿命が短い	・間食を咎められた ・インスリンを拒否すると叱責された	・病名や診療科名から受ける印象 ・医療者に「すみません」と繰り返し謝り自己を卑下する
予期的スティグマ （スティグマへの恐れ）	・糖尿病のことを上司・同僚、ときに家族にも言わない	・しぶしぶ注射をしている ・隠れ食いをする	・宴会や会合に行くのをやめる

〔田中永昭：スティグマとアドボカシーを考慮した糖尿病療養指導. 医学のあゆみ 273（2）：176–180, 2020, 引用改変〕

注3）米田昭子：2型糖尿病患者の身体の感覚に働きかけるケアモデルの開発. 日本糖尿病教育・看護学会誌 7（2）：97, 2003.
注4）松井希代子, 稲垣美智子：透析に至った2型糖尿病患者における糖尿病合併症のとらえ方. 日本看護研究学会雑誌 30（5）：15, 2007.
注5）石井均：DAWN study. 内分泌・糖尿病・代謝内科 30（6）：586, 2010.
注6）健康日本21推進フォーラム, サノフィ株式会社.

2型糖尿病患者とその家族1000名に聞く、「糖尿病に関するQOL調査」. p.6, 2013 [https://www.sanofi.co.jp/dam/jcr:85c86d8c-827c-49ef-b760-3f07a74a59d5/20130819.pdf]（2024年4月15日確認）
注7）Ishii H, Shin H, Tosaki T, et al：Reproducibility and Validity of a Questionnaire Measuring Treatment Burden on Patients with Type 2 Diabetes：Diabetic Treatment Burden Questionnaire(DTBQ). Diabetes Ther 9(3)：1001-1019, 2018.

表2　糖尿病患者と話し合うときに注意すべきこと

尊厳	目の前の糖尿病患者も、病院・クリニックを出れば、立派な社会人、一人の人格者としての対応を
傾聴	まずは患者の話を聴く
禁止の禁止	禁止・拒否・否定の言葉を用いてはならない
提案	指示・命令はしない、提案する
深慮	患者の行動には、そうせざるをえない理由があることを肝に銘じる
人生の目標	患者は糖尿病治療のためだけに生きているわけではない

〔田中永昭：スティグマとアドボカシーを考慮した糖尿病療養指導. 医学のあゆみ 273（2）：176-180, 2020, 引用〕

従事者から受ける「乖離的スティグマ」、自分自身を価値のない人間とみなす「自己（セルフ）スティグマ」の3つに分けられ、さらにそれぞれ、実際のスティグマ体験に基づく「経験的スティグマ」とスティグマを経験しないように回避行動をとる「予期的スティグマ」に分けられる[注8]。

- 社会的スティグマにより糖尿病患者の行動が抑制されたり、負の感情が引き起こされることがある。
- 乖離的スティグマの背景には医療従事者の糖尿病に対する知識不足や無理解があり、そのことが患者をセルフスティグマに陥れている可能性に留意する。
- 患者は自己（セルフ）スティグマによって自尊心が低下することによって、社会適応や治療行動が滞ることがある。
- 糖尿病患者の自尊心が低下しないように、療養指導士は患者ひとりひとりの年齢、病態、併存症の有無のみならず、価値観やニーズ、社会的・経済的・文化的背景を大切に考えて療養支援を行うことが期待される。

- 患者は糖尿病治療のためだけに生きているわけではないので、長い人生の中でときには糖尿病治療よりも優先せざるをえないできごとも起こりうる。医療従事者と患者がそのようなイベントも含めてさまざまな情報を共有し、共通の目標に向かって歩んでいけるような関係を構築していく必要がある[注9]（表2）。
- 弱い立場に置かれた人々の権利を守るため、組織・社会・行政・立法に対し、主張・代弁・提言を行うことをアドボカシーという[注10]。
- 糖尿病におけるアドボカシーの目標は、糖尿病に関わるスティグマや健康格差を改善し、適切な治療を促進することである。
- 糖尿病療養指導士は、糖尿病患者が糖尿病ではない人と変わらない良質な人生を全うするために、個人・コミュニティ・日本国内・世界と、様々なレベルで啓発と教育を促進して、患者が不利益を被らないようにアドボカシー活動に係る提言等を推進していく必要がある。

注8）田中永昭：スティグマとアドボカシーを考慮した糖尿病療養指導. 医学のあゆみ 273（2）：176-180, 2020.
注9）田中永昭：実臨床における糖尿病患者のもつスティグマ. 糖尿病プラクティス 38（2）：183-189, 2021.
注10）International Diabetes Federation：Advocacy guide to the IDF Diabetes Atlas Ninth edition 2019. 2020.

2.糖尿病患者のセルフケア行動

- 糖尿病の治療は基本的に日々患者が実行する。食事療法や運動療法をはじめとする各種治療行動をセルフケア行動という。セルフケアの実行度を高めていくことが療養指導士の大きな課題である[注11]。
- セルフケア能力は、学習することにより習得が可能とされている。

A セルフケア行動を促す考え方

1 自己効力感

- 自己効力感（セルフエフィカシーともいう）とは、何らかの課題を達成するために必要とされる行動に対し、どのような結果をもたらすかという見通しや、その行動を自分ができるという自信をもつことである。

- 図1のように、ある行動をとるとどういう結果をもたらすかという予測を「結果予期」、自分が必要な行動をうまくできるかどうかを予測することを「効力予期」として、区別する。
- 「結果予期」と「効力予期」によって、図2のように、行動と感情からみた4つのパターンに分類できる。

パターンⅠ
「結果予期」も「効力予期」も高い状態。
この状態を自己効力が高いという。やる気を十分認めたうえで、目標が高くなり過ぎないように注意する。

パターンⅡ
「結果予期」は高いが「効力予期」が低い状態。
自信がない状態であり、表3のような、自己効力を高める情報を与えることが必要とされる。

パターンⅢ
「結果予期」は低いが「効力予期」が高い状態。

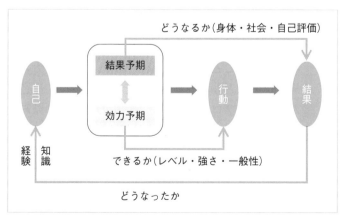

図1 結果予期と効力予期
（藤田恵璽：藤田恵璽著作集1. 学習評価と教育実践. 金子書房, 東京, p.125, 1995, 改変, バンデューラ〔Bandura, A., 1977〕の図式を修正して藤田が作図）

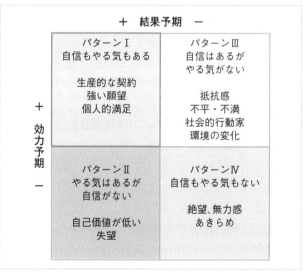

図2 結果予期と効力予期の関係
（安酸史子：改訂3版 糖尿病患者のセルフマネジメント教育—エンパワメントと自己効力. メディカ出版, 大阪, p.123, 2021, 引用）

注11）この章では健康行動に関する心理・行動学的要因のうち、糖尿病治療に関連する国際的なエビデンスがあるものを採用した。

表3 自己効力に影響する4つの情報と方略

	自己効力を高める情報	自己効力を下げる情報	方略
遂行行動の成功体験	・自分で行動し達成できたという成功体験の累積	・失敗体験の累積 ・学習性無力感	・行動形成（シェイピング法） ・スモールステップ法 ・ステップバイステップ法
代理的経験（モデリング）	・自分と同じような状況で、同じ目標をもっている人の成功体験や問題解決法を学ぶ	・条件のそろっている人ができているのを見聞きする	・モデリングの対象を選ぶ（自分と類似点のあるモデルが効果的） ・同病者から成功体験や問題解決法を聞く
言語的説得	・専門性に優れた魅力的な人から励まされたりほめられたりする ・きちんと評価される ・言葉や態度で支援され、「信じられている」「認められている」と感じる ・課題となっている行動を推奨する文化（社会的雰囲気）がある ・自己暗示をかける	・やっていることを認めてもらえない ・一方的に叱責される ・無関心を示されたり無視されたりする	・言葉による励まし ・契約書（相互契約の確認書）を取り交わす ・患者自身がアクションプランを立てるのを援助する ・アドボカシー ・自己強化
生理的・情動的状態	・課題を遂行したときに、生理的・情動的に良好な反応が起こり、それを自覚する ・「できない」という思い込みから解き放たれる	・疲労、不安、痛み、緊張、空腹 ・マイナスの思い込み	・気づきを高める ・思い込みを論破する ・リラクセーション ・ポジティブシンキング ・リフレイミング

（安酸史子：改訂3版 糖尿病患者のセルフマネジメント教育―エンパワメントと自己効力. メディカ出版, 大阪, p.127, 2021, 引用）

不平・不満を並べて行動しないなど、行動を起こすことに否定的な状態。患者の思いをよく聴き、矛盾点を明確にして必要な知識提供を行うことが求められる。

パターンⅣ

「結果予期」、「効力予期」ともに低い状態。

あきらめて無力感を感じている状態であり、今まで成功体験をもてず学習性無力感を感じていることが多い。安心して話せる環境を作り、共感的な態度で話を聴くことが望まれる。

● 自己効力に影響する4つの方略（**表3**）

①遂行行動の成功体験

実際に行動して"うまくできた"という体験をもつこと。アプローチとしては、成功体験を積み重ね、段階的に最終目標に近づけるシェーピング法（逐次接近法/漸次的接近法）がある。最終的に目標とする行動に到達するために、はじめから高い目標を掲げるのではなく、実現可能な小さな目標を掲げ成功体験を積み上げていく（ステップバイステップ法）。

②代理的経験（モデリング）

他者が行うのをみて、自分にもできそうだと思える体験である。この場合、雲の上のような人でなく、自分と似た状況の人が行うのをみるとよい。

③言語的説得

他者から認められたり、評価されること。アプローチとしては、周囲の人（医療者や家族など）が本人の行動の努力を認め、そのことを言葉や態度で伝える。

④生理的・情動的状態

緊張でドキドキする、などの生理的・心理的反応を知覚すること。疲労や緊張、あるいはマイナスの思い込みなどがある場合は、それらを払拭する必要がある。アプローチとして、物事の捉え方や見方を変える（リフレーミング）などがある。

② Transtheoretical model：トランスセオレティカルモデル（変化ステージモデル）[注12]

● トランスセオレティカルモデル（transtheoretical model：TTM）は、プロチャスカらによって開発され

注12）野川道子 編・著：看護実践に活かす中範囲理論 第2版. メヂカルフレンド社, 東京, p.333-348, 2016.

表4　変化ステージ

変化ステージ	定　義
前熟考期(precontemplation)	6か月以内に行動を変えようとは考えていない
熟考期(contemplation)	6か月以内に行動を変えようと考えている
準備期(preparation)	1か月以内に行動を変えようと考え、その方向ですでにいくつかの行動段階を経ている
実行期(action)	行動を変えて6か月未満である
維持期(maintenance)	行動を変えて6か月以上である
完了期(termination)	健康的な行動をとる自己効力感が高く、行動の変化が達成され、習慣化した状態

(添田百合子 著, 野川道子 編・著：看護実践に活かす中範囲理論 第2版, メヂカルフレンド社, 東京, p.336, 2016, 引用)

たモデルであり、「多理論統合モデル」や「変化ステージモデル」などと呼ばれている。

- TTMは①変化ステージ、②変化のプロセス、③意思決定バランス、④自己効力感の4つの概念にて構成される。

a. 変化ステージ

- 患者の健康行動への変容と定着には、「前熟考期」「熟考期」「準備期」「実行期」「維持期」「完了期」のステージを経ると言われる。変化ステージを、**表4**に示す。目に見える行動だけでなく患者理解に活用できる理論のひとつである。

前熟考期

　問題を抱えているという事実に抵抗や否定をしているステージである。自分の行動がどのような結果をもたらすか十分な知識をもっていない。意欲もない。

熟考期

　自己の問題に気づき、問題の原因と解決法を理解しようとするステージである。わかっているが準備ができていない。迷ったり、遅らせたりする。意思決定バランスをともに考え、行動するための意思決定が必要とされる。

準備期

　行動を変化させる前の最後の調整を行っているステージであり、行動をしているが望ましい水準で行動していない人も含まれる。

実行期

　準備してきたことを、望ましい水準で行動するス

テージであり、問題行動に逆戻りしそうな気持ちや誘惑に立ち向かっている。

維持期

　望ましい水準で行動を継続しているステージである。意識していないとライフイベントなどによる一時的なつまずきや再発が起きる可能性がある。

完了期

　誘惑が存在せず、脅威をもたらさなくなっているステージである。落ち込み、ストレスを感じることがあっても、不健康な習慣に戻ることはない。

b. 変化のプロセス

- 変化のプロセスは、変化ステージに沿って、次の段階に進むときに用いられる思考・感情（認知）と行動学的技法である。

- 変化のプロセスを**表5**に示す。変化には10のプロセスが特定されており、「経験的プロセス」と「行動的プロセス」に分類される。

- 「経験的プロセス」は人々が自分の経験をもとにして情報を得るプロセスのことで、主にステージの初期に用いられる内的・潜在的な活動である(**表5**-①～⑤)。

- 「行動的プロセス」は情報がその人の環境から生じているプロセスのことでステージが進むにしたがって用いられる外的・顕在的な活動である(**表5**-⑥～⑩)。

- 変化ステージと変化のプロセスには、系統的な関係がある。変化ステージに対応した変化のプロセスを**表6**に示す。介入に用いるときは、患者がどのス

表5　変化のプロセス

	変化のプロセス	定　義
経験的プロセス	①意識の高揚 (consciousness raising)	個人が抱える問題行動の変化に役立つ新しい情報や方法を探すことや、理解しようと努力すること
	②感情体験 (dramatic relief)	問題行動と潜在的な解決策について、変化しないことによるマイナス面の影響について、種々の感情を経験すること
	③環境の再評価 (environmental reevaluation)	問題行動を続けることや、健康行動を実践することが、周りの人や環境に、どのような影響を与えているのかを明らかにし、それについて考えること
	④自己の再評価 (self-reevaluation)	問題行動を続けることや、健康行動を実践することが自分にどのような影響を与えているのかを明らかにし、それについて考えること
	⑤社会的解放 (social liberation)	行動変化を後押しする方向で社会が変わりつつあることに気づくこと
行動的プロセス	⑥逆条件づけ (countering)	問題行動の代わりとなる新しい行動や考えを取り入れて問題行動と置き換えること
	⑦援助関係の利用 (helping relationships)	行動変化する際に社会的な支援を求めて利用すること
	⑧強化マネジメント (counter conditioning)	問題行動を制御したり、維持したりする際に随伴する内容を変化させること
	⑨自己解放 (self-liberation)	行動変化を強く決意して、表明すること。だれもが変化できるという信念を含む
	⑩刺激のコントロール (stimulus control)	問題行動のきっかけとなる要因や状況をコントロールすること。刺激を避け、健康行動をとるきっかけとなる刺激を増やすこと

（添田百合子 著，野川道子，他 編・著：看護実践に活かす中範囲理論 第3版，メヂカルフレンド社，東京，p.417，2023，引用）

表6　変化ステージにおける最も有効な変化のプロセス

ステージ	主に用いられる最も有効な変化のプロセス
前熟考期	意識の高揚、感情体験、環境の再評価
熟考期	自己の再評価、意識の高揚、感情体験
準備期	自己解放、意識の高揚、感情体験
実行期	逆条件づけ、援助関係の利用、強化マネジメント、刺激のコントロール
維持期	逆条件づけ、援助関係の利用、強化マネジメント、刺激のコントロール
完了期	

*プロチャスカら（Prochaska, Redding & Evers, 2008）の論文では、「社会的解放」はステージとの関連性が明確でないことから削除されている。

（添田百合子 著，野川道子，他 編・著：看護実践に活かす中範囲理論 第3版，メヂカルフレンド社，東京，p.415，2023，引用）

テージにいるのかを評価し、それに合った変化のプロセスを用いた介入が有効とされている。
- 行動変化が始まるまで（準備期以前）は、問題を意識化すること、感情に気づくこと、自分や環境との関係を見直すこと、決断することなど、感情の変化を促進する技法が有用であり、行動開始（実行期）以降は、再発のきっかけとなるものを避ける、望ましい行動をしたときは褒美を与えるなど行動学的方法が役立つ。

c. 意思決定バランス

- 意思決定バランスとは、行動変容に伴い、個人が自覚するよい面（pros）と悪い面（cons）とのバランスを意味する。
- 変化ステージが低い段階では、行動変容のよい面より悪い面のほうを強く感じており、ステージが進むにしたがって、悪い面を感じなくなり、逆によい面を強く感じるようになる。準備期あたりで、悪い面とよい面が逆転する。

d. 自己効力感（Ⅵ章-2-A-①：123頁参照）

- 自己効力感が高くなるほど行動変化の可能性は高くなる。
- 変化ステージの低い段階では自己効力感は低く、ステージが進むにしたがって高くなる。

③　エンパワーメント

- 患者の糖尿病管理能力を引き出すアプローチの一つにエンパワーメント法がある[注13]。
- エンパワーメントの基本的な考え方は、糖尿病療養において患者は意思決定の主体であり、患者自身が問題点や改善策を考え自己管理を行うことである。そして医療者は、自己管理ができるように必要な情報を提供し支援する。
- エンパワーメントアプローチでは、医学的データの改善を目的とするのではなく、患者が自分自身の潜在的な能力に気づき、自分で納得したうえで行動を変えていくことを目的とする。
- エンパワーメントアプローチは、患者の行動変化を援助するために次の基本的な5つのステップを提示している[注14]。
  - ①患者の視点から問題を特定する。「糖尿病やその治療に関して、あなたが最も難しいと感じていることは何ですか」と尋ねてみる。何が問題か、その根底にある問題−原因は何かを明らかにする。
  - ②問題についての現在の感情を明らかにする。「○○について、どのように感じて（考えて）いますか」と尋ねてみる。患者の考え方や感情は、行動で表現されることから、なぜ、そのような感情を抱くようになったのか、それによってどのような行動をし、その行動が健康にどのような結果をもたらしているかに気付くことが重要となる。
  - ③行動目標を設定する。「どんなことがしたいですか、どうなりたいですか」と尋ねてみる。患者が変えたいと思っている長期目標の優先項目を1つか2つ決める。
  - ④目標に応じた計画を立てる。「効果のありそうな具体的方法について何かよい考えはありますか」と尋ねてみる。患者自身で行動計画を立てる。目標を達成するための具体的手段や方法について、患者が思いつくことを全部書き出し、その中からできるものを選択し、実践する。
  - ⑤結果を評価する。「この目標を達成したこと（結果）から、何を学びましたか」と尋ね、行動変化の最後に評価を行う。医療者からのフィードバックを得ることで、患者は効果の有無を確認でき、目標や行動計画を見直すことができる。

④　ストレスマネジメント[注15]

- 糖尿病患者は、食事や運動、薬物療法に対してセルフケアが必要となる。具体的には自己注射、血糖測定、定期通院にもストレスを感じることもあるため、それらを緩和する対処（ストレス・コーピング）が必要となる。
- ストレスにより血糖値を上昇させるアドレナリンなどのホルモンが増えてインスリン抵抗性が惹起され、血糖コントロールが難しくなる。
- ストレスは環境要因と個人要因の関係性の中で生じるものであり、個人の評価によってストレッサーとならない場合もある。
- 家族や友人から協力を得たり（ソーシャルサポート）、医師や糖尿病療養指導士などの専門家に相談することでストレス・コーピングが図れることが期待される。
- 療養指導士は、患者に寄り添い、糖尿病患者が抱えるストレスを明らかにする。そして、多理論統合モデルの活用など、専門的知識を活かして患者の身体・心理・社会的ストレスを乗り越えるべく支援を行う。

⑤　コンプライアンスとアドヒアランス

- コンプライアンスとは、保健医療において奨励される指示に調和するすべての行動を包括する言葉であり、ノンコンプライアンスはこのような奨励され

注13）Anderson B. 石井均 監訳：糖尿病エンパワーメント 第2版. 医歯薬出版，東京，2008.
注14）石井均：糖尿病医療学入門−こころと行動のガイドブック. 医学書院，東京，2011.
注15）野川道子 編・著：看護実践に活かす中範囲理論 第2版. メヂカルフレンド社，東京，p.259-275，2016.

る指示に調和しない行動を意味する。

- コンプライアンスは、判断の基準は医療者側にあり、コンプライアンスを高めるためには、医療者が患者を説得することが必要とされている。
- ノンコンプライアンスの場合、すべての要因が患者側にあるのではなく、医療者と患者の信頼関係の不足や説明不足などが原因となっていたり、医療者の思い込みが大きいときもあると考える。
- アドヒアランスの概念は、自分に必要な自己管理行動であると自分で選択したことを守るという意味で、コンプライアンスが受け身的な行動を指すのに対し、アドヒアランスは患者が医療者の指示を受けて、納得して自己決定したセルフケア行動を守るという主体的な意味で使われている。

表7 協働的パートナーシップの基本的要素

<協働的パートナーシップの基本的要素>
・力を分かちもつこと
・心を開き尊重すること
・価値判断をせずに受容的であること
・あいまいさを受け入れること
・自己認識と内省

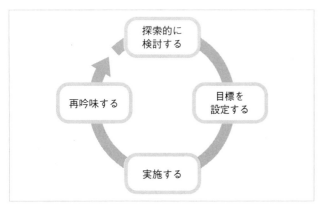

図3 協働的パートナーシップの過程

6 協働的パートナーシップ

- 協働的パートナーシップは、「すべてのパートナーが積極的に参加し、合意をもとに進む流動的な過程をとおして、患者中心の目標を追求すること」である。
- パートナーは、患者、家族、医療者といったすべての人が含まれる。協働的パートナーシップは、積極的に参加し、お互いのもつ能力・知識・経験を十分に発揮し、合意のもとに進め、患者中心の目標を追求することである。
- 協働的パートナーシップは一連の過程であり、医療者と患者・家族の間で、その状況と機会に応じて決定権や責任、分担は変化する。
- 基本的要素として、表7のように、力を分かちもつこと、心を開き尊重すること、価値判断をせずに受容的であること、あいまいさを受け入れること（解決したい問題は決定に時間を費やすことが多いため、時間と根気をもつこと）、自己認識と内省（自分の認識をもつとともに、パートナーを認識すること、自分の行動がいかに過程に影響しているかを振り返ること）とされている。
- 協働の過程は、図3のように、探索的に検討する、目標を設定する、実施する、再吟味することを繰り返す、過程の積み重なりとされる。

7 コーチング（表8）

- コーチングとは、「人間の潜在能力を解放し、その人自身の能力を最大限高めること」である。対話を中心としたコミュニケーションを通して、コーチを受ける対象者（患者）が目標達成に必要なスキル・知

表8 コーチングの基本

前提となる考え方	コーチングの3原則	コーチングスキル
マインド	インタラクティブ（双方向性）	質問・聴く・ペーシング
	オンゴーイング（現在進行形）	承認・構造づくり コーチングの戦略
	テーラーメイド（個別対応）	タイプ分け・データベース 学習スタイル

識・考え方を備え、行動することを支援し、成果を得るプロセスである。
- 「相手が自ら考え、自発的に行動し成長していく」ことを、双方のコミュニケーションによって実現することを目的としている。
- コーチングにおいて大事なことは、患者との信頼関係を築くことであり、そのためには、ありのままを受け入れる「承認」と「共感」が不可欠である。
- コーチングには3原則があり、「質問」や「聴く」などのスキルを用いて行われるが、これらのスキルのみを使用しても、関係性構築そのものであるコーチングは成立しない。

8 認知行動療法

- 認知行動療法とは、気分や感情、行動（態度も含む）、認知（捉え方、考え方の癖）に焦点を当てて問題を特定し、それらを裁ち切るために行動療法的技法、認知的技法を組み合わせて使う。
- 認知行動療法では、予測や判断、信念や価値観といったさまざまな認知的要因（認知的変数）を想定し、そ

れらが個人の情緒や行動にどのような影響を及ぼしているかを重視する（認知の機能）。
- 支援においては、情緒や行動に直接的に介入するだけでなく、情緒や行動に影響を及ぼしている認知的要因を明確にする。そしてそれらを適応的な認知へと変容していくことによって、情緒の安定や行動の修正を効果的に行っていくことを目的としている。
- 「考え方が変わることによって、気分や行動は変わる」ということを患者自身が繰り返し経験することを通して、「自分の考え方を変えれば、情緒や行動をコントロールすることができる」ということを自覚できるように促していく支援方法である。

Ⓑ セルフケア行動への支援

1 糖尿病患者におけるセルフケア行動の実行度

- 日常の療養指導では、ある患者が指導場面ではよく聴いているようであったが、実際には療養行動を始めないという場合がある。「なぜ、患者はしようと

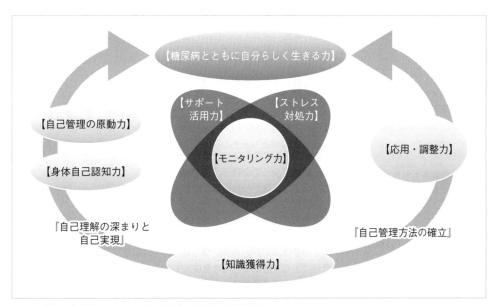

図4　糖尿病患者のセルフケア能力の要素の構造図
〔清水安子：糖尿病患者セルフケア能力測定ツールの概要. 看護技術 64(8)：62-66, 2018.〕

表9 糖尿病患者のセルフケア能力の要素[注16]

糖尿病患者のセルフケア能力の要素	内容		項目
①知識獲得力	その方がもっている糖尿病や自己管理に関する知識	1	食事量と血糖値の関係を知っている
		2	運動量と血糖値の関係を知っている
		3	糖尿病の合併症を知っている
		4	症状がなくても血糖値は高い可能性があるのを知っている
		5	風邪などの体調不良が血糖値に影響するのを知っている
②ストレス対処力	日頃からご自身で、気分転換が図れていたり、うまく対応できる力	6	糖尿病を良い状態に保とうといつも張り詰めた気持ちでいる
		7	糖尿病のことを考えると夜も眠れない
		8	ゆううつな気分になることが多い
		9	周りの人からの支援がストレスだ
		10	ストレスが生じた時にそれに対処できる
③サポート活用力	自分で難しいことは人に助けを求められる力	11	自己管理が続けられるように励ましてくれる人がいる
		12	相談をしたいと思った（いざという）時に、疑問や気がかり、悩みなどを相談できる人がいる
		13	健康を保つ上で必要なことのうち、自分にできないことを代わりに行ってくれる人がいる
		14	身体の具合が悪いとき（低血糖など）にいち早く気がついてくれる人がいる
		15	自分がしてほしいと思う支援は得られている
④モニタリング力	次の行動を自分で決定していくためにセルフケアに必要な情報を集め、判断・評価していく力	16	自己管理の効果を実感している
		17	身体の調子や食事、活動状況から判断したことを血糖値で確かめる
		18	身体の調子や食事、活動状況から判断したことを後から思い起こして正しいかどうか考える
		19	血糖値が高くなりそうかどうか予測できる
		20	低血糖になりそうかどうか予測できる（インスリンなど薬剤を使用している場合のみ）
⑤応用・調整力	指示された療法を自分の生活に合わせた効果的で、負担の少ない方法に工夫したり、調整したりすることができる力	21	生活の実際（1日の過ごし方や活動状況など）を具体的に描くことができる
		22	自分の生活スタイルに合わせて自己管理を工夫してみる
		23	生活状況の変化に合わせて、自己管理を調整することができる（忙しい時、特別な行事の時、急な用が入った時、接待の時など）
		24	自分の病状の程度や進行具合を理解している
		25	自分の状態（身体・心・生活）を冷静に見つめるようにしている
⑥自己管理の原動力	「やりたい」「やっていこう」という気持ちになれるモチベーション、動機	26	糖尿病に関心がある
		27	自己管理しようと思う理由がある
		28	自己管理することが自分の望む生活の実現につながる
		29	医療者に自分の自己管理や生活状況について話している
		30	必要なサポートを受けつつよりよい自己管理を行っていきたい（サポートを受けたくない人は該当しない）
⑦糖尿病とともに自分らしく自己管理する力	糖尿病をもちながらも自分らしく生きる力	31	自己管理にゆとりをもって取り組めている（無我夢中で自己管理していた状態から少し気（や手）を抜いて自己管理をやれるようになったというような状況を意味します）
		32	自己管理をやっていけそうだと思う
		33	これまでの経験から自己管理に自信がもてる
		34	自己管理に楽しみや喜びを感じる
		35	人生や生活に楽しみや生きがいを感じる
⑧身体自己認知力	糖尿病である自分の身体をどうとらえているか、自分の身体に関心をどのように向けているか	1	自己管理が自分にとって欠かせないものであると思う
		2	自分の身体に何が必要かいつも自分の身体に聞いている
		3	自分に生じた症状がどんな意味をもつかが分かる
		4	糖尿病の重大性や危険性をひしひしと感じている
		5	自分の身体の調子を整えるために気をつけていることがある

〔清水安子：糖尿病患者セルフケア支援ツール活用プロジェクト　糖尿病患者セルフケア能力測定ツール〔短縮版〕．2023より改変
〔https://www.idsca-nurse.com/pdf/selfcare_tool.pdf〕（2024年4月15日確認）〕

注16）⑧身体自己認知力については、あとから5項目追加となったため、
　　　通し番号が36〜ではなく1〜5となっている。

しないのか」、「患者はどうしていきたいのか」を、ゆっくりと話を聴き、医療者とともに、今後の療養の方向性を一緒に考える時間を設ける必要がある。その人の「こうありたい」という思いを知ること、思いに近づくことが大切であり、医療者と語り合うこと自体が重要である。

- 医療者や家族は、「限界：できないこと」だけではなく、「能力：できること/できる可能性があること」の両方からとらえていくことが重要である。
- 糖尿病患者のセルフケアの能力には、**表9**のように①知識獲得力、②ストレス対処力、③サポート活用力、④モニタリング力、⑤応用・調整力、⑥自己管理の原動力、⑦自分らしく自己管理する力、⑧身体自己認知力の8つの要素がある。これらの視点でセルフケア能力をアセスメントするとことで、患者の強みや努力されていること、行動の真意・意図への気づきにつながる[注17]。
- **図4**は、糖尿病患者のセルフケア能力の要素の構造図を示している。糖尿病患者のセルフケア能力は、「知識獲得力」を基点として「応用・調整力」を高めることによる「自己管理方法の確立」という方向と、「身体自己認知力」「自己管理の原動力」を高めることによる「自己理解の深まりと自己実現」という方向に発展していく。そして両方向の能力を高めるために必要な「モニタリング力」が両方向の中心にあり、これらの能力を総合的に活用していく中で、「糖尿病とともに自分らしく生きる力」を高めていくことを示している。また、情緒的安定を保つための「ストレス対処力」と、適切なサポートを得るための「サポート活用力」は、全プロセスに関わる能力として位置づけられている[注18]。
- **表9**については糖尿病セルフケア能力測定ツールが開発されている。活用にあたっては、糖尿病患者

セルフケア支援ツール活用プロジェクトのホームページを参照いただきたい[注19]。

2　生活の再構築に向けた心理的支援

- 「生活の再構築」とは、今までのいったん作り上げられた生活を"作り変える"という意味がある。"手直し"というような"再びある基準にあわせて調整する"という意味の「再調整」よりも、個人にとっては大きな仕事である。
- 糖尿病のセルフケアを日常生活に取り入れるということは「生活の再構築」であり、患者や家族にとって負担の大きいことであるという認識を医療者がもつことが必要である。

3　自己決定支援

- セルフケア実施において、医療者は患者の個人的な価値観や信念を基本に、患者の選択や決定を尊重する。
- 患者の自己決定の能力には、年齢、認知症の有無、心的能力により差がある。また、自己決定のための情報量、経済的な状況などの問題により自己決定できる範囲にも差がある。患者にとっては、日常の具体的な食事・運動療法をどうするのかなどの一つひとつが選択である。また、透析を行うかどうかなどの大きな選択もある。
- 患者にとって最適な自己決定ができるよう、医学的な判断を患者がわかるまで十分に説明したうえで、患者が今までどのように生きてきたのか、現在の状況をどのようにとらえているのか、家族も含め患者にとって何が最善かについてよく話し合うことが重要である。

注17）清水安子：糖尿病患者セルフケア支援ツール活用プロジェクト　研究内容. 2023. [https://www.idsca-nurse.com/document.php?pid=1]（2024年4月15日確認）
注18）清水安子：糖尿病患者のセルフケア能力測定ツールの開発―試用結果に基づいた修正の試み. 日本糖尿病教育・看護学会誌 13（2）：146-157, 2009.
注19）清水安子：糖尿病患者セルフケア支援ツール活用プロジェクト.

2023. [https://www.idsca-nurse.com/]（2024年4月15日確認）

3. 心理・行動に配慮した支援

𝒜 心理・行動に配慮した面接技法

- 面接で患者の心理・行動面を的確に把握し助言を行うためには、患者−療養指導士間の信頼関係に基づく円滑なコミュニケーションが不可欠である。
- 円滑なコミュニケーションを行うために、患者にとってどのような援助が必要かを判断する前に、患者がどのような状況におかれているのかを知ろう、理解しようとすることが必要である。
- 患者のニーズを理解するために、患者に何が起こっているのかを知ったうえで、どのようなケアが必要かをコミュニケーションを通して把握することが求められる。
- コミュニケーションをとるうえで重要なのは、患者がもっている何かしらのニーズ、あるいは置かれている立場や思いが療養指導士に「伝わった」「わかってもらえた」と思えることである。
- 「患者に何かをするのではなく、患者のために何をしたか」が問われている。

1 糖尿病療養指導における面接技法の特徴

- 患者の抱えている困難とその背景を的確にとらえる視点をもつ。

a. コミュニケーションにおける患者（話し手）と療養指導士（聴き手）の関係

- セルフケアが必要な糖尿病患者は、その経過が緩やかで長期に及ぶことが多い。
- 患者はがんばろうと思ってもがんばれないときがある。療養指導士はがんばれなくなった人を支える

ことの大切さを実感し、また、どのように支えていくことができるのか、その方略を考えながら実践する。

b. 患者の臨床状況を理解するために核心を聴く耳をもつ

- 患者がどういう傾向の人なのか、身体・精神・社会という視点で全体的にとらえる。
- 病気の人間とはどういうものであるのかを知ること、病気の人間に対していかに行動するべきかを知ること、患者は病気の人間であることを基盤に話を聴く。

c. 療養指導士として患者の世界を見るレンズを磨く

- 患者のセルフケア支援を行う療養指導士は、「個人は自分自身の生命や健康や安寧を維持することに関して責任をもつ」という、考え方をもつことが必要である。
- 患者も療養指導士を知ろうとし、自分にとって有益かどうか判断している。
- 療養指導士はセルフケア支援についてどのような考え方をしているのか、常に自分の在り方をチェックする必要がある。療養指導士の考え方は患者の世界を見るレンズの役目をしているからである[注20]。

d. 患者の適応力に応じてペースを落とすなど、状況を見極める

- セルフケア支援が必要な多くの患者は、病気をもちながら生活をしている。糖尿病は安静にしていれば治る病気ではないため、患者自身が意欲をもち、主体的に行動を行うことが治療の一環である。患者の

注20) Lenrow PB, Burch RW : Mutual aid and Professional Services : Opposing or complementary? In B Gottlieb (Ed) : Social Networks and Social supports. Sage, Beverly Hills, p.233-257, 1981.

状況を図り、患者がいかなるときに、どの程度、療養行動がとれそうかを見定め、患者が望む関係を尊重し応じる必要がある。

- 療養指導士が患者へのセルフケア支援を行うときには、①患者と何のために協働するのか、②どのようにかかわるのか、③どうなったときにうまくいっていると判断できるのかを、患者とともに確認し合う必要がある[注21]。

- 患者が行ってきた、小さな工夫、例えば「ジュースは飲まないようにしている」など、具体的な行動レベルで「努力されていますね」と伝えることが必要である。

- 生活を振り返り、療養指導士から努力を認められる声掛けを受けることで、患者はセルフケアを「やってきた」という自覚をもつとともに自信につながり、自尊感情が高まる。療養指導士は検査結果とともに、患者が自尊感情を損なわないように、あるいは、取り戻すことができるように、そのプロセスにかかわることが大事である。

- 患者がセルフケアに対して前向きになったときを見計らって、積極的にアプローチを始める。

e. 患者が療養指導士との対話に参加できるように配慮する[注22]

- 患者とのコミュニケーションを考えるうえで見過ごされがちなのは、患者が療養指導士との対話に参加する意思をもっているか、参加するとしても、伝えるべきことを意識しているかどうか確認することである。

- 個人的な内容はときに話すのをためらいがちであり、人に話す必要のないことであると思いがちであるため、患者のよりよい健康のために個人的な内容の話を聴きたいことを患者に発信し、患者が療養指導士と話をすることに意味をもてるようにはたらきかけることが求められる。

- 療養指導士は患者のために問題を解決するのではなく、患者自身が自分のために問題を解決できるように、はたらきかけていくことを行う。

- 患者が「話す必要がない、くだらないこと」ととらえていることでも「自分にとって大事なこと」として、療養指導士に話すことが患者自身にとって利益になることを伝える。患者は「くだらないこと」を話してよいことがわかると、療養指導士との対話に積極的に参加することができる。

- セルフケア支援においては、話題が患者の具体的な生活に直結するため、療養指導士によって「良い悪い」と評価されるのではないかと恐れをもつことがある。療養指導士に話した生活を評価されることがないとわかると、患者は安心して生活について話すことができる。

B 家族支援

1 家族とライフサイクル

- 家族は社会を構成する基本単位である。家族の単位に所属することで生存と安息の拠点になる。

- 家族は人間形成の基盤となる場所であり、世代間の情報伝達が行われる。世代間の情報とは遺伝因子による先天的なものと、家族内でのしつけや学習などによる後天的なものがある。

- 家族のライフサイクルには、①新婚期②養育期③教育期④分離期⑤成熟期⑥完成期の段階がある[注23]。

- ライフサイクルとは人の生涯における誕生から死に至るまでの周期的な変化をいい、成長の過程を経て老化に至る。個人の成長・発達において達成しなければならない課題が存在するように、家族のライフサイクルの各段階にも課題が存在することを理解する必要がある。

- 個人は家族の構成員であると同時に、家族は個人の成長・発達によって変化する存在である。

- DAWN2（糖尿病に関する姿勢、願い、ニーズを明らかにする国際的調査研究）の結果では、糖尿病患者は友人または身近な人（18.8%）、職場または学校の人（7.3%）、他の地域社会（5.1%）から支援が得られ

注21) Gottlieb LN, Feeley N, Dalton C：吉本照子 監訳：協働的パートナーシップによるケア．エルゼビア・ジャパン，東京，p.84-91, 2007.

注22) Gottlieb LN, Feeley N, Dalton C：吉本照子 監訳：協働的パートナーシップによるケア．エルゼビア・ジャパン，東京，p.108-110, 2007.

注23) 鈴木和子・渡辺裕子：家族看護学 理論と実践 第4版．日本看護協会出版会，東京，p.48-49, 2012. 家族周期には他にいろいろな区切り方がある．

表10　家族関係および家族内コミュニケーションのアセスメント項目

アセスメント項目	具体的内容
家族関係	・家族員はお互いをどのように思っているか ・家族員はお互いに支援し合っているか ・家族は何をどの程度一緒に行っているか ・家族員はお互いの感情や思いに敏感であるか ・家族は心配事などを相談し合っているか ・家族は異なった意見や行動を尊重し合っているか ・家族の発達段階に適応した関係であるか ・家族関係を必要に応じて柔軟に変化させてきたか
家族内コミュニケーション	・家族は明確で機能的なコミュニケーションであるか ・家族はメッセージを明確に伝えているか ・家族員は意見や感情を表明できているか ・家族のコミュニケーションは適切で思いやりのあるフィードバックがされているか ・家族のコミュニケーションは否定的、攻撃的ではないか ・家族のコミュニケーションは一方的ではなく、相補的であるか

（中野綾美, 他 編・著：家族看護学 家族のエンパワーメントを支えるケア. メディカ出版, 大阪, p.94, 2020, 引用）

ている割合が他国と比べて低かった[注24]。

● 家族関係や家族内コミュニケーションは、家族員の言動を観察し、その関係性やパターンについて、**表10**を用いて多角的にアセスメントすることが重要である。

● 家族やそのサブシステムが、何らかの出来事によってもたらされたストレスを、緩和したり解決したりするために用いる行動的反応を家族対処という。家族への支援、対処行動の強化、育成する支援という視点から看護アプローチには以下の 15項目がある[注25]。

1．家族への教育を行う

2．個々の家族員が自律性を高め、成長できるよう支援する

3．家族が結束し、相互に理解できるよう支援する

4．家族が、療養行動と日常生活とのバランスを取ることができるよう支援する

5．家族が、家族員の健康問題やその影響を受容できるように支援する

6．家族が、病者へのサポートを適切に行えるよう支援する

7．家族が、さまざまな治療法や療養法を適切に選択できるよう支援する

8．家族が、身内からの手段的、情緒的なサポートを得られるように支援する

9．病者から一時的に物理的、心理的に離れ、ストレス解消が図れるように支援する

10．一時的に退行し、依存や怒りを表出する病者に対し、その言動を否定せずに受け入れる家族を支援する

11．日常性が保てるように支援する

12．できごとの意味をとらえ直し、楽観視することができるよう支援する

13．他者に依存することにより困難な状況を乗り越えようとする家族を支援する

14．家族が必要な社会資源を活用できるように支援する

15．家族が抱える感情に耳を傾け、どのような状況でも病者と家族を支援する

2　糖尿病患者の家族への支援

● 家族は互いに影響しあう存在である。特に、家族に健康問題が生じたときは、各段階において課題が生じ、双方への対応が必要となる。

● 家族の一人が糖尿病になるということは、家族にとっても乗り越えるべき課題が出現することを理解する必要がある。

注24）Nicolucci A, Kovacs Burns K, Holt RI, et al；DAWN2 Study Group：Diabetes Attitudes, Wishes and Needs second study (DAWN2™)：cross-national benchmarking of diabetes-related psychosocial outcomes for people with diabetes. Diabet Med 30(7)：767-777, 2013.

注25）中野綾美, 瓜生浩子 編・著：家族看護学 家族のエンパワーメントを支えるケア. メディカ出版, 大阪, p.98-105, 2020.

- 家族内で患者を支援できる人は誰かを確認しつつ、その人の支援可能な能力をアセスメントすることが重要である。さらに、家族の一人だけに負担がかからないように、家族間の調整を行うことが求められる。
- 糖尿病患者と同様に家族にとっても療養は生涯続く長い道のりであることを考慮し、家族に対してもねぎらう態度が必要である。

3 核家族と高齢化

- 核家族と急激な高齢化により、これまでの家族のサイクルではみられなかった新たな課題が生じている。
- 困難を有する子ども・若者やその家族の背景にある貧困やヤングケアラーなどの問題、高齢の独居世帯や高齢夫婦世帯の増加、親と同居する無業者の増加では80歳代の親と50歳代の子の組み合わせによる生活問題(8050問題)、親の介護をきっかけに親子双方が生活の困窮や孤立無援状態になりやすいなどの社会問題が生じている。
- 高齢な家族の場合、社会資源を活用し、医療・介護職者の協働により適切なセルフケアができるようにケアマネジメント[注26]を行うことが求められる。

4 糖尿病患者と家族の関係への支援

- 糖尿病患者は家族に対して、糖尿病に罹患したことや、あるいはインスリン注射を行うことなどを話さないことがある。
- また、日々の血糖値についても同様に家族には話さずに、合併症が出現した段階で、重篤な身体状況を家族に伝えることがある。
- 医療者は日ごろから、患者と家族の関係性を把握し、患者が家族の協力を得ることができる環境を作ることが必要である。
- 家族に対し、糖尿病は身体症状が出にくい病気であること、また、生活習慣の修正で血糖値をコントロールできることを折々に伝え、患者が自分で療養

を実践できるように支援する意義を伝えていくことが必要である。
- DAWN2では、63%の家族が、一緒に暮らす糖尿病患者が重篤な合併症を引き起こす可能性を危惧している[注27]。
- 糖尿病患者をサポートすることが中等度以上の負担であると考える家族の割合は56.9%。一方、半数近くの家族が「家族の糖尿病ケアに今より多くかかわっていきたい」「糖尿病に向き合う気持ちを助けていきたい」と考えている[注27]。
- 患者が一人で療養を行うには限界があり、患者が療養を実践するうえでの苦労をねぎらい、ちょっとした工夫を認め、患者と「ともに糖尿病をもちながら生きていく」というスタンスがもてるように、家族を支援することが求められる。
- 患者と家族の両者を支援するために、状況に応じて、ケアマネジャー、MSW、退院調整看護師、訪問看護師の存在を伝え、多職種合同カンファレンスを開催する必要がある。

C 心理的に困難な状態にある患者

- 1型糖尿病患者では診断時にほぼ半数の患者が「憂うつになった」、「自分の人生への影響を考えて不安になった」、「信じられなかった」、「家族のことを心配した」と答えている[注28]。
- 重症合併症を来し治療によって回復しないという告知を受けたとき、身体障害者にあたると宣告されたときなども心理的困難な状態に陥り、悲嘆反応[注29]が起こることがある。

1 悲嘆のプロセス(表11)

- ショック期：事実を受け入れられない時期。
- 悲嘆期：事実を認知し、強い悲しみにとらわれる時期。
- 解消期：新しい適応を求める時期。

注26) ケアマネジメント：「対象者のニーズにそった援助を行うために、対象者の状況をアセスメントし必要とされる社会資源を調整することにより、対象者の問題解決をはかること」(石垣和子, 上野真理 編：在宅看護論. 南江堂, 東京, p.88, 2011.)。
注27) Kovacs Burns K, Nicolucci A, Holt RI, et al；DAWN2 Study Group：Diabetes Attitudes, Wishes and Needs second study (DAWN2™)：cross-national benchmarking indicators for family members living with people with diabetes. Diabet Med 30(7)：778-788, 2013.
注28) 石井均：DAWN study. 内分泌・糖尿病・代謝内科 30(6)：585-586, 2010.
注29) 悲嘆反応：個人にとってきわめて重要なものを喪失するという受け入れがたい事実に遭遇したときに生じる心理的反応。

表11　悲嘆のプロセス

時期	ショック期	悲嘆期	解消期
感情	無感情	怒り、悲しみ 不安、抑うつ	
身体症状	泣く	食欲低下、疲労感、不眠	
思考	否認	罪悪感 自殺念慮	冷静に過去を振り返る
変化のサイン		小さな変化	活動の意欲 新しい関係

典型的な経過をモデル化している。実際にはこれらの要素が同時に混在したり、いきつもどりつを繰り返す。

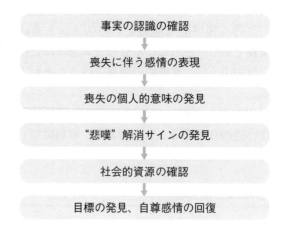

図5　重症合併症患者への心理的支援の過程

2　時期に対応した支援法（図5）

a. 事実の告知からショック期
①現状や事実が、どう認識されているかを明らかにする。

b. 悲嘆期
①感情が表現できる場を提供する。
②自殺念慮に注意する。
③失われたものの、個人にとっての意味、最も重大な喪失は何かを発見する。

c. 悲嘆期から解消期へ
①変化しようとする言動を発見する。
②新たに必要なセルフケア技術の指導。

d. 解消期
①利用できる社会資源を伝える。
②新しい状況への適応が自信につながる。
● 悲嘆のプロセスは正常な適応過程であり、急がせることはできない。

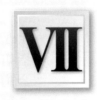

療養指導の基本（患者教育）

1. 療養指導の考え方

 教育の理念と原理

1 教育の意義と原理

- 『糖尿病診療ガイドライン2024』では、組織化された糖尿病自己管理教育と療養支援は有効であり、患者が代謝コントロールを改善して、合併症を予防あるいは治療し、健康寿命とQOLを向上させる助けとなるとしている。
- 指導・教育は教育行動心理学などに裏づけされた学習指導原理に基づいて行われるものである。
- 糖尿病の療養指導の目標は、患者自身が生活習慣や価値観との折り合いをつけながら、生活のなかに療養行動を取り入れることができるようになることである。
- 指導するうえで、自己管理への動機づけが必要であり、そのためには、患者が自分の身体状況を知ることが必要となる。しかし、初めて糖尿病と指摘された患者は、診断された状況やタイミングにより、病気の受け入れに差があることが多い。そのため、指導の前段階として、受け入れ状況の確認も必要である。
- 糖尿病療養行動の継続のためには、患者個々の生活スタイルにあわせた調整方法を獲得することが重要であり、そのための基本的な知識や技術の習得が必要となる。
- 知識提供の内容や方法により、患者が病気を恐怖と感じる場合もあり、提供内容や方法に注意が必要である。
- 療養指導は、家族や取り巻く人々の支援が重要であり、食事療法など、内容によっては家族の同席をすすめたほうがよいこともある。
- 指導により、患者の自己管理能力が向上することは、合併症を減らし、患者と国の医療費削減にも貢献できる。

2 指導目標の設定

- 指導目標は、患者の身体的問題を踏まえながら、個々の背景や価値観を考慮し、療養上必要なことと、患者が何を知りたいか、どうなりたいと願っているかを十分に理解して設定する必要がある。
- そのためには、患者の生活背景、生活習慣、病態を把握する。それとともに、患者の糖尿病に関する考え方や性格、学習能力、糖尿病への感情、家族の援助などの、患者の強みになる要因と阻害要因を評価する。
- 療養生活のなかで、セルフケア支援が必要な場合は、教育の対象を、患者のみでよいか、または家族を含めるかを判断する。
- 指導目標は、①知識、理解に関連した目標、②技術・技能、行動に関連した目標、③態度、価値観、心理状態などに関連した目標の3領域で構成される。
- 糖尿病教室や教育入院など、糖尿病に関する学習体験の有無を知ることで、過去の自己管理行動を評価して、目標設定に生かす。
- 患者は糖尿病の治療を自己中断することがあるが、中断理由や原因を患者とともに検討し明確にしておくことが、再度中断を防止するために大切である。
- 目標を設定するための患者の状況把握には、患者に直接記入してもらうアンケート、調査用紙、プレテストなどの教材が利用できる。
- 個々の目標は、各患者に特有な問題点やその原因、

自己効力感(セルフエフィカシー)、心理的準備段階などに基づいて設定する。

- 学習の必要性と患者の要望から学習のニーズを明確にし、学習の妨げとなる要因を除く。

- 指導内容では、「何を教えるか」を明らかにするとともに、「どのように教えるか」が重要である。指導にあたっては、その対象、時期、場所によって適切な内容や方法を設定する。

③　療養指導の原則

- 糖尿病の療養指導は、受動的な知識授受型の教育ではなく、患者自身が能動的に学習するエンパワーメント法や成人教育(アンドラゴジー注1)の考え方が有効である。

- エンパワーメント法は、患者が安心して話せる環境を作り、行動や経験を振り返ることにより、自分の内在する能力を発見し、これによって自己管理行動を選択・決断し、能動的に療養行動を改善できるように支援することをいう。

- これを可能にするためには、患者と医療スタッフ間に自由に話せる信頼関係が確立されることが基本であり、患者に十分な情報が提供されていることが必須である(Ⅵ章-2-A-③:127頁参照)。

- 日常生活のなかで治療を実施するのは患者の役割であり、患者は糖尿病のケアに関する問題点とその原因を同定し、方針を選択・決断する権利と責任をもっているという立場をとる。

- 糖尿病療養指導士の役割は、よきパートナーとして患者の立場に立ち、学習プロセスや問題解決のプロセスに沿って、患者の感情や考えなどに焦点をあて、患者が自分の能力に気づき成長できるように支援するとともに、必要かつ適切な情報を提供することである。

- 患者と医療スタッフとの間に信頼関係が確立されるまでは、患者に対して否定的判断や一方的なはたらきかけは避け、患者の感情や考えに耳を傾け理解を示す(傾聴と共感)ことが大切である。

- 代表的なコミュニケーション技術に「開かれた質問」がある。イエスやノーで答えられない疑問詞で始まる質問で、患者の立場からみた光景が把握できる。

代表的な質問例:

「あなたにとって何が一番問題ですか?」

「糖尿病をどう感じていますか?」

「なぜそう感じるのでしょうか?」

「どうなりたいのですか?」

「何か心配なことや知りたいことはありませんか?」

「私に手伝えることは何でしょうか?」

「何から始めますか?」

「どんなことならできそうですか?」

④　療養指導とQOL

- 糖尿病をもちながら生活することは QOLの低下を招くことが多いため、患者が自分らしく生活するために療養指導が必要である。

- 療養指導は、「患者がより健康な生活を達成するために行われるもの」である。

- 何をもって、より健康でQOLが良好であるとするのかは、患者本人の価値観によって決められる。

- さまざまな解釈がある事柄については、療養指導士が自分の経験から「これが良好なQOLだ」と患者に押しつけてはならない。

- 医学的事実は正確に伝えなければならない。事実は変わらなくても患者の認識の変化から、QOLに対する考え方が変化することがある。

- 医療者は糖尿病の自己管理法について必要な情報を患者に提供することが求められる。

- 糖尿病患者の治療が困難な理由の1つは、糖尿病が正しく理解されていないことである(**表1**)。

注1) 成人の特性を生かした成人の学習支援方法。何についてどのように学ぶかを自ら考え実施するなど、学習内容等の決定において他者に依存するのではなく、自主主導性を発揮することを重視する方法。

表1　糖尿病患者の動機づけが困難な理由

> 1．潜在的で無症候性の発症
> 2．尿糖検査が容易に陰性化する
> 3．経口ブドウ糖負荷試験(OGTT)成績がしばしば改善する
> 4．自覚症状が消失すると治ったと思う
> 5．食事・運動療法の遵守不良がただちに悪化に結びつかない
> 6．空腹感、疲労感などを食事療法のためと考える
> 7．合併症所見と代謝調整の指標とが一致しない

表2　指導計画書の作成

> 1．計画書は医師、看護師、管理栄養士、薬剤師、臨床検査技師など関係する医療スタッフが集まって決める。
> 2．計画書は各医療スタッフの役割を明確にする。また、各スタッフ間の連携を図式化する。
> 3．計画書は必ず施設長に提出し、病院全体の協力を依頼する。

B　指導体制と指導計画の作成

1　指導計画の作成（表2）

- 療養指導にかかわる医師、看護師、管理栄養士、薬剤師、臨床検査技師、理学療法士などの医療スタッフがチームを編成して指導計画を立てる（Ⅰ章-2：6頁参照）。
- 糖尿病教室など集団のための指導計画は、各医療機関の施設長、または診療部長はじめ各部門長の許可を得てから実行する。
- 糖尿病教室など集団のための指導計画は、病院全体の協力がなければうまくいかないことが多いので、指導を開始する前に計画書の内容を医療機関全体に報告し理解してもらう。
- 指導計画では、各医療スタッフの役割を明確にし、各医療スタッフ間の連携を具体的に図式化し、役割分担が混乱しないようにする。
- 指導計画は医療スタッフの交替、患者の増減など環境の変化で変わるため、定期的に医療スタッフ会議を行い検討する。
- 将来的には計画が標準化され、一定の基準によって評価されるのが望ましい。
- 糖尿病患者教育には、医師、看護師、管理栄養士、薬剤師、臨床検査技師、理学療法士などの医療スタッフがチームを編成して計画を立案していくが、各組織の状況により、よりよいチーム編成を行う。

2　個別的計画の作成

- 医師の治療方針に基づき、療養指導にかかわる医療スタッフは個別的計画を作成する。また、決定事項は必ず他の関係する医療スタッフにも伝える。
- 治療方針の決定や指導計画作成にあたっては、必要な患者情報を収集し共有できるようにしておく（Ⅰ章-2-B-2-表3：8頁参照）。
- 食事療法の個別的計画は医師と管理栄養士で具体的に作成する。入院時は病棟看護師、外来の場合は外来看護師も参加したほうがよい。
- 運動療法の個別的計画は、医師、理学療法士、看護師で作成する。
- 薬物療法の個別的計画は医師、薬剤師、看護師で作成する。
- 血糖自己測定（SMBG）の個別的計画は各医療機関によって異なる。医師と臨床検査技師、看護師、薬剤師で作成する。
- 精神的・経済的悩みや家庭内の悩みをもっている患者の場合は、医療ソーシャルワーカー（MSW）（Ⅰ章-2-B-5-表4：9頁参照）などが個別的計画を作成する。
- 訪問診療の患者の場合には、医師と訪問看護師や在宅介護支援の関係者を含めて個別的計画を作成する。

C　療養指導の方法

1　療養指導の場所

a. 地域での療養指導

- 地域では、生活改善のための健康教育や疾病予防のための教育、啓発活動が行政や医療関係者によって企画される。
- 糖尿病療養に関する健康教育、啓発活動の企画、運営に医療チームの一員として、積極的に参加する。
- 糖尿病の早期発見のための検診、基本健康診査への受診行動への啓発を進める。また、健康診査などで「要指導」と判定された人や、「要医療」と診断された人の受診行動への助言を行う。
- 糖尿病に関して「要指導」「要医療」と診断された人に対しては、医師の指示、依頼を受けて個別的な健康教育や生活指導、地域の医療関係者や家族と連携して、療養指導の支援環境を整える。

b. 医療機関での療養指導

(1)外来での療養指導（Ⅰ章-2-B-2：7頁参照）

- 医療機関を初めて受診した患者には、糖尿病を正しく受けとめ、適切な自己管理ができるための療養指導が必要である。
- 初期の療養指導は、患者が自ら受診行動を起こした時期に行われるため、動機づけの最大のチャンスであり、受診行動継続のために、医療者と患者の良好な関係を築くことが大切である。
- 外来では、治療を中断していた患者が、自覚症状の出現や合併症の悪化を自覚して来院することがある。この時期の教育では、まず受診したことを認め、過去を後悔するのではなく、現時点から改善していけることを中心に個別指導をする。
- 外来での個別指導では、患者が日常生活を送りながら生じた課題に即応できる。
- 糖尿病性腎症病期分類第2期以上の患者に対し、医師、看護師、管理栄養士が連携して透析予防のための病期に合わせた指導を行うことで、糖尿病性腎症の進行を遅延させることが期待でき、「糖尿病透析予防指導管理料」を算定できる（指導のポイントはⅨ章-2-D-3：211頁参照）。

- 外来栄養指導は、初回より情報通信機器を用いて行うことが可能である。電話での栄養指導の際はゆっくり大きめの声で話し、共通の指導媒体を利用して行うことが効果的であり、食事療法継続に有効である。
- 他の医療機関の管理栄養士が、当該保険医療機関の医師の指示に基づき対面で栄養指導を行うことが診療報酬算定上可能になっており、食事療法の習得がしやすい環境となっている。

(2)入院での療養指導（Ⅰ章-2-B-3：8頁参照）

- 患者はさまざまな治療目的で入院するが、入院は患者にとって自分自身のことを考える大きなチャンスとなるので、効果的な指導の機会である。
- 1〜2週間程度の入院が可能な社会的、経済的環境下にある患者の初期の指導として、知識を系統的に学習することが可能である（表3）。
- 血糖コントロールの改善により、食事・運動・薬物療法の効果を実感しながら学ぶことができる。
- しかし、医療保険制度の変化により、教育入院を行わない医療施設が増えているのが現状であり、行ったとしても、1週間以内など短期で行うことが多くなっている。
- 入院中の食事や運動プログラムの実践で、生活習慣の是正を行い、食事の秤量、SMBG、尿糖測定などを行うことで自己管理の習得ができる。

表3　糖尿病教育入院プログラム（例）

	指導内容	担当者
入院	糖尿病とは	医師、看護師
2日目	糖尿病の食事療法（栄養指導）	管理栄養士
3日目	糖尿病の薬物療法（服薬指導）、低血糖	薬剤師、看護師
4日目	糖尿病の運動療法	理学療法士
5日目	糖尿病の合併症	医師、看護師
6日目	フットケア	看護師
退院	生活の振り返り	看護師

- 集団指導とともに、糖尿病患者の社会的属性に適した個別指導を、家族とともに行うことが可能である。
- 生活習慣改善の意志はあるが、外来治療では家族や社会の理解不足や調整が難しく、生活改善ができずにいる患者に、環境を変えて療養指導できる。
- インスリン治療患者では注射手技やSMBGの習得、ならびに低血糖と食事内容、食事時間、運動との関係が理解できる。
- 短期間の入院では、糖尿病の基本的知識提供と薬物療法の決定が主となる。そのなかで、患者自身が自分の生活に沿って療養行動を考えて実践できるよう、動機づけ支援が中心となる。そのため、退院後、意思決定に基づいた生活改善ができているか確認し、その後もセルフケアが継続できるよう、病棟と外来の連携が重要となってくる。

（3）遠隔モニタリングによる指導・オンライン診療
- 遠隔モニタリングとは、医療者がICT（携帯電話回線やインターネット回線などの情報通信技術）を媒介として病院以外の場所にいる患者の血糖値や体重など客観的情報を確認することをいう。
- 2018年より「オンライン診療料」「オンライン医学管理料」が算定可能となった。算定対象には「特定疾患療養管理料」や「糖尿病透析予防指導管理料」、「外来栄養食事指導料」が含まれている。
- オンライン診療を行う場合は、患者との信頼関係を築いた上で行うことが望ましいため、初診については、原則対面診療で行うことが望ましい。
- 医療情報が漏洩することや改ざんされることがないよう、情報通信及び患者の医療情報の保管について、十分な情報セキュリティ対策が必要である。
- オンライン診療では、より適切な情報の伝え方が必要となる。
- 患者や介護者にとって、情報通信機器を使用することで、通院にかかる時間的や経費用、身体的負担の軽減が期待できる。
- 身体に直接触れることができないため身体的所見のアセスメントには限界が生じる。
- 患者医療者ともに情報の伝え方、導き方には技術を必要とする。
- 自宅にいながらタイムリーに支援を提供できる利点がある。そのためには、患者の病態を十分に把握した上での実施が重要である。

c. 特別な状況の療養指導
（1）妊娠糖尿病（Ⅷ章-4：172頁参照）
- 妊娠糖尿病（GDM）は、専門医のいる医療機関（病院、診療所）で初期より療養指導を行う。
- 特定の機序、疾患による糖尿病については、必要に応じて専門医のいる医療機関（病院、診療所）へ紹介し、療養指導の適応と時期を検討する。

（2）高齢者糖尿病（Ⅷ章-6：177頁参照）
- 高齢者については、加齢に伴う身体機能の変化や認知機能の変化を踏まえ、セルフケア能力をアセスメントし、個別に応じた調整が必要となってくることが多い。
- 自己管理が困難と判断された場合、患者への療養指導だけではなく、医師や家族と相談し、患者がどこまで自己管理できるか、また周囲がどこまで支援できるのかによって、ゴール設定を行っていく。

2 療養指導の時期

a. 初期指導
- 糖尿病の初期指導では、糖尿病に対する肯定的な取り組みができるような支援が必要であり、その後も継続されることが重要である。
- 糖尿病と診断された、できるだけ早い時期に、現在の病態と、将来予想、治療の見通しについて事実を伝える。
- 糖尿病とはどのような病気であるのか、どのように自己管理を行っていけばよいのかなど、患者の自己管理に必要な知識を提供する。
- 生活習慣のなかでよかった点や、問題のあった点を振り返って考えることを促し、「いい時期に発見されてよかった」と前向きに考えることを支援する。
- 学習の意欲がわかないときは、無理に療養指導する

表4　個別指導と集団指導の特徴

	個別指導	集団指導
必要な人手や時間	集団指導に比べ人手や時間がかかる	個別指導に比べ人手や時間がかからない （糖尿病の一般的な知識や参加者に共通して必要な情報を提供する場合に効率的）
患者への対応	患者個々の状況に即した指導ができる （患者の生活状況にあった自己管理の方法を一緒に考え工夫するときや患者のプライバシーにかかわる問題に対応する場合など） 指導中の患者の反応に応じた対応が取りやすい	プライバシーへの配慮が難しく、患者個々の状況にあわせた指導はしづらい
患者-医療者関係	患者と医療者との相互作用を重視したかかわりが取りやすい	医療者から患者への一方通行的なかかわりになりやすい
医療者に求められる能力	その患者の状況を考慮したうえで、患者の反応を把握し、それに応じた対応ができる専門的な知識や能力が必要になる	集団へのはたらきかけのなかで、患者の反応を把握し、それを指導に反映させる能力が必要
患者同士の関係づくり	直接患者同士のつながりを作る場にはならない	患者同士の意見交換、話し合いの場がもて、患者間での相互作用が生まれる場になる
影響要因	患者-医療者関係、落ち着いてゆっくり話せる場であるか、プライバシーが保たれる場であるか、など	参加者の人数や特性に影響を受ける

のではなく、なぜ意欲がわかないのかを患者とともに考え、意欲がもてるようなアプローチをする必要がある（Ⅵ章-2：123頁参照）。

● 糖尿病と診断され、治療を開始した時点から、家族を含めた計画的で段階的な指導を計画する。

b. 継続的な指導

● 継続的な指導は主に外来で行われる。

● 継続的な指導では、患者が日常生活のなかでの問題点に気づき、その原因や誘因について考え、そして解決策を見出し、実行できるように患者の思いを受け止め、患者主体での現実的な支援をする。

● 患者が、実際実行してみた結果を一緒に振り返って考えることで、効果を実感したり、改善点を見出すことができる。実行の効果を実感することで、患者自身の自己管理に対する自信や意欲につなげることができる。

● 経過によっては、挫折感や否定的な感情を強くし、元の不適切な生活習慣に逆戻りすることもある。これを非難するのではなく、そうならざるを得なかった患者の気持ちを受け止め、前向きの行動を支援する。

● 再悪化時や治療法の変更時には、療養の必要性や療養効果について患者の考え、生活習慣や服薬状況、

あるいはモニタリングと活用状況などからそれまでの教育の効果を評価する。

● 療養は一生にわたる継続的な営みであり、日常生活の中で生じた新たな課題に即応した個別指導やテーマ別の集団指導、最新情報の提供などが必要である。

③ 療養指導の形態

● 療養指導の形態には、個々の患者を対象にする場合の「個別指導」と複数の患者を対象にする場合の「集団指導」とがある。

● 「個別指導」「集団指導」には、それぞれの特徴があり、長所短所がある。効果的な患者指導のためには、それぞれの特徴を把握したうえで、個々の患者の自己管理における課題に応じて、方法を選択していく必要がある（表4、図1）。

a. 個別指導

● 個別指導は、患者と医療者が1対1でかかわるので、個々の患者の状況を考慮して指導方法を考えることができる。

● 患者の個別の情報を系統的に収集し、指導内容を記

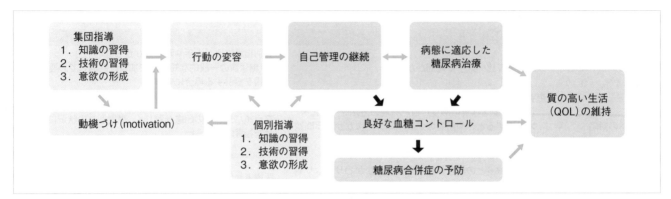

図1　糖尿病の経過に沿った個別指導と集団指導

録しておくことで、個々の患者の状況に適した継続的な指導ができる。

- 患者が指導内容をどの程度理解できているのか、疑問点はないか、自己管理を行うことに対しどのような思いでいるのかなど、指導中に確認しつつ患者の反応に応じた指導ができる。
- 個別指導を行うことによって、その患者にとって必要な知識は何かが明確になり、患者の生活にあった方法を一緒に考えていくことができる。
- 個別指導の利点を生かした指導を進めるには、患者と十分話し合える時間をとる必要がある。
- 個別指導を行う場合は、プライバシーに配慮した場所を確保する必要がある。
- 個別指導には多くの利点が挙げられるが、集団指導に比べて人手や時間が必要である。
- 個別指導は、初期指導、集団指導の補充、継続指導の時などに行われる。

b. 集団指導[注2]

- 集団指導は、入院中や外来での糖尿病教室、患者会講演会など10人前後から100人以上の規模で行われる場合もある。
- 集団指導では、糖尿病の一般的な知識や参加者に共通して必要な情報を提供することができる。また、人手や時間が節約でき効率的な指導ができる。
- 集団指導は個別指導のように、個々の状況にあわせた指導は行いにくい。

- 集団指導は、主に初期教育やテーマ別の指導が効果的にできる。
- 患者同士の仲間作りの機会となり、患者間での相互作用が期待できる。

（1）糖尿病教室

- 糖尿病教室は、グループあるいは大きな集団を対象にした指導・教育である。
- 効率のよい教育方法であること、および系統的に指導できることが利点である。
- 糖尿病教室に患者が求めるものは、内容の充実したものである。しかし、その内容が多すぎたり難解なものは敬遠される。
- 患者にアンケートをとるなどして、患者の希望にあったプログラムの見直しが必要である。
- 患者の関心度の高い糖尿病教室のテーマには、慢性合併症に関する内容や、最新の治療や研究に関する内容がある。
- 講師は専門用語を避け、平明な言葉でわかりやすく話すことが重要である。
- テーマは、患者が興味をもつようなものにする。
- 臨床経験の豊富なスタッフが自験例について話すことも、患者にとって現実感があり、連帯感も生じる。
- 教室の開催回数は、その医療施設の規模や糖尿病患者数によって需要度が異なる。したがって、個々の施設にあった教室を運営するとよい。
- 一度聴講しても十分に理解されないことや、忘れて

注2）栄養指導の「集団栄養食事指導料」を算定する場合は、15人以下対象で80点。それ以上の人数の集団には適用されないので注意が必要。

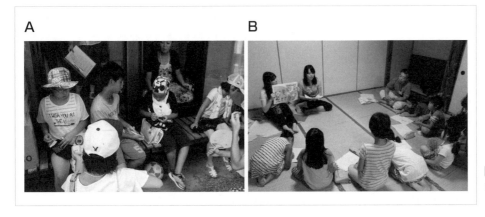

図2　サマーキャンプ
(A)血糖自己測定や(B)勉強会を行っている。
(日本糖尿病協会，提供)

しまうこともあるので、ある期間を経て再受講することの意味は大きい。

- 入院患者を対象に行う教室、外来で週1回曜日を決めて行う教室、仕事をもっている人のために夜間開講している教室などがある。
- 感染管理のため、来院による開催が難しい状況であり、施設によってはホームページ上での動画配信や、オンラインミーティングのような参加型の教室などの工夫を行っている。

（2）小児糖尿病サマーキャンプ

- 小児期のインスリン加療中の1型糖尿病の子どもを対象に、日本糖尿病協会主催で夏休みを利用したサマーキャンプが開催されている。2019年には全国47か所で開催され、小中学生を中心に受講者数約1,140名、スタッフ数約5,000名が参加した（**図2**）。2018年からは2型糖尿病患児の受け入れも始まっている。
- サマーキャンプは、患児が自己の病気について正しい知識を習得するとともに、正しい治療法および生活習慣を獲得することを目的とする。そのため、医療スタッフ、兄さん姉さん役のヘルパーなどが、安全な環境を作り、各種の行事を行う。
- 具体的には、糖尿病の勉強のほか屋内外での遊び、水泳、小運動会、山登り、工作や絵画、小学芸会などの行事がある。また食事作りや、子ども同士のグループ討論、先輩と子どもとの討論会などがある。
- 生活のなかで、低血糖への対処法やインスリン量の

調整法、食事と運動のバランスなど、糖尿病の自己管理を体験的に学ぶ。

- 小学生にとって、インスリン自己注射やSMBGが1人でできるようになることは大きな成果である。
- サマーキャンプは理想的な学習形態であるが、資金的かつ人材的に多くの協力が必要である。糖尿病療養指導士の参加が期待される。
- サマーキャンプの効果を維持するために、さまざまな行事が催される。例えばハイキングや、両親のための糖尿病教室、懇談会、サマーキャンプの卒業生を中心にしたヤングの会などが開催されている。
- 種々の社会団体が協力参加することによって、小児糖尿病について社会啓発を行うこともキャンプの大きな目的の1つである。

（3）グループ討論

- 患者同士の交流を支援することにより、医療スタッフからは得られない療養指導効果が得られる。
- 同じ病気や悩みをもつ患者同士の情報交換、仲間作りの場となる。精神的な支えや自己管理への動機づけを得たり、逆に他の患者の役に立つことで考えが強化されるなどの効果がある。
- 討論を通して感情や考えを整理することができ、療養行動への理性的な筋道立てができる。
- グループ討論の目的を決め、それに応じたテーマや進め方、参加メンバー（3〜8人が適当）を決める。テーマを設定せず、日頃の思いや考えを自由に話せる機会を設けてもよい（例えば、結婚、妊娠・出産に

ついて悩みをもつ患者とその経験者を参加メンバーとして討論する）。

- グループ討論中に患者が疑問や不安をもったり、誤解をしたりまた自信を失ったりすることもあるが、このような場合には患者の感情や考えを考慮して肯定的な態度、あるいは支持・擁護する態度で接する。
- その際、討論を前向きに展開する支援が必要である。患者とともに考え、不安や疑問、誤解を軽減・解消し、グループ討論で得たことを自分の生活に生かせるように支援する。患者が自信を回復し、相互に役に立っていたことが認識できるようになることが望まれる。
- 医療スタッフも患者の素直な思いや考えを聞くことができる。

D　教材の開発と活用

- 療養指導を進めるには、学習の過程に沿った教材の開発と効果的な活用が必要である。
- 教材は明快で、温かみがあり、親しみやすく、楽しく、興味をひくものに仕上げる。
- 講義や討論では、話に集中できリラックスできる静かな場所の確保と、机や椅子の配置を工夫する。施設設備としては、音響、照明、空調設備（空気調和設備）と対象人数にあった適切な広さの部屋、調理実習などの実習スペースも欲しい。

1　知識獲得のための教材とその活用

- 知識を正しく理解し、必要なときに思い出し、事態を解釈し、問題解決に活用できるように支援するためには、学習の到達度に応じた適切な教育資材を組み合わせて自由に使いこなす必要がある。

a.　教科書、テキスト、資料

- 学習目標が明確になるように題をつけ、目次やシンプルな題字を入れ、学習内容を整理して、対象者の理解力に応じた内容を選択する。
- 文章は短く、考えを明確にし、重要点は大きい字や下線、カラーなどで強調する。
- 新しい言葉やキーワードは定義を明確にする。
- シンプルで親しみのもてる図や写真を適切に配置する。
- 図を併用して、言葉の意味や言葉の相互関係がわかるようにすると記憶に残りやすい。繰り返し利用するとさらに記憶にとどまる。
- さまざまな団体等がテーマごとのパンフレットを作成し配布しているので、利用してもよい。

b.　視聴覚教材

- コンピュータ：インターネットや教材ソフト、プレゼンテーションソフトを用いた指導が可能である。
- OHC（Over Head Camera：実物投影機）：印刷物や直筆の文章や絵などの紙媒体をプロジェクターに投影できる。
- ビデオ・DVD：導入編から体験談まで各種ある。感想などを聞くと効果的である。
- 写真集：バイキング食や合併症、合併症の治療効果などを簡潔な説明つきで示す。
- ポスターやパネル：重要点を大きく簡潔に示す。繰り返し使用できる。
- 食事療法や運動療法を効果的に行うためのアプリケーションソフトウェア（アプリ）が多種開発されており、セルフモニタリングのツールとして活用することができる。

c.　モデル

- 臓器模型：合併症の説明用に眼球、心臓、血管などの各種モデルが利用できる。
- 人体模型：糖尿病人形などを用いて、代謝と治療、合併症の関係などをわかりやすく示す。
- フードモデル：食材や料理の代替品として使用する。ジュースやお菓子の糖類含有量を砂糖として示す。

d. ゲームやロールプレイなど

- 楽しく、繰り返し参加できるトランプ遊び、ゲームなどが考案されている。
- 症例検討会や劇を行い、解釈や問題解決法を話し合う。シナリオや雰囲気作りの小道具が必要となる。

e. プレテスト、ポストテストなど

- 客観試験のほか、口頭試問や感想文などがある。
- コンピュータによる形成的自己評価[注3] などが用いられる。

② 技能獲得のための教材とその活用

- 実習を中心に手本の模倣から始め、その意義とコツを習得できるように指導し、達成できた点を患者とともに肯定的に評価する。
- 繰り返しの実習で、小さな課題を設定し熟練できるように支援する。

a. 食事療法

- 食品交換表の利用（Ⅴ章-1-B-②：62頁参照）。
- 食事調査表や食行動の調査、食事の修正ポイントの図示、見本献立。
- 調理実習室、計量器、単位の交換の練習問題、献立練習、外食メニュー、達成度チェックリストなど。

b. 運動療法

- 運動施設、運動コースの地図、各種運動器具、ストレッチングなどの模範ビデオ。
- 自覚的運動強度評価表、歩数計、運動のチェックリスト、心拍モニター計など。

c. 薬物療法

- 薬の見本と説明書、注射手順図、ビデオ、人工皮膚。
- インスリン等の注射薬の注入器具一式、手技のチェックリスト、治療ガイドマップなど。

d. 合併症のある人のための資材

- 拡大鏡、拡大コピー、教育用テープ、点字のテキスト、フットケアの小道具など。

③ 動機づけのための教材とその活用

- 患者は双方向性のグループ討議[注4] などで自分の感情や考えに気づき、損益比較により療養の重要性が認識できるようになる。
- モニタリング結果のフィードバックなどで、自己の努力に対する達成感を高めながら、自己管理行動を強化する。
- ストレス管理や仲間作りなどで QOL を高めつつ自然に自己管理ができるようになる。患者のそのような療養行動の進歩成長と自立を支援する。

a. 患者中心のカウンセリング

- プライバシーが保持できる環境が求められる。
- 心理状態を把握したり自己振り返りのために、心理テスト、ビリーフ質問表、損益比較表、治療効果図、体験談集、感想文などを活用する。
- 心理テストや体験談については、倫理的な配慮や個人情報としての取り扱いに注意する。

b. 自己管理行動へのフィードバック

- グラフ化体重日記、自己管理行動の自己評価表、血糖自己測定記録表、糖尿病連携手帳など。

c. その他

- 成功例・失敗例のシナリオ、合併症の体験用小道具、QOL 質問表、海外旅行用カード、修了証書など。

注3) 形成的評価とは、指導の途中で学習目標に沿った成果が得られているか把握し、その後の指導や学びに活用するための評価である。グラフなどを用いて視覚的に成果を明示することで、患者の動機づけにもなりうる。

注4) 糖尿病カンバセーション・マップは、大きなスゴロクのような「会話のための地図」を囲み、患者や家族らが5〜10人程度のグループで話し合い、境遇をともにする患者の知識や体験から互いに学び合う糖尿病の学習教材で、従来の療養指導の補完的役割が期待されている。
国際糖尿病連合（IDF）が普及を推進し、日本では IDF から委託を受けた日本糖尿病協会が、普及に向けた活動を展開している。

2.療養指導の実際

Ⓐ 療養指導の実際（個別指導）

1 PDCAサイクルによる問題解決思考

- 療養指導は、PDCAサイクル、Plan（計画を立てる）⇒ Do（実行する）⇒ Check（実行した結果を評価する）⇒ Action（うまくいっていないところを改善する）というサイクルを回していくことで、より一層の効果を出すことができるという、問題解決思考を

表5　療養指導開始時のアセスメントの視点

身体的所見・コントロール状態	生活状況、ライフスタイル（Ⅶ章-3-B-③-表9：156頁参照）
1．病型、罹病期間 2．既往歴（動脈硬化のリスクファクターとなる疾患、膵臓・肝臓疾患の有無、ステロイド治療の有無） 3．家族歴（糖尿病患者の有無、動脈硬化のリスクファクターとなる疾患の有無） 4．身体所見：身長・体重・BMI、血圧、自覚症状（多飲・多尿などの高血糖の症状、冷感・冷汗・手の震え・目のかすみなどの低血糖の症状） 5．血液・尿検査データ：HbA1c、血糖値、血清脂質（総コレステロール、LDLコレステロール、HDLコレステロール、トリグリセリド）、尿検査、腎機能、肝機能、血中Cペプチド、グルカゴン負荷、eGFR（推算糸球体濾過率）、尿中アルブミン、尿タンパク、尿中Cペプチド、クレアチニンクリアランス	1．1日の生活タイムスケジュール：普段の日と休日 2．食事の習慣（食事回数・時間・場所、食事内容：エネルギー量・タンパク質・脂質・ビタミン・ミネラル・食物繊維、食塩量、アルコール、嗜好飲料、菓子、健康食品やサプリメント、間食の有無と内容、外食の有無と内容、食品交換表の使用の有無と活用、普段の日と休日の食事パターン、好き嫌い、過食の有無、現在行っている自己管理方法、食事療法の知識や改善できると思うこととどうやっても難しいこと） 3．運動の習慣（現在定期的に行っている運動習慣の運動時間・強度・頻度・種類、規則性、普段の歩行数、運動不足の自覚の有無、仕事や家事の強度、自由な時間の過ごし方、睡眠の状況） 4．喫煙、飲酒の習慣（タバコの1日の本数、ニコチン依存度、摂取時間・飲酒量・頻度） 5．ライフステージにおける課題（乳幼児期、学童期、思春期、妊娠期、就労期、高齢期） 6．自己管理を行うための能力 　基本的日常生活動作（BADL：食事、排泄、移動、着替え、入浴など）の状況 　手段的日常生活動作（IADL：外出や買い物、食事の準備、服薬、金銭の管理、電話を使う） 　認知機能低下の有無、運動機能、手指の機能、視力、聴力
治療に関すること	
1．糖尿病治療目標 2．食事療法：エネルギー・食塩・タンパク質 3．運動療法：運動習慣・身体活動量 4．薬物療法：経口血糖降下薬・インスリン注射・GLP-1受容体作動薬	
合併症の有無と程度（検査データを含む）	**患者の心理面**
1．合併症の自覚症状と検査データ 　糖尿病網膜症（視力、見えにくさの有無、視野欠損、眼底所見、眼科の受診結果） 　糖尿病性神経障害（手足のしびれ、違和感、疼痛、起立時のめまい、下痢・便秘、心電図R-R間隔変動係数検査、神経伝導速度、アキレス腱反射、振動覚、触・圧覚） 　糖尿病性腎症（倦怠感、eGFR、尿中アルブミン、尿タンパク、血中BUN、クレアチニン） 　足病変（足の状態：爪の変形、足の変形、白癬の有無、皮膚の状態、胼胝・鶏眼の有無） 2．大血管症（脳血管障害、心血管障害、末梢動脈障害、他） 　胸部症状、脳虚血症状、間欠性跛行、足の冷感、下肢の動脈触知の可否・左右差の有無	1．心理状態：感情（不安、絶望感、憂うつ、悲しみ、怒り、燃え尽き、恥ずかしい、仲間外れ、自由の剥奪感）、ストレス、セルフエフィカシー（自己効力感） 2．自分の身体や治療の認識：糖尿病に対する認識、合併症に対する認識、今の自分の身体に対する気持ち、今までの自己管理状況に対する気持ち、治療に対する気持ち 3．価値観：特に食事・生活リズムに関して大事にしていること、譲れないこと
	家族構成と社会活動
	1．家族構成、同居家族 2．家庭・仕事などの社会的役割 3．経済状況 4．支援者の有無と支援内容、支援者の健康状態 5．その他の社会活動、趣味、生きがいなど 6．社会的支援状況（Ⅶ章-3-B-②-表8：156頁参照）

詳細は本ガイドブックの該当する各項目を参照。

使う。

● 療養指導の「計画を立てる（Plan）」ときには、①患者を理解する視点に沿った情報収集・アセスメント（解釈）、②療養上の問題点の抽出、③療養指導の目標（長期目標・短期目標）、④具体策の立案の順に過程を踏むと考えやすい。

② 療養指導のためのアセスメント

● 「情報収集・アセスメント」は**表5**のように、「身体的所見・コントロール状態」「合併症の有無と程度」を把握し、「治療に関すること」を医師と確認したうえで、必要とされる療養行動をアセスメントする。そのうえで、患者の「心理・社会面」「生活状況やライフスタイル・価値観」を把握し、必要とされる療養行動が具体的にどのように可能か、患者と話し合いながら療養指導を計画する。

● 療養指導継続時（2回目以降の療養指導時）は、**表5**の視点において、前回指導後の変化、もしくは維持できたことに着眼し、情報収集・アセスメント、問題点の抽出、目標の設定、具体的な指導方法の順に思考を進め、療養指導を修正する。

● 療養指導は、PDCAサイクルを回しながら、患者の理解を深め、指導内容が修正されつつ、継続されていくものである。

③ 入院時、外来通院患者の事例

● ここでは、療養指導の実際を入院患者、外来通院患者の場合の2事例で示す[注5]。

事例1 入院時糖尿病の受け止めができていないと感じた患者の入院時療養指導の事例

1. 療養指導開始時の患者の情報とアセスメント

（1）身体的所見・合併症所見

43歳、男性、2型糖尿病（受療期間：1か月）

細小血管症なし、大血管症なし、脂質異常症（内服なし）

身体的データ：身長172cm、体重86kg、BMI 29.1
血圧 130/64mmHg、HbA1c 8.5％、血糖値 156mg/dL（空腹時）
血清脂質（mg/dL）：総コレステロール 212、LDLコレステロール 132、HDLコレステロール 40、トリグリセリド 200

（2）治療に関すること
　　（療養指導開始時の医師の指示）

食事療法 1,920kcal/日、運動療法：ウォーキング、薬物療法：なし、糖尿病家族歴：なし、入院治療：クリニカルパスを使用

（3）生活状況

食事回数（1日3回）（調理担当者：妻。美味しいものを食べることが好き。特に脂っこいものを好む）

仕事：製造業（力仕事もある）

家族：妻と子ども（小学生）2人、小学校の役員などをしている

喫煙：なし、飲酒：機会飲酒

（4）心理状況

「健康診断で糖尿病と言われたけれど、本当に糖尿病なんですか？どうしても受け入れられない」、「妻にやかましく言われて、仕方がないので入院した」や「今までの食事を変えて仕事はできないと思うし、合併症はどうなるのか怖い」という言葉が聞かれた。

（5）アセスメント

働き盛りの社会的役割の大きい患者が、初めて糖尿病と言われ実感がなく、糖尿病の自己管理への否定感情が強い。必要とされる療養行動は、食事・運動療法であり、継続的に取り組むことにより、二次予防の効果は十分に期待できる。しぶしぶであるが糖尿病教室にも参加し、行動を起こしていることは強みである。まずは、否定感情にはたらきかける必要がある。

2. 療養指導の実際と患者の反応

（1）療養指導開始時の問題点

①糖尿病が実感できず、自己効力感が低い。

②食事・運動療法などの必要な療養行動を具体化で

注5）療養指導の実際の事例展開に関しては、各職種の方法論があるため、ここでは、どの職種にもあてはまる基本的な思考過程を表現した。この事例展開に加えて、各職種の視点をより深く掘り下げて活用してもらいたい。

きていない。

（2）問題点への具体的対応

①糖尿病についての思いや不安に思っていることをベッドサイドで傾聴し説明をした。

「糖尿病に対して、どんなイメージや思いがありますか？」と聞くと「糖尿病って合併症が怖い病気だって聞いていた。職場にはインスリン注射をしている人がいて、急に低血糖になったのを見たことがあり、びっくりした。糖尿病って言われたときに、自分もそうなるのかと思った。自分の体調は悪くないし、きっと検査結果が間違っていただけで、ひょっとすると、糖尿病ではないかもしれないとも思っている」と話された。クリニカルパスで療養指導を進めていたが、患者が不安に思っていることや聞きたいことなどをベッドサイドで話してもらうことにした。一般的なことも含め、現状をわかりやすく説明した。

②今後の目標やどんなことができそうかを、日常生活を振り返りながら一緒に考える。

「子どもがまだ小学1年生なので、大学を卒業するまでは、合併症を起こさずに生活していきたい」という思いを認め、合併症が起きないためにはどうするかを一緒に考えた。「もともと食べるのが好きで、油ものが多かった。病院の食事は物足りない気がする」と話された。管理栄養士と連携し、入院前の食事と入院してからの食事を比較して、食事摂取量や食事バランスについて説明をしてもらった。「今までの食事に野菜を増やして油ものを8割ぐらいにすることならできそうだ」など、患者が実行に移せる具体的な方法を話し合った。

③主治医やチームにはたらきかける。

入院で得た情報は、初診時で得た情報にプラスし、チーム内に共有できるように提供する。また、クリニカルパスを活用し、患者の理解度やバリアンスを確認し、チームで情報を共有しながら行っていく。

1）主治医に、本人がもっている糖尿病についての思いや不安などの情報を提供する。

2）食事に対する思いや普段の食事の摂り方などについて管理栄養士と連携を取り、食事について何ができそうかを一緒に考える。

3）実際の生活での食事療法の調整が思っているようにできているか、また継続していくうえで問題となることはないか、外来看護師に相談できるように情報を提供する。

④患者の変化をチームで継続的に見守る。

忙しいときには予約を変更するなどして、定期通院している。「家族の行事のときにはめを外すときもあるが、それ以外は野菜を多くするなどの工夫を自分でもするようになった」と話す。血糖値は徐々に改善し、HbA1cは6.2％になった。

事例 2 成功体験を重ねることにより血糖コントロール改善を認めた外来通院患者の事例

1．療養指導開始時の患者の情報と療養指導開始時のアセスメント

（1）身体的所見・合併症所見

35歳、男性、2型糖尿病（受療期間：約5年）

増殖前網膜症、糖尿病性腎症（第2期）、糖尿病性神経障害、脂質異常症（内服なし）

身体的データ：身長 156cm、体重 38.5kg、BMI 15.8、血圧 128/80mmHg、HbA1c 12.5％、血糖値 380mg/dL（随時）

血清脂質（mg/dL）：総コレステロール 209、LDLコレステロール 112、HDLコレステロール 62、トリグリセリド 177

（2）治療に関すること

（療養指導開始時の医師の指示）

食事療法 1,600kcal/日、運動療法：散歩程度（現在高血糖のため積極的にはしない）、薬物療法：持効型溶解インスリン（就寝前：10単位）

（3）生活状況

食事回数（1日2回）（11時、0時に、ご飯1日5合、ラーメン。食べられるときにたくさん食べる）

仕事：日雇いで不定期、不規則

家族：幼少時から天涯孤独で、先輩を頼っている
喫煙：1日20本
（4）受診時（療養指導開始時）の様子
医療者の対応に「はい、はい」と無表情に答えている。医療者にとって「説明に反応しないやる気のない患者」と思われやすい行動が見受けられた。
（5）アセスメント
糖毒性が考えられ、DKAに移行する可能性もあり、早急に対処する必要がある。
この事例に必要な療養行動は、病態から、インスリンの頻回注射法と栄養バランスの良い食事の組み合わせと規則的な食事・生活習慣の確立が必要であるが、小さい頃からそのような生活の経験がなく、現在は身寄りがない患者にとって、食事や注射1つ1つの自己管理行動の負荷は大きいと考えられる。
今後、規則的な生活、頻回注射法（必要時）、運動療法、網膜症の通院やフットケア、禁煙など、必要な自己管理行動は多いが、まずは自己注射を毎日行うこと、できる範囲の食事療法から始めることとした。

2．療養指導の実際と患者の反応
（1）療養指導開始時の問題点
①指示された療養行動が具体化できず持続する高血糖状態。
②医療者の指示どおりに療養行動がとれず、医療者との間に壁を感じている。今後、規則的な生活、頻回注射法（必要時）、食事・運動療法、網膜症の通院やフットケア、禁煙など必要な自己管理行動は多いが、まずは、自己注射を毎日行うこと、できる範囲の食事療法から始めることとした。
（2）問題点への具体的対応
①話を聞き、患者を受け入れる姿勢を示す。
　まず今日の来院を「来てくれてよかった。このままだと、高血糖で倒れていたかもしれなかった」と話した。患者は、「え？　そう？」と、意外な顔をしてうなずき、表情が変化した。
②日常生活や自分なりの療養行動について細かく聞く。

「最近やせているから、プロテインを食べてダンベルやロードバイクを頑張っていた。体がなまっていると思った。糖尿病は運動するといいっていうから」「ご飯好きで白米は1日5合。焼肉と野菜を食べる。自分で作ると炒め物ばかりになる。糖尿病にはだめなのはわかっているが仕方がない」と話した。自分なりに考えた頑張りを称賛し、どうしようもないことがあることについて認めた。
③病態をかみ砕いて説明し、患者とともに方策を練る。
　「いくら食べても栄養が体に活用されず、尿にすべて栄養が出ている状態」など、患者にわかりやすい表現で説明した。言っていることがわかると「へえー」と興味をもち聞く様子がみられた。1日3食、食べることを提案、ご飯について「1日1回ご飯を炊き、3つに区切っておいて、その1つ分ずつ食べるといい」など、具体的に話すと「わかった。できる」と言う。1つ1つを患者が実行に移せるところまで具体的な方法を話し合った。
④行動変容したことの身体へのよい効果を説明し、繰り返し方策を練る。
　まず、できていること、毎日の注射を称賛した。11時に起床し、12時に朝食を少量、0時に食事を大量摂取し、明け方に軽食を摂り、就寝する。他の時間は、こんにゃくと紅茶のみで我慢し血糖値100mg/dL台で低血糖症状を起こすと話すと、否定せず「やれば下がる」と称賛し、繰り返し次の具体策を考えた。その後、尊敬している先輩の支援を得、8時に起床、12時に昼食、18時夕食、2時就寝（食事は、普通量、間食なく、食間はお茶のみ）と、規則正しい生活に近づき、日常生活の変化とともに、7か月後にはHbA1c 7.5％まで下降した。
⑤医療者の理解を助ける。
　1回目の受診後に、チームカンファレンスを行い、規則的な生活や食事などの体験がないための結果であることについて、情報提供し、"決して責めない"態度について申し合わせをした。また、医療者に診察の都度患者の変化について伝達した。
　1）主治医には、まず、治療方針について患者の生

活の現状を報告し話し合い、1日1回注射から始めることとなった。また、診察時には、診察前に看護師がかかわり得た情報や患者の変化を先に情報提供し、治療の方向性を確認した。

2）管理栄養士とは、情報提供とともに、栄養指導の目標設定をともに行った。

- 2人の患者とも、身体的所見・コントロール状態、医師の指示から、必要な療養行動は多い。しかし、患者の生活状況やライフスタイル、心理面や家族構成・社会面の状況などから、すべて原則的に行うことは無理ではないかと考えられる事例である。まず

は、医療者が患者を受け入れ、患者の目線で、身体的に必要とされる療養行動がどのように可能かを、ともに考え、方策を練ることができるよう療養指導を実際に行いながら、新たに得た患者の反応からPDCAサイクルを活用し、計画を修正しながらかかわることが求められる。

表6　指導方法

聞　く	講義、講演、発表会
見　る	図書、模範実技、実物模型、サンプル、DVD
読　む	テキスト、マニュアル、専門書、パンフレット
考える	グループ討議、ケーススタディ、討論会、会議
体　験	実習、ロールプレイング

表7　集団指導計画の例

テーマ：「運動療法をはじめよう！」
対　象：A病院内科通院中の患者で、運動療法の指示を実行していないがこれから始めようと思う糖尿病患者　6人
場　所：A病院　講義室　　　　　　講師：○○　○○
日　時：平成28年○月○日　○時○分から○時○分（45分）
ねらい：1．運動実践の妨げになっている要因を見つけ、対処方法を立てられる。
　　　　2．楽しく運動を体験することにより、運動実践の自己効力感をあげる。

		行動目標	内　容	留意点・必要物品
導入	5分	本日のスケジュールについて共有できる。本日のグループメンバー間の緊張をほぐす。	講師の紹介、本日のスケジュールの説明。自己紹介：名前、「運動をしない言い訳」を1つ話す。	椅子7脚、丸くなって座る。先に、医師、看護師が体調のcheckを行っておく。宣誓書を、数タイプの中から選ぶ。
展開前半	20分	運動の効果、実際の方法について知る。運動実践の妨げになる要因を振り返り、対処法を考え、自分の行動計画を表現する。	講義：運動の効果、運動の種類と目安、開始時の具体的な留意点について、運動を妨げる要因と対処方法について。グループワーク：ファシリテートのもと感想を言い合い、自分の対処方法を考える。ワーク：運動実践宣誓書に、計画を、簡潔に記入する。	講義資料（文字を少なく要点のみ資料にする）筆記用具、宣誓書、バインダー講師がファシリテートし、それぞれの要因を全員で考え合うグループワークに。ワークは、講師以外の医療者も入り、記入を手助けする。5W1Hで記入できるよう助言、発問し、自分で決められるように配慮する。
展開後半	15分	全員で体を動かし、運動の心地よさを体験する。	演習：運動を行う際の、準備運動⇒歩行⇒整理運動について、運動の目安と検脈について説明を受け、掛け声とともに、実際に行う。	無理にしないで良いこと、途中で休憩して良いことを伝える。気分不良時は、内科受診（担当：○○）。
まとめ	5分	本日の内容を振り返り、具体的な目標を確認する。	グループワーク：ファシリテートのもと、運動の感想を言い合い、明日からの運動実践の宣誓をし、応援メッセージをもらう。	

評価計画：アンケート、自己効力感測定用質問紙に終了後答えていただく。

B　集団指導の実際

- 指導計画を立てるときには、誰を対象になぜ指導をするのかや、達成目標、対象を明確にする。対象となる地域や病院の通院患者の糖尿病に関するディジーズマネジメント(疾病管理)を行い、何が求められているのかを明確にして、対象や達成目標を決定する。
- 対象と到達目標に基づき、「知識・技術の伝達」や「問題解決能力を養う」など何を教育するのか教育内容の決定、次にどんな方法で教育するのか教育方法、使用する教材を選択する。
- 指導方法には、**表6**のような方法があり、それぞれ、対象や指導目標、指導内容にあわせて選択する。24

時間後の知識習得率について、E.デールは以下のように述べている。

聞いたことで覚えている	10%
読んだことで覚えている	30%
見ながら話を聞いて覚えている	60%
話したことで覚えている	80%
自分の行ったことで覚えている	90%

- このように、学んだ内容から今後の目標を述べてもらったり、作業を取り入れることで、指導内容が残りやすい。指導方法については、それぞれの方法の長所短所を活用して計画する。
- 集団指導計画には、終了後の評価方法の選定や準備を、計画の段階で行う。
- 場所の設定や予算も指導計画には重要である。
- 集団指導計画の実際を**表7**に示す。

3.評価・修正

A 療養指導の評価と意義

- 療養指導の評価の視点には、糖尿病患者の指導前後の評価、療養指導システムの評価、療養指導士の指導力・指導内容・指導方法（教材も含む）などの評価が挙げられる。
- 療養指導の評価の方法には、自己評価と他者評価、主観的評価と客観的評価がある。
- 療養指導をしたことと、理解された・実行に移された・継続される、ということは全く異なるために、評価の必要がある。
- 目標とした自己管理行動の到達度を知識、技能、態度の面から評価し、自己管理行動の結果を表す血糖値や体重などの目標到達度を評価する。
- 自己管理の成果をポジティブにフィードバックすることで、患者の自己効力感や主体性を高めることに生かすことが可能である。
- 目標達成すると患者は充実感を感じ、自己管理行動が強化される（成功体験）。
- 療養指導の評価を行うことで、残された課題が明白になり、療養指導計画を早期に修正することができる。
- 糖尿病の療養は一生にわたり、最終的には、患者自らが適切な自己評価ができ、成長を継続できるようになることが目標になる。
- 正しい知識に支えられて自己管理行動が習慣化し、病態が良好に安定し、合併症の進行を防ぐことができ、自分らしさを大切にした生活が営まれることで療養指導効果が評価される。

B 患者に関する評価

1 身体面の評価

a. 身体所見・コントロール状態の評価

- 高血糖による多飲・多尿、その結果の脱水症状、さらに浸透圧の亢進による口渇、全身倦怠感、疲労感、体重減少などの典型的な糖尿病の症状が改善、または消失。
- 高度のインスリンの作用不足によって起こる糖尿病性ケトアシドーシス（DKA）・ケトーシス、糖尿病性昏睡の改善、または症状がない。
- 高齢者に対する高カロリー輸液や感染症がきっかけで起こる高浸透圧高血糖状態、乳酸アシドーシス等の急性の代謝失調の改善、または発症がない。
- 食事の遅れ、食事量（特に炭水化物）の摂取が少ない場合や、インスリンの過剰投与等による重症の低血糖や低血糖昏睡の改善、または症状がない。
- 糖尿病に合併しやすい肺結核、尿路感染症、皮膚感染症などの発症がない。

b. 糖尿病治療目標の達成度の評価

- 合併症の発症と進展を阻止するため、HbA1c 7.0%未満を目標とする。対応する血糖値としては、空腹時血糖値 130mg/dL未満、食後2時間血糖値180mg/dL未満をおおよその目安とする。
- 血糖値がおよそ160〜180mg/dLを超えると、尿糖が陽性になる。尿糖が陰性の状態で維持されることが望ましい。ただし、SGLT2阻害薬を内服している場合は、尿糖は陽性となる。
- 尿ケトン体は、インスリン不足のため脂肪が燃えた

とき、あるいは飢餓状態の場合に陽性になるので、陰性状態が維持されること。

高齢者糖尿病においては、患者の特徴や健康状態を考慮し個別に設定する（Ⅷ章-6-A-⑤-図1：179頁参照）。

糖尿病妊婦においては、正常に近い厳格な血糖コントロールが要求される（Ⅷ章-4：172頁参照）。

糖尿病のコントロールとは、単に血糖のコントロールのみを指すのではない。

糖尿病患者に伴いやすい肥満、高血圧、脂質異常症（高脂血症）、また喫煙など、合併症の危険因子の管理とその改善度を確認する。

LDLコレステロールは、一次予防の場合は 120mg/dL未満を目標とするが、末梢動脈疾患、細小血管症（網膜症、腎症、神経障害）合併時、または喫煙ありの場合は100mg/dL未満を目標とすることを考慮する。二次予防（冠動脈疾患またはアテローム血栓性脳梗塞の既往がある）の場合は70mg/dL未満を目標とすることを考慮する。

目標とする体重は、患者の年齢や病態を考慮し設定する。

血圧は、収縮期血圧 130mmHg未満、拡張期血圧 80mmHg未満を目標にする。

c. 合併症の程度と予防行動の評価

高血糖の持続によって発症する糖尿病合併症は、初期には自覚症状が乏しい。したがって、合併症の状態は1年に1～2回定期的な検査を受けて評価する。

糖尿病性細小血管症（神経障害、網膜症、腎症）、ならびに大血管症〔脳血管障害、冠動脈疾患、末梢動脈疾患（PAD）、足壊疽など〕を評価する。

糖尿病性神経障害は、早期から全身に多彩な症状をもたらす。上下肢のしびれ・痛み、こむら返り、起立性低血圧、排尿障害、便通異常、勃起障害（ED）などを評価する。

自律神経障害が進行すると、狭心症や心筋梗塞は自覚症状に乏しくなり、脳血管障害はラクナ梗塞が多

発する傾向がある。

糖尿病網膜症は、単純から増殖前を経て増殖網膜症へと進展する。黄斑部への出血、あるいは黄斑症がない限り糖尿病網膜症は無症状なので、眼底検査が必須である。

糖尿病による白内障や緑内障の有無を診断する。

糖尿病性腎症は、末期腎症に至るまではほとんど無症状である。尿中アルブミン排泄量（UAE）の測定で腎障害を早期発見する。

尿タンパクの推移を観察し、腎症の進行を予防するための療養行動に役立てる。

大血管症は糖尿病に特有な病変ではないが、糖尿病ではこれらの発生率は2～3倍高くなるために、虚血性心疾患などの存在には注意する。

神経障害にPADが加わると潰瘍や壊疽を起こしやすい。壊疽のきっかけになる火傷や外傷の発生防止が重要である。

足の観察を行い足病変、合併症を評価する。

② 心理と行動/QOLの評価

a. 糖尿病患者の心理と行動（表8）

どうしても治療方針を守れないとき、自己管理がうまくできないときには、糖尿病に対する態度や感情、心理状態に問題のあることが少なくない。

自己管理行動に影響を与える心理的要因を評価する必要がある。感情障害や摂食障害、うつ状態、家族内の葛藤、ストレスのかかる日常生活、認知機能の低下、問題対応能力の低下などについて評価する。

「高血糖が続くと合併症が起こるが、自分もその危険にさらされている」ということを患者自身が認識できることや、また「そうならないように私は○○療法をしっかり行おう」という気持ちになっているかどうかを判断する。

糖尿病とその治療に対する認識が、自発的に糖尿病のケアを行うという行動の変容をもたらすということを理解する。

自己管理行動がうまくいかないことの繰り返しの

失敗経験から、やってもだめだという気持ちやインスリン療法など、難しいことは自分にはできないと、セルフエフィカシー（自己効力感）の低下を来していないか。

b. QOL（生活の質）の評価

◉ QOLを評価する際には調査票を用いる。しかしQOLの評価は、各個人の健康や疾病に関する価値観を評価することなので主観的な要素が多く、その測定は困難である。

◉ QOL調査票は、以下のような条件が備わっていなくてはならない。
①理解しやすい。
②客観的に評価できる。
③分析可能である。
④再現性がある。
⑤日常診療に還元できる。

◉ QOL調査票については、すでに一般的なものと疾患別のもの（糖尿病に関するもの）があるので適宜組み合わせて用いる。

3　生活状況、ライフスタイル、ストレスの評価

◉ 食習慣、運動習慣、喫煙、飲酒など生活全般の現状を克明に把握するために、問題点を整理するチェック項目表を作成する（表9）。

◉ 習慣の改善を阻む因子について、項目別に検討して具体的な指導対策を立てる。

◉ 食事に関しては、労働による消費エネルギーを考慮した摂取エネルギー/消費エネルギー比を評価する。

◉ 若年、高齢などの年齢的要因、労働、家庭、経済環境

表8　糖尿病患者教育の心理社会的評価

糖尿病に対する認識・感情
1. 糖尿病を受け入れることができている
2. 糖尿病について適切な認識がある
3. 糖尿病があることで不安や恐怖を感じていない
4. 糖尿病のために制限されているという思いがない
5. 糖尿病をもつことの肯定的な面を見出せている

自己管理態度
1. 医療者に判断をゆだねない
2. 自己の行動が病状を左右すると考え、自分で努力しようとする
3. 運まかせにしない
4. 困難を強く感じることがなく、自己管理に向かうことができる

社会的支援状況
1. 家族の協力が得られている ・療養行動に対する直接的協力が得られている ・精神的協力が得られている
2. 職場・学校・近所などでの理解や支援が得られている
3. 医療者との良好なかかわりができている

表9　生活習慣と治療に関するチェック項目

A．食事	B．嗜好	D．生活など
1. 回数/日	1. 食塩量	1. 家庭における役割
2. 規則性	2. 砂糖類	2. 性格
3. 外食	3. コーヒー	3. ストレス・不安
4. 間食	4. 諸茶類	4. 生きがいの内容
5. 調理担当者	5. タバコ	5. キーパーソン
6. 計量習慣	6. アルコール	6. 清潔に対する価値観（フットケアなど）
7. 療法学習経験		7. 生活時間区分
8. 交換表の理解	C．運動	8. 尿糖・血糖自己測定（SMUG・SMBG）
9. 交換表の利用	1. 回数/週	9. 薬物療法の理解
10. 献立の立案	2. 習慣性	10. 薬物療法のアドヒアランス
11. 献立の内容	3. 種類・内容	11. 低血糖の知識
12. 調理実習	4. 療法学習経験	12. 民間療法
13. 家族の支援	5. 中止経験	13. シックデイの認識
14. 満足度	6. 中止した理由	14. 合併症の状況
15. 摂取・消化機能	7. 満足度	15. 経済、介護環境
	8. 四肢・体幹機能	

に配慮したきめ細かい指導内容を盛り込む。

- QOLを高めることが自己管理を定着させることを認識し、患者の心理、行動面を含めた特性を理解して進める。
- QOLの低下は合併症の進行や反復する入院回数と相関し、心理的・身体的ストレスを増大させる。
- ストレスの過重は患者の性格を修飾し、生活習慣の是正をいっそう妨げる。したがって病態悪化の重要な要因となりうる。

4 社会的状況の評価

- 高齢患者が増加している。その病態の理解、基本療法の遵守、服薬アドヒアランスなどに問題を抱えることが多いことを理解する。
- 核家族の増加に伴う高齢患者の一人暮らしの増加など、支援体制が脆弱な状況が少なくない。
- 遠隔地での単身赴任、夜勤主体の不規則勤務、危険作業従事などの労働環境が治療の障壁となることも多い。
- 医療費の急騰は社会的問題となっているが、糖尿病の医療費は1兆円を超える。合併症予防は医療経済学の面からも急務である。
- インターネットの普及は糖尿病の指導、情報交換に威力を発揮する可能性がある。実地に即した体制作りも課題である。

5 糖尿病の知識の評価

- 糖尿病とはどんな病気で、糖尿病の典型的な症状は何かを理解していること。
- 糖尿病を診断するまでの手順と、そのために必要な検査について知っていること。
- 糖尿病コントロールのための検査と、合併症の検査にはどのようなものがあるかを知っていること。
- 糖尿病による合併症と、糖尿病があるとかかりやすい合併症について知っていること。
- 糖尿病合併症の発症と進展を阻止するためには、ま

ず合併症予防のための目標として HbA1c 7.0％未満に保つことが大切だということを知っていること。
- 低血糖の症状の種類と、その対処方法を理解していること。
- シックデイとはどのような日か、シックデイのときにはどうすればよいかを知っていること（IX章-1-D-①-図3：200頁、X章-1-B-表1：238頁参照）。
- 糖尿病の基本となる治療が食事療法と運動療法であり、どうしてこれらが重要かを理解していること。
- 糖尿病の薬物療法には経口薬療法とインスリン療法があり、患者が受けている薬物治療が何かを理解していること。
- 過去に服用した経口血糖降下薬やインスリンの種類、量、期間などについて理解していること。
- スルホニル尿素（SU）薬には二次無効がありうることについての理解があること。
- 民間療法のなかには有害なものがあるので、実施を考えた場合は、医師に相談する必要があることを理解していること。

6 糖尿病の自己管理技術の評価
（V章-4：96頁、V章-5：112頁参照）

- インスリン注射、GLP-1受容体作動薬注射、SMBG、持続血糖測定器、血糖自己測定（SMBG）器、CGM/isCGM、グルカゴン注射に関する技能、使用状況を適宜チェックリストなどで評価する。
- 清潔操作の実施状況を知識の確認とともに評価する。
- 医療廃棄物に関する処理方法について、実施状況を知識の確認とともに評価する。
- 技術の慣れによる変化を防ぐために定期的な評価が必要である。
- 血糖測定器や注射器、インスリンポンプの使用にあたっては、使用状況をチェックリストなどで評価する。
- 手指の運動機能障害、視力障害の有無や程度を確認して支援の必要度を評価する。

表10　糖尿病患者の自己管理行動の基本的項目

```
 1. 食事療法をする（節酒・禁酒を含む）
 2. 運動療法をする
 3. 禁煙する
 4. 過労、ストレスを避ける
 5. 服薬またはインスリン注射をする
 6. 血糖自己測定（SMBG）をする
 7. 体重の管理をする
 8. 低血糖の予防と応急処置ができるようになる
 9. 昏睡の予防と応急処置ができるようになる
10. 定期的受療（眼科検査を含む）
11. 足の管理をする
12. 歯の管理をする
13. 皮膚の管理をする
14. ホームドクターと専門医間の連絡
15. 必要な社会的資源の利用
16. 自己の病状を関係他者に理解してもらう工夫
17. 治療に伴うストレスの軽減
```

表11　糖尿病自己管理に関する知識の評価

食事療法	1. なぜ食事療法を行うのか 2. 1日の摂取エネルギー量 3. 欠食の可否について 4. 外食の注意点
運動療法	1. どんな運動をすればよいか 2. いつ、どれくらい運動すればよいか 3. 経口血糖降下薬、インスリン治療中の注意点
薬物療法	1. 服用している薬剤の作用のしくみ 2. 低血糖について 3. その他服用中の注意点
インスリン療法	1. どのようなインスリンを注射しているか 2. いつ注射するのか 3. 低血糖について 4. その他の注意点
血糖自己測定 （SMBG）	1. 手技について（消毒、穿刺針の交換など） 2. 測定値の信頼性の評価 3. 治療法へのフィードバック

7　自己管理行動の評価

- 患者の自己管理行動を評価する際には、患者が自分の病状をよく認識していることが前提となる。
- 自己管理行動に対しての、患者の感情や認識を明らかにする。
- 自己管理行動の基本的項目（**表10**）を参考にしながら、患者が自己管理行動へ結びつけることができる十分な知識はもっているのか、具体的にどのように取り組んでいるのかを患者とともに評価していく必要がある。
- 好ましい自己管理行動の変化に注目する。
- 患者が困難に感じている、負担に感じている自己管理行動がないかを明らかにし、解決策へと結びつける。
- 患者自身が自己管理の程度をどのようにとらえているかを明らかにする。
- 各治療法について実践度を把握できるよう、簡単な質問表を作成するなどして、患者と一緒に確認する（**表11**）。
- 患者が記録した療養記録など（食事、運動、SMBGに関するもの）を参考にしながら、患者が具体的にどのように自己管理に取り組んでいるか、面談をしながら確認する。
- 患者自身による自己管理に対する自己評価、判断を評価する。
- 高齢者など同居家族の協力を得ている場合には、家族への確認が必要である。
- 自己管理の成果は短期的に得られるものではなく、評価も繰り返し行っていく必要がある。

C　療養指導システムの評価

1　療養指導組織の評価

- 療養指導システムの評価は、外来、入院などいずれの場合も基本的に同じである（Ⅰ章-2-B：7頁参照）。
- 療養指導の組織の基本となるチームの編成が必要であり、チームの組織と機能を評価する。
- 糖尿病医療チームのカンファレンスは定期的に開く。
- 教育入院の場合でも、入・退院時の他に中間時に評価のためのカンファレンスが必要である。この場をとおして個々の患者への指導の一貫性が徹底される。
①各患者の治療に関する基本的な方針と退院の目標が主治医によって明確にされていること。
②症例検討の場であるチームカンファレンスに主治医が出席していること。

- 各専門職が患者に深くかかわるほど、その患者に関係する医療チームの連携をとるコーディネーター（ケース・マネジャー）が重要となる。
- コーディネーターは患者との人間関係、他職種との関係など、人間性と適切な判断が要求される。
- スタッフ会議が行われていることが、各症例の療養指導が円滑に進む基本となる。そして、個々の問題点を修正しながら効果的な指導の評価を行う。

② 療養指導計画の評価

- 療養指導計画は、療養指導の対象、時期、場所（外来、入院、地域など）に応じた達成目標が設定されていることが必要である。
- 各職種ごとの指導資料は、患者にあわせる創意工夫が必要であり、定期的に見直す。
- 療養指導計画の評価は、その計画に示された目標の達成結果を評価する。
- 目標の達成度は指導経過のなかで評価され、対象者の理解、意志、行動変化などの反応をみながら、さらにチームカンファレンスで変更され評価は継続される。
- 基本的な療養指導計画は糖尿病チームとしての方針でもある。よりよいものにするためにチーム内で議論し、評価しながら変えていくものである。
- 一人の患者に各職種が共通で用いる評価の資料を作成し、共通で利用するフォーマットを活用すると便利である。クリニカルパス[注6]がその代表的なものである。
- クリニカルパスは、「もれのない確実な指導が行える」「患者や家族が計画を理解して参加できる」「入院期間の短縮が図れる」などの利点がある。しかし、真のチーム医療の存在とバリアンス[注7]に対しての適切な対応ができないと医療者側からの一方通行となる恐れがある。
- クリニカルパスには、縦軸と横軸にそれぞれ「時間経過」と「介入（各職種の指導内容）」「反応」「評価」「対応」などを記録していく。各職種が全体を把握し

| 月　日 | 入院1日目 | 入院2日目 | 入院3日目 |
	月　日	月　日	月　日
生　活	運動 食事 …		
治　療	服薬 … インスリン注射 …		
検査処置			
観　察	血糖値 血圧 体温 脈拍 … 体重 排泄（便）		
教育内容	入院時オリエンテーション 運動の必要性 … 食事療法の必要性		
評　価			

図3　クリニカルパス（教育入院の例）

ながら行動するスケジュール表になる（**図3**）。

③ 各領域別の評価項目

a. 食事療法の指導内容・評価

- 食事療法と食生活の目的と意味。
- 食品交換表の使い方と食事記録の書き方。
- 食品交換表を使えない場合の対策。
- 嗜好品と外食の摂り方。
- 退院後の食事の実際（献立の立て方、調理実習など）。
- 食事療法の実際と行動変容の評価。

b. 運動療法の指導内容・評価

- 運動療法の目的と意味。
- メディカルチェックと運動プログラムの設定。
- 運動の実際と注意事項。
- 退院後の運動の実際と行動変容の評価。

注6）クリニカルパス（Clinical path）：疾病管理において必要となる臨床検査、処置、看護ケア、投薬などの介入を時間的変化に沿って介入別に一覧表とした総合患者ケア計画。
注7）バリアンス（Variance）：定型的なケアから逸脱するケース。

c. 薬物療法の指導内容・評価

- 使用している薬剤の名前、量、服用時間の遵守、効果と副作用。
- 食事や運動との関係。
- 低血糖、シックデイとその対策。
- 退院後の処方と薬物治療の実際。

d. 主体的自己管理への支援内容・評価

- インスリン注射または GLP-1受容体作動薬など自己注射とSMBGまたはisCGMなど血糖測定。
- 日常生活の問題点と支援方法。
- 家族協力への支援。
- 外来通院の注意点と対応。

D 療養指導士に関する評価

1 療養指導士の自己評価

a. 新しい知識の習得と評価

- 糖尿病の病態・症状、治療法や療養指導の方法について新しい知識を得る機会を得たか。またそれらを十分理解して、自らの療養指導に生かすことができたか。

b. 療養指導士同士の相互評価

- 療養指導士同士の相互評価の機会を自己の施設内・外で得たか。それにより新たな学習課題を見出したか。

c. 指導困難な事例の指導と評価

- 指導困難な事例や、初めて体験する指導課題を進んで引き受け工夫したか。その問題点を明確にし、プロセスと成果を分析したか。

d. 療養指導内容の評価

- 自ら実施した療養指導の内容を、患者が十分に理解できたか。それがどの程度、継続して実施でき、病

態の改善にどの程度、有効であったかを検討したか。

e. 研究発表と評価

- 療養指導に研究的に取り組み、自ら責任をもって発表しているか。それに対する客観的な評価を受ける。

2 他者からの評価

a. 療養指導スタッフによる評価

- 療養指導の結果が、患者の病態の改善に十分役立っていると評価されたか。
- 個別患者について立案した療養指導計画が適切であると評価されたか。
- 療養指導の実施により、合意した到達目標が達成されたと評価されたか。
- 療養指導の職種間の役割分担が適切であり、相互に協調的・意欲的に実施できたと評価されたか。
- 療養指導の経験を療養指導計画（カリキュラム）の改善に活用しているか。その改善の提言が評価されたか。
- 集団指導の技術、個人面接技法の改善を常に検討し提言しているか。その提言が評価されたか。

b. 患者による評価

- 療養指導内容が十分理解でき、実施可能で意欲的に実施できると評価されたか。
- 療養に障害となる患者の個別的問題点（生活状況、社会的問題点など）を追跡し、適切に対応しているか。その対応が患者に評価されているか。
- 糖尿病療養指導士としてのカウンセリング・コーチングの評価[注8]。

3 客観的評価法

a. 指導目標の達成度

- あらかじめ設定した指導目標を達成した患者の数、またはその割合が上昇したか。
- 療養指導により、治療を中断する患者の数または割

注8）カウンセリング・コーチング（counseling, coaching）：クライアント（患者）が目標に向かって自発的な行動を起こし、それを継続できるように支援するためのコミュニケーション法。

合が低下したか。

b. 代謝管理指標の達成度

- 療養指導により血糖管理指標(血糖値、尿糖、HbA1c など)が到達目標を達成したか。
- 血圧、体重、血中脂質を適切に保つことに寄与し、到達目標を達成したか。

c. 入院回数の減少

- ケトアシドーシスや糖尿病性昏睡、重症低血糖、合併症の悪化などによる入院回数が減少したか。

d. 在院日数の短縮

- 適切な療養指導により、目標に到達するまでの時間が短縮され、入院を必要とする期間が短縮したか。

e. 心理的・社会的な評価

- 日常生活に療養指導内容が、適切に受け入れられて定着しているか。
- 家族に療養指導内容が十分理解され、適切な協力が得られているか。
- QOLの向上に寄与することが理解され、その目標が達成されたか。
- 患者や家族に定期通院や定期検査の必要性が理解され、約束が履行されているか。

ライフステージ別の療養指導

1. 乳幼児期

A 総論

- 乳幼児期は両親（特に母親）に依存している時期であり、親の病気に対する認識や生活行動が子どもの生活に反映する。
- 身体的発達、心理的発達、社会的発達が進み、しつけが行われ、人間としての基盤が作られる時期である。
- 健康な小児でもこの時期の親には育児不安があるが、それに加えて糖尿病の管理という負担を負う。

B 親の心理的適応への支援と指導

- 1型糖尿病を発症した子どもの親の心理的適応は、ショック、否認、悲しみ・怒り・不安、適応、人生の再構築という過程を経ていく（**表1**）。
- 両親・家族が子どもの糖尿病をある程度受容し、心理的に安定した状態で育児や疾患管理にあたることが重要である。
- 母親（実母）は、子どもが1型糖尿病を発症したことについて強い自責の念をもつことが多く、疾患管理に専心するため血糖値やHbA1cの推移に一喜一憂しやすい。
- 両親（保護者）の気持ちを受け止めたうえで、子どもの育児全体や少し先のことを客観的な視点をもってアドバイスしていく必要がある。
- 家族の支援が重要で、母親に負担が集中しないようにする。
- 父親にも発症初期から母親と同様の指導や教育を計画する。
- 患児が糖尿病であることにより、母親が精神的に追

表1 病気をもつ子どもの親の心理的な適応

1. ショック	罪業感・劣等感
2. 否認	認められない
3. 悲しみ・怒り・不安	やり場のない悲しみ・怒り
4. 適応	義務感・責任感
5. 人生の再構築	病気をもつ子どもとともに生きる

(Drotar D, et al：Pediatrics 56(5)：710-717, 1975, 引用改変)

い詰められたり、家族関係に問題をきたすことのないよう（スティグマ）、父親、祖父母、親戚などに対して、十分病状説明を行い、患児と母親を取り巻く環境の整備を行う（アドボカシー）。

C 乳幼児期の臨床的特徴

- 乳幼児期は身体的に未熟で血糖値の変動が激しく不安定である。
- 食事量や運動量が一定せず、血糖値が不安定になりやすい。
- 痙攣を伴うような重症低血糖を起こしやすい。
- 低血糖症状を訴えることが困難で、低血糖への対応が遅れる危険性がある。

D 療養指導の目標と特徴

- 療養指導の目標は、非糖尿病児と同等の発育とQOLの確保である。
- 発達状態を評価し、個々の患者にあわせた最良の血糖コントロールを目指す。
- 乳幼児期に発症した小児にとって、物心ついたときにはインスリン注射や血糖自己測定（SMBG）、低血

表2　小児思春期糖尿病の血糖コントロールの目標値

コントロールの水準	理想（非糖尿病）	適切	不適切（介入提案）	ハイリスク（介入必要）
臨床的評価				
高血糖	高血糖なし	無症状	多飲・多尿・夜尿	視力障害、体重増加不良、成長不良、思春期遅延、不登校、皮膚または陰部感染、血管合併症の所見
低血糖	低血糖なし	重症低血糖なし	重症低血糖あり（意識障害、痙攣）	
生化学的評価				
血糖自己測定値（mg/dL）				
朝食前・食前	65〜100	90〜145	＞145	＞162
食後	〜126	90〜180	180〜250	＞250
就寝前	80〜100	120〜180	＜120 or 180〜200	＜80 or ＞200
夜間	65〜100	＜80〜161	＜75 or ＞162	＜70 or ＞200
HbA1c（%）	＜6.5	＜7.5	7.5〜9.0	＞9.0

この目標値は、ガイドラインとして示した値である。症例ごとに、重症低血糖や頻回の軽度〜中等度の低血糖を起こさず、できる限り正常に近い血糖値を達成するような目標値を設定すべきである。

（日本糖尿病学会・日本小児内分泌学会 編・著：小児・思春期1型糖尿病の診療ガイド. 南江堂, 東京, p.22, 2017, 引用）

糖への備えはその子にとっては「普通」の生活の一部である。

- 母親や家族が糖尿病管理に対して積極的な姿勢をもつ。
- 日々の血糖値に一喜一憂することなく、長期的な治療効果を見据え将来に目標をもつ。
- 「かわいそう」「不憫」という対応ではなく（スティグマ）、家族が協力して十分な愛情を注ぐとともに、糖尿病に否定的な感情をもたせないよう支援する。
- 身体発育の状況に注目し、身体的な能力を評価していく。
- 認知能力や情緒的な能力の発達状態を評価し、良好な親子関係を支援する。
- 両親（保護者）の実施していることをまねて、SMBGやインスリン注射に手を出してくる3歳頃には、お手伝いをさせて実施できたことをほめる。
- しつけの必要な時期であり、良好な食事習慣や生活習慣を家族で整える機会と考える。
- 家族構成員との良好な関係作りと、ほかの兄弟との間に差が生じないように配慮する。
- 両親や家族が、すでに成長した同じ疾患をもつ小児やその家族と交流をもち、情報交換をすることは効果的である。
- 必要以上に合併症の危険性を強調しすぎない。まず、安全に豊かで幸せな生活を送り、成長発達できるための家族、地域ぐるみの支援が必要である。

- 保育園、幼稚園との連携を強化し、対応に苦慮した際に、医療従事者に相談しやすい環境づくりをするなど、保護者の負担を軽減するような支援も必要である。
- 正常な成長発育に必要十分なエネルギー・栄養素を摂取する。
- 『日本人の食事摂取基準（2020年版）』を参考に、性別、年（月）齢に応じた適切な量の食事を摂取する。乳幼児期の推定エネルギー必要量（kcal/日）は、0〜5か月：男性550、女性500、6〜8か月：男性650、女性600、9〜11か月：男性700、女性650、1〜2歳：男性950、女性900、3〜5歳：男性1,300、女性1,250である（付録：293頁**表**参照）。
- 1型糖尿病の場合は、日本糖尿病学会・日本小児内分泌学会編・著の『小児・思春期1型糖尿病の診療ガイド』の血糖コントロール目標を参考にする（**表2**）。新生児・乳児期では、胎児ヘモグロビンの存在でHbA1cによる評価ができないことがあり、代わりにグリコアルブミン（GA）が用いられる。

E 低血糖の予防と対応

- 重症低血糖や低血糖の頻発を予防する。
- グルカゴン注射の手技を家族構成員全員が習得しておく。
- 主治医やかかりつけ医、救急病院の連絡先を明記し、外出時は親が携帯する。
- 患児に特徴的に現れる低血糖症状を家族構成員全員が理解する。
- インスリンの作用時間との関係を考慮して、夜間の低血糖を特に注意し補食を与える。
- おやつを制限される一方で、欲しくないときに補食を食べなければならないなどの矛盾を自覚し始める3歳頃からは、理解できる表現で説明を繰り返す。
- 低血糖や注射は決して罰ではないことを繰り返し話し、できたことをしっかりほめる。
- 両親（保護者）が低血糖を心配するあまり、頻回にSMBGを行い子どもに負担をかけることがないように、インスリンの作用時間や血糖値の評価を伝え、危険の予測ができるようにする。

A　総　論

- 患児が必要な療養行動を行いながら、よい友達関係を築いていくことが大切な時期である。
- 自分の病気に対する認識が発達段階によって変化する時期である。
- 認識能力が充実する時期であり、発達段階(学年)で療養指導の課題が異なる。

B　療養指導の目標と特徴

- 指導目標は、学校生活を安全に過ごすことにあり、集団生活で疎外感をもたずに糖尿病の療養行動がとれる必要がある。
- 糖尿病であることにより、勉強や集団生活など学校への適応や、教師や友人との関係形成に影響を及ぼさないよう(スティグマ)、患児、家族への療養指導のほか、小児糖尿病キャンプなど他の患者との交流を推進したり、学校との調整を支援する(アドボカシー)。
- 患児が療養行動の基本となる生活リズムや清潔行動を身につけたうえで、通常の生活での療養行動を主体的に行えるようになることを目指す。
- 糖尿病の療養指導は、特別なことではなく健康教育であり、患児の努力を認め肯定的に受け止め、健全な自尊心を育成することが必要である。
- 学校生活のなかで患児が直面する具体的な問題について相談にのり、患児の気持ちや判断の仕方を十分に引き出し、よりよい解決方法をともに考える姿勢が大切である。
- 1型糖尿病の場合、発症時や入学時に、糖尿病の知識、治療、療養行動を医療者側から学校側に説明し、教師全員の理解を得る。
- インスリン注射やSMBG、補食が安心して実施できる環境(保健室など)を整える。
- 家族と学校との信頼関係の確立が子どもを支える基本である。
- インスリン注射、SMBG、低血糖などについても医療機関と家族、学校が密接に連絡を取り合って対応する。
- 担任の交代では、その都度家族から話し、必要に応じて医療者側からの説明を加える。
- 小児糖尿病サマーキャンプへの参加は有効な自己管理習得の機会である(Ⅶ章-1-C-③-b-(2)：145頁参照)。
- 正常な成長発育に必要十分なエネルギー・栄養素を摂取する。
- 『日本人の食事摂取基準(2020年版)』を参考に、体格、性別、年齢および生活活動強度に応じた適切な量の食事を摂取する。学童期の推定エネルギー必要量(kcal/日)は、6～7歳：男性：身体活動レベル軽1,350、身体活動レベル中1,550、身体活動レベル重1,750、女性：身体活動レベル軽1,250、身体活動レベル中1,450、身体活動レベル重1,650から徐々に増大し、思春期で最大となり、その後徐々に減少していく(付録：293頁表参照)。
- 肥満を伴う場合は、目標体重に対するエネルギー必要量の90～95％に調整する。
- 身体活動に関する生活習慣もあわせて改善するよう指導する。
- 18歳未満の場合は、糖尿病(1型のみならず2型、その他も含む)と診断されると、小児慢性特定疾患が申請(継続申請は20歳まで)できることを患者や

家族に説明する。

- 1型糖尿病の血糖コントロール目標は、日本糖尿病学会・日本小児内分泌学会編・著の『小児・思春期1型糖尿病の診療ガイド』を参考にする（Ⅷ章-1-D：165頁表2参照）。

C　発達段階と療養指導（1型糖尿病）

1　小学校低学年の指導目標

- 患児が自分で異常（低血糖）を周囲に訴えることができる。
- 周囲からの支援が不可欠である。

2　小学校高学年の指導目標

- 患児自身による自己管理が主体となり、SMBGや自己注射ができる。
- 教師と家族は患児を支える支援的なものとなる。

3　中学校での指導目標

- 患児が自分の病気を正しく理解し、周囲に自分の病気や自己管理について説明できる。
- 責任のある療養行動を支持し努力を認め評価する。

D　学校生活と療養指導

1　給　食

- 事前に献立を確認し、食べる量や食品交換の調節をするが、特別扱いの必要はない。
- 給食のある学校では患児だけを弁当にする必要はなく、「みんなと一緒に食べること」を優先する。

2　体　育

- 時間割表を確認して、低血糖の発生しやすい時間を予測して補食をとらせる。
- 倦怠感が強く、高血糖で尿ケトン体が認められる場合は運動を控える。

3　遠足・運動会

- スケジュールを事前に確認し、運動量を予測して朝食を増やしたり補食を準備する。
- 運動量によってインスリン注射量の調整を考慮する場合もある。
- 補食や弁当の準備、血糖自己測定器などの物品管理、緊急時対応を検討しておく。

4　宿　泊

- 夜間の低血糖を予防するために、事前にスケジュールを確認してインスリン量の調整を考慮する場合もある。
- 寝る前にはSMBGを行い、インスリンの作用時間を考慮して補食をとったり準備を整えておく。
- 個室での宿泊を避ける。

5　修学旅行

- スケジュールの確認をして、インスリン注射量や時間の設定、SMBGなどの準備を行う。
- 単独の行動や個室での宿泊を避けるが、特別扱いにならない配慮をする。
- 緊急時に対応できる医療機関（専門医）への紹介状を持参させる。

6　クラブ活動

- 原則として禁止する必要はない。むしろ積極的に参加を奨励し、主体的で目標をもった活動を奨励する。

- 食事時間を考慮したインスリンの指示を医師と相談のうえ設定しておく。

E 低血糖対応と予防

- 使用しているインスリンの作用時間と生活から、低血糖が発生しやすい時間を予測する。
- 異常時にはSMBGを実施して確認することで、患児が特徴的な低血糖症状を知ることになる。
- 自分で低血糖を周囲の人に伝えるとともに、緊急時の対処方法を説明できるようにする。
- 低血糖症状に対する対処結果を患児、家族、学校で評価し、低血糖予防につなげる。
- 年少児が低血糖発作を頻発すると、知能発達に悪影響を及ぼす場合がある。
- 厳格すぎるコントロールは低血糖を頻発させ、患児のQOLに影響する場合がある。
- 低血糖症状と精神的、心理的な不安（嫌いな学科や試験など）が混同される場合があるが、患児を責めたりなじらないようにする。

- 低血糖に対する補食の準備、血糖自己測定用器材の整備、グルカゴン注射の準備、緊急連絡方法の明示が必要である。
- 補食が友人から「特別扱い」にみられないような配慮が必要である（菓子類に頼らず、グルコースタブレットなど補食の食品を工夫）。

F 2型糖尿病の療養指導の特徴

- 日本では、1980年代から肥満の増加とともに小児の2型糖尿病が急速に増加し、その発症率は最近の1型糖尿病を上回っている。
- 家族に糖尿病患者がいる場合や、肥満傾向のある学童には注意が必要である。
- 学年の進行に伴って肥満が進行しないように継続指導を行う。
- 健康診断の確認と食生活、運動などに注意して、家族を含めた普段の生活習慣指導を強化する。
- 肥満と活動性の低下が悪循環となり消極的な性格傾向になり、心理的な影響を与える危険がある。

3.思春期

Ⓐ 総　論

- 成長ホルモンや性ホルモンの影響で血糖コントロールが不安定であり、心理・社会的にも多くの課題を抱える時期である。
- 成人期以降の療養行動のありかたや、合併症のリスクに重要な影響を与える時期である。
- 生活や活動性の拡大が進む時期であり、周囲の介入が逆効果にもなりかねない。
- 自立のための準備期であり、個人を尊重して「見守り、待つ」かかわりが必要である。

Ⓑ 療養指導の目標と特徴

- 指導の目標は、患者自身の主体的な自己管理への取り組みによって、目標をもった積極的な生活と合併症の予防ができることにある。
- 糖尿病であることにより、劣等感をもったり、進学や職業選択、同性や異性との人間関係構築などに影響を及ぼさないよう（スティグマ）、適切な情報提供、経験者を介した交流をもてるようにする、相談しやすい環境作りなどに努める（アドボカシー）。
- １型糖尿病に対しては原則として強化インスリン療法（Ⅴ章-4-A-③-b-(3)：100頁参照）あるいは持続皮下インスリン注入療法（CSII）（Ⅴ章-5-A：112頁参照）、パーソナルCGM機能付きインスリンポンプ療法（sensor augmented pump：SAP）（Ⅴ章-5-B：115頁参照）を行う。
- ２型糖尿病の治療は食事、運動が主体であるが、インスリンや内服薬が指示されている場合もあり、肥満の解消や治療の継続が行われることが必要である。
- 思春期の生理的な特徴や血糖コントロールとの関係について、十分な説明と情報提供が必要である。
- 合併症の危険性や症状、予防方法の指導を強化する必要がある。
- 医療者側との信頼関係の確立が重要である。
- 患者自身の考えや感情に耳を傾け、否定せず、自分自身の方向性や行動を示すことができるように待ち、支援する。
- 乳幼児期や学童期で発症した場合と、思春期に発症した場合では指導の注意点が異なる。
- 思春期発症の場合は、自己管理技術の習得は容易でも、糖尿病に対する否認の感情が働いていることがある。
- 糖尿病の管理は患者自身に移行するが、母親や家族が糖尿病の管理を放棄したり、過干渉にならないように注意が必要である。
- 抑うつ傾向や行動異常がみられた場合、早期に主治医と相談する。
- 『日本人の食事摂取基準（2020年版）』を参考に、体格、性別、年齢および生活活動強度に応じた適切な量の食事を摂取する。必要なエネルギー量は、思春期で最大となり、その後徐々に減少していく（付録：293頁表参照）。
- 女性には摂食障害（思春期特有の痩せ願望による拒食症や過食症）や食行動の異常が起こりやすいため、食事や体重への極端なこだわりに注意する。摂食障害が疑われる場合は専門家への依頼も検討する（Ⅸ章-5-I：235頁参照）。
- １型糖尿病では、インスリン量の増加が必至な時期であるが、低血糖と同様に肥満に注意が必要であり、体重測定を定期的に実施する。

- 18歳未満の場合は、糖尿病（１型のみならず２型、その他も含む）と診断されると、小児慢性特定疾患が申請（継続申請は 20 歳まで）できることを患者や家族に説明する。
- １型糖尿病の血糖コントロール目標は、日本糖尿病学会・日本小児内分泌学会 編・著の『小児・思春期１型糖尿病の診療ガイド』を参考にする（Ⅷ章-1-D：165頁表2参照）。

C 進学・就職

- 希望校への進学を糖尿病であることを理由に諦める必要はなく、拒否されたり制限されることがあってはならない。
- 患者自身が、どのような希望と目標をもって努力しているかが重要であることを強調する。
- 就職にあたっては、同じ能力の場合や能力差が少なければ、糖尿病であることが不利にならないように、就職先の状況について情報収集を勧める。
- 糖尿病という理由で職業の選択に消極的にならないように指導する。
- 職業選択では、資格取得や専門技術の取得などは客観的評価を得られやすいが、低血糖発作で人身に危険が生じる職業を避けることが賢明であることを伝える。
- 志望校に進学したり、各職種で活躍している糖尿病患者を紹介し交流がもてるように支援する。
- 糖尿病であることを進学や就職にあたって積極的に公表するか否かは、患者自身が選択することである。
- 糖尿病であることを周囲が知らない場合には、低血糖予防と低血糖対策が十分に行われていなければならないことを強調して指導する。

D 交友、恋愛、結婚

- 真の友人の存在は糖尿病の有無にかかわらず重要であり、病気という理由で自己評価を下げたり、閉鎖的になったりしないように支援する。
- 糖尿病であることが自己評価を下げるものではなく、良好な自己管理は高く評価される要素であることを強調して、積極的な姿勢を支援する。
- 小児糖尿病サマーキャンプやヤングの会、患者会への参加など交流の機会を提供する（Ⅶ章-1-C-③-b-(2)：145頁参照）。
- 恋愛が血糖コントロールに影響を与えることがある。
- 恋愛から結婚への進展では、必要によってはパートナーを含めて妊娠や出産に対する知識や糖尿病に関する注意点を指導する。
- 子どもへの遺伝については成因別に正確な疫学的情報を提供する。
- 糖尿病であることが結婚の障害にならないように、実際に順調な生活を送っている先輩を紹介し、交流を勧める。
- 喫煙、アルコールの有害性について指導を強化する。

E 月経と血糖値

- 月経周期に伴う血糖値変動には個人差があり、各自の特徴が理解できるように指導する。
- 一般には、卵胞期に比べ黄体期（排卵から月経開始まで）にインスリン感受性が低下して血糖値は高くなる。
- 月経前には感情的に不安定となり、甘い物を欲するようになり食習慣が乱れる場合がある。
- 初潮の前に、女児の場合の月経周期と血糖値の関係や妊娠の危険などについて、患児と家族（母親）に説明しておく。
- 月経異常が著しい場合は、基礎体温測定などを指導し、必要によっては婦人科受診を勧める。

4.妊娠・出産

妊娠糖尿病(gestational diabetes mellitus：GDM)(II章-4-F：28頁参照)

- GDMの定義は「妊娠中にはじめて発見または発症した糖尿病に至っていない糖代謝異常」である。
- 糖尿病家族歴、肥満、過度の体重増加、尿糖陽性、巨大児出産の既往、高齢(≧35歳)がある女性はGDMになりやすい。
- スクリーニングとして血糖検査を行い、妊娠初期(妊娠のできるだけ早い時期)は随時血糖値95ないし100mg/dL以上(施設ごとにどちらかを決定する)、妊娠中期(24〜28週)は50gグルコースチャレンジテスト(glucose challenge test：GCT)140mg/dL以上もしくは随時血糖値 100mg/dL以上の場合に、75g OGTTを行う[注1)注2)注3)]。
- 75gOGTTにて、空腹時血糖値≧92mg/dL、1時間血糖値≧180mg/dL、2時間血糖値≧153mg/dLのいずれか1点以上を満たす場合、GDMと診断する。
- ただし、「臨床診断」において糖尿病と診断されるものは除外する(II章-3-B：20頁参照)。
- ほとんどの例では、分娩後に糖代謝異常は改善する。
- GDMの母体から出生する児では、巨大児やHFD児[注4)]の頻度が高い。
- 肩甲難産や分娩時外傷などの産科的合併症が高率に認められ、帝王切開の適応になることも多い。
- 母体は将来糖代謝異常や糖尿病になる率が高い。そのため、慎重な対応と経過観察が望まれる。
- GDMの母体から出生した児では、将来肥満や糖代謝異常を伴うリスクが高い。

B 糖尿病合併妊娠・妊娠中の明らかな糖尿病

- 糖尿病合併妊娠とは、「妊娠前から糖尿病が存在している妊婦の糖代謝異常」である。
- 妊娠中の明らかな糖尿病には、妊娠前に見逃されていた糖尿病と、妊娠中の糖代謝の変化の影響を受けた糖代謝異常、および妊娠中に発症した1型糖尿病が含まれる。いずれも分娩後は診断の再確認が必要である。空腹時血糖値≧126mg/dL、HbA1c≧6.5%のいずれかを満たした場合に診断する(II章-4-F-②：28頁表5参照)。
- 糖尿病合併妊娠や妊娠中の明らかな糖尿病は、GDMに比し胎児に奇形を生じるリスクが高まる。
- 糖尿病女性が挙児を希望する場合には、児の先天異常と母体の糖尿病合併症悪化を予防するために、妊娠前の治療・管理が大切である。
- 糖尿病合併妊娠や妊娠中の明らかな糖尿病では、妊娠時のインスリンの需要増大に対応することができず、血糖コントロールは悪化しやすい。
- 血糖値を正常に保つために、妊娠中のインスリン需要量は増加する。
- 最大インスリン需要量は、1型糖尿病合併妊婦では非妊娠時の約1.5倍、2型糖尿病合併妊婦では約2倍となる。
- 血糖コントロールが不良の場合、母体ではケトーシス、糖尿病網膜症や糖尿病性腎症の悪化、流産・早産、妊娠高血圧症候群、羊水過多症、尿路感染症が起きやすい。
- 食事摂取によりインスリン分泌が増加し、血中遊離脂肪酸濃度は低下するが、インスリン分泌増加が十分でない場合には、遊離脂肪酸は増加し、肝臓での

注1) 日本糖尿病学会 編・著：糖尿病診療ガイドライン2024. 南江堂, 東京, p. 364-365, 2024.
注2) 日本産婦人科学会・日本産婦人科医会 編：産婦人科診療ガイドライン 産科編2020. 日本産婦人科学会, 東京, 2020.
注3) 日本糖尿病・妊娠学会 編：妊婦の糖代謝異常診療・管理マニュアル 第3版. メジカルビュー社, 東京, 2021.
注4) HFD児：heavy-for-date infant；在胎週数に比して出生時体重が重い児。

ケトン体産生も増加する。

- 糖尿病合併妊娠や妊娠中の明らかな糖尿病では必要なインスリンが不足している場合、ケトーシスになりやすい。

- 妊娠時には、糖尿病網膜症が出現したり、進行しやすい。原因としては、心拍出量の増加、網膜血流量の増加、血液凝固系の亢進、ホルモンの変化などの関与が指摘されている。悪化には、糖尿病罹病期間、受胎時の血糖コントロールの不良、急激な血糖コントロールの改善、高血圧、妊娠高血圧症候群、腎症の合併などが関与する。

C　GDM、糖尿病合併妊娠、妊娠中の明らかな糖尿病の栄養・食事療法

- GDM、糖尿病合併妊娠および妊娠中の明らかな糖尿病の妊婦での栄養・食事療法の目的は、①母体の血糖正常化、②妊娠中の適正な体重増加と健全な胎児の発育に必要なエネルギーの付加と栄養素配分、③母体の空腹時、飢餓によるケトーシスの予防、④授乳の際の栄養補給である。

- 糖代謝異常をもつ妊婦では食事療法に加え、母体や胎児の発育にあわせた厳格なエネルギー管理や配分、食事内容を症例個々に勘案することが重要である。

- 非肥満妊婦（妊娠前体重 BMI＜25）のエネルギー量は、目標体重×30kcalに妊娠時の付加量として妊娠初期＋50kcal、妊娠中期＋250kcal、妊娠後期＋450kcalとするが、体重増加を考慮して調節する。妊娠中全期間一律に200kcal付加する方法もある。

- 肥満妊婦（妊娠前 BMI≧25）では妊娠全経過を通して目標体重×30kcalとし、必ずしも付加量を加える必要はない。ただし、妊婦体重が減少するような極端な食事制限は避ける。

- 適正体重増加は、非妊娠時 BMI＜18.5で12～15kg、ふつう：BMI 18.5～25未満で 10～13kg、肥満1度：BMI 25以上30未満で7～10kg、肥満2度（BMI 30以上）で個別対応（上限5kg）を目安に調節する[注5]。

- 授乳期のエネルギー量は、目標体重×30kcalに授乳に必要なエネルギー量 350kcalを付加するが、母乳分泌の状態により平均0.65kcal/mL増減し、母乳を与えない場合には付加量は必要ない。

- 悪阻時の食事管理は、基本的にシックデイに準じるが、重症例や1型糖尿病では入院管理が必要である。

- 食後高血糖を予防するため、および食前の低血糖や飢餓性ケトーシスを予防するために、1日の総エネルギー量を3回の食事と3～4回の間食に分けた「分食」とする。

- 早朝の尿ケトン体陽性例や、インスリン使用例では夜間の低血糖予防に就寝前の補食が必要である。

- GDMでは、GDMと診断された妊婦が過食による胎児への悪影響を心配するあまりに、食事摂取量を制限しすぎてしまうケースが散見される。このようなケースでは、医師、看護師、管理栄養士で情報を共有し、正しい食事管理のあり方、GDM管理のあり方について十分な指導を行う。

D　GDM、糖尿病合併妊娠、妊娠中の明らかな糖尿病における胎児、新生児への糖尿病の影響

- 母体の高血糖は児にも影響を及ぼす。

- 奇形、巨大児、新生児低血糖、黄疸（高ビリルビン血症）、多血症、低カルシウム血症、呼吸障害を起こしやすい。

- 児の奇形は高血糖が主な原因であり、妊娠8週（受胎後7週）までに奇形の有無は決定される。

- 器官形成期である妊娠初期の血糖コントロールが不良の場合に起きやすく、妊娠前からの血糖コントロールが重要である（計画妊娠）。

- 妊娠前に血糖コントロールの指標が正常化されていることが望ましいが、HbA1c 7.0％未満が妊娠を許容できる目安となる（プレコンセプションケア）。

- 母体の高血糖は、胎児の高血糖を引き起こす。このため胎児膵臓のβ細胞は過形成となり、インスリンを過剰に産生し、胎児は高インスリン血症となる。

注5）公益社団法人　日本産科婦人科学会・公益社団法人　日本産婦人科医会：産婦人科診療ガイドライン　産科編 2020. p.45-48. 2020年, 引用／引用改変　[https://www.jsog.or.jp/activity/pdf/gl_sanka_2020.pdf]（2024年4月15日確認）

注6）在宅妊娠糖尿病患者指導管理料は妊娠中の糖尿病患者または妊娠糖尿病の患者であって、下記の者のうち、血糖自己測定値に基づく指導を行うため血糖測定器を現に使用している者に対して、適切な療養指導を行った場合に算定する。
妊娠中の糖尿病患者または妊娠糖尿病患者のうち、以下のアまたはイに該当する者
ア．以下のいずれかを満たす糖尿病である場合（妊娠時に診断された明らかな糖尿病）
①空腹時血糖値が 126mg/dL 以上。
② HbA1c が 6.5％以上。

● 胎児は高インスリン血症により、巨大児やHFD児になりやすい。

● 妊娠中の血糖コントロールは、母体や児の合併症を予防するために厳格に行う。空腹時血糖値 95mg/dL未満、食後１時間値140mg/dL未満または食後２時間値120mg/dL未満、HbA1c6.0〜6.5％未満（妊娠週数や低血糖のリスクなどを考慮し、個別に設定する）を目標とする[注6]。妊娠中は鉄剤を使用することが多く、鉄剤の影響を受けない、また食後高血糖を反映しやすいグリコアルブミン（GA）＜15.8％とすることを目標にする方法も推奨されている。ただし、GAは肥満で影響を受け、その際過小評価になる可能性も考慮する。

● 妊娠を希望している糖尿病患者、糖尿病妊婦は一般に血糖コントロールに対する意欲が高いので、医師と十分に連携して食事療法をしっかりと指導する。

E　周産期の異常

● 妊娠後期の血糖値が非常に高い場合、子宮内胎児死亡となる場合もある。

● 母体では児が巨大児やHFD児のために肩甲難産になりやすい。

F　妊娠・出産後のケア

● GDMの既往は将来の２型糖尿病発症やメタボリックシンドローム発症のハイリスク群であり、産後早期から耐糖能異常を発症する頻度が高いので、産後６〜12週で 75gOGTTを行い評価する。正常型であっても定期的なフォローアップが望まれ、継続的な食事・運動療法の指導が重要である。

③随時血糖値が200mg/dL 以上
　　（注）③の場合は、空腹時血糖値または HbA1c で確認する。
④糖尿病網膜症が存在する場合
イ．ハイリスクな妊娠糖尿病である場合
　①HbA1c が6.5%未満で 75g OGTT 2 時間値が200mg/dL 以上
　②75g OGTT を行い、次に掲げる項目に2項目以上該当する場合または非妊娠時の BMI が 25 以上であって、次に掲げる項

目に1項目以上該当する場合
（イ）空腹時血糖値が 92mg/dL 以上
（ロ）1 時間値が 180mg/dL 以上
（ハ）2 時間値が 153mg/dL 以上

5. 就労期

A 職業選択、保障

- 糖尿病であることにより、職業選択や昇進、職場での人間関係構築に影響を及ぼすことなく(スティグマ)、糖尿病治療と就業が継続的に両立できるよう療養指導を行うとともに、職場での理解、協力が得られるように支援する(アドボカシー)。

- 総エネルギー摂取量は、患者の年齢、病態などに応じて目標体重を個別に設定し、それに職業をも考慮した身体活動レベルと病態を加味したエネルギー係数を掛けて算出する。

  ＜総エネルギー摂取量の目安＞
  総エネルギー摂取量(kcal/日)＝目標体重(kg)×エネルギー係数(kcal/kg)

  ＜目標体重(kg)の目安＞
  65歳未満：[身長(m)]²×22

  ＜エネルギー係数(kcal/kg)＞
  ①軽い労作(大部分が座位の静的活動)：25〜30
  ②普通の労作(座位中心だが通勤・家事、軽い運動を含む)：30〜35
  ③重い労作(力仕事、活発な運動習慣がある)：35〜

- 低血糖や起立性低血圧の問題から、人命を預かる職業運転手(飛行機、タクシー、バス、鉄道の運転手)は安全上の理由から制限・条件がつけられている。高所作業者(電気工事関係者、とび職、大工、左官など)、水中での仕事(潜水士など)でも作業中の低血糖による意識障害が直接生命にかかわるので、十分に配慮する(仕事前にSMBGをする、インスリン、経口血糖降下薬の作用時間を考慮した処方内容にするなど)(低血糖への対応、医療安全確保に関してはIX章-1-A：194頁、X章-6：253頁参照)。

- 日本では糖尿病患者を労働者として、その権利を守る法律はないが、公務員では長期疾病休職規定、私企業でも私傷病(業務上の疾病以外)保障を規定していることが多い。

- 重症糖尿病網膜症は予防が第一であるが、失明しても生活訓練、職業訓練であんまマッサージ指圧師、はり師およびきゅう師などの資格が取れる。また視能訓練士によるリハビリも近年進歩している。

- 糖尿病性腎症では3期からは作業程度に配慮し、4期からは軽勤務程度とするのが一般的である(IX章-2-D：209頁参照)。

- 起立性低血圧がある場合も高所作業、運転などに配慮を要する。

B 勤務時間が不規則な患者の療養指導上の留意点

- 看護師、警察官など勤務時間が不規則な職業、勤務時間帯が定期的に変わる2交代、3交代制の職場、夜間勤務の多い警備員など(交替勤務者)では食事が不規則になりやすく、一度に食事を多く摂取することもあり、血糖コントロールが乱れやすいので自己管理の工夫が必要である。

- 1型、また内因性インスリン分泌が低下した2型糖尿病患者では食事摂取時間帯が変則的な場合、血糖自己測定のうえ、持効型溶解インスリンと超速効型インスリンを組み合わせたベーサル・ボーラス療法で対応するのが、低血糖を最小限にして、最良の血糖コントロールを得る方法である。ある程度内因性インスリン分泌が残存している2型糖尿病では、速効型インスリン分泌促進(グリニド)薬、α-グルコシダーゼ阻害(α-GI)薬、SGLT2阻害薬、インクレ

チン関連薬などの経口血糖降下薬と持効型溶解インスリンを併用することにより、良好な血糖コントロールが得られる場合がある。もちろん食事・運動療法、低血糖が生じにくいビグアナイド薬、チアゾリジン薬、α-GI薬、インクレチン関連薬、SGLT2阻害薬でコントロールできれば、望ましい状況である。

C　不規則な生活習慣がある患者の療養指導上の留意点

- 食事時間が不規則だったり、就寝時間が定まらなかったりする患者は血糖コントロールが困難な場合が多いが、可能な限り、一定の食事量、回数にしてもらい、薬物療法は上記、勤務時間が不規則な患者の療養指導上の留意点に準じ、低血糖を極力抑制しつつ、最善の血糖コントロールを目指す。

D　職場での対応

- 職場に糖尿病であることを知らせるかどうかは、プライバシーの問題で、個人の判断であるが、近年定期健診などで、血糖、HbA1c、尿検査を通して、健康管理部門・産業医が個人情報として把握していることも多い。同僚に糖尿病患者がいれば情報交換が可能となるかもしれない。

- 休憩時間、歓送迎会などで食事以外の菓子類等を食べる機会なども、周囲が糖尿病と知っていれば断りやすくなる。また、万一低血糖で意識障害となっても、周囲に知っていてもらえば対応が早くなることが予想される。
- 食事時間等も上司、周囲の理解があれば、できるだけ望ましい時間に摂取が可能となることも考えられる。

E　未治療・中断者への対応

- 未治療、治療中断は明らかな合併症の進行につながる。定期的な受診や治療継続を産業医・医療室等の看護師を通すなりの方法等で、確認し、推奨するのが望ましい。
- 日本医師会、日本糖尿病対策推進会議と厚生労働省が2016（平成28）年4月糖尿病性腎症重症化予防プログラムを策定し、都道府県、市町村が主体となり、糖尿病が重症化するリスクの高い未受診者、治療中断者に受診推奨、保健指導などを行い、通院する患者のうち、重症化するリスクの高い者に対して主治医の判断により保健指導対象者を選定し、腎不全、人工透析への移行を防止することを目的とした施策を実施している（Ⅲ章-3-C：51頁参照）。

6. 高齢期

A 高齢者糖尿病管理の要点

1 高齢者糖尿病の定義と特徴の概要 [注7][注8][注9]

- 65歳以上の糖尿病を高齢者糖尿病とする。
- 高齢者糖尿病の中でも75〜80歳以上で、ADL低下、認知機能障害・認知症、腎機能低下、重症低血糖、脳卒中、心不全などが起こりやすい。
- 75歳以上の高齢者と認知機能低下・ADL低下がある一部の65〜74歳の糖尿病が、特に注意すべき「高齢者糖尿病」である。
- 高齢者糖尿病では、高齢になって発症した者と、青壮年発症の糖尿病で高齢になった者に分けて考えるべきであり、患者の年齢、罹病期間、臓器障害、低血糖の危険性、サポート体制などを考慮して、血糖コントロールの目標を決定する。

2 管理の目的（コントロール目標）

- 健康高齢者と変わらないQOLを維持する。
- 糖尿病であることにより、個人の性格や能力、価値観が否定されたり、必要な治療サポート、介護支援が受けられない、社会参加や活動が制限されるなどの不利益を被らないよう（スティグマ）、本人、家族、介護担当者などへの適切な情報提供や支援を行う（アドボカシー）。
- 血糖、血圧、体重、血清脂質を個々の患者の状況に応じた適切な状態にコントロールする。
- 低血糖や糖尿病性昏睡を起こさない。
- 糖尿病性細小血管症（腎症、網膜症、神経障害）および大血管症［虚血性心疾患、脳血管障害、末梢動脈疾患（PAD）］の発症、進展を抑止する。
- 高次脳機能障害、認知症の発症・進展を抑止する。

3 管理上留意すべき高齢糖尿病患者の特徴 [注7][注8][注9]

- 低血糖を起こしやすく、低血糖の悪影響が大きい。
  ① 高齢者の低血糖は、自律神経症状である発汗、動悸、手のふるえなどの症状が減弱し、無自覚性低血糖や重症低血糖を起こしやすい。空腹時の入浴を避けることが望ましい。また、薬剤の量や種類に注意する。
  ② 高齢者は、頭がくらくらする、体がふらふらするなどの中枢神経症状を中心とした非典型的な低血糖症状を示すことが多い。疑わしい場合には、薬剤を減量する。
  ③ 高齢者の低血糖は、糖尿病負担感の増加、うつ、QOL低下や転倒・骨折の誘因となり、悪影響をもたらす。
- 食後高血糖をきたしやすく、脱水、感染症を契機に高浸透圧高血糖状態（hyperosmolar hyperglycemic state：HHS）になりやすい。
- 脱水になりやすく、水分補給や夏場の熱中症予防に留意する。
- 脳卒中などの動脈硬化性疾患、心疾患、糖尿病性腎症をきたしやすい。
- 動脈硬化を基盤とする脳梗塞、虚血性心疾患、末梢動脈疾患の頻度が高く、脳卒中や心不全は80歳以上で起こりやすい。また、無症候性の脳梗塞や虚血性心疾患も多く、高齢者のほうがイベントを発症しやすい。
- 認知機能障害・認知症、フレイル、サルコペニア、ADL低下、転倒、うつ状態などの合併頻度が高い。

注7）日本糖尿病学会・日本老年医学会 編・著：高齢者糖尿病治療ガイド2021. 文光堂，東京，p.14-17, 2021.

注8）日本糖尿病学会 編・著：糖尿病治療ガイド2022-2023. 文光堂，東京，p.106-110, 2022.

注9）日本老年学会・日本糖尿病学会 編・著：高齢者糖尿病診療ガイドライン2023. 南江堂，東京，p.1-17, 2023.

● 腎機能障害やポリファーマシーから、薬物の有害事象が出やすい。

● インスリン、SU薬、速効型インスリン分泌促進薬（グリニド薬）による低血糖、ビグアナイド剤による乳酸アシドーシス、チアゾリジン薬（特に女性の場合）による浮腫、心不全、骨折、α-グルコシダーゼ阻害薬による腸閉塞、SGLT2阻害薬による脱水など、重篤なものも含め副作用を生じやすいので、薬剤の投与を少量から開始するなど、慎重な対応が必要である。

● 加齢によるインスリンの追加分泌の低下、インスリン分泌の遅延、筋肉量減少によるインスリン抵抗性の増大などによって食後高血糖が生じやすく、食後の運動、食物繊維の積極的な摂取、清涼飲料水を避けるなどの対応が重要である。

● 体重減少をきたす可能性のある糖尿病治療薬を用いる場合には、過度の体重減少に注意すべきである。

● 社会サポート不足や経済状態の問題から、介護保険などの社会サービスを必要とすることが少なくない。

④　高齢糖尿病患者の心理と行動

● 高齢糖尿病患者は、数値や合併症の話より、自分らしい生活を送ることを大きな目標かつ行動変容の原動力としているため、医療者は生活の質を重視した支援を行うことが大切である。

● 医療者が患者の心理的支えとなり、患者とよりよい支援関係を構築することが、高齢糖尿病患者の動機づけ支援に必要であるため、医療者が高齢糖尿病患者の気持ちに寄り添い、患者に合わせた支援を行うことが大切である[注10][注11]。

● 高齢糖尿病患者の動機づけが難しい要因として、高齢者は特に自覚症状や典型的な症状が現れにくいうえに、指摘を受けたとしても元気で長生きしていることへの過信や、糖尿病と向き合うことへの不安、家族や経済状況などの影響から療養行動につながりにくい[注10][注11]。

● 高齢糖尿病患者は、うつを発症しやすい。うつを合併した糖尿病患者は、薬物療法のアドヒアランスが不良で高血糖になりやすく、重症低血糖のリスクも高い[注12]。

● 高齢者では抑うつ気分だけでなく、不眠、体重減少、全身倦怠感、疼痛などの身体症状、家への引きこもり、物事の興味・関心の消失時にうつを疑う。

⑤　高齢者糖尿病の管理

a.　高齢者糖尿病の総合機能評価（comprehensive geriatric assessment：CGA）（図1）

● 高齢者糖尿病では多職種により、①身体機能、②認知機能、③心理状態、④栄養状態、⑤薬剤、⑥社会・経済状況などを評価する高齢者総合機能評価（CGA）を行う。

● CGAで得られた情報に基づき、糖尿病の治療や療養指導の計画を立て、運動療法（またはリハビリテーション）、栄養サポート、安全な薬物治療、介護保険などの社会サービスの導入を行う。

● 身体機能は手段的ADL、基本的ADL、サルコペニア、フレイル、視力、口腔機能などを評価する。

● サルコペニアは、筋肉量、握力、歩行速度などを評価する。

● わが国でできるフレイルの評価法として基本チェックリスト、J-CHS基準（Japanese CHS index）がある。

● 認知機能はMMSE、改訂長谷川式簡易知能スケール（HDS-R）、認知・生活機能質問票（DASC-8）、DASC-21などで評価する。

● うつ状態やQOLなどを評価し、それらを考慮した治療を行う。

● 栄養状態は過栄養だけでなく、体重減少、摂食量低下などの低栄養の評価も行う。

● 薬剤に関しては重症低血糖のリスク、腎機能、多剤併用、薬物相互作用、服薬アドヒアランスなどを評価する。

● 社会・経済状況については、独居の有無、社会サ

注10）藤原絢子，原　祥子：糖尿病が強く疑われる高齢者が受診をしない理由に関する質的研究．島根大学医学部紀要 38：45-53, 2016.

注11）木村月美，沖中由美：重度の合併症のない高齢糖尿病患者への動機づけ支援に関する日本語文献レビュー -食事療法に焦点をあてて-．ホスピスケアと在宅ケア 28（1）：81-91, 2020.

注12）日本老年学会・日本糖尿病学会 編・著：高齢者糖尿病診療ガイドライン 2023．南江堂，東京，p.64-65, 2023.

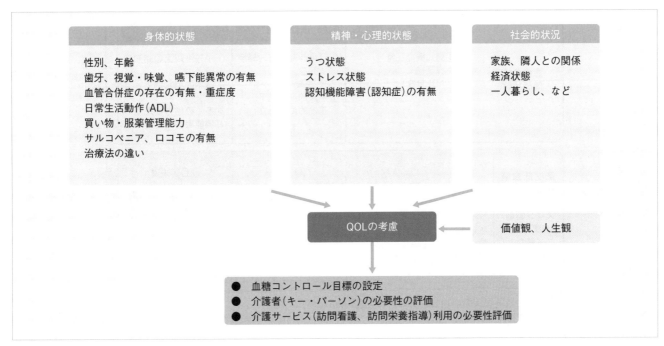

身体的状態

性別、年齢
歯牙、視覚・味覚、嚥下能異常の有無
血管合併症の存在の有無・重症度
日常生活動作(ADL)
買い物・服薬管理能力
サルコペニア、ロコモの有無
治療法の違い

精神・心理的状態

うつ状態
ストレス状態
認知機能障害(認知症)の有無

社会的状況

家族、隣人との関係
経済状態
一人暮らし、など

QOLの考慮 ← 価値観、人生観

● 血糖コントロール目標の設定
● 介護者(キー・パーソン)の必要性の評価
● 介護サービス(訪問看護、訪問栄養指導)利用の必要性評価

図1　高齢糖尿病患者の包括的アセスメント

ポートの有無、社会ネットワーク(交流)の程度、居住環境、経済状況などを把握する。

b. 高齢者糖尿病の血糖の管理目標

● これらの高齢者糖尿病の特徴を踏まえ、以下の考え方を基本に2016年5月、日本糖尿病学会と日本老年医学会が合同で高齢者糖尿病の血糖コントロール目標を発表した(**図2**)。

　①血糖コントロール目標は患者の特徴や健康状態：年齢、認知機能、身体機能(基本的ADLや手段的ADL)、合併症、重症低血糖のリスク、余命などを考慮して個別に設定すること。
　　重症低血糖が危惧される場合は、目標下限値を設定し、より安全な治療を行うこと。
　　DASC-8(**図3**)を用いて血糖コントロール目標設定のためのカテゴリー分類が可能である(日本老年医学会)。

　②高齢者ではこれらの目標値や目標下限値を参考にしながらも、患者中心の個別性を重視した治療

を行う観点から、図に示す目標値を下回る設定や上回る設定を柔軟に行うことを可能としたこと(**図2-注1～3**)。

　③インスリンやSU薬、グリニド薬使用がない場合、血糖コントロール目標の下限は設けず、一般の糖尿病患者の血糖コントロール目標と同様である。

● インスリンやSU薬、グリニド薬使用があり重症低血糖の危惧がある場合のカテゴリーごとの血糖コントロール目標の上限・下限が設けられた。根拠を挙げると、

　①HbA1c 8.0%以上では認知機能低下、認知症、転倒、フレイルが増加し、SU薬など中心の治療ではHbA1c 7.0%未満になると重症低血糖の頻度が上昇する(カテゴリーI後期高齢者、カテゴリーIIでの上限、下限設定の背景)。

　②HbA1c 9.0%以上では感染症、死亡、高血糖昏睡、転倒のリスクが高くなる(カテゴリーIIIでの最上限8.5%未満の背景)。

　③認知症がある場合 HbA1c 7%内外でも低血糖が

患者の特徴・健康状態[注1]		カテゴリーⅠ	カテゴリーⅡ	カテゴリーⅢ
		①認知機能正常 かつ ②ADL自立	①軽度認知障害〜軽度認知症 または ②手段的ADL低下、基本的ADL自立	①中等度以上の認知症 または ②基本的ADL低下 または ③多くの併存疾患や機能障害

重症低血糖が危惧される薬剤(インスリン製剤、SU薬、グリニド薬など)の使用	なし[注2]	7.0%未満		7.0%未満	8.0%未満
	あり[注3]	65歳以上75歳未満 7.5%未満(下限6.5%)	75歳以上 8.0%未満(下限7.0%)	8.0%未満(下限7.0%)	8.5%未満(下限7.5%)

図2　高齢者糖尿病の血糖コントロール目標(HbA1c値)

治療目標は、年齢、罹病期間、低血糖の危険性、サポート体制などに加え、高齢者では認知機能や基本的ADL、手段的ADL、併存疾患なども考慮して個別に設定する。ただし、加齢に伴って重症低血糖の危険性が高くなることに十分注意する。

注1) 認知機能や基本的ADL(着衣、移動、入浴、トイレの使用など)、手段的ADL(IADL:買い物、食事の準備、服薬管理、金銭管理など)の評価に関しては、日本老年医学会のホームページ(https://www.jpn-geriat-soc.or.jp/)を参照する。エンドオブライフの状態では、著しい高血糖を防止し、それに伴う脱水や急性合併症を予防する治療を優先する。

注2) 高齢者糖尿病においても、合併症予防のための目標は7.0%未満である。ただし、適切な食事療法や運動療法だけで達成可能な場合、または薬物療法の副作用なく達成可能な場合の目標を6.0%未満、治療の強化が難しい場合の目標を8.0%未満とする。下限を設けない。カテゴリーⅢに該当する状態で、多剤併用による有害作用が懸念される場合や、重篤な併存疾患を有し、社会的サポートが乏しい場合などには、8.5%未満を目標とすることも許容される。

注3) 糖尿病罹病期間も考慮し、合併症発症・進展阻止が優先される場合には、重症低血糖を予防する対策を講じつつ、個々の高齢者ごとに個別の目標や下限を設定してもよい。65歳未満からこれらの薬剤を用いて治療中であり、かつ血糖コントロール状態が図の目標や下限を下回る場合には、基本的に現状を維持するが、重症低血糖に十分注意する。グリニド薬は、種類・使用量・血糖値などを勘案し、重症低血糖が危惧されない薬剤に分類される場合もある。

【重要な注意事項】糖尿病治療薬の使用にあたっては、日本老年医学会編「高齢者の安全な薬物療法ガイドライン」を参照すること。薬剤使用時には多剤併用を避け、副作用の出現に十分に注意する。

(日本老年医学会・日本糖尿病学会 編・著:高齢者糖尿病診療ガイドライン2023. 南江堂, 東京, p.94, 2023, 引用)

増加する報告もある(カテゴリーⅢで下限を7.5%とした背景)。

④比較的若い患者でのRCTでHbA1c 6.5%未満にしても死亡は減らない(健康な高齢者での下限を6.5%とした背景)。

⑤海外のガイドラインでのHbA1cの目標は、健康で合併症のない場合7.5%未満、中等度以上の認知症・重度のフレイルがあれば8.5%未満となっている。

● 患者本人の理解力やADLが低下している場合は、その介護者に対する療養指導を必要とする。

● 一人暮らしの高齢糖尿病患者では介護サービスなどを積極的に利用し、シックデイなどの状況に迅速に対応できるようにする。

● 血圧管理は特に脳卒中発症予防、糖尿病性腎症発症・進展予防に重要である。高齢者の場合75歳以上でも原則、降圧目標140/90mmHg未満を目指し、忍容性があれば個別に判断して130/80mmHg未満を目指す。フレイルの状況では降圧に伴う転倒・骨折にも注意

認知・生活機能質問票（DASC-8）

Assessment Sheet for Cognition and Daily Function-8 items （i.e. the Dementia Assessment Sheet for Community-based Integrated Care System-8 items）

（© 日本老年医学会 2018）　　　　　　　　　　　　　　　　　　　　　記入日　　　年　　　月　　　日

ご本人の氏名：				生年月日：　年　　月　　日（　歳）		男・女	独居・同居
本人以外の情報提供者氏名：　　　（本人との続柄：　）				記入者氏名：　　　　　　　（職種：　　　）			

		1点	2点	3点	4点	評価項目		備考欄
A	もの忘れが多いと感じますか	1. 感じない	2. 少し感じる	3. 感じる	4. とても感じる	導入の質問（評価せず）		
B	1年前と比べて、もの忘れが増えたと感じますか	1. 感じない	2. 少し感じる	3. 感じる	4. とても感じる			
1	財布や鍵など、物を置いた場所がわからなくなることがありますか	1. まったくない	2. ときどきある	3. 頻繁にある	4. いつもそうだ	記　憶	近時記憶	
2	今日が何月何日かわからないときがありますか	1. まったくない	2. ときどきある	3. 頻繁にある	4. いつもそうだ	見 当 識	時　　間	
3	一人で買い物はできますか	1. 問題なくできる	2. だいたいできる	3. あまりできない	4. まったくできない	手 段 的ADL	買 い 物	
4	バスや電車、自家用車などを使って一人で外出できますか	1. 問題なくできる	2. だいたいできる	3. あまりできない	4. まったくできない		交通機関	
5	貯金の出し入れや、家賃や公共料金の支払いは一人でできますか	1. 問題なくできる	2. だいたいできる	3. あまりできない	4. まったくできない		金銭管理	
6	トイレは一人でできますか	1. 問題なくできる	2. 見守りや声がけを要する	3. 一部介助を要する	4. 全介助を要する	基 本 的ADL	排　　泄	
7	食事は一人でできますか	1. 問題なくできる	2. 見守りや声がけを要する	3. 一部介助を要する	4. 全介助を要する		食　　事	
8	家のなかでの移動は一人でできますか	1. 問題なくできる	2. 見守りや声がけを要する	3. 一部介助を要する	4. 全介助を要する		移　　動	

DASC-8：（1〜8項目まで）の合計点

　　　　　　　　点/32点

参考：高齢者糖尿病の血糖コントロール目標（HbA1c）におけるカテゴリー分類とDASC-8の合計点の関係
カテゴリーI（認知機能正常かつADL自立）：　　　　　　　　　　　　　　　10点以下
カテゴリーII（軽度認知障害〜軽度認知症または手段的ADL低下、基本的ADL自立）：　11-16点
カテゴリーIII（中等度以上の認知症または基本的ADL低下または多くの併存疾患や機能障害）：　17点以上
本ツールはスクリーニングツールのため、実際のカテゴリー分類には個別に評価が必要

図3　認知・生活機能質問票（DASC-8）

〔日本老年医学会：DASC-8の質問票，2018，引用［https://jpn-geriat-soc.or.jp/tool/pdf/dasc8_01.pdf］（2024年4月15日確認）〕
※必ずマニュアルを読んでからご使用ください。
日本老年医学会：DASC-8使用マニュアル［https://www.jpn-geriat-soc.or.jp/tool/pdf/dasc8_02.pdf］

を払う。

c. 食事療法

◎ 総エネルギー摂取量は、患者の年齢、病態などに応じて目標体重を個別に設定し、それに身体活動レベルと病態を加味したエネルギー係数を掛けて算出する。

＜総エネルギー摂取量の目安＞
　総エネルギー摂取量（kcal/日）＝目標体重（kg）×エネルギー係数（kcal/kg）

＜目標体重（kg）の目安＞
　65歳から74歳：［身長（m）］²×22〜25

75歳以上：［身長（m）］²×22〜25※

※：75歳以上の後期高齢者では現体重に基づき、フレイル、（基本的）ADL低下、合併症、体組成、身長の短縮、摂取状況や代謝状態の評価を踏まえ、適宜判断する。

＜エネルギー係数（kcal/kg）＞
　①軽い労作（大部分が座位の静的活動）：25〜30
　②普通の労作（座位中心だが通勤・家事、軽い運動を含む）：30〜35
　③重い労作（力仕事、活発な運動習慣がある）：35〜

高齢者のフレイル予防では、身体活動レベルより

大きい係数を設定できる。目標体重と現体重との間に大きな乖離がある場合は、上記①～③を参考に柔軟に係数を設定する。

- 治療開始時に総エネルギー摂取量の目安を定めそれに基づく指導を行うが、病態、年齢や体組成、患者のアドヒアランスや代謝状態の変化を踏まえ、適宜変更することが重要である。
- 栄養素摂取比率については、炭水化物50～60%エネルギー、タンパク質15～20%エネルギーを目安とし、残りを脂質とする。しかし、栄養素の摂取比率は個人の嗜好、地域の食文化などを反映しているので、個々の食習慣を尊重しながら柔軟に対応する。
- フレイル、サルコペニア予防の観点から、重度な腎機能障害がない場合にはタンパク質は十分な量を摂取させる。
- 食塩制限が必要な場合1日6g未満を目標とする。ただし、高齢者では食塩制限による脱水、急な食塩制限による食欲不振に陥りやすい。したがって、季節によって食塩制限を緩和したり、少しずつ食塩制限を進めるなどの対応が必要である。
- ビタミンやミネラル、特にカルシウムの適正な摂取が必要である。また、食物繊維も1日20g以上を目安に十分に摂取する必要がある。
- 患者自身の嗜好、食習慣、理解力、料理への関心度、実際の摂取量などに配慮した栄養指導を行う。
- 理解力やADLが低下している患者では、介護者に対する栄養指導を必要とする。
- 一人暮らしの患者では食事の宅配システムの利用なども考慮する。
- 高齢糖尿病患者のようなさまざまな問題を有する患者に対する栄養指導は、管理栄養士による継続的な指導が重要であり効果的である。

d. 運動療法

- 高齢者では、糖尿病以外にも他の疾患が併存していることが多く、罹病期間の長い患者では糖尿病合併症も進行している場合が多い。
- 運動療法の実施にあたっては、適応となる症例を選択することが必要である。
- 高齢糖尿病患者に対し、運動を効果的かつ安全に実施するための運動処方が必要である。
- 高齢者では個人差が大きく、個々の患者に応じた目標設定が必要である。急激な運動は厳禁で、軽い運動から徐々にやや強い運動へと、マイペースで行わせる。
- 脱水に注意してこまめに水分補給をさせる。

e. 薬物療法を受けている患者の管理上の留意点

- 特に理解力低下が予想される患者に対し、服薬・インスリン注射状況を確認する。
- 経口血糖降下薬およびインスリン投与中の患者に対し、低血糖症状の有無を確認する。
- 低血糖時の対応の確認。特に、α-GI薬内服中の患者には、ブドウ糖携帯の指導を行う。高齢者では低血糖症状が非特異的であり、元気がない、認知機能が低下しているなどの背景に低血糖がないか、注意が必要である。
- 高齢者糖尿病でビグアナイド薬使用者では、用量、腎機能に注意し、乳酸アシドーシス予防のため減量中止も常に考慮する。メトホルミンは推定糸球体濾過量eGFR（mL/分/1.73m²）30未満では禁忌となり、30～45の場合にはリスクとベネフィットを勘案し慎重投与する。eGFRが30～60mL/分/1.73m²の患者では、ヨード造影剤検査の前あるいは造影時にメトホルミンを中止する。ヨード造影剤投与後48時間はメトホルミンを再開せず、腎機能の悪化が懸念される場合にはeGFRを測定し腎機能を評価した後に再開する。eGFRが45以上でも腎血流を低下させる薬剤〔レニン・アンジオテンシン系阻害薬、利尿薬、非ステロイド性抗炎症薬（NSAIDs）など〕の使用で腎機能が急激に低下することがあり、注意を要する。筋肉量の減少で血清クレアチニンが真の糸球体濾過量に比して低値をとることも考慮が必要である。脱水、脱水状態が懸念される状態（下痢、嘔吐などいわゆるシックデイ）、過度のアルコール摂取患者では禁忌である。その他「メトホルミンの適正使用に関す

るRecommendation」[注13]を守って適用を慎重に考える。

- SGLT2阻害薬は老年症候群(サルコペニア、認知機能低下、ADL低下など)がある場合慎重投与であり、SU薬、インスリンとの併用による低血糖、脱水、尿路・性器感染症、薬疹等に十分注意し、シックデイには休薬する。全身倦怠・悪心嘔吐・体重減少があれば正常血糖でもケトアシドーシスがありうることなど十分に注意する。「SGLT2阻害薬の適正使用に関するRecommendation」[注14]を守って適用を慎重に考える。
- シックデイの際の水分摂取量の指導、および主治医より指示を受けているとおりに内服薬・インスリン注射量の調整ができるよう指導する。
- 患者の服薬介助、低血糖、シックデイ時の対応を介護者へも指導する。シックデイの具体的な対策はⅩ章-1：238頁参照。

Ⓑ 合併症・併存疾患の特徴

1 総　論

- 高齢者糖尿病の合併症・併存疾患は基本的に若年・壮年における糖尿病合併症と同様であり、急性代謝失調による糖尿病性昏睡のほか、若年・壮年と同様な慢性血管合併症が認められる。
- 慢性血管合併症には糖尿病性細小血管症と糖尿病性大血管症が含まれる。
- 高齢者糖尿病の特徴として高次脳機能障害を来す症例があり、注意が必要である。
- 成年期に発症した高齢者糖尿病では罹病歴も長く、それぞれの糖尿病合併症の頻度も高く、一人の患者が複数の合併症をあわせもつことも多い。
- 高齢期に発症した糖尿病は一般に耐糖能障害や合併症の発症や進展は軽度とされるが、急速に発症進展する症例もあるので注意が必要である。
- HbA1c値と糖尿病性大血管症発症または死亡との間には Jカーブ現象がみられ、HbA1c高値だけでなく、HbA1c低値にも注意する必要がある。

- 高齢者は認知機能低下や認知症が起こりやすく、うつ(うつ傾向またはうつ病)、QOL低下、身体機能低下、ADL低下、転倒・骨折、サルコペニア、フレイルを起こしやすい。
- 糖尿病と直接的に関連のない疾患(呼吸器疾患、骨関節疾患、悪性新生物など)の発症も多く、他疾患も含めた包括的な管理が必要である。

2 急性合併症

- 高齢者の糖尿病性昏睡は高浸透圧高血糖状態が多く、DKAによる昏睡は比較的少ない。
- 感染、投薬(ステロイド薬、利尿薬など)、過剰栄養補給(中心静脈栄養、ブドウ糖含有量の多い飲料水など)、脱水などが誘因となることが多い。
- 軽症の耐糖能障害やこれまで糖尿病を指摘されていない症例にも起こることがあり、注意が必要である。
- 高齢者では免疫能が低下しているため、肺炎、尿路感染症、敗血症、結核などに罹患しやすい。良好な血糖コントロールは感染症予防に有効であり、また、感染症予防に、肺炎球菌ワクチン、インフルエンザワクチンを接種することが望ましい。

3 慢性合併症

a. 糖尿病性細小血管症

- 高齢者糖尿病においても、罹病期間、血糖コントロール、高血圧などが糖尿病性細小血管症の発症、進展に関与している。
- 厚生労働省長寿科学総合研究事業が糖尿病性細小血管症の長期追跡調査を行い、空腹時血糖値140mg/dL以上、HbA1c 7.4%以上、糖負荷後2時間値 250mg/dL、または糖尿病網膜症、微量アルブミン尿を認める例では、網膜症、腎症の発症・進展頻度が高い、という結果であった。

注13) ビグアナイド薬の適正使用に関する委員会：日本糖尿病学会：メトホルミンの適正使用に関する Recommendation.（2020 年 3 月 18 日改訂）[http://www.fa.kyorin.co.jp/jds/uploads/recommendation_metformin.pdf]（2024 年 4 月 15 日確認）
注14) SGLT2 阻害薬の適正使用に関する委員会：糖尿病治療における SGLT2 阻害薬の適正使用に関する Recommendation.（2022 年 7 月 26 日改訂）[http://www.fa.kyorin.co.jp/jds/uploads/recommendation_SGLT2.pdf]（2024 年 4 月 15 日確認）

高血圧は糖尿病性腎症の危険因子でもあり、糖尿病性細小血管症の発症や進展防止の観点からも血圧は重要である（VIII章-6-A-⑤-b：179頁参照）。

高齢者糖尿病の神経障害は加齢による感覚神経、自律神経の変化や他疾患に由来する症状のため、診断が困難なことが多い。

b. 糖尿病性大血管症

高齢者糖尿病では、糖尿病性大血管症である虚血性心疾患、脳血管障害、PADが多発する。

高齢者糖尿病での糖尿病性大血管症は、死因としても重要であるが、患者のADLを著しく低下させることも多い。

高齢者糖尿病の虚血性心疾患は、発生率とHbA1cとの間には正の相関がみられるという報告がある。

J-EDITでは、HbA1cと脳卒中発症との間に Jカーブ現象がみられ、HbA1c 7.2％未満と8.8％以上で脳卒中が増加した。

高齢者糖尿病の脳血管障害は、若年糖尿病患者と同様に穿通枝梗塞が大部分であり、無症候性脳梗塞の発生頻度も高い。

高齢者糖尿病のPADは、感覚の低下、視力障害、易感染性などにより発見が遅れ重症化しやすく、厳重なフットケアが必要である。

糖尿病性大血管症予防の観点からも高血圧・脂質異常症の加療に加え、血糖のコントロールが必要であるが、血糖コントロール、血圧コントロールについては個々の状況に応じ、低血糖や過降圧に伴うリスクに常に注意する（VIII章-6-A-⑤-b：179頁参照）。

c. 高次脳機能障害（認知症とうつ）

高齢者糖尿病は、認知機能低下・認知症発症の危険因子となる。

糖尿病における認知症に至らない認知機能障害では、遂行機能（実行機能）、情報処理能力、注意力、言語記憶、視覚記憶などの領域が障害されやすい。遂行機能障害はセルフケアの障害につながり、高血糖を招き、高血糖は遂行機能障害を来すという悪循環を形成しうる。

認知能力の低下は、高年齢例、HbA1cの高値な症例、ADLやQOLの低下した症例で顕著であり、血糖コントロールは脳機能低下予防のためにも重要である。

高齢糖尿病患者の認知症は、血糖コントロールを悪化させるとともに、ケアのうえでも大きな問題となる。

高齢者糖尿病における重症低血糖は、認知機能低下または認知症のリスクを高める。また、認知機能障害が重症になるにつれて、重症低血糖リスクが高まるという悪循環を形成しうる。

認知機能低下につながる低血糖および他の有害事象を防ぐため、個々の患者の心身の機能や病態、各薬剤の特徴に十分配慮して、低血糖を避けるような治療を行う。

高齢者糖尿病では、認知機能の評価を行い、認知症の早期発見に努める。

MMSEまたは長谷川式簡易知能評価スケールで認知機能の評価を行い、認知機能低下の原因を脳MRI（CT）などで調べる。

患者の身体機能、認知機能および心理状態を評価し、家族によるサポートのみならず介護保険などの社会サービスを利用し、内服管理やインスリン注射を行うことも重要である。

高齢者の低血糖発作は典型的な自覚症状を欠くことがあり、認知機能低下やうつ状態といった非定型的な症状を呈することもあるので、注意を要する。

高齢者でも、定期的な身体活動、歩行などの運動療法は代謝異常の是正だけでなく、認知機能低下の抑制にも有用である。

高齢者糖尿病はうつを発症しやすい。うつを合併した糖尿病患者は、薬物治療のアドヒアランスが不良で高血糖になりやすく、重症低血糖のリスクも高い。

高齢者では抑うつ気分だけではなく、不眠、体重減少、全身倦怠感、疼痛などの身体症状の出現、家への引きこもり、物事の興味・関心の消失時にはうつを疑う。

うつは高齢者糖尿病のQOL低下の要因となる。

d. 骨粗鬆症

- 高齢者糖尿病は骨折を起こしやすい。特に、大腿骨頸部骨折および椎体骨折のリスクが上昇する。
- 骨折リスクの評価には、腰椎X線による脆弱性骨折の有無、DXA（Dual-energy X-ray Absorption）法による骨密度の測定、ＷＨＯ骨折リスク評価ツール（FRAX）がある。
- 高齢者糖尿病において、低血糖は転倒・骨折のリスクを高める。よって、身体低下の予防のためにも重症低血糖を避ける治療を行う。
- チアゾリジン薬は骨折のリスクを高めるので注意

が必要である。特に女性の骨折リスクが高い。

e. サルコペニア、フレイル、ロコモティブシンドローム（図4）

- 健康長寿の妨げになるものとして、サルコペニア、フレイル、ロコモティブシンドロームがある。
- "サルコペニア" は「高齢期にみられる骨格筋量の減少と筋力もしくは身体機能（歩行速度など）の低下」により定義される。身体機能とともに耐糖能を低下させ、糖尿病発症を助長する。
- サルコペニアの発症には、栄養不足や身体活動低下

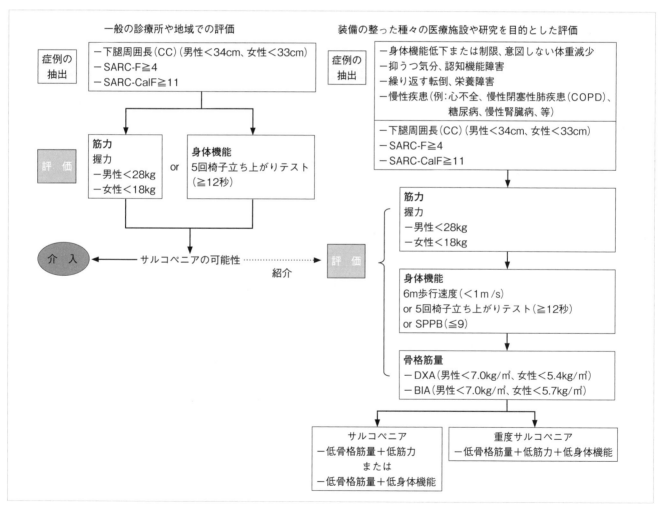

図4　AWGS2019によるサルコペニア診断基準

（Chen LK, et al：J Am Med Dir Assoc 21（3）：300-307．e2，2020，引用改変）

	No	質　問　項　目	回　答	得点
		基本チェックリスト（厚生労働省作成）		
暮らしぶりその1	1	バスや電車で1人で外出していますか	0. はい　1. いいえ	
	2	日用品の買い物をしていますか	0. はい　1. いいえ	
	3	預貯金の出し入れをしていますか	0. はい　1. いいえ	
	4	友人の家を訪ねていますか	0. はい　1. いいえ	
	5	家族や友人の相談にのっていますか	0. はい　1. いいえ	
			No.1～5の合計	
運動器関係	6	階段を手すりや壁をつたわらずに昇っていますか	0. はい　1. いいえ	
	7	椅子に座った状態から何もつかまらずに立ち上がってますか	0. はい　1. いいえ	
	8	15分間位続けて歩いていますか	0. はい　1. いいえ	
	9	この1年間に転んだことがありますか	1. はい　0. いいえ	
	10	転倒に対する不安は大きいですか	1. はい　0. いいえ	
			No.6～10の合計	⇨ 3点以上
栄養・口腔機能等の関係	11	6ヶ月間で2～3kg以上の体重減少はありましたか	1. はい　0. いいえ	
	12	身長（　　cm）体重（　　kg）（＊BMI18.5未満なら該当）＊BMI（＝体重（kg）÷身長（m）÷身長（m））	1. はい　0. いいえ	
			No.11～12の合計	⇨ 2点以上
	13	半年前に比べて堅いものが食べにくくなりましたか	1. はい　0. いいえ	
	14	お茶や汁物等でむせることがありますか	1. はい　0. いいえ	
	15	口の渇きが気になりますか	1. はい　0. いいえ	
			No.13～15の合計	⇨ 2点以上
暮らしぶりその2	16	週に1回以上は外出していますか	0. はい　1. いいえ	
	17	昨年と比べて外出の回数が減っていますか	1. はい　0. いいえ	
	18	周りの人から「いつも同じ事を聞く」などの物忘れがあると言われますか	1. はい　0. いいえ	
	19	自分で電話番号を調べて、電話をかけることをしていますか	0. はい　1. いいえ	
	20	今日が何月何日かわからない時がありますか	1. はい　0. いいえ	
			No.18～20の合計	
			No.1～20の合計	⇨ 10点以上
こころ	21	（ここ2週間）毎日の生活に充実感がない	1. はい　0. いいえ	
	22	（ここ2週間）これまで楽しんでやれていたことが楽しめなくなった	1. はい　0. いいえ	
	23	（ここ2週間）以前は楽にできていたことが今ではおっくうに感じられる	1. はい　0. いいえ	
	24	（ここ2週間）自分が役に立つ人間だと思えない	1. はい　0. いいえ	
	25	（ここ2週間）わけもなく疲れたような感じがする	1. はい　0. いいえ	
			No.21～25の合計	

☆チェック方法
　回答欄のはい、いいえの前にある数字（0または1）を得点欄に記入してください。

☆基本チェックリストの結果の見方
　基本チェックリストの結果が、下記に該当する場合、市町村が提供する介護予防事業を利用できる可能性があります。お住まいの市町村や地域包括支援センターにご相談ください。

●項目6～10の合計が3点以上
●項目11～12の合計が2点
●項目13～15の合計が2点以上
●項目1～20の合計が10点以上

図5　フレイルの基本チェックリスト

（厚生労働省作成）

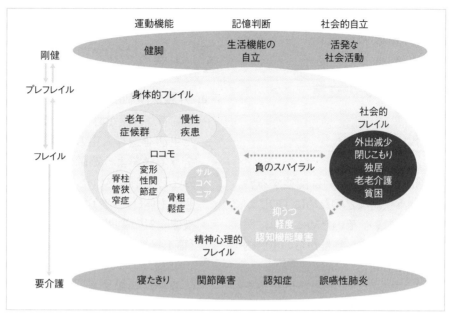

図6　フレイル・サルコペニア・ロコモティブシンドロームの関係
〔原田敦：日本老年医学会 ロコモティブシンドロームにおけるサルコペニアの位置付け．2015，引用改変
[https://jpn-geriat-soc.or.jp/press_seminar/report/seminar_02_04.html]（2024年4月15日確認）〕

に加え、内分泌変化や神経系の機能低下など、加齢に伴う様々な要因が関与すると考えられている。

- サルコペニアは、筋力、身体機能、骨格筋量で確定診断されるが、体組成計のない施設においても、症例抽出と握力、5回椅子立ち上がりを行うことで、サルコペニア（可能性あり）と診断できるようになった（**図4**）。

- フレイルは加齢に伴う予備能力低下のため、ストレスに対する回復力が低下し、要介護状態や死亡などに陥りやすい状態と定義される（**図5**）。また運動機能低下により転倒しやすくなるような身体的問題のみならず、認知機能低下やうつなどの精神心理的問題、独居・経済的困窮などの社会的問題も含んでいる。

- "ロコモティブシンドローム（ロコモと略）"は日本整形外科学会が提唱した概念で、運動器（骨・関節・軟骨・筋肉等）の障害により移動機能の低下を来した状態と定義されている。

- サルコペニアは、ロコモの基礎疾患のうち筋肉量・筋力低下によるもので、歩行障害や転倒の原因となる。

- サルコペニア・フレイル・ロコモの関係を整理すると**図6**のようになる。フレイルは身体的・精神心理的・社会的要因を含む広範な概念である。ロコモは、その身体的フレイルにおいて運動器障害による移動機能低下を来す病態として重要な位置を占め、サルコペニアはその基礎疾患と位置づけられる。

- これらの予防と治療には、食事と運動を中心とした生活習慣の改善が大きな役割を果たしていて、高齢糖尿病における血糖・血圧・脂質などトータルマネジメントと強く連関する。

- 高齢者糖尿病は低栄養になりやすい。サルコペニアのリスクがある患者では、栄養バランスに配慮した比較的多めのエネルギー摂取が望ましい。

- 高齢者糖尿病ではタンパク質の摂取不足によるサルコペニアの発症に注意する。高齢者のタンパク質摂取量は少なくとも1.0g/kg体重/日以上またはタンパク質エネルギー比で15〜20％が望ましいことが示されている。

- 高齢者糖尿病におけるレジスタンス運動は血糖を改善し、除脂肪量と筋力を増やし、脂肪量を減らす。

これらの早期発見、適切な介入により、高齢者の
QOL向上を図ることも可能である。

C 社会支援を受けるための支援

① 保健・医療・福祉の連携

高齢糖尿病患者は糖尿病特有あるいは関連する合
併症、または加齢に伴う疾病などのために QOL が
損なわれる頻度が少なくない。そのためには単に医
療面ばかりでなく、保健・医療・福祉からの重層的
かつ多様な社会的支援が必要となる。

以下の各レベルとのネットワークの有機的構築を
しながら、そのなかでの調整連携が重要である。
①地域レベル：家族、隣人、友人、親戚、町内会など。
②担当者レベル：医師、看護師、保健師、歯科医師、
管理栄養士、薬剤師、理学療法士、作業療法士、言
語聴覚士、臨床心理士、医療ソーシャルワーカー
（MSW）、ホームヘルパー、介護支援専門員（ケア
マネジャー）など。
③行政レベル：市町村介護保険担当課、保健所、福
祉事務所、社会福祉協議会など。

対象者のためにどのような公的サービスの活用が
行えるか、また、その相談窓口を把握している必要
がある。

② 高齢者保健福祉事業

a. 高齢者の医療の確保に関する法律
（旧・老人保健法）

（1）目　的

高齢期の適切な医療の確保と健康の保持を図るた
めの適切な保健サービスを提供することを基本理
念に、国民保健の向上および高齢者福祉の増進を図
ることを目的としている。

（2）保健事業の内容

健康手帳の交付、健康教育、健康相談、健康診査な
ど、健康の保持増進に必要な事業が実施されている。

③ 介護保険制度

a. 介護保険制度の概要

高齢者が介護を必要とする状態になっても、自立し
た生活を送り人生の最期まで人間としての尊厳を
全うできるよう高齢者介護を社会的に支える仕組
みとして創設された。

運営主体（保険者）：市町村と東京23区。

被保険者の範囲：
〔第1号被保険者〕
①65歳以上。
②要介護状態や要支援状態になった場合にサービ
スが受けられる。
〔第2号被保険者〕
①40歳以上65歳未満の医療保険加入者。
②糖尿病性神経障害・糖尿病網膜症・糖尿病性腎
症など16の特定疾病により要介護状態や要支援状態
となった場合に市町村の認定を受け、サービスが受
けられる。

利用者負担：
介護サービス費用の1割負担が原則。第1号被保険
者のうち、一定以上の所得がある場合は2～3割の自
己負担となる（ただし月額上限あり）。

b. 要介護認定とサービスの利用方法（図7）

介護保険サービスを受けるには市町村に申請を行
い、介護認定審査会による審査判定で要介護認定を
受ける必要がある。

介護認定審査会は保健・医療・福祉の学識経験者
により構成される。

コンピュータによる一次判定と主治医の意見書等
に基づき審査判定し、二次判定を行う。

要介護認定は要支援1、2から要介護1～5までの
7段階がある。

サービスは、利用計画である介護（介護予防）サービ
ス計画（ケアプラン）に沿って受けることができる。

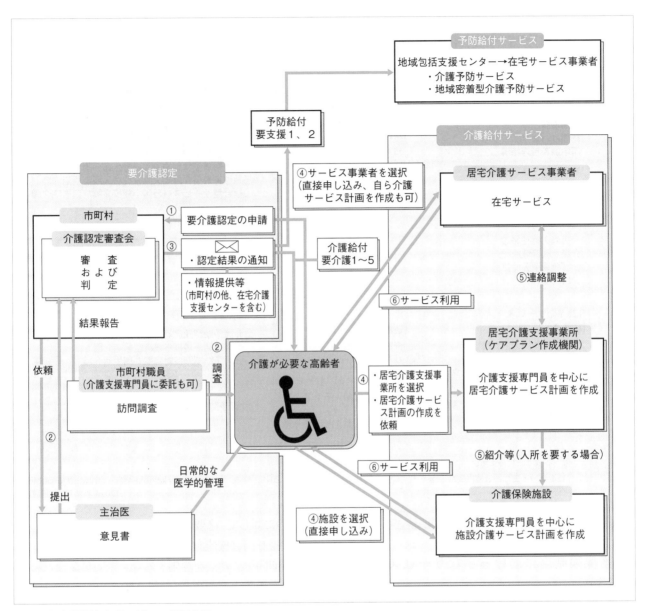

図7　要介護認定とサービスの利用方法
〔厚生労働省：要介護認定の仕組みと手順．2016 ／厚生労働省：介護事業所・生活関連情報検索 サービス利用までの流れより作成［https://www.kaigokensaku.mhlw.go.jp/commentary/flow.html］（2024 年 4 月 15 日確認）〕

- ケアプランの作成は、居宅介護支援事業者、地域包括支援センターの介護支援専門員（ケアマネジャー）に依頼することができる。
- 利用者自らがサービスの利用計画を作成することも可能である（セルフケアプラン）。
- 高齢者在宅ケアの原則は保健・医療・福祉のネットワークを緊密にしながら情報交換を行うことにある。
- 要介護者の状態を総合的に判断し、適切に養生できるように支援する。それには継続性の尊重、残存能力の活用、自己決定権の尊重が大切である。
- 糖尿病療養指導士の役割の一つとして、糖尿病チー

表3　介護保険制度における主なサービス

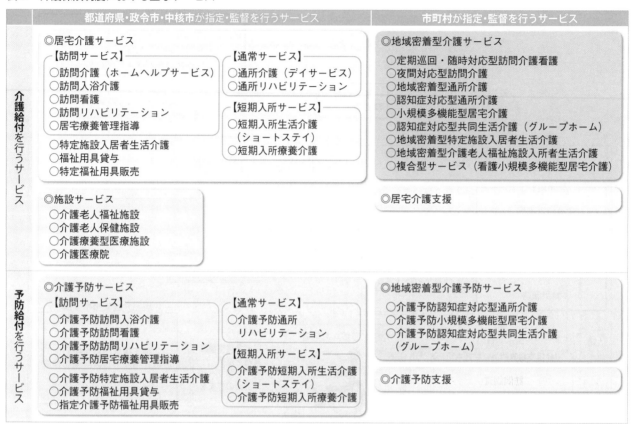

この他、居宅介護（介護予防）住宅改修、介護予防・日常生活支援総合事業がある。
〔厚生労働省：介護事業所・生活関連情報検索 公表されている介護サービスについて．2018，作成〔https://www.kaigokensaku.mhlw.go.jp/publish/〕
（2024年4月15日確認）〕

ム医療におけるコーディネーターが期待されている。

c. 介護保険制度における主なサービスの内容（表3）

- 介護保険制度では、要介護1から5までの方が利用できる介護給付サービスと、要支援1・2の方が利用できる予防給付サービスがある。
- 介護給付サービスは、居宅や施設における各種サービスを選択できる。
- 予防給付サービスは、高齢者が健康や生活機能を維持し、将来介護が必要な生活にならないように予防支援を行う。
- 生活機能低下が疑われる高齢者（二次予防事業対象

者）に対して、必要に応じて「運動器の機能向上」「栄養改善」「口腔機能向上」「認知症予防」などを実施し、一定期間後に効果を評価する介護予防事業が行われる。
- 一次予防事業対象者（一般高齢者）には、筋力トレーニングや転倒予防教室、口腔ケア講座などの介護予防普及啓発事業が行われる。

4 地域包括ケアシステム

a. 地域包括ケアシステムの概要（図8）

- 厚生労働省は、団塊の世代が75歳以上となる2025年を目途に、高齢者の尊厳の保持と自立生活の支援の目的のもとで、可能な限り住み慣れた地域で、自

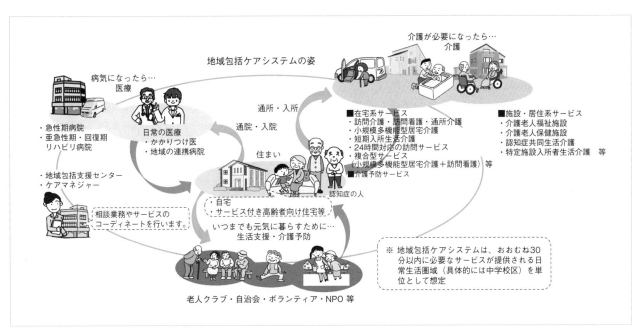

図8　地域包括ケアシステム

（厚生労働省：地域包括ケアシステムの構築に向けて. p.5, 2013, 引用）

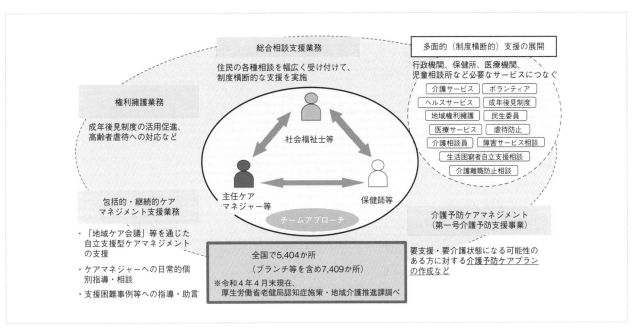

図9　地域包括支援センターの概要

（厚生労働省：地域包括ケアシステム 地域包括支援センターの概要. p.1, 2022, 引用）

分らしい暮らしを人生の最期まで続けることができるよう、地域の包括的な支援・サービス提供体制（地域包括ケアシステム）の構築を推進している。

- 今後、増加が見込まれる認知症高齢者の地域での生活を支えるためにも、地域包括ケアシステムの構築が重要である。

- 高齢化の進展状況には地域差が大きく、市町村や都道府県が、地域の自主性や主体性に基づき、地域の特性に応じて、「住まい」「生活支援」「予防」「医療」「介護」といった必要なサービスを、総合的かつ一体的に提供する体制を目指している。

- 地域包括ケアシステムは、おおむね30分以内に必要なサービスが提供される日常生活圏域を単位として想定している。

b. 地域包括支援センター（図9）

- 地域包括支援センターは、市町村が設置主体となり、保健師・社会福祉士・主任介護支援専門員（ケアマネジャー）などを設置して、住民の健康の保持および生活の安定のために必要な援助を行うことにより、地域の住民を包括的に支援することを目的とする施設である。

- 高齢者の暮らしを地域で支援するための拠点として、すべての高齢者の相談を無料で受け付けている。

- 「介護予防ケアマネジメント」「包括的・継続的ケアマネジメント」「総合相談」「権利擁護」の4つの業務を柱として、地域に住む高齢者や、その支援者・介護者を支援する役割を担っている。

①介護予防ケアマネジメント：介護認定審査において「要支援1、2」の判定が出た高齢者を対象に、「介護予防ケアプラン」の作成支援を行うなど。

②包括的・継続的ケアマネジメント：介護全般にかかわる相談への対応、地域の介護問題や課題の発見・解決、地域の介護環境の発展に取り組む、地域で活動するケアマネジャーへの支援など。

③総合相談：高齢者の生活上の各種相談を幅広く受け付け、制度横断的な支援を行う。

④権利擁護：成年後見人制度の活用促進など、各種支援制度の利用について助言、高齢者虐待への対応など。

合併症・併存疾患の治療・療養指導

1.急性合併症

 ## 低血糖

1 病態と成因

- 糖尿病の薬物療法中に最も高頻度にみられる急性合併症は低血糖である。
- 一般に血糖値が70mg/dL未満になると、生体は初期反応として交感神経系、特にカテコラミン、グルカゴン、成長ホルモン、コルチゾールなどの分泌増加を介して血糖値を上昇させようとし、交感神経症状が出現する（表1）。
- 普段の血糖値がかなり高い人では、急激な血糖値の低下に伴い 70mg/dLより高い値でも低血糖症状を示すことがある。
- 一般に血糖値が 50mg/dL以下の中等度の低血糖になると、中枢神経のブドウ糖不足の症状が出現する。
- 普段低血糖気味の人や自律神経障害を合併している人では、血糖値が50mg/dLより低くても交感神経系の症状を欠き、突然重篤な中枢神経症状が発現することがある。これが無自覚性低血糖である。
- 一般に血糖値が 30mg/dL以下になると、痙攣発作、低血糖昏睡に至り、治療が遅れると死に至ることがある。
- 摂取エネルギーに比較し消費エネルギーとインスリンの作用が過剰になれば、低血糖になる。

表1　低血糖の症状

交感神経系の症状	冷汗、不安感、手指振戦、顔面蒼白、動悸など
中枢神経系の症状	頭痛、眼のかすみ、動作緩慢、集中力の低下などを訴える。次いで意識障害、異常行動、痙攣がみられ、さらに昏睡に至る。

- 糖尿病患者にみられる低血糖の原因・誘因はさまざまである（表2）。
- 患者側の要因としては食事（特に糖質）量の不足、食

表2　低血糖を起こしやすい状態

1. 食事の不足

食事の時間が普段より遅れたとき
食事を摂らなかったとき
食事（糖質）の量が普段より少ないとき
食欲低下や下痢のあるとき

2. アルコールの多飲

3. 運動の過剰

過激な運動をした後
空腹時に運動したとき
特別な運動後の夜間
　（遅発性低血糖）

4. インスリンの過量投与

不適切に量を変更したとき
入浴などでインスリンの吸収が促進されたとき
自己注射手技を誤ったとき
　（注射時間が早すぎた、量が多すぎた、
　　インスリンの種類を間違えた、血管内注射になった、
　　インスリン注入ポンプの設定・操作ミスなど）
腎障害の悪化によるインスリン分解の低下

5. SU薬・グリニド薬の過量投与

SU薬・グリニド薬を飲んで食事をとらないとき・あるいは食事を忘れているとき
飲み間違えて量が多すぎたとき

6. インスリン抵抗性の改善

肥満の改善
ストレス・感染症の改善
ブドウ糖毒性の解除
ステロイド薬の減量
インスリン拮抗ホルモン分泌不全
インスリン抗体の減少などがあるとき

7. その他

上記の組み合わせ
　（インスリンの効果が強くでる時間帯に激しい運動をしたときなど）
他の薬剤との併用

事時間の遅れ、アルコールの多飲、運動の過剰、インスリン注射の過量投与が多い。

- インスリン以外には、スルホニル尿素(SU)薬、速効型インスリン分泌促進(グリニド)薬も低血糖を起こす。

- ビグアナイド薬、チアゾリジン薬、α-グルコシダーゼ阻害(α-GI)薬、DPP-4阻害薬、SGLT2阻害薬、GLP-1受容体作動薬は、単独では低血糖を来す可能性は低いが、他剤との併用時には起こしうる。

- 腎不全の進行によるインスリン必要量の減少、自律神経障害による交感神経反応の低下または欠如など、合併症の進行に関連した低血糖に注意する。

- 肥満の改善、ストレス・感染症の改善、ステロイド投与量の減量、ブドウ糖毒性の解除などもインスリン必要量を減らし、低血糖の原因になる。

- その他、インスリン分泌やインスリン作用を増強する薬剤も低血糖の原因になりうる(**表3**)。

2 診断とアセスメント

- **表1**に低血糖時の症状を示す。低血糖昏睡の発症は急激であり、早期発見・早期治療が必要である。

- 初期症状としては、冷汗、不安感、手指振戦、顔面蒼白、動悸などの交感神経症状がみられる。

- やがて中枢神経のブドウ糖欠乏による症状として、頭痛、眼のかすみ、空腹感、集中力低下、異常行動、ねむけ、痙攣発作、意識障害(昏睡)に陥る。症状の発現には個人差が大きい。

- 身体所見としては、頻脈、皮膚湿潤、四肢冷感、さまざまな程度の意識障害などがみられる。

- 低血糖昏睡では血糖値は著しく低く(通常30mg/dL以下)、血糖値を測定すれば診断は容易である。中枢神経の画像所見や血漿浸透圧や血液ガス所見は正常範囲である。

- 低血糖を疑わせる何らかの症状があれば、ただちに血糖自己測定(SMBG)を行い確認する。血糖値が測定できなくても、ブドウ糖または砂糖を服用後、すぐに症状が軽快すれば低血糖である。

表3　血糖低下作用を増強しうる薬剤

1．β遮断薬（プロプラノロール等）
2．エタノール
3．ニューモシスチス肺炎治療薬（ペンタミジン、ST合剤）
4．抗不整脈薬（ジソピラミド、シベンゾリン等）
5．サリチル酸系薬（アスピリン）

3 治療と療養指導

a. 低血糖の予防と治療

- 低血糖の早期発見・早期治療の重要性を強調し、以下のような指導をする。

- 規則正しい生活に努め、そのときの血糖値に応じてむやみに自己判断でインスリン量を調節しない。

- 外出時にはブドウ糖(α-GI薬を服用中の患者)または砂糖、IDカードなどを携帯する。

- 低血糖が疑われるときには可能な限りSMBGを行い、血糖値と症状との関係を自ら確認し、すみやかに対応する。

- 低血糖が確認できれば、ただちにブドウ糖10g(砂糖であれば20g)(α-GI薬の場合はブドウ糖)、またはそれに相当する糖質を含むもの(ジュースなど)を摂る。15分以内に症状の回復がなければ、同じ対応を繰り返す。

- 症状がおさまっても再び血糖値が低下する可能性があるので、食事前であれば食事を、次の食事時間まで1時間以上あれば炭水化物などを1～2単位摂取させる。米飯、パン、クラッカー、牛乳などがよい。

- SU薬やアルコールが関与した低血糖は遷延・再発することが多いので注意が必要である。

- 無自覚性低血糖では、血糖の目標値をいったん高めに保ち、頻回に血糖測定をして低血糖を防ぐ。

- 低血糖から回復した後は、その誘因・原因、早期症状、対応の適否など、再発防止策について考える。

b. 重症低血糖の治療

- 意識障害や昏睡などの重篤な低血糖で糖質の経口摂取が困難な場合は、至急医療機関を受診する必要

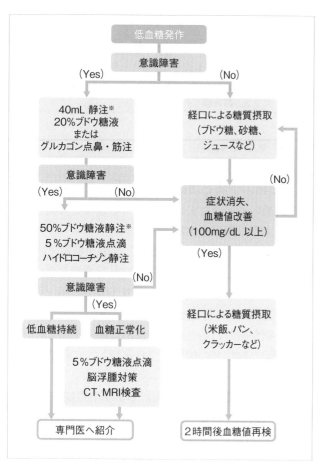

図1 重症低血糖発作時の管理
※ 20％ブドウ糖液を使用する場合は 40mL 静注。
50％ブドウ糖液を使用する場合は 20mL 静注。

がある。

- 緊急連絡体制を準備し、患者と家族に緊急連絡方法と以下の対処法を具体的に指導する。
- 意識があっても自分で糖分を摂れないような場合には、近くの人にジュースなどを飲ませてもらう。
- 物が飲み込めない状態では誤嚥や窒息の原因となるので、飲食物を無理に口の中に入れない。
- 経口摂取が不可能な場合、1回使い切りのグルカゴン点鼻粉末剤であるバクスミー（3mg）を家族が点鼻する。あるいはグルカゴン注射薬を家族が肩、大腿、臀部などへ筋肉内注射してもよい。
- 医療スタッフまたは家族による重症低血糖治療の

ためのフローチャートを示す（**図1**）。

- グルカゴンはブドウ糖を肝臓から放出させる。その結果、注射後10分以内に症状の改善が期待できる。
- グルカゴンの作用は一時的で、60〜90分後には血糖値が再び低下する可能性があるので、症状が改善したら砂糖などの糖質を補う。
- グルカゴン点鼻や注射によっても症状が改善しない場合には、ただちに救急救命士がブドウ糖を静脈内投与する。
- 血糖値が改善しても意識障害が改善しない場合、脳浮腫対策（グリセオール投与、デキサメタゾン静注など）を要することもある。この場合、医療機関到着後にCT、MRI検査などにより他の疾患の有無を調べる必要がある。

4 再発予防

- 低血糖の原因を患者とよく話し合い、その結果を踏まえ再発防止のための生活指導を行う。
- 持続血糖モニター（CGM）は、特に深夜、早朝などの低血糖の把握のために有効である。
- 患者に IDカード（X章-4-B-図4：249頁参照）を携帯させ、家族、友人、親しい同僚、教師などには低血糖時の処置を説明し協力を求める。
- 重症低血糖は心血管病リスクの上昇と関連することが報告されている。特に合併症の進行した患者、低血糖の自覚が乏しい高齢者においては、重症低血糖の予防策を明らかにし、重症低血糖を起こさず血糖管理を行うことが必要である。
- 自動車運転において、重症低血糖は最大の危険事項である。無自覚性低血糖は、道路交通法にて「運転免許を与えないもの、もしくは保留することができるもの」に加えられている。安全運転のため、低血糖の危険のある糖尿病患者へは**表4**の注意を行う（X章-6-D：254頁参照）。

表4　低血糖の危険のある糖尿病患者への運転時の注意

1. 運転する直前に血糖を測定し、100mg/dL 以上あることを確かめることが望ましい。
2. 低血糖を起こしやすい人は、空腹時の運転を避けるか、何か食べてから運転するように習慣づける。
3. 自動車を運転する際には、必ずブドウ糖を多く含む食品を車内に常備させる。
4. 運転時に低血糖の気配を感じたら、ハザードランプを点滅させ、ただちに車を路肩に寄せて停車し、携帯しているブドウ糖を多く含む食品をすみやかに摂取する。
5. 血糖値や意識がしっかり戻るまで運転を再開しない。

B 糖尿病性ケトアシドーシス(DKA) (図2)

1 病態と成因

* インスリンの絶対的欠乏によって引き起こされる重篤な代謝障害であり、傾眠から昏睡に至る種々の程度の意識障害が現れる。
* インスリンが絶対的に欠乏しているインスリン依存状態の1型糖尿病に起こりやすい(表5)。
* インスリン注射の急激な減量・中止、感染症、食事の不摂生(暴飲・暴食)、手術、妊娠、大きなストレス、他疾患の併存(胃腸障害、心筋梗塞、脳梗塞) などが誘因となる。
* まれに2型糖尿病、特に若年男性の清涼飲料水多飲者に、DKAが起こることがある。このような状態は、清涼飲料水ケトーシスと呼ばれる。
* インスリン分泌能低下2型糖尿病例へのSGLT2阻害薬使用の際は、高血糖でなくても血中ケトン体が増加し、ケトアシドーシスに至る例が報告されているので注意を要する。さらに、栄養不良・飢餓状態や極端な糖質制限施行中の患者に対するSGLT2阻害薬投与開始や、SGLT2阻害薬投与時の口渇に伴う清涼飲料水多飲はケトアシドーシスを発症させることにも注意する。
* DKAが1型糖尿病の初発症状である場合がある。特に小児では注意を要する。
* 病態の特徴は、インスリン作用欠乏による著しい高

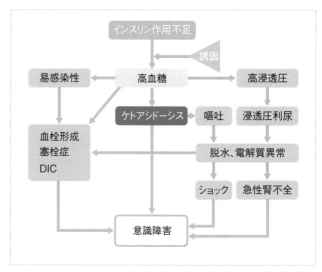

図2　糖尿病性ケトアシドーシス(DKA)の病態

血糖、ケトーシス、代謝性アシドーシス、脱水である(図2)。
* 高血糖は末梢組織のブドウ糖利用の低下、肝でのブドウ糖取り込みの低下のほか、糖新生とグリコーゲン分解亢進によるブドウ糖産生の増加により起こる。
* 筋肉ではブドウ糖の取り込みが低下するだけでなくタンパク分解が亢進し、高アミノ酸血症を来す。アミノ酸は肝での糖新生に利用される。
* 脂肪組織では脂肪分解が亢進し、脂肪酸とグリセロールに分解される。グリセロールは肝での糖新生に利用される。脂肪酸は、ブドウ糖に代わるエネルギー源として酸化される。一方、肝への脂肪酸流入が増加し、肝におけるケトン体産生、再エステル化によるトリグリセリド合成が増加する。
* DKAの発症にはインスリン拮抗ホルモンの過剰も関与している。
* 治療が遅れれば、ショック、重篤なアシドーシス、急性腎不全、合併する重篤な感染症、塞栓症などに陥り、死亡する。

2　診断とアセスメント

- 糖尿病に関連した意識障害では高浸透圧高血糖状態、低血糖昏睡、他の疾患(脳卒中など)、乳酸アシドーシス(低酸素状態やビグアナイド薬の副作用などと関連)などとの鑑別が重要である。
- DKAの症状では、著しい口渇、多尿、体重減少、倦怠感、意識障害などのほかに、消化器症状(悪心・嘔吐、腹痛)が特徴的である。
- 身体所見では、クスマウル大呼吸(代謝性アシドーシスに呼応した反応)、アセトン臭、血圧低下、口腔乾燥、眼球陥没などを呈する。
- 検査所見では、高血糖、尿中・血中ケトン体上昇、アシドーシス(血液 pH ≦ 7.3)、HCO_3^- の低下、高カリウム血症、高アミラーゼ血症、高窒素血症、白血球増多などが認められる。
- 併存する感染症や播種性血管内凝固症候群(DIC)の診断のため、CRP、細菌培養、血小板数や凝固系検査も必要である。

3　治療と療養指導

- 治療の原則は、速効型インスリンの少量持続静脈内投与(0.1単位 /kg/時間)による高血糖とアシドーシス、高カリウム血症の補正、および輸液による脱水、電解質異常の補正である。Naの過剰負荷による脳浮腫の誘発や反応性のアルカローシスを起こす危険があるので、炭酸水素ナトリウムは高度のアシドーシス以外には投与しない。
- 治療に伴う合併症として、低血糖、低カリウム血症、脳浮腫、肺水腫、心不全などがある。同時に、ショックや併存する感染症、DIC の積極的治療に配慮する。
- 回復後は、シックデイルールの教育、自己管理能力の向上など、DKA予防法を十分指導する。

C　高浸透圧高血糖状態

1　病態と成因

- 著しい高血糖と高度な脱水により血漿浸透圧の上昇を来し、種々の程度の意識障害を呈する病態である。意識障害の程度は血漿の浸透圧値に依存する。
- インスリン欠乏の程度は DKAに比べて軽度であり、脂肪分解の亢進はみられない。その結果、ケトーシスや代謝性アシドーシスは認めないか、あっても軽度である(表5)。
- 高齢の2型糖尿病患者に多く、誘因としては感染症のほか、高カロリー輸液、経管栄養、ステロイド薬投与、手術、心血管障害、利尿薬など、医原性のものも少なくない。高齢者の口渇感の低下も病態悪化の一因である。
- 治療が遅れれば、ショック、腎不全、合併する感染症、塞栓症などで死亡する。高齢で脱水が高度な例が多く、予後はDKAより不良で、死亡率は約30%との報告もある。

2　診断とアセスメント

- 著しい口渇や倦怠感などを訴える。誘因の後に、前駆症状なしに突然発症することも多く、見逃されやすい。
- 身体所見では、著しい脱水、ショックのほか、神経症状(痙攣、巣症状、振戦など)が特徴的である。
- 検査所見では著しい高血糖(600mg/dL超)、有効浸透圧(320mOsm/L超)、脱水、高窒素血症がみられる。アシドーシスは通常認めない。高ナトリウム血症を呈することが多く、高浸透圧に寄与する。
- 併存する感染症、DICや横紋筋融解症の診断のため、CRP、細菌培養、血小板数や凝固系、CPK、LDH、ミオグロビンなどを測定する。
- 神経症状がある場合、CTやMRIなどによる脳梗塞の鑑別も必要である。

表5　糖尿病性ケトアシドーシス(**DKA**)と高浸透圧高血糖状態の鑑別のポイント

	糖尿病性ケトアシドーシス(DKA)	高浸透圧高血糖状態
年　齢	若年者(30歳以下)に多い	高齢者に多い
病　型	1型糖尿病に多い(不安定型)	2型糖尿病に多い
誘　因	インスリン注射の中止・減量、インスリン抵抗性の増大、感染症、心身ストレス、清涼飲料水の多飲、SGLT2阻害薬の投与	感染症、脱水、手術、脳血管障害、薬剤(副腎皮質ステロイド、利尿薬、高カロリー輸液、SGLT2阻害薬)、内分泌疾患(Cushing症候群、Basedow病)、心疾患
身体所見	意識障害、脱水、血圧低下、クスマウル大呼吸、呼気アセトン臭	意識障害、高度脱水、神経症状(痙攣、片麻痺)、ショック
血　糖	> 250mg/dL(多くの場合)	> 600mg/dL(多くの場合> 800mg/dL)
尿ケトン体	＋〜＋＋＋	－〜±
動脈血pH	≦ 7.3	7.3〜7.4
HCO_3^-	≦ 18mmol/L	> 18mmol/L
有効浸透圧	正常〜300mOsm/L	> 320mOsm/L
Na	正常〜やや低下	上昇するものが多い

3　治療と療養指導

- 誘因があれば、軽症糖尿病や耐糖能異常でも発症する可能性があることを、糖尿病教育のなかで啓発する。
- 治療は大量輸液が不可欠で、速効型インスリンの少量持続静脈内投与(約0.1単位/kg/時間)を行う。
- 治療の原則はDKAと同じであるが、特に、高浸透圧への配慮(1/2生理食塩水)、ショック、感染症、併存するDIC、横紋筋融解症などへの積極的治療、輸液に伴う心不全の発症などにも注意する。
- 高カロリー輸液の中止など、誘因の除去も重要である。
- 回復後は、必ずしもインスリン治療の継続を必要としない場合が少なくない。

D　その他の急性合併症/偶発症

1　急性合併症/偶発症の対応についての指導の原則

- 緊急の対応が必要な糖尿病患者の急性合併症や病態を説明する(**表6**)。
- 緊急時の連絡の仕方と病態の把握方法、提供すべき情報について指導する(**表7**、**8**)。
- 患者および家族にシックデイルール(X章-1-B：238頁参照)など初期の対応について指導する(**図3**)。

2　急性感染症の病態と初期の対応

- 糖尿病患者は細菌やウイルスなどに対する抵抗力が低下している。高齢者、血糖コントロール不良者、重篤な合併症がある例ほど感染症に罹患しやすく、重症化しやすい。
- 感染巣としては尿路、呼吸器、皮膚、口腔内、耳鼻科領域、胆嚢などが多い。
- 発熱を伴うときはインスリン抵抗性が増大し、高血

糖が増悪しやすいので、SMBGを頻回に行う。

● 感染巣（咳・痰、排尿痛、腰痛、皮膚膿瘍、壊疽などの有無）、体温、食事・水分の経口摂取量、口渇、尿量、体重の変化、血糖値などを把握する。

● 初期の対応はシックデイルールにしたがう（Ⅹ章-1-B：238頁参照）。

● 安静と保温に努め、食欲がなくても水分と炭水化物は摂取し、インスリンを継続してSMBGを行う。

● 高熱や高血糖が続き、水分や炭水化物の摂取ができないときは、緊急入院が必要である。

● 予防のためには血糖コントロールと皮膚、口腔、陰部などを清潔に保つことが重要である。

表7　緊急時に患者および家族が把握すべきこと

> 1．偶発症の種類、診断の手がかりとなる症状
> 2．全身状態（意識レベル、呼吸状態、脈拍数、体温、脱水の程度、体重の変化）
> 3．食事・水分の経口摂取量
> 4．糖尿病治療薬（経口血糖降下薬、インスリン）の使用状況
> 5．血糖値、尿中ケトン体の有無

表6　緊急の対応が必要な糖尿病患者の偶発症や病態

> 1．発熱など、急性感染症
> 2．腹痛、嘔吐、下痢など、消化器疾患
> 3．胸痛、呼吸困難など、循環器・呼吸器疾患
> 4．意識障害や麻痺など
> 5．外傷、外科手術

表8　初めての医療機関を緊急受診するときに必要な情報

> 1．糖尿病連携手帳（糖尿病治療中の医療機関・主治医名）
> 2．糖尿病罹病期間と合併症の有無
> 3．糖尿病の治療内容と治療薬の種類・量
> 4．糖尿病以外の治療薬の種類と量
> 5．最近の血糖コントロール状態（血糖値、HbA1c）

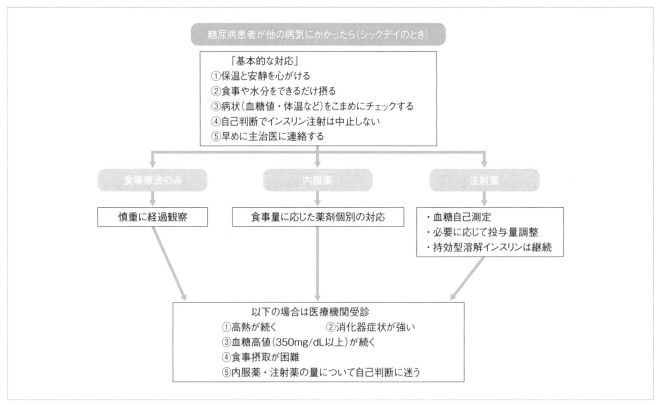

図3　シックデイのときの対応

③　消化器疾患と初期の対応

- 食欲不振、嘔吐、下痢、腹痛などの原因として、ウイルス感染も含めた急性胃腸炎、胃潰瘍、腸閉塞、急性膵炎、急性胆嚢炎などの鑑別が必要である。
- 糖尿病を合併した肝硬変による肝不全、食道静脈瘤破裂、糖尿病に合併が多い胆石症の疼痛発作や胆嚢炎で緊急受診することもある。
- 初期の対応はシックデイルールにしたがう（Ⅹ章-1-B：238頁参照）。

④　胸痛や呼吸困難と初期の対応

- 心筋梗塞や肺梗塞、解離性胸部大動脈瘤、喘息重積状態、心不全、肺炎などの鑑別が必要である。必ずしも胸痛を伴わない無痛性心筋梗塞のこともあるので、症状を軽視しない。
- 疑われたら、できるだけ早く、最寄りの専門病院に救急車で緊急搬送する。判断がつかない場合は電話で医師と相談して指示を受ける。

⑤　意識障害の病態と初期の対応

- 低血糖や高血糖昏睡のほかに、脳梗塞（脳血栓、脳塞栓）、脳出血、くも膜下出血、不整脈、自律神経障害による心呼吸停止などの鑑別が必要である。脳血栓症では症状が段階的に完成するので、症状を軽視しない。
- 疑われたら、できるだけ早く、最寄りの専門病院に救急車で緊急搬送する。

⑥　外傷、外科手術が必要なとき

- 手術前後は糖尿病専門医による管理が望ましい。糖尿病に関する情報を持参する（**表8**）。
- 糖尿病患者では糖尿病慢性合併症による主要臓器の機能低下と易感染性、術後の縫合不全、心肺合併症、腎障害などが問題になる。
- 手術時のストレスによって血糖値は上昇し、代謝異常は増悪するので、対策を怠るとDKAや高浸透圧による昏睡を起こしやすい。合併症が急性増悪することもある。
- 手術時の高血糖に対しては、原則としてインスリンを用いる。食事療法のみの患者でも、一時的にインスリンを使用することがある。

Certification Board for Diabetes Educators in Japan

2. 糖尿病性細小血管症

 A 糖尿病に特有な慢性合併症である 糖尿病性細小血管症

1 糖尿病に特有な慢性合併症の種類と疫学

- 長期にわたる高血糖の結果、糖尿病特有の細小血管の障害(糖尿病性細小血管症)と、特有ではないが動脈硬化と関連した大血管症や白内障などの慢性合併症が発症する(**表9**)。
- 三大合併症といわれる細小血管症には、糖尿病性神経障害、糖尿病網膜症、糖尿病性腎症がある。
- 糖尿病性神経障害は、診断基準が統一されてこなかったため、有病率の報告には5～60%と大きな開きがある。
- 神経障害発症までに要する期間は、メイヨークリニックの調査では約9年であるが、数年という短期間のこともあり、罹病期間が長くなるにつれて有病率が高くなる。
- 網膜症の有病率も糖尿病の罹病期間が長くなるにつれて高くなり、罹病期間が20年を越えると80%以上になる。網膜症が重症化し失明を来す例は、最近では年間約3,000人とされている。

表9　糖尿病慢性合併症の種類

> **糖尿病に特有な合併症(糖尿病性細小血管症)**
> 　三大合併症:糖尿病性神経障害、糖尿病網膜症、糖尿病性腎症
>
> **糖尿病に高頻度な動脈硬化(糖尿病性大血管症)**
> 　心筋梗塞、脳卒中(脳梗塞が多い)
> 　末梢動脈疾患(PAD)、糖尿病壊疽*
>
> **糖尿病に高頻度なその他の合併症**
> 　糖尿病白内障、皮膚感染症、歯周疾患、癌、認知症、骨粗鬆症など

＊:神経障害も関与する。

- 腎症の有病率も糖尿病罹病期間とともに増加する。タンパク尿を基準とすると、20年の罹病期間で約20%の有病率である。糖尿病性腎症による透析患者数は2018年末時点で127,745人、新規導入者は16,122人で、原疾患としてともに第1位である。
- 糖尿病患者の中には、顕性タンパク尿を伴わずに腎機能が低下する症例がみられ、年々増加している。これらの病態も死亡率の上昇と関連することが報告されており、従来の糖尿病性腎症に加え、アルブミン尿の増加を伴わない腎機能低下をも含めた大きな疾患概念として糖尿病関連腎臓病(DKD)の概念が提唱されている。

2 糖尿病性細小血管症を有する患者の療養指導

- 各患者の合併症の種類、病期と症状の関係、予防法、治療法について具体的に指導する。
- そのためには、合併症を有する患者への心理的配慮や、個人化した教育、家族教育などが必要である。

B 糖尿病性神経障害

1 病　態

- 脊髄(体性)神経、脳神経、自律神経などが侵される病気である(**表10**)。

a. 感覚・運動神経障害

- 最も高頻度にみられるのは末梢神経の多発神経障害である。
- 感覚・運動神経障害は、神経組織でのソルビトール

表10　糖尿病性神経障害の分類と主な症状

分類	症状
多発神経障害 　感覚運動神経障害 　自律神経障害	しびれ感、錯感覚、冷感、自発痛、アロディニア、感覚鈍麻 瞳孔機能異常、発汗異常、起立性低血圧、胃不全麻痺、便通異常（便秘、下痢）、胆嚢無力症、膀胱障害、勃起障害、無自覚性低血糖など
単神経障害 　脳神経障害 　体幹・四肢の神経障害	外眼筋麻痺（動眼・滑車・外転神経麻痺）、顔面神経麻痺など 手根管症候群、尺骨神経麻痺、腓骨神経麻痺、体幹部の単神経麻痺など
神経根症または多発神経根症	糖尿病性筋萎縮症など（典型例は片側〜両側性の臀部・大腿部筋萎縮・筋力低下を呈し疼痛を伴う）

（日本糖尿病学会 編・著：糖尿病診療ガイドライン 2024. 南江堂，東京，p.209，2024，引用）

蓄積などの代謝異常や細小血管症が原因となって発症すると考えられている。

- 一般的に下肢遠位部（足先、足底）から左右対称性に上行性に侵され、しびれ感、異常知覚、痛みなどを訴える。
- 神経障害が進行すると知覚神経が麻痺し、触覚や温痛覚が失われる。コタツ、夏の砂浜などで火傷をしても痛みを感じず、局所の感染も加わり、壊疽に発展することも多い。
- 痛みを主にした有痛性神経障害では、痛みにより睡眠不足や抑うつ状態になることも多い。
- 通常、感覚神経優位の障害であるが、運動神経の障害も現れることがある。

b. 自律神経障害

- 自律神経も多発性に障害され、進行すると、障害部位によって多彩な症状を呈する。
- 心臓の自律神経障害により、不整脈や心停止が生じやすく、突然死の危険性がある。
- 交感神経障害による末梢血管の収縮障害が生じると、起立時に低血圧となる。
- 胃無力症により胃内容の排泄が遅延すると、胃部膨満感、嘔吐を来す。胃からの排出とインスリン作用とのタイミングが合わないことから、血糖コントロールが不安定となる。下痢と便秘を繰り返すのも特徴的である。
- 腎泌尿器系の自律神経障害により、無力性膀胱、排尿障害、残尿、勃起障害（ED）などが起こる。

- インスリン拮抗ホルモン（ノルエピネフリンなど）の分泌不全（交感神経障害）があると、動悸などの症状が乏しいため低血糖発現に気づかず、突然に意識障害に陥ることがある（無自覚性低血糖）。
- 瞳孔機能障害があると、暗い所から明るい所へ出たときに、異常に眩しく感じる。
- 皮膚の交感神経障害により、発汗の減少あるいは増加が生じる。

c. 単神経障害

- 単神経障害は単一の神経束が障害されるものであり、その原因として神経栄養血管の閉塞が考えられている。比較的軽症の糖尿病でも発症する。
- 顔面神経麻痺、動眼神経麻痺、外転神経麻痺などが代表的である。

2　診断とアセスメント

a. 感覚・運動神経障害

- 臨床検査所見として、深部腱反射や振動覚、触覚の低下、神経伝導速度の低下などがみられる。
- 打腱器で膝蓋腱やアキレス腱を叩打し、膝の伸展や足の底屈運動の両側性低下・消失により脊髄以下の神経障害を診断する。
- 振動覚は128Hzの音叉を用い足関節部内踝で測定する。一般には10秒より長く振動を感じるが、神経障害例では短縮する。
- 触覚や温度感覚、痛覚も末梢ほど強く低下している。

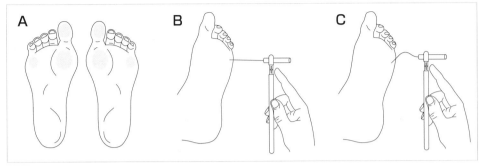

図4 モノフィラメントを用いた圧覚検査

A：モノフィラメントでテストする部位。
B：モノフィラメントを皮膚の表面に直角に当てる。
C：フィラメントが90度に曲がるまで十分な力を当てる。

表11 糖尿病性多発神経障害の簡易診断基準

必須項目（以下の2項目を満たす）
1. 糖尿病が存在する
2. 糖尿病性多発神経障害以外の末梢神経障害を否定しうる

条件項目（以下の3項目のうち2項目以上を満たす場合を「神経障害あり」とする）
1. 糖尿病性多発神経障害に基づくと思われる自覚症状
2. 両側アキレス腱反射低下あるいは消失
3. 両側内踝の振動覚低下

注意事項
1. 糖尿病性多発神経障害に基づくと思われる自覚症状とは、 　1）両側性 　2）足趾先および足底の「しびれ」「疼痛」「異常感覚」のうちいずれかの症状を訴える上記2項目を満たす 　　上肢の症状のみの場合および「冷感」のみの場合は含まれない
2. アキレス腱反射の検査は膝立位で確認する
3. 振動覚低下とはC128音叉にて10秒以下を目安とする
4. 高齢者については老化による影響を十分考慮する

参考項目
以下の参考項目のいずれかを満たす場合は、条件項目を満たさなくても「神経症状あり」とする
1. 神経伝導検査で2つ以上の神経でそれぞれ1項目以上の検査項目（伝導速度、振幅、潜時）の明らかな異常を認める
2. 臨床症候上、明らかな糖尿病性自律神経障害がある 　しかし、自律神経機能検査で異常を確認することが望ましい

（糖尿病性神経障害を考える会：糖尿病性多発神経障害（distal symmetric polyneuropathy）の簡易診断基準. 末梢神経 14（2）：225-227, 2003／日本糖尿病学会 編・著：糖尿病治療ガイド 2022-2023. 文光堂, 東京, p.90, 2022, 引用）

中枢側と比較して確認する。モノフィラメント（10g、5.07、Semmes-Weinstein）を用いての圧覚検査もしばしば行われる（**図4**）。

- 末梢神経伝導速度は、運動・知覚神経を電気刺激して、刺激が伝わる速さを筋電計で測定する。上肢では尺骨・正中、下肢では脛骨・腓腹神経などが計測に用いられる。
- 糖尿病性神経障害の診断に際しては、神経症状の聴取を行うとともに、痛覚（爪楊枝・竹串）、振動覚（C128音叉）、圧触覚（モノフィラメント）などの感覚検査やアキレス腱反射検査を実施し、総合的に評価する。
- 糖尿病性神経障害を考える会の提唱する簡易診断基準案は日常診療に使用しうる（**表11**）。

b. 自律神経障害

- 心電図 R-R間隔変動係数（CV_{R-R}）や深呼吸時心拍変動は、副交感神経機能を反映する。年齢により基準値が異なるが、自律神経障害が進行すると変動の程度は小さくなる。
- 心臓自律神経障害の検査法として、[131]I-MIBG心筋シンチも有用である。
- 起立負荷試験は交感神経機能を反映し、安静臥位と起立時の血圧測定で、収縮期で30mmHg（小児や国際基準では20mmHg）以上の低下を陽性とする。
- 糖尿病性神経因性膀胱では尿意および排尿回数が減少し、最終的に排尿困難および残尿増加を来す。
- 残尿により新規に尿路感染症を発症する危険性が増すため、注意を要する。
- 疑わしいときはエコーで残尿を確認後、専門医（泌尿器科）に紹介する。
- 尿流量計、膀胱内圧測定および残尿量や水腎症の程度を超音波検査で確認することにより、無力性膀胱パターンを確認する。

- 勃起障害(ED)は問診法によって疑い、循環器疾患のデータをつけ、専門医(泌尿器科)に診断を依頼する。
- 器質的勃起障害は正確な鑑別診断を行うことが重要で、エレクチオメータやスタンプ法により夜間の勃起機能を測定する。
- 電子瞳孔計を用いて縮瞳速度および最大縮瞳率の低下などを測定することができる。

c. 単神経障害

- 多くの単神経障害は突然の片側性の麻痺で出現し、顔面神経麻痺は顔面筋、動眼神経麻痺は眼瞼下垂と複視、外転神経麻痺は複視など、それぞれの出現によって診断する。
- 診断にあたっては、頭部MRI検査などによる他疾患の鑑別や耳鼻科や神経内科などとの連携が必要である。

3 予防法

- 糖尿病性神経障害の発症・進展を防止するため、早期発見の方法と予防法、血糖コントロールの重要性を強調する。
- 喫煙は神経障害を悪化させるので、禁煙を指導する。
- アルコール摂取については一般的な指導に準じる(V章-1-B-6-a：67頁参照)。

4 治療と療養指導

a. 感覚・運動神経障害

- 自分の足に興味をもたせ、清潔に保ち、爪の手入れをするよう動機づける。
- 毎日、足の裏や指の間など足の観察を行う。自分でできない人は家族に依頼する。
- 火傷を防ぐために、あんかなどの保温器具を使わず、ケガを防ぐために素足を避ける。
- 履きものは、窮屈でなく自分の足にあった、ヒールの高くないものを選ぶ。
- 運動は過度にならないようにし、運動後には手足の

外傷の有無を確かめる。
- 薬物療法として、アルドース還元酵素阻害薬(エパルレスタット)によるポリオール代謝の阻害、ビタミンB₁₂製剤(メコバラミン)、プロスタグランジンE₁製剤(アルプロスタジルアルファデクスなど)による血流障害の改善などが試みられている。
- 有痛性神経障害の薬物療法として、消炎鎮痛薬(インドメタシンやジクロフェナク坐薬など)、末梢性神経障害性疼痛治療薬(プレガバリンやデュロキセチン)、抗痙攣薬(カルバマゼピンやガバペンチン)、抗うつ薬(イミプラミンなど)、抗不整脈薬(メキシレチン)などが使用されている。

b. 自律神経障害

(1)起立性低血圧症
- 対症療法として、枕を高くして寝る、急激な体位変換をしない、弾性ストッキングの使用などを指導する。
- 利尿薬の過剰投与や過度の食塩制限、脱水、血管拡張薬の投与などの誘因を除く。
- 交感神経作動薬(ミドドリン)などが有効な場合がある。

(2)糖尿病胃腸症
- 胃無力症に対して消化管運動調整薬(メトクロプラミドやモサプリドなど)を、下痢に対して止痢薬(ロペラミドなど)および乳酸菌整腸薬(ラクトミン)、便秘に対しては緩下剤を使用する。

(3)神経因性膀胱
- 一定時間ごとの用手圧迫排尿を指導し、200mL以上の残尿があるときは自己導尿を指導する。
- 薬物療法として副交感神経刺激薬(ジスチグミンなど)やα遮断薬(タムスロシンなど)が用いられる。

(4)性機能異常、勃起障害(ED)
- 夫婦のカウンセリングが有効なことがある。
- 治療法には、シルデナフィル、バルデナフィルあるいはタダラフィルの性交1時間前の内服がある。使用前には、虚血性心疾患や硝酸薬投与の有無などをチェックする。

泌尿器科的には、勃起補助具の使用、パパベリンあるいはプロスタグランジンE₁の海綿体注射、プロステーシス（人工的補てつ物）の陰茎内移植手術がある。

（5）無自覚性低血糖

- 日頃から頻回に血糖値を測定し、わずかな症状でも低血糖を自覚できるように訓練する。
- 血糖の変動幅が極力少なくなるような食事および運動のセルフコントロールが要求される。
- 通常の目標値よりはやや高めに血糖値を保ち、低血糖症状に気づきやすくなるように訓練する。
- 運動量に応じた運動前・中・後のカロリー補給、夜間の低血糖を防ぐための就寝前の補食などを行う。
- 低血糖昏睡に陥ったときのために、糖質および糖尿病連携手帳を携行する。

c. 単神経障害

- 単神経障害は予後がよいことを患者にきちんと説明する。血糖コントロールと血流障害の改善、局所の筋力トレーニングなどが試みられている。
- 治療法としてのステロイド薬使用の有無を専門医に必ず確認し、必要ならインスリン療法に切り替える。
- 糖尿病筋萎縮に深部感覚障害とあわさって、転倒しやすくなる患者がいるので療養指導上、注意を要する。

 ## C 糖尿病網膜症

1 病態

- 糖尿病網膜症の病期は網膜症なし、単純、増殖前、増殖の4期に分類される（**表12**）。
- 単純網膜症は網膜の比較的深層の病変であり、毛細血管瘤、点状出血、硬性白斑などがみられる。
- 網膜血管の壁細胞（ペリサイト）の変性・消失が毛細血管瘤発生の原因とされている。

- 網膜血管の透過性亢進により血漿成分が組織内に沈着した結果、硬性白斑が生じる。
- 壁細胞とともに内皮細胞の障害が血管閉塞（軟性白斑）、血管破綻（出血）などを引き起こす。
- 増殖前網膜症は、単純網膜症に軟性白斑、高度な静脈変化ないしは網膜内細小血管異常（IRMA）が加わった病期である。血管閉塞が広がった無灌流領域が特徴的である。
- 増殖網膜症は、病変が網膜前および硝子体内へと進展した段階であり、新生血管およびその破綻（網膜前出血、硝子体出血）、線維性増殖、網膜剥離などが生じてくる。
- 広範な網膜血管閉塞に伴う強い網膜虚血では房水流出路である隅角に新生血管が生じ、血管新生緑内障をきたす。
- 増殖期に進行するまでは自覚症状がないことが多く、特に単純期には病変が黄斑部に及ぶ黄斑症を合併しないと視力は低下しない。
- 糖尿病と関連して、外眼筋麻痺では両眼性複視、瞳孔機能異常では調節障害、白内障では霧視と視力低下、血管新生緑内障では視野狭窄や頭痛が起こる。

表12 糖尿病網膜症の病期分類

網膜症なし

単純網膜症（病変が網膜内に限局）
　軽　度：毛細血管瘤、点状出血
　中等度：斑状出血、硬性白斑、浮腫、少数の軟性白斑

増殖前網膜症（網膜表層に病変が拡がる）
　軽　度：軟性白斑、網膜内細小血管異常（IRMA）
　中等度：静脈の重複化、数珠状拡張

増殖網膜症（硝子体内に増殖組織が侵入）
　新生血管、硝子体出血、線維性増殖、網膜剥離

表13 病期別の眼科検査の間隔

病　期	眼科検査間隔
網膜症なし	1年に1回
単純糖尿病網膜症	6か月に1回
増殖前糖尿病網膜症	2か月に1回
増殖糖尿病網膜症	1か月に1回

実際の受診間隔は、受診した眼科医の指導に従う。
（日本糖尿病眼学会：糖尿病眼手帳. p.1, 2020, 引用改変）

2 診断とアセスメント

- 早期発見、早期治療のためには病期に応じた眼科医による定期的眼底検査が必須である(**表13**)。2型糖尿病患者は、糖尿病診断時にすでに網膜症を発症していることもある。初診時には、必ず眼科医に紹介する。

- 網膜症は初期には眼底後極部より周辺部に出現することが多いので、原則として散瞳して周辺部まで十分観察する。

- 散瞳薬(トロピカミド、フェニレフリン)を点眼すると、約15分から90分後までに散瞳し、5〜8時間で元に戻る。車の運転は控えるようにあらかじめ注意する。

- 眼科では、無灌流領域などの細小血管異常の診断に、蛍光物質を静注して眼底写真を撮影する蛍光眼底検査が行われることがある。光凝固療法の施行範囲の決定などに有用で、施行後には黄色蛍光物質が尿に出る。

- 眼底が観察しにくい場合、硝子体出血や網膜剥離などの診断に、眼エコー検査が行われることがある。硝子体手術の適応決定などに有用である。

- 糖尿病患者では、妊娠中および産褥期に網膜症(特に増殖・増殖前網膜症)が悪化しうることに注意し、妊娠前から網膜症病期を産科医・眼科医とともに把握しておく必要がある。妊娠早期に眼科受診し、その網膜症病期に準じて定期診察を行う。

- 病期や検査結果の概略等を糖尿病連携手帳などに記載し告知する(**図5**)。

- 日本糖尿病眼学会より、「糖尿病眼手帳」が作成・発行されている。眼科受診の際、眼科主治医より所見を記入してもらい、内科診察時などに携帯するよう伝える。入手は眼科主治医に問い合わせる(**図6**)。

3 治療と療養指導

a. 一般的な治療

- 単純期までは血糖コントロール、高血圧治療が中心

である。

- 急に血糖値を下げると網膜症が急激に増悪することがある。特に初期治療時では頻回に眼科医と連携を取りながら眼底検査をするとともに、緩徐に血糖コントロールをする。

- 視力障害があると、日常生活における不安や失明の不安など、ストレスは大きい。具体的な程度を確認するとともに、拡大鏡や拡大コピー、サインペン等の使用、カウンセリングなど患者の声を聞いたうえでの支援が必要である。

b. 光凝固療法

- 光凝固療法の目的は、レーザー光線で毛細血管瘤や無灌流領域を凝固し網膜への液性成分の漏出を止めて黄斑浮腫を軽減すること(局所網膜光凝固)、網膜毛細血管の閉塞した広範な無灌流網膜を凝固して虚血により産生される新生血管形成因子を減らし新生血管の消退を図ることにある(汎網膜光凝固)。

- 汎網膜光凝固療法は進行した増殖前期から増殖期が適応であり、増殖期の進展(新生血管形成や硝子体出血、網膜剥離、失明など)防止にきわめて有用である。

- 光凝固療法の効果は数か月で現れ、数年後の視力に反映される。効果が現れるまでに多少の視力低下をみることもあるが、将来失明に至る可能性は激減する。

- 光凝固療法への恐怖感を取り除き、施行後の1週間は日常生活程度に運動強度を制限する。

c. 硝子体手術

- 硝子体手術は黄斑浮腫や増殖網膜症によって生じる硝子体出血、網膜剥離、血管新生緑内障等の治療に有効である。

- 適切な時期に網膜光凝固を受けていない症例や、血糖コントロール不良例では、硝子体手術の十分な効果が得られないことも多い。よって糖尿病網膜症の初期からの定期検査が非常に大切である。

- 糖尿病網膜症による失明を防ぐためにも、適切な時

糖尿病科・眼科併診依頼用紙
1. 依頼科用

現在	貴科受診	緊急度	安静度	外来受診
通院中	初診	普通	独歩　車椅子	病棟往診
入院中	再診	至急	ストレッチャー	

　　年　　月　　日　主治医

1. 糖尿病のタイプ　　　　　　　　（1型、2型、その他〔　　　〕）
2. インスリン治療　　　　　　　　（有・無）
3. 最近の HbA1c　　　　　　　　（　　　%）
4. 腎障害　・尿中アルブミン　　　（有・無・不明）
　　　　　・尿タンパク　　　　　（－・±・＋・2＋・3＋）
　　　　　・血清Cr　　　　　　　（　　　mg/dL）
5. 神経障害　　　　　　　　　　　（有・無・不明）
6. 大血管症　　　　　　　　　　　（有・無・不明）
7. 高血圧　　　　　　　　　　　　（有・無）
8. 教育入院　　　月　　日実施　（短期　　回目・長期　　回目）
9. 眼底写真　　　　　　　　要　　（カラーポラロイド・FAG）、不要

＊糖尿病科　次回受診
　要（　　月　　日、時間：　　　）、不要
＊備考

　　年　　月　　日　主治医

＊眼科　次回受診

要　　　か月後

不要

1. 視力　右（　　　）　　　　　左（　　　）
2. 眼圧　右　　mmHg　　　　　左　　mmHg
3. 白内障　右　（有・無・白内障術後）　左　（有・無・白内障術後）
4. 網膜症　網膜症なし　（右・左）　増殖網膜症　（右・左）
　　　　　単純網膜症　（右・左）　黄斑浮腫　　（右・左）
　　　　　増殖前網膜症（右・左）　硝子体出血　（右・左）

図5　糖尿病科・眼科併診依頼用紙

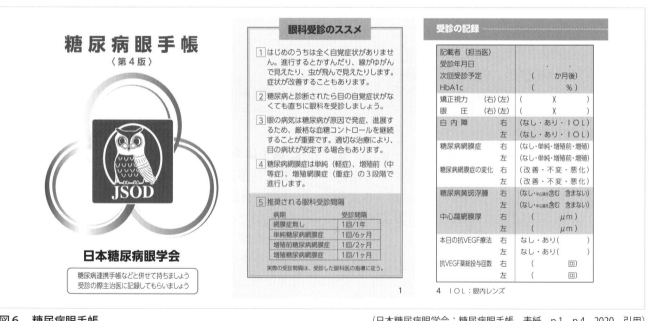

図6　糖尿病眼手帳

（日本糖尿病眼学会：糖尿病眼手帳. 表紙, p.1, p.4, 2020, 引用）

期に硝子体手術ができる眼科専門医への紹介が必要である。

- 視力障害が重篤になると、福祉機関と連携し、身体障害者の申請、音声時計などの補助道具、視機能訓練、歩行訓練、家族教育(自ら目隠し状況を体験し患者への支援のあり方を考える)などが必要である。

d. 抗VEGF薬硝子体内注射

- 糖尿病網膜症を惹起する因子の一つとされるvascular endothelial growth factor(VEGF)を阻害するために抗VEGF薬を硝子体内に注入する。
- 新生血管からの硝子体出血の予防や黄斑浮腫の軽減といった効果があるが、1年で数回の投与が必要で高価な薬剤であり、適切に使用することが重要である。

e. ステロイド薬眼内注射

- ときに黄斑浮腫の合併・悪化を防ぐことを目的にステロイド薬(トリアムシノロン)のテノン囊下投与や硝子体内投与が行われる。また、ステロイド薬の局所投与は眼圧上昇の危険性もあり、眼科専門医の管理下においてのみ実施される必要がある。

D　糖尿病性腎症

1　病　態

- 腎症の病期は、主要な臨床徴候の有無により第1期から第5期に分類されている(**表14**)。
- タンパク尿陰性の時期でも軽微なアルブミン尿(30～299mg/gクレアチニン)が認められる時期があり、早期腎症期と呼ばれている。
- 糸球体血管壁に存在する陰性荷電物質が減少するために、血漿タンパク質(アルブミン)の透過性が亢進してアルブミン尿が出現する。
- 糸球体高血圧のためにアルブミンが尿中へ漏出する機序も考えられている。

表14　糖尿病性腎症病期分類2023[注1]

病　期	尿中アルブミン・クレアチニン比(UACR, mg/g)あるいは尿中蛋白・クレアチニン比(UPCR, g/g)	推算糸球体濾過量(eGFR, mL/分/1.73 m²)[注3]
正常アルブミン尿期(第1期)[注2]	UACR 30 未満	30 以上
微量アルブミン尿期(第2期)[注4]	UACR 30～299	30 以上
顕性アルブミン尿期(第3期)[注5]	UACR 300 以上あるいはUPCR 0.5 以上	30 以上
GFR 高度低下・末期腎不全期(第4期)[注6]	問わない[注7]	30 未満
腎代替療法期(第5期)[注8]	透析療法中あるいは腎移植後	

注1：糖尿病性腎症は必ずしも第1期から順次第5期まで進行するものではない。また評価の際には、腎症病期とともに、付表を参考として慢性腎臓病(CKD)重症度分類も併記することが望ましい。

注2：正常アルブミン尿期は糖尿病性腎症の存在を否定するものではなく、この病期でも糖尿病性腎症に特有の組織変化を呈している場合がある。

注3：eGFR 60 mL/分/1.73 m²未満の症例はCKDに該当し、糖尿病性腎症以外のCKDが存在しうるため、他のCKDとの鑑別診断が必要である。なお血清クレアチニンに基づくeGFRの低下を認めた場合、血清シスタチンCに基づくeGFRを算出することで、より正確な腎機能を評価できる場合がある。

注4：微量アルブミン尿を認めた患者では、糖尿病性腎症早期診断基準(糖尿病48：757-759, 2005)に従って鑑別診断を行った上で、微量アルブミン尿期と診断する。微量アルブミン尿は糖尿病性腎症の早期診断に必須のバイオマーカーであるのみならず、顕性アルブミン尿への移行および大血管障害のリスクである。GFR 60 mL/分/1.73 m²以上であっても微量アルブミン尿の早期発見が重要である。

注5：顕性アルブミン尿の患者では、eGFR 60 mL/分/1.73 m²未満からGFRの低下に伴い腎イベント(eGFRの半減、透析導入)が増加するため注意が必要である。

注6：CKD重症度分類(日本腎臓学会、2012年)との表現を一致させるために、旧分類の「腎不全期」を「GFR高度低下・末期腎不全期」とした。

注7：GFR 30 mL/分/1.73 m²未満の症例は、UACRあるいはUPCRにかかわらず、「GFR高度低下・末期腎不全期」に分類される。しかし、特に正常アルブミン尿・微量アルブミン尿の場合は、糖尿病性腎症以外のCKDとの鑑別診断が必要である。

注8：CKD重症度分類(日本腎臓学会、2012年)との表現を一致させるために、旧分類の「透析療法期」を腎移植後の患者を含めて「腎代替療法期」とした。

〔日本腎臓病学会：糖尿病性腎症病期分類2023の策定. 糖尿病66(11)：797-805, 2023, 引用改変〕

- 1型糖尿病では微量アルブミン尿期の頃から進行性に血圧が上昇してくるが、2型糖尿病では腎症の進行以前に高血圧を合併している場合が多い。
- 顕性アルブミン尿期では、タンパク尿が始まっても、それ自体による自覚症状は比較的乏しい。尿中アルブミンは300mg/gクレアチニン以上になる。

表15 糖尿病性腎症患者における自覚症状

A. 腎症に由来する自覚症状
1. 第1期～第2期 　特になし
2. 第3期 　浮腫(全身または下肢):高度タンパク尿による低タンパク血症のため 　体動時の息切れや胸苦しさ:胸腔や心嚢への水分貯留のため 　食欲不振や腹満感:腹水貯留や消化管浮腫のため
3. 第4期および第5期 　第3期の症状が増悪 　顔色不良と易疲労感:貧血のため 　嘔気あるいは嘔吐:消化管尿毒症のため 　筋肉の強直や疼痛:低カルシウム血症のため 　骨の疼痛:二次性副甲状腺機能亢進症などによる腎性骨異 　　栄養症のため 　手のしびれや痛み:手根管症候群のため 　腹痛と発熱:CAPD症例における急性腹膜炎のため
B. 糖尿病に由来する自覚症状(糖尿病性腎症の各病期に共通)
1. 脱力感や易疲労感:各種の代謝異常のため
2. 口渇、多飲、多尿:高血糖のため
3. 四肢特に下肢のしびれや痛み:糖尿病末梢神経障害のため
4. 勃起障害(ED)、便秘、下痢など:糖尿病自律神経障害のため
5. 視力低下:糖尿病網膜症あるいは白内障のため
6. 胸内苦悶、めまい、間歇性跛行など: 　冠動脈、頸動脈その他動脈硬化のため
7. 各種感染症状の反復:易感染性のため

CAPD:持続的腹膜灌流

表16 時間尿および24時間蓄尿試料の採取方法

A. 時間尿
1. 早朝第一尿 　1) 就寝前に排尿し、以後一切の飲食を行わず、起床後 　　最初に排尿した尿を採取
2. 早朝第二尿 　1) 起床後最初の尿は排泄し、次に(1時間～2時間後) 　　膀胱内に貯留した尿を採取
3. 随時尿 　1) 任意の時間(来院時)に採取した尿
B. 24時間蓄尿 (プラスチックまたはガラス製のボトルまたは瓶を使うことが多い)
1) 24時間の間に膀胱内に貯留した尿をすべてためる 　(開始時刻に排尿した尿は捨てる。以降24時間に 　排尿した尿をすべてためる。24時間後には尿意が 　ない場合でも排尿してためる) 2) 尿量を記録する 3) 検査目的により適切な防腐剤を添加し蓄尿する場合 　がある。

② 診断とアセスメント

- 尿中アルブミン排泄量や尿タンパク量を正確に測定することは、糖尿病性腎症の早期診断や治療効果判定あるいは予後判定のうえできわめて重要である。
- 尿中アルブミン排出量の測定は、随時尿にてアルブミン(mg)/クレアチニン(g)(ACR)の測定を3～6か月に1回定期的に行うことによる。これにより、尿タンパク出現前に腎臓の変化が見出せる。日を変えて尿中アルブミン排出量を測定し、3回中2回以上微量アルブミン尿が確認されれば早期腎症と診断する。
- 時間尿あるいは24時間蓄尿の指導は、視覚障害者や理解力低下者が含まれていることも考慮して、大きな文字で簡潔に図をつけたパンフレットを用いて行う(表16)。
- 蓄尿試料を用いて尿中のタンパク排泄量のほか、クレアチニン、尿素窒素、ナトリウムを測定することにより、糸球体濾過量やタンパク質摂取量、食塩摂取量などを推測できる。
- 正常成人の1日当たりの尿中クレアチニン排泄量

腎糸球体のメサンギウム領域に細胞外基質タンパクが沈着して、隣接する血管内腔が閉塞するために濾過面積が狭められる。このため糸球体濾過量(GFR)が低下し始める。
- 腎症がかなり進展しタンパク尿が高度になると低タンパク血症となり、GFRの減少と相まって浮腫を引き起こす(ネフローゼの状態)。この頃になると腎症以外の合併症による自覚症状も増えてくる(表15)。
- GFRの低下が進むと体内代謝産物や水分、塩分の排泄障害を来し、腎不全状態を引き起こす。
- GFR高度低下・末期腎不全期には、倦怠感、浮腫、貧血、腎性高血圧、高カリウム血症などが進行し、腎不全末期になると肺水腫、心不全、出血傾向、手の震え、意識混濁などの尿毒症症状が出現する。

は男性で1g前後、女性で0.5〜0.7gくらいである。蓄尿の精度を確認できる。

- 血清クレアチニン（Cr）や尿素窒素（BUN）の上昇は腎機能障害を示す。血清クレアチニンの逆数（1/Cr）は残存腎機能を反映し、eGFRやクレアチニンクリアランス（Ccr）に相関して低下する。腎機能の経過を予測するのに有用である。
- 患者自身に検査データをフィードバックし、変化の誘因や自覚症状との関係などについて振り返られるように繰り返し支援する。
- 急激な腎障害の進行、血尿、他の糖尿病に特有な合併症の欠如、タンパク尿の欠如などがある例では、糖尿病以外の原因による腎障害の鑑別のため、免疫学的検査や腎生検などを施行することがある。

3　治療と療養指導

- 腎症進展の予防には、肥満是正、禁煙とともに、厳格な血糖、血圧、脂質の管理が最も重要であり、早期の介入によって寛解も期待できる。腎症のすべての病期において、タンパク質摂取量の上限をエネルギー摂取量の20％未満とする。栄養障害/サルコペニア・フレイルのリスクを有する症例（特に高齢者）では、重度の腎機能障害がなければ十分なタンパク質を摂る。食塩摂取量は高血圧合併や顕性腎症の場合は、1日6g未満が推奨される。
- 近年SGLT2阻害薬であるエンパグリフロジン、カナグリフロジンあるいはダパグリフロジンの標準療法への追加がプラセボと比較して腎機能低下や末期腎不全への進行を含む複合エンドポイントに対するリスクを有意に低下させることが報告された。従って、アルブミン尿を有する2型糖尿病患者の腎症の進行抑制にSGLT2阻害薬が推奨される。
- 最近行われた大規模臨床試験において、GLP-1受容体作動薬であるリキシセナチド、リラグルチド、セマグルチドの使用が2型糖尿病患者の腎症進行予防に有用であることが報告された。

a. 第1期（正常アルブミン尿期）、第2期（微量アルブミン尿期）

- 発症予防には血糖・血圧コントロールが重要である。コントロール目標は、血糖はHbA1c 7.0％未満（Ⅳ章-1-表1：54頁参照）、血圧は130/80mmHg未満である。高血圧合併例では食塩6g/日未満が推奨される。
- 第2期（早期腎症期）の早期発見・早期治療が予後を大きく左右する。厳格な血糖コントロールと血圧管理により尿中アルブミン量の減少が可能である。タンパク質摂取量は一般的な糖尿病の食事基準にしたがって20％未満とする。
- 腎糸球体高血圧を改善するアンジオテンシン変換酵素阻害薬（ACEI）は、腎症患者の降圧薬の第一選択薬である。アンジオテンシンⅡ受容体拮抗薬（ARB）にも同様の効果が証明されている。降圧効果が不十分であれば持続型カルシウム拮抗薬の併用が勧められる。
- 患者が腎症のどの病期にあり、従来の生活を続けると将来どうなるか、今後の治療努力によりどんなことが期待できるか、実行可能な治療努力と利用できるサポートは何か、を説明し治療への主体的参加を促す。

b. 第3期（顕性アルブミン尿期）、第4期（GFR高度低下・末期腎不全期）

- 治療の基本は、血糖と血圧のコントロール、アンジオテンシンⅡ作用の阻害、減塩、タンパク質制限食である。
- 第4期以降で血糖管理に投薬が必要な場合は、インクレチン関連薬やインスリンを用いる。
- DPP-4阻害薬の種類により減量（あるいは中止）が必要で、また一部のGLP-1受容体作動薬は腎不全での使用は禁忌となっている。
- 腎機能低下に伴いインスリン必要量は減り、低血糖が起きやすいので、こまめなインスリン量の調整が必要である。
- 血圧は130/80mmHg未満を目標に管理する。多種類の降圧薬が必要になることが多い。
- ナトリウムの排泄障害も進行することから、第3期では高血圧がなくても食塩摂取量を6g未満/日、第

表17　透析導入基準

Ⅰ．腎機能		
血清クレアチニン(mg/dL) [クレアチニンクリアランス(mL/分)]		点　数
8以上[10未満]		30
5〜8未満[10〜20未満]		20
3〜5未満[20〜30未満]		10
Ⅱ．臨床症状		
程　度		点　数
高　度		30
中等度		20
軽　度		10
Ⅲ．日常生活障害度		
程　度		点　数
高　度		30
中等度		20
軽　度		10

　保存的治療では、改善できない慢性腎機能障害、臨床症状、日常生活能の障害を呈し、以下のⅠ〜Ⅲ項目の合計点数が原則として60点以上になった時に長期透析療法への導入適応とする。

Ⅰ．腎機能

Ⅱ．臨床症状
1．体液貯留(全身性浮腫、高度の低タンパク血症、肺水腫)
2．体液異常(管理不能の電解質・酸塩基平衡異常)
3．消化器症状(悪心、嘔吐、食思不振、下痢など)
4．循環器症状(重篤な高血圧、心不全、心包炎)
5．神経症状(中枢・末梢神経障害、精神障害)
6．血液異常(高度の貧血症状、出血傾向)
7．視力障害(尿毒症性網膜症、糖尿病網膜症)
　これら1〜7小項目のうち3項目以上のものを高度(30点)、2項目を中等度(20点)、1項目を軽度(10点)とする。

Ⅲ．日常生活障害度
　尿毒症症状のため起床できないものを高度(30点)、日常生活が著しく制限されるものを中等度(20点)、通勤、通学あるいは家庭内労働が困難となった場合を軽度(10点)とする。
　ただし、年少者(10歳以下)、高齢者(65歳以上)あるいは高度な全身性血管障害を合併する場合、全身状態が著しく障害された場合などはそれぞれ10点加算すること。

(日本腎臓学会：1995, 引用)

表18　主な透析方法とその特徴

血液濾過(HF)	1．血液から水と溶質を濾過してその濾過液分を補充液として注入する 2．除水効果に優れ糖尿病性腎症に伴う浮腫や溢水の改善に用いる
血液透析(HD)	1．血液から溶質を透析する 2．尿毒症性物質の除去に優れ腎不全の維持透析に用いる
持続的腹膜灌流(CAPD)	1．腹腔内に透析液を注入して腹膜からの水と溶質除去を行う 2．患者自身が行うことができ、清潔操作の可能な自立心がある患者に適している 3．腹膜炎の発生、腹膜硬化による透析効率の低下が問題である

　4期でも6g未満/日に制限する。

● ACEIとARBは、血清クレアチニンが2.0mg/dL以上の場合、低用量から慎重に開始する。

● 腎症の食事療法の基本は、十分なエネルギーを確保したうえでの、病期に応じたタンパク質制限、食塩制限、カリウム制限である。

● 腎症におけるタンパク質制限食は、尿タンパク量を減少させ、血清アルブミンを増加させ、腎機能障害の進行を遅らせる効果があるとする報告もある。

● 第3期の場合、タンパク質制限食(0.8〜1.0g/kg目標体重/日)を考慮してもよい。タンパク質制限食を実施する際には、エネルギー摂取量(普通の労作30〜35kcal/kg目標体重)の十分な確保が必要であり、より大きいエネルギー係数を考慮する。

● 末期腎不全への進展のリスクが高い症例では、低タンパク質食(0.6〜0.8g/kg目標体重/日)を検討してもよい。

● 正確なタンパク質含量の計算には、『糖尿病腎症の食品交換表』〔日本糖尿病学会(編)〕や食品成分表を利用する。

● 『糖尿病腎症の食品交換表』(第3版)では、表1〜5に1単位 80kcal当たりのタンパク質含量が示されている。

● カリウムは第3期では制限しないが、高カリウム血

表19　糖尿病性腎症病期分類2023とCKD重症度分類との関係

アルブミン尿区分			A 1 正常アルブミン尿	A 2 微量アルブミン尿	A 3 顕性アルブミン尿
尿中アルブミン・クレアチニン比(mg/g)			30 未満	30 〜 299	300 以上
尿タンパク・クレアチニン比(g/g)					0.50 以上
GFR区分 (mL/分/1.73m²)	G1	≧90	正常アルブミン尿期 (第 1 期)	微量アルブミン尿期 (第 2 期)	顕性アルブミン尿期 (第 3 期)
	G2	60〜89			
	G3a	45〜59			
	G3b	30〜44			
	G4	15〜29	GFR 高度低下・末期腎不全期 (第 4 期)		
	G5	<15			
	透析療法中あるいは 腎移植後		腎代替療法期 (第 5 期)		

〔日本糖尿病学会：糖尿病性腎症病期分類 2023 の策定．糖尿病 66 (11)：797-805, 2023, 引用改変〕

症を認める場合は＜2.0g/日とする。第 4 期では＜1.5g/日とする。

- 尿タンパク量の減少や腎機能の悪化防止、腎性貧血の治療に、抗凝固療法、リン吸収阻害薬、球形吸着炭、エリスロポエチン製剤などが用いられる。
- ネフローゼ症候群を呈したり、血清クレアチニンが 2 mg/dL以上になったら必要に応じて腎臓専門医を併診する。

c. 第 5 期(腎代替療法期)

- 透析導入基準を示す(**表17**)。
- 糖尿病性腎症では血管透過性が亢進している。このため血清タンパクがあまり低下していない時期でも、全身浮腫や肺水腫や胸水などのために、循環や呼吸の動態が障害され、早期の透析導入を余儀なくされる場合もある。
- 溢水状態に対しては、除水のみを行う体外限外濾過法(ECUM)など各種の方法を組み合わせて早期から積極的に除水を行う。
- 一般的に血清クレアチニンが 8 mg/dL以上、それ以下であっても、症状や障害度が**表 17**を満たせば、透析を導入する。

- 患者には早期からこのような指針や具体的な透析の手順などを説明し、理解を深めるように支援する。透析のためのシャントを前もって作成することもあり、円滑な透析導入に有用である。
- 現在使用されている主な透析方法とその特徴を**表 18**に記す。
- 維持透析には 1 年間に約 500万円を必要とする。透析導入にあたっては身体障害者の手続きができる。
- 維持透析については、血糖値管理のための投薬に原則インスリンを必要(一部のインクレチン関連薬も使用可)とする以外は一般の透析と格別の違いはない。透析に伴って生じる各種代謝異常や糖尿病に特有な代謝障害も厳重に管理する。
- 食事も糖尿病以外の血液透析(HD)患者と同じになる。第 4 期に比べ、水分制限、カリウム制限は厳しくなるが、タンパク質制限は軽減され、栄養素のバランスのよい食事でエネルギーを確保する。持続的腹膜灌流(CAPD)では腹膜から吸収されるブドウ糖エネルギー量を差し引いた量が、食事摂取エネルギーとなる。カリウム制限は不要なことが多い。食事の変化について透析前から理解を得ておく。
- 視力障害や神経障害など糖尿病の合併症による不

自由を伴うことが多いため、患者と家族、医療スタッフが常に一体となって患者のQOLを保持する。

- 生命予後は、糖尿病性腎症による透析導入患者のほうが、その他の原因による導入患者に比べて不良である。糖尿病に特有な合併症を有し、溢水症状や低栄養状態、脳心血管障害、各種感染症が起こりやすいので、全身管理を綿密に行う。

4　慢性腎臓病（CKD）の考え方について

- 「糖尿病性腎症合同委員会」では、慢性腎臓病（CKD）の概念・重症度分類の普及などを受け、「改訂糖尿病性腎症病期分類とCKD重症度分類との関係」を、2023年に発表している（**表19**）。

5　糖尿病関連腎臓病の概念 （diabetic kidney disease：DKD）

- DKDは、アルブミン尿が増加し、タンパク尿が出現した後に腎機能が低下する典型的な糖尿病性腎症と、アルブミン尿の増加がないにもかかわらず、糖尿病が腎機能の低下に関与する非典型的な糖尿病関連腎疾患を含めた概念である。
- 糖尿病症例において、その他の明確な慢性腎臓病（糸球体腎炎、嚢胞腎、間質性腎炎など）が併存する場合はDKDに含まない（糖尿病併存その他の慢性腎臓病）。

3. 大血管症（動脈硬化症）

Certification Board for Diabetes Educators in Japan

Ⓐ 疫　学

- 糖尿病患者における動脈硬化性疾患の発症率は非糖尿病者の3〜5倍とされ、女性の発症率が男性と近似することも特徴である。
- 動脈硬化性疾患は、糖尿病患者の主要な死亡原因であり、特に虚血性心疾患や脳血管障害の比重が大きい。
- 糖尿病患者の脳血管障害では、脳出血よりも脳梗塞が多い。糖尿病患者の脳梗塞の頻度は非糖尿病者の約2〜3倍で、若年者でも起こる。
- 糖尿病患者の非糖尿病患者に対する脳血管障害と虚血性心疾患の発症率は、久山町研究ではいずれも約3倍、JDCSではそれぞれ約4倍と約5倍と報告されている。日本人の糖尿病患者での心血管イベントの発症率は非糖尿病患者の3〜5倍程度となる（図7）。

Ⓑ 動脈硬化の成因

- 動脈硬化の発症には加齢や遺伝素因とともに、高エネルギー、高脂肪、運動不足というライフスタイルの欧米化が関与している。
- 動脈硬化の危険因子としては、糖尿病・耐糖能異常、脂質異常症（高脂血症）、高血圧、肥満（特に内臓肥満）、喫煙などがある。これらの危険因子は重複して存在することが多く、その基礎にはインスリン抵抗性がある（図8）。
- それぞれの危険因子の程度が軽くても、共存することによりプラークの形成・不安定化・破綻が促進

され、虚血性心疾患などを発症する。
- インスリン抵抗性が存在すると高インスリン血症を伴うこともあるが、認められないことも多い。特に日本人では高インスリン血症の程度も軽く、耐糖能が低下するにつれてインスリン値は低下する。
- 糖尿病では高トリグリセリド血症が多く、血栓形成傾向が促進され、レムナント[注1]や小型で高密度のLDLの産生が増加して血管壁のマクロファージを泡沫化させる。高頻度に低HDLコレステロール血症も合併し、動脈硬化が促進される。
- 高LDLコレステロール血症は、虚血性心疾患の最も重要な危険因子であるが、糖尿病が合併していると、そのリスクは3〜4倍に高まる（IX章-3-E：217頁参照）。

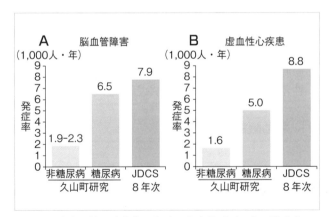

図7　日本人の糖尿病患者における心血管イベントの発症率

久山町研究：1961年より福岡県久山町で継続されている疫学調査。1961年、1974年、1988年にそれぞれ第一集団（1,618名）、第二集団（2,038名）、第三集団（2,673名）を設定。今回示したデータは第三集団。
JDCS（Japan Diabetes Complication Study）：1996年より日本の2型糖尿病患者の診断状況を前向きに研究。今回示したデータは8年次途中。
〔曽根博仁, 他 著, 日本糖尿病学会 編：糖尿病学の進歩 2005 第39集. 診断と治療社, 東京, p.19-23, 2005 より作成〕

注1）レムナント：小腸から吸収された脂肪の大部分は中性脂肪で、カイロミクロンを形成する。これが毛細血管の表面にあるリポタンパクリパーゼのはたらきで分解され、より小型の粒子、カイロミクロン・レムナント（レムナント）となり肝臓細胞に吸収される。また、HDLは末梢組織からコレステロールを運び出して肝臓で代謝する役割を、LDLはコレステロールを肝臓から末梢組織へ運搬する役割を、VLDLは肝臓からコレステロールを運び出す役割をそれぞれ果たしている。

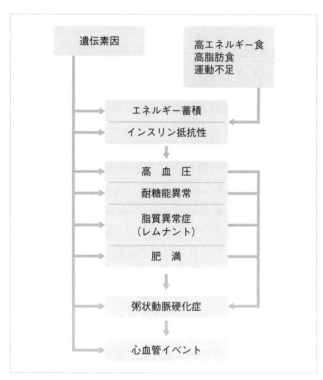

図8 粥状動脈硬化症の成因

表20 末梢動脈疾患(PAD)の病期分類(フォンテインの分類)

Ⅰ度:	冷感、しびれ	
Ⅱ度:	間歇性跛行	
Ⅲ度:	安静時疼痛	
Ⅳ度:	潰瘍、壊死	

- 定期的な心電図検査、できれば負荷心電図検査を実施し、虚血性心疾患の早期発見に努める。

2 脳血管疾患

- 糖尿病は、アテローム血栓性の脳梗塞に関係している。脳梗塞は、多発例が多い。症状を認めずに、CTやMRIにより初めて多発性の病巣が明らかとなる場合も多い。
- 脳梗塞が疑われる例では、MRIなどで無症候性脳梗塞や脳内動脈の狭窄病変、循環動態などを検索する。
- 頸動脈病変の早期発見のため、頸動脈雑音の聴取、できれば頸動脈超音波検査で内膜中膜複合体厚(IMT)[注2]の測定、プラークの有無を検査する。

3 末梢動脈疾患(PAD)

- 糖尿病ではPADが多い。浅大腿動脈、膝窩動脈、脛骨動脈、腓骨動脈から足背動脈、足趾の動脈まで及ぶ。
- 臨床的には、下肢の冷感・しびれ、間歇性跛行(一定の距離を歩くと足や下腿が痛くなるが、休むと改善する)、重症例では安静時疼痛、やがては下肢末端部の皮膚潰瘍・壊死を生じる(**表20**)。
- 大腿、膝窩、後脛骨および足背動脈の触診、腹部や頸部動脈の雑音の聴診、血管の石灰化の有無、脈波伝播速度(PWV)[注3]などから、早期発見に努める。
- 疑わしい場合は、足背または後脛骨動脈の上腕動脈に対する血圧の比(下腿−上腕血圧比:ABI)[注4]測定などで重症度を評価する。
- 進行すれば、血管造影、血流シンチ、3D-CTアンジ

C 大血管症の診断とアセスメント

- 糖尿病患者における動脈硬化の特徴として、大血管のみならず中・小血管にも存在することが多い。
- 高血圧、脂質異常症、喫煙、慢性腎臓病(CKD)、加齢、性差、冠動脈疾患の家族歴などが危険因子となる。

1 冠動脈疾患

- 糖尿病における冠動脈病変は複数枝かつ複数箇所に出現する場合が多い。潜在的な心筋障害も伴いやすい。その結果、心不全を合併しやすく、死亡率も高く、再発しやすく、予後も悪い。
- 虚血性心疾患では、患者の訴える病状以上に病態が重篤である場合が多い。心筋虚血があっても20〜50%は胸痛を訴えない(無症候性心筋虚血)。特に、糖尿病性神経障害の強い患者でこの傾向が強い。

注2) IMT：intima media thickness
注3) PWV：pulse wave velocity
注4) ABI：ankle brachial index

オグラフィー、MRアンジオグラフィーなどで、血管病変を検索する。

D 糖尿病性大血管症（動脈硬化症）の治療と療養指導

- 糖尿病患者の主たる死因である動脈硬化の発症予防が、糖尿病治療における重要な診療ターゲットである。
- 糖尿病のみならず境界型（食後高血糖）も動脈硬化の初発予防の対象とし、厳重に危険因子の管理をする。
- 肥満・過食・運動不足の是正、禁煙指導と、体重、血糖、血圧、脂質の集約的管理が重要である。
- 内臓脂肪をウエスト周囲長や腹部 CT検査などで評価し、食事調査や運動能力テスト、グラフ化体重表などで食事療法や運動療法などにフィードバックをかけながら、内臓脂肪を減らすように動機づける。

1 冠動脈疾患

- 胸痛、胸部不快感や息切れなど狭心症や心筋梗塞を疑う症状を認めた場合は、ただちに主治医に連絡し循環器科を受診させる。また、糖尿病では無症候性心筋虚血を生じることが多いので、定期的な心電図検査を受けるように指導する。
- 心筋梗塞の再発予防には、脂質異常症の治療とともに、抗血小板薬、β遮断薬が用いられる。糖尿病においても、個々の症例について適応を吟味しながらこれらの薬剤が使用されるべきである。
- SGLT2阻害薬やGLP-1受容体作動薬の一部が、心血管複合エンドポイントを低減させることが報告されている。

2 脳血管疾患

- 意識障害や四肢麻痺などの症状が出現したら、軽度でも脳血栓症が進行してくる可能性があるので、た

だちに医療機関を受診する。
- 脳梗塞を発症して4.5時間以内の超急性期であれば、閉塞血管を再開通する血栓溶解療法（t-PA静注療法）の適応となる。
- 脳卒中直後はストレス反応のため、二次的に高血糖が増悪することが多い。
- 脳浮腫治療薬のグリセオール投与時には、血糖値や浸透圧の上昇を来しやすいので血糖チェックを頻回に行う。

3 末梢動脈疾患（PAD）

- PADは血管狭窄の有無を検索し、必要に応じて血管形成術やバイパス術を行う。
- 動脈硬化が強い患者では、脱水にならないように飲水を勧める。
- シャントの形成を促すためバージャー体操[注5] などを指導する。
- 緊急時の連絡方法を教える。

E 糖尿病性大血管症（動脈硬化症）の危険因子の管理と療養指導

- 糖尿病患者の動脈硬化発症予防においては、高血糖のみならず、高血圧、脂質異常症、喫煙、内臓脂肪型肥満、慢性腎臓病などの危険因子を包括的かつ早期から管理する必要がある。基本になるのは食事療法、身体活動度増強、禁煙などであるが、この生活習慣の改善と薬物療法を組み合わせた危険因子の包括的強化療法が、動脈硬化性疾患を抑制する可能性が示唆されている。ただし、高齢者や血管症の進行した症例では、低血糖や低血圧に留意する必要がある。

1 高血圧[注6]

- 血圧は、来院時のみでなく自宅での自己測定の併用が望ましい。血圧日内変動の測定も有用である。来院時には血圧自己測定値の精度をチェックし、白衣

注5）バージャー体操（Buerger's exercise）：バージャー病（閉塞性血栓血管炎）による末梢性循環障害に対して側副血管の新生を促すために考えられた体操。方法は、①仰臥位で一側下肢を挙上（股関節屈曲60～90度）し30秒～3分間、②足をベッドの縁から下げ2～5分間（発赤する程度）、③下肢をベッド上に戻して仰臥位で寝て3～5分間。①～③の運動を1時間に6～7回行う。

注6）至適血圧（収縮期120mmHg 未満かつ拡張期80mmHg 未満）を超えて血圧が高くなるほど、心筋梗塞、脳卒中の罹患および死亡リスクが高くなるという、わが国からの報告がある。

高血圧を除外する。

- 高血圧の管理が2型糖尿病患者の脳梗塞の発症阻止にきわめて有効である。降圧の手段にかかわらず、血圧がより下がったほうが良好な結果を示した（UKPDS）。
- 糖尿病では起立性低血圧を呈する症例もあるため、座位だけでなく、臥位や立位での測定も適宜行う。
- 降圧目標は診察室血圧で130/80mmHg未満、家庭血圧で125/75mmHg未満とする。ただし、冠動脈疾患、末梢動脈疾患合併例では、急激な降圧や過度の血圧低下に注意する。
- 降圧薬の選択に関しては、アンジオテンシン変換酵素（ACE）阻害薬、アンジオテンシンⅡ受容体拮抗薬（ARB）に加えて、Ca拮抗薬、少量のサイアザイド系利尿薬を第一選択とする。ただし、尿中微量アルブミン尿（30mg/gCr以上）、タンパク尿の合併がある場合には、ARBあるいはACE阻害薬を選択する。1剤による降圧が不十分の場合にはACE阻害薬またはARBにCa拮抗薬あるいは少量のサイアザイド系

利尿薬を併用、さらに降圧を要する場合は3剤を併用する。

- 高血圧患者では、寒冷時や夜間排尿・排便時にあまりいきまないようにする、トイレを暖かくするなどの生活指導が必要である。

表21　生活習慣の修正項目

1．食塩制限	6g/日未満
2．野菜・果物の積極的摂取*	飽和脂肪酸、コレステロールの摂取を控える 多価不飽和脂肪酸、低脂肪乳製品の積極的摂取
3．適正体重の維持	BMI（体重[kg]÷身長[m]²）25 未満）
4．運動療法	軽強度の有酸素運動を毎日30分、または180分/週以上行う
5．節酒	エタノールとして男性20〜30mL/日以下、女性10〜20mL/日以下に制限する
6．禁煙	

生活習慣の複合的な修正はより効果的である。
＊：カリウム制限が必要な腎障害患者では、野菜・果物の積極的摂取は推奨しない。肥満や糖尿病患者などのエネルギー制限が必要な患者における果物の摂取は80kcal/日程度にとどめる。
（日本高血圧学会高血圧治療ガイドライン作成委員会 編：高血圧治療ガイドライン2019. ライフサイエンス出版, 東京, p64 表4-1, 2019, 引用改変）

表22　リスク区分別脂質管理目標値

治療指針の原則	管理区分	脂質管理目標値（mg/dL）			
		LDLコレステロール	Non-HDLコレステロール	トリグリセリド	HDLコレステロール
一次予防 まず生活習慣の改善を行った後薬物療法の適用を考慮する	低リスク	< 160	< 190	< 150（空腹時）*** < 175（随時）	≧ 40
	中リスク	< 140	< 170		
	高リスク	< 120 < 100*	< 150 < 130*		
二次予防 生活習慣の是正とともに薬物治療を考慮する	冠動脈疾患またはアテローム血栓性脳梗塞（明らかなアテローム****を伴うその他の脳梗塞を含む）の既往	< 100 < 70**	< 130 < 100**		

- ＊：糖尿病において、PAD、細小血管症（網膜症、腎症、神経障害）合併時、または喫煙ありの場合に考慮する。（『動脈硬化性疾患予防ガイドライン』第3章5.2 参照）
- ＊＊：「急性冠症候群」、「家族性高コレステロール血症」、「糖尿病」、「冠動脈疾患とアテローム血栓性脳梗塞（明らかなアテロームを伴うその他の脳梗塞を含む）」の4病態のいずれかを合併する場合に考慮する。
- 一次予防における管理目標達成の手段は非薬物療法が基本であるが、いずれの管理区分においてもLDLコレステロール（-C）が180mg/dL以上の場合は薬物治療を考慮する。家族性高コレステロール血症の可能性も念頭に置いておく。（『動脈硬化性疾患予防ガイドライン』第4章参照）
- まずLDL-Cの管理目標値を達成し、次にnon-HDL-Cの達成を目指す。LDL-Cの管理目標を達成してもnon-HDL-Cが高い場合は高TG血症を伴うことが多く、その管理が重要となる。低HDL-Cについては基本的には生活習慣の改善で対処すべきである。
- これらの値はあくまでも到達努力目標であり、一次予防（低・中リスク）においてはLDL-C低下率20〜30%も目標値としてなり得る。
- ＊＊＊：10時間以上の絶食を「空腹時」とする。ただし水やお茶などカロリーのない水分の摂取は可とする。それ以外の条件を「随時」とする。
- ＊＊＊＊：頭蓋内外動脈の50%以上の狭窄、または弓部大動脈粥腫（最大肥厚4mm以上）
- 高齢者については『動脈硬化性疾患予防ガイドライン』第7章を参照。

（日本動脈硬化学会 編：動脈硬化性疾患予防ガイドライン2022年版. 日本動脈硬化学会, 東京, p.71, 2022, 引用改変）

◉ 糖尿病合併高血圧では、減塩、体重減量、運動療法などの生活習慣の修正を行い、同時に早期から降圧薬の投与を開始することが原則となる。**表21**の日本高血圧学会『高血圧治療ガイドライン2019』を参考にする。

◉ 自力で外来通院可能な健康状態にある高齢者の降圧目標は、忍容性があれば、原則として65〜74歳では130/80mmHg未満、75歳以上は140/90mmHg未満とされている[注7]。ただし、75歳以上でも、忍容性があれば個別に判断して、130/80mmHg未満を目指すことが推奨されている[注8]。

2 脂質異常症

◉ 高トリグリセリド血症や高コレステロール血症の改善は心血管イベントの発症を抑制する。

◉ 脂質、アポタンパク、レムナントなどを定期的に検査する。

◉ 脂質異常症患者では、肥満の是正とともに食事調査に基づき、高脂肪食、間食、飲酒を控え、食物繊維を増やすなどの生活指導が必要である。

◉ 適正な総エネルギー摂取量のもとで、飽和脂肪酸を減らすこと、または飽和脂肪酸を多価不飽和脂肪酸に置換することは血清脂質の改善に有効であり、冠動脈疾患発症の予防のために推奨する。

◉ 『動脈硬化性疾患予防ガイドライン2022年版』によ

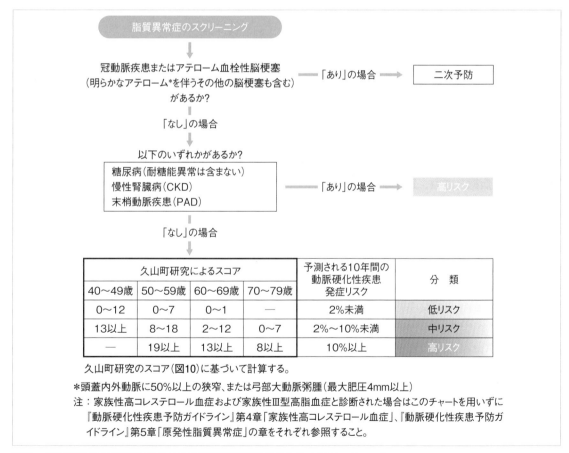

図9　動脈硬化性疾患予防から見た脂質管理目標設定のためのフローチャート
(日本動脈硬化学会 編：動脈硬化性疾患予防ガイドライン2022年版, 日本動脈硬化学会, 東京, p.69, 2022, 引用改変)

注7) 日本高血圧学会高血圧治療ガイドライン作成委員会 編：高血圧治療ガイドライン2019. ライフサイエンス出版, 東京, p124-126, 2019.

注8) 日本老年医学会「高齢者の生活習慣病管理ガイドライン」作成ワーキング：高齢者高血圧診療ガイドライン2017（2019年一部改訂）. 日本老年医学会雑誌56（3）：343-347, 2019.

れば、一般に脂質異常症の管理目標は、冠動脈疾患がない場合（一次予防）とある場合（二次予防）に分ける。

- 一次予防においては、冠動脈疾患の絶対リスクに基づく管理区分に応じて LDLコレステロールの管理目標（表22）を決定する。管理区分はLDLコレステロール管理目標設定のためのフローチャート（図9）にしたがう。『動脈硬化性疾患予防ガイドライン 2022年版』では、動脈硬化性疾患の絶対リスク評価手法として、冠動脈疾患とアテローム血栓性脳梗塞を合わせた動脈硬化性疾患をエンドポイントとした久山町研究のスコア（図10）が採用された。糖尿病はCKD、非心原性脳梗塞、PADとともに高リスクに分類され、LDLコレステロールの管理目標値は 120mg/dL未満である。ただし、糖尿病において、PAD、細小血管症（網膜症、腎症、神経障害）合併時、また喫煙がある場合には、管理目標値を100mg/dL未満とする。

- 二次予防の対象として冠動脈疾患に加えてアテローム血栓性脳梗塞も追加され、その際のLDLコレステロールの管理目標値は 100mg/dL未満である。さらに二次予防のなかで、「急性冠症候群」、「家族性高コレステロール血症」、「糖尿病」、「冠動脈疾患とアテローム血栓性脳梗塞の合併」の場合は、より厳格な管理が必要な病態とされ、LDLコレステロールの管理目標値は70mg/dL未満となっている。

- 空腹時トリグリセリドは150mg/dL未満、随時トリグリセリドは175mg/dL未満、HDLコレステロールは40mg/dL以上を目標にする（表23）。

- non-HDLコレステロール［総コレステロール－HDLコレステロール］は LDLコレステロールの管理目標値＋30mg/dL未満を目標にする。

- non-HDLコレステロールはレムナントリポタンパクなどの動脈硬化惹起性のリポタンパクをすべて含むため、LDLコレステロールよりも動脈硬化性疾患の発症予測が優れているという考え方がある。

- 境界域高LDLコレステロール血症、境界域non-HDLコレステロール血症の場合には、高リスク病態（「急性冠症候群」、「家族性高コレステロール血症」、「糖尿病」、「冠動脈疾患とアテローム血栓性脳梗塞の合併」）がないか検討し、治療の必要性を考慮する。

- 糖尿病合併脂質異常症に、食事・運動療法はいずれも有効であり、なかでも、多価不飽和脂肪酸の摂取が推奨される。

- 薬物を使用する場合には、高LDLコレステロール血症に対してはスタチン系薬剤を第一選択とする。スタチン系薬剤の投与は、心血管イベントの発症を抑制し、生命予後を改善する。

- 家族性高コレステロール血症または心血管イベントの発症リスクが高く、最大耐用量のスタチン治療下でも効果不十分、またはスタチンによる治療が適さない（スタチン不耐）高 LDLコレステロール血症に対してはPCSK9阻害薬（ヒト抗PCSK9モノクローナル抗体薬）の適応がある。

3　喫　煙

a. 喫煙による健康障害

- タバコの煙には 500近い成分が含まれているが、主たる成分はアルカロイドの1種であるニコチンである。

- 喫煙は喉頭癌、肺癌をはじめとする多くの癌や呼吸器疾患、胃・十二指腸潰瘍の発病や死亡に関係することが明らかにされている（表24）。

- 喫煙は血圧の上昇、血小板粘着能の増加による血液凝固能の亢進、低比重リポタンパク（LDL）の増加、高比重リポタンパク（HDL）の低下、血管内皮細胞の障害を来す。

- 動脈硬化性疾患、特に虚血性心疾患やPADの重要な危険因子である。

- 妊婦では、流産・早産を引き起こす可能性がある。

- 受動（間接）喫煙の影響も大きい。

- 高血圧症や脂質異常症など、多くの危険因子を有する糖尿病患者では厳格に禁煙を指導する。

b. 喫煙と糖尿病性細小血管症

- 喫煙が糖尿病性腎症の進展増悪に関与するという報

①性別	ポイント
女性	0
男性	7

②収縮期血圧	ポイント
<120 mmHg	0
120～129 mmHg	1
130～139 mmHg	2
140～159 mmHg	3
160 mmHg～	4

③糖代謝異常（糖尿病は含まない）	ポイント
なし	0
あり	1

④血清LDL-C	ポイント
<120 mg/dL	0
120～139 mg/dL	1
140～159 mg/dL	2
160 mg/dL～	3

⑤血清HDL-C	ポイント
60 mg/dL～	0
40～59 mg/dL～	1
<40 mg/dL～	2

⑥喫煙	ポイント
なし	0
あり	2

注1：過去喫煙者は⑥喫煙はなしとする。

①～⑥のポイント合計		点

右表のポイント合計より年齢階級別の絶対リスクを推計する。

ポイント合計	40～49歳	50～59歳	60～69歳	70～79歳
0	<1.0%	<1.0%	1.7%	3.4%
1	<1.0%	<1.0%	1.9%	3.9%
2	<1.0%	<1.0%	2.2%	4.5%
3	<1.0%	1.1%	2.6%	5.2%
4	<1.0%	1.3%	3.0%	6.0%
5	<1.0%	1.4%	3.4%	6.9%
6	<1.0%	1.7%	3.9%	7.9%
7	<1.0%	1.9%	4.5%	9.1%
8	1.1%	2.2%	5.2%	10.4%
9	1.3%	2.6%	6.0%	11.9%
10	1.4%	3.0%	6.9%	13.6%
11	1.7%	3.4%	7.9%	15.5%
12	1.9%	3.9%	9.1%	17.7%
13	2.2%	4.5%	10.4%	20.2%
14	2.6%	5.2%	11.9%	22.9%
15	3.0%	6.0%	13.6%	25.9%
16	3.4%	6.9%	15.5%	29.3%
17	3.9%	7.9%	17.7%	33.0%
18	4.5%	9.1%	20.2%	37.0%
19	5.2%	10.4%	22.9%	41.1%

図10　久山町スコアによる動脈硬化性疾患発症予測モデル

（日本動脈硬化学会 編：動脈硬化性疾患予防ガイドライン 2022 年版，日本動脈硬化学会，東京，p.69，2022，引用）

表23　脂質異常症診断基準

LDLコレステロール	140 mg/dL 以上	高 LDL コレステロール血症
	120 ～ 139 mg/dL	境界域高 LDL コレステロール血症**
HDLコレステロール	40 mg/dL 未満	低 HDL コレステロール血症
トリグリセライド注9)	150 mg/dL 以上（空腹時採血*）	高トリグリセライド血症
	175 mg/dL 以上（随時採血*）	
Non-HDLコレステロール	170 mg/dL 以上	高 non-HDL コレステロール血症
	150 ～ 169 mg/dL	境界域高 non-HDL コレステロール血症**

＊：基本的に 10 時間以上の絶食を「空腹時」とする。ただし水やお茶などカロリーのない水分の摂取は可とする。空腹時であることが確認できない場合を「随時」とする。

＊＊：スクリーニングで境界域高 LDL-C 血症、境界域高 non-HDL-C 血症を示した場合は、高リスク病態がないか検討し、治療の必要性を考慮する。

・LDL-C は Friedewald 式（TC－HDL-C－TG/5）で計算する（ただし空腹時採血の場合のみ）。または直接法で求める。

・TG が 400 mg/dL 以上や随時採血の場合は non-HDL-C（＝ TC－HDL-C）か LDL-C 直接法を使用する。ただしスクリーニングで non-HDL-C を用いる時は、高 TG 血症を伴わない場合は LDL-C との差が＋ 30 mg/dL より小さくなる可能性を念頭においてリスクを評価する。

・TG の基準値は空腹時採血と随時採血により異なる。

・HDL-C は単独では薬物介入の対象とはならない。

（日本動脈硬化学会 編：動脈硬化性疾患予防ガイドライン 2022 年版，日本動脈硬化学会，東京，p.22，2022，引用）

注9）トリグリセライド＝トリグリセリド

表24　喫煙関連疾患（タバコ病）

悪性新生物	癌（肺、口腔、喉頭、食道、胃、肝臓、膵臓、腎盂、膀胱）
循環器疾患	冠動脈疾患（心筋梗塞、狭心症）、脳血管疾患（脳出血、脳梗塞、くも膜下出血）、大動脈瘤、バージャー病
呼吸器疾患	慢性閉塞性肺疾患（COPD）、慢性気管支炎、肺気腫、喘息
消化器疾患	胃・十二指腸潰瘍、慢性胃炎、口内炎
精神疾患	タバコ使用障害
妊婦喫煙の影響	早産、自然流産、周産期死亡、妊娠合併症、低出生体重、先天奇形
受動喫煙の影響	肺癌、小児喘息、低出生体重、虚血性心疾患

表25　タバコ離脱の診断基準（DSM-5分類）

A	少なくとも数週間のタバコの日常的使用
B	以下の徴候または症状のうち4つ（またはそれ以上）が、タバコを急に中止、または減量した後、24時間以内に発現する。 1. 易怒性、欲求不満、または怒り 2. 不安 3. 集中困難 4. 食欲増進 5. 落ち着きのなさ 6. 抑うつ気分 7. 不眠
C	基準Bの徴候または症状は、臨床的に意味のある苦痛、または社会的、職業的、または他の重要な領域における機能の障害を引き起こしている。
D	その徴候または症状は、他の医学的疾患によるものではなく、他の物質による中毒や離脱も含む他の精神疾患ではうまく説明されない。

（日本精神神経学会 日本語版用語監修, 髙橋三郎, 他 監訳：DSM-5 精神疾患の診断・統計マニュアル. 医学書院, 東京, p.631, 2023, 転載）

告は多い。また、1型糖尿病では、糖尿病性神経障害と喫煙の間に有意の相関がみられるという報告もある。

c. 禁煙指導

- 喫煙関連疾患（**表24**）など喫煙の健康障害を教育することにより禁煙させる。
- タバコ使用障害/離脱（**表25**）で、禁煙により離脱症状が出る場合にはニコチン・ガムやニコチン・パッチまたは、禁煙補助薬バレニクリン内服を補助療法として使用することもある。
- 禁煙により体重増加がみられるので、食事や運動療法をより厳格に守らせることが重要である。

F　糖尿病性足病変（diabetic foot）

1　疫学

- 糖尿病性足病変は「神経障害や末梢血流障害を有する糖尿病患者の下肢に生じる感染、潰瘍、深部組織の破壊性病変」と定義されており、日本における糖尿病治療者の足壊疽合併率は 0.7％（平成 19年厚生労働省国民健康・栄養調査）であり、糖尿病患者での下肢切断率は健常者より15～40倍高く、糖尿病性足病

変による下肢切断の有病率は0.2～4.8％、年間発生率は糖尿病患者10万人当たり46.1～936である。

- 下肢切断に至った糖尿病患者の生命予後は不良であり、下肢切断後の死亡率は3年で約50％、5年で約70％と報告されている。

a. 糖尿病性足病変による問題

- 足病変が進行して壊疽となると、長期入院となったり、治療上荷重を避ける（免荷）ため歩けなくなったり、切断となるなど、QOLが著しく低下する。
- 下肢切断となると、身体的喪失かつ機能的喪失のために、意欲低下、不眠、食思不振、自己存在価値の喪失などのうつ状態を生じることもあり精神的なケアも必要となる。

2　病態・発症要因

a. 発症メカニズムの概要

- 糖尿病性足病変には、足趾間や爪の白癬症、足や足趾の変形や胼胝、足潰瘍および足壊疽まで幅広い病態が含まれる。
- 下肢潰瘍・壊疽の発症には血管障害と神経障害の

表26　足病変のリスクが高い糖尿病患者

1．足病変や足趾切断の既往がある患者
2．透析患者
3．末梢動脈疾患（PAD）がある患者
4．ヘビースモーカー
5．糖尿病性神経障害が高度な患者
6．足趾や爪の変形、胼胝を有する患者
7．足病変自体を知らない患者
8．血糖コントロールが不十分な患者
9．視力障害が高度で、足を見たり爪を切ったりできない患者
10．外傷を受ける機会の多い患者
11．一人暮らしの高齢患者や足の衛生保持が不十分な患者

両者が密接に関与する。糖尿病では、糖尿病性神経障害、末梢循環障害、易感染性が重複して存在することが多く、足部の組織障害が生じやすい。
- SGLT2阻害薬の一部で、下肢切断リスクが有意に上昇したことが報告されている。

b. 発症要因

（1）糖尿病性神経障害
- 糖尿病性神経障害による運動神経の障害で下肢筋の萎縮、関節の拘縮により足趾の変形を来し、胼胝や水疱や小潰瘍ができやすい。
- 知覚障害による、温・痛覚、触覚の低下により、胼胝、爪の変形や爪周囲炎、小外傷や靴ずれや低温熱傷などに気づきにくく、このような状態に感染が加わることで潰瘍や壊疽に進展する。

（2）末梢動脈疾患（PAD）
- PADや動静脈シャントなどによる末梢の虚血があると、末梢組織の低栄養や回復能の低下が生じ、足潰瘍・壊疽は内科的治療に抵抗性となる。

（3）外的要因
- 足潰瘍・壊疽の直接要因は、知覚鈍麻による熱傷や外傷の治療の遅れ、皮膚肥厚や胼胝・鶏眼の亀裂、爪病変（爪周囲炎、爪白癬、陥入爪など）、足変形による圧迫、靴擦れなどである。

（4）リスクの高い糖尿病患者
- リスクの高い糖尿病患者を**表26**にまとめた。

3 フットケア（発症・再発予防を目的とした療養指導）

a. 予防的フットケアの意義

- 糖尿病性神経障害や血管障害が認められると糖尿病性足病変の危険は高まるが、ない場合でも予防ケアを習慣化させることが後の足病変の予防には大切である。

（1）十分なフットケアが必要である理由の説明
- 神経障害があると足病変の痛みがわかりにくく、早期発見が困難である。患者が足に痛みを訴えなければ、外来で足を診察することも少なくなり、重症化しやすい。
- 足病変の基礎病態である神経障害や血流障害は、血糖コントロールを改善しても大幅に回復することは困難であり、再発が多い。
- 足病変患者では、腎不全や冠動脈病変など全身の血管障害が進行していることが多く、足病変の予後だけでなく生命予後も不良である。

（2）セルフフットケア獲得への支援
- 足病変のリスクが高い糖尿病患者に対し、家庭における足病変の予防的フットケアを指導する。家庭におけるフットケアは①足の観察（見る、嗅ぐ、触る）、②清潔保持、③爪の手入れ、④外傷の予防、⑤受診すべき状態、などについて具体的に指導することが大切である。

b. 足病変とリスクの評価

（1）視　診
- 足の視診は足背から足底まで順に行う（**表27**）。
  - ①足背部：外傷、火傷、皮膚の変色、足の変形の有無
  - ②足先部：足趾の変色、爪の変形・変色の有無、爪の切り方
  - ③指間部：白癬の有無、潰瘍や炎症の有無
  - ④内外側部と足底部：ひび割れ、鶏眼（魚の目）、胼胝、外傷の有無

（2）糖尿病性神経障害
- 糖尿病性神経障害の項に準じる（Ⅸ章-2-B：202頁

表27 糖尿病性足病変の表面的変化

1. 火傷
2. 外傷
3. 靴ずれ
4. 深爪、陥入爪
5. 乾燥・亀裂
6. 鶏眼(魚の目)、胼胝

表28 フットケアの5つの柱

1. 足と履物の定期的な点検と診察
2. ハイリスク患者の選別
3. 患者、家族、健康管理指導者への教育
4. 適切な履物
5. 非潰瘍性病変の治療

(糖尿病足病変に関する国際ワーキンググループ 編, 内村功, 他 (監訳):インターナショナル・コンセンサス 糖尿病足病変. 医歯薬出版, 東京, p.68, 2000, 引用)

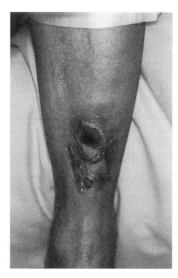

図11 こたつで火傷して下肢に潰瘍を形成した例

参照)。

(3)末梢動脈疾患(PAD)

◉ ABI、足趾上腕血圧比(toe-brachial index：TBI)による下肢血流障害の評価を行う。

(4)足部変形・関節可動域・歩行時足底圧

◉ 足部変形では足趾変形(claw toe、hammer toe)、外反母趾、凹足変形、シャルコー足変形などの有無を診る。足の関節可動域制限が生じると足底圧が上昇し潰瘍発症のリスクが高まる。胼胝は足底圧など機械的な圧力の強い部位に形成される。

(5)セルフケア行動

◉ 患者自身が毎日自分の足に関心をもち、見て、触ることが大切であり、些細な変化でも放置せずに手当てをするか、医療従事者に相談することの重要性を日頃から伝えておく。

C. 予防的フットケアの実際

◉ 足病変で最も重要なことは予防である。糖尿病患者全体に足病変予防の啓発を行う。フットケアの5つの柱を表28に示した。

(1)定期的な足の観察

◉ 足病変のハイリスク患者を抽出し、定期的に足の視診を行い、フットケアや指導を行う(表27)。

(2)足 浴

◉ 入浴や暖房器具による火傷を防ぐため、湯の温度を確認する。暖房器具は直接皮膚に接して用いず、湯たんぽは用いないように指導する(図11)。

(3)爪・皮膚・胼胝のケア

◉ 爪は深爪をしないように真っすぐに切る(図12)。爪が厚くなったり、巻き爪となったら早期に専門医を受診する。

◉ 足が乾燥するときはひび割れしないよう保湿性のあるクリームを使用する。胼胝、鶏眼に対しては、誤った自己処置を行わないようにし、必ず医療機関に相談するように指導する。

d. フットウエア

◉ 進行した神経障害や血流障害を有する患者では、足に適合した靴の指導や作成が重要である。著明な足変形や足底胼胝など高足底圧合併例では足の形状にあわせた靴や足底板を使用することで、歩行時の足底部の免荷を行うとともに、関節の余分な動きを制限し、安定性を確保することで潰瘍発症予防効果が期待できる。

(1)靴や靴下のフィッティング指導

◉ 靴は、足の形にあったものを選ぶ。足趾の変形がある場合は十分な高さのトウボックス、十分なトウス

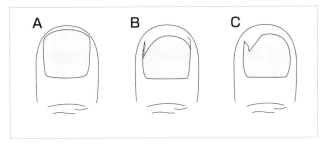

図12　爪の切り方
A：適切な爪の切り方。
B、C：不適切な爪の切り方。小棘が爪周囲部にくい込み、爪周囲炎を起こすことがある。

ペースあるものを選ぶ。足がむくむことがあるので夕方に選ぶほうがよい。

- 靴の内張りはソフトな素材でつま先に縫い目のないものを選ぶ。靴および足底装具により①衝撃吸収、②足底圧の免圧、③摩擦・剪断力の低減、④変形に対する安定化と支持、⑤関節可動域の制限、⑥足趾変形での適合、を達成することで再発予防が期待できる。靴下もつま先に縫い目がなく、弾力性があり、締めつけの強くないものを選ぶことで再発防止につながる。

4　下肢創傷に対する療養指導

a. 足部の潰瘍、開放創の治療とケア

（1）創傷に関する評価

- 下肢に創傷や異常所見を認めたら、その病期と原因・誘因についてアセスメントする。なかでも、SGLT2阻害薬の服用については必ず確認する。糖尿病性足病変の感染症は治療が遅れると重症化し、入院治療や足切断が必要となるため、迅速な診断と治療が必須である。糖尿病性足病変では、一般的に好気性グラム陽性球菌の感染が多いが、慢性の深い潰瘍ではグラム陰性桿菌や嫌気性菌などとの複数菌感染が生じる。感染の範囲、膿瘍、ガスや骨髄炎の有無を単純X線、CT、MRIでチェックする。

（2）末梢動脈の評価

①下腿−上腕血圧比（ABI）：下肢虚血の評価に有用で、ABIが0.4以下、あるいは足関節血圧40mmHg以下では重度の虚血が疑われる。

②足趾上腕血圧比（TBI）：足関節血圧の代わりに、第1趾の血圧を用いる。足部末梢の血管病変の多い糖尿病では、ABIより正確に足部の虚血を評価できる。

③皮膚灌流圧（skin perfusion pressure：SPP）：足部の虚血の程度を知り、創傷治癒に血行再建術が必要か、保存的に治癒が可能かの判断材料となる。

④下肢血管造影による狭窄病変の評価：CTアンジオグラフィーおよびMRアンジオグラフィーによる病変の範囲、性状、狭窄度を正確に評価することでPADの診断のみならず、カテーテル治療やバイパス手術など血行再建術の適応決定に有効である。

（3）画像診断による創傷の評価

- 病変の進達度や広がり、深部感染の有無を評価する。単純X線、CT、MRIにより骨髄炎や骨破壊性病変の有無、軟部組織の感染や瘻孔形成の有無を確認する。

b. 創傷ケア

- 足に小さな外傷を見つけたときは、ただちに以下の対応をするように指導する。①小外傷は流水のもとで石鹸で洗い、清潔な柔らかいタオルで水分を拭き取り、適切な外用薬をつける。②発赤、腫脹、熱感、疼痛、滲出液などの感染徴候が認められるときは、すぐに医師に相談する。

- 足病変が出現したら、歩行や運動による荷重負荷を避ける。

- 患者には足病変部に負担をかけない免荷の方法、および厳格な血糖コントロールの必要性を指導するが、感染の合併により血糖コントロールは乱れやすいので注意を要する。

- 必要時は医師あるいは医師の指示の下で看護師が、局所療法を行う。①消毒液による洗浄（清潔操作）。②デブリードメント（壊死組織の物理的・化学的除去）。③抗菌薬による感染症治療（原則として全身投与）。④ドレッシング（感染防止、薬剤投与、創部保

護など)。

- 専門施設では、糖尿病専門医、皮膚科、形成外科、整形外科、血管外科などが協力して、病態の評価と壊疽の病期(黒色期－黄色期－赤色期－白色期)に応じた薬物療法や高圧酸素療法、早期リハビリなどが行われる。
- 外科的治療としては、爪や爪床の処置、皮膚移植、皮弁形成術、血行再建術、やむをえなければ足の切断などが行われる。壊疽になった場合の精神的ストレスは大きい。よい人間関係を作り、精神的サポートに努め、再発防止策などについて十分指導する。

c. フットウエア

- 足潰瘍部に荷重がかかると、治癒機転が阻害されるため、荷重がかからないように、松葉杖、total contact cast、免荷用サンダル、パッド、足底板などで免荷をすることが重要である。

5　下肢切断患者への療養指導

- 下肢切断者において、最終的な移動形態を義足装着下での歩行にするか、あるいは車椅子を中心とした移動にするかは、患者の身体機能/能力による制約、保険や経済的な制約、家族の希望やサポートが得られるかなどの点から包括的に決定される。
- 下肢切断を行った患者において、義足を用いて「二足で歩く」ということは、日常生活における実用性があるか否かといったこと以上に QOLの維持と向上に重要である。
- 最終的に実用的な義足装着歩行が困難と判断された場合においても、廃用予防のために義足装着練習の継続が必要なことがある。
- 切断患者では、切断されているはずの四肢に痛みを感じる感覚(幻肢痛という)や断端部に痛み(断端痛という)を感じることが多く、義足装着練習、義足を装着下での立位や歩行練習によって幻肢痛や断端痛は軽減、改善することがある。

- 義足歩行練習は断端の浮腫予防、断端の成熟を促進させる。
- 両側の下肢切断を行った高齢患者でも、適切なリハビリテーションによって歩行が可能となる場合もある。
- 下肢切断患者の断端ケア、日常生活の指導項目

①毎日断端をよく見て、断端部の清潔を保つ。特に義足歩行後には入念に足のチェックを行う。

②乾燥を防ぐためにクリームを使用し、断端の亀裂を予防する。

③断端部の血行を保持するために、本人(または家族)による徒手的なマッサージを行う。

④リハビリテーション専門医や理学療法士から指導された義足装着時間や使用方法を守っているか確認し、断端部を悪化させないように義足装着時間を守るよう指導する。

⑤義足装着練習を処方されているにもかかわらず、実施していない場合は廃用予防のために義足装着練習を再開するように指導する。この際、急激な運動負荷を避けることと、転倒に十分に注意することをあわせて指導する。

⑥義足の不適合は断端に傷を作る要因となる。さらに不適合な義足での歩行は異常歩行の原因となり、反対側の下肢へも負担を強いる要因となる。

⑦義足の不適合、異常歩行は患者本人では気付きにくい。義足を処方された病院あるいは施設において、定期的な専門医の診察と理学療法士のチェックを受けることが必要である。

4.メタボリックシンドローム

A メタボリックシンドローム

- 内臓脂肪(腹腔内脂肪)蓄積とインスリン抵抗性を基盤としており、2型糖尿病や動脈硬化性疾患の危険因子が個人に集積した病態と考えられる。
- ウエスト周囲長の増大で評価される内臓脂肪蓄積を必須項目として、高血糖、脂質代謝異常、血圧高値の3項目のうち2項目以上を満たす場合にメタボリックシンドロームと診断する。
- 境界型のなかでインスリン抵抗性を主とするものには、メタボリックシンドロームを呈するものが多い。
- 肥満症とメタボリックシンドロームの概念の関係を図13に示す。BMI ≧25の肥満のなかで、肥満に伴う11項目の健康障害を1つ以上合併するか、合併し

なくとも内臓脂肪蓄積を伴う高リスク肥満であれば肥満症と診断される。
- 肥満症が、肥満に伴う種々の健康障害を減量によって改善することに着目した疾患概念である一方、メタボリックシンドロームは、とくに心血管疾患発症リスクに着目し、その上流に内臓脂肪蓄積が位置する点を重視した疾患概念である。

B 特定健康診査(特定健診)・特定保健指導〔(通称)メタボ健診〕

- 2008年にメタボリックシンドロームに着目した特定健康診査(特定健診)制度が施行され、健診でスクリーニングされた肥満・肥満症に対し、減量、生活習慣の修正などを目的とした特定保健指導が実施さ

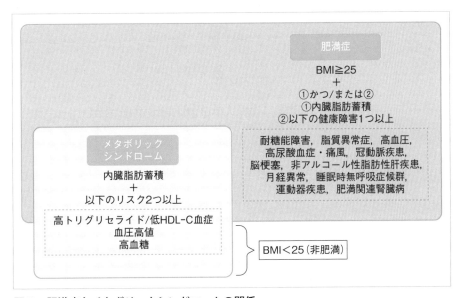

図13　肥満症とメタボリックシンドロームの関係
(日本肥満学会:肥満症診療ガイドライン2022. ライフサイエンス出版, 東京, p19, 2022, 引用)

表29　特定保健指導の対象者（階層化）

腹　囲	追加リスク①血糖 ②脂質 ③血圧		④喫煙歴	対象40〜64歳	65〜74歳
≧85 cm（男性）≧95 cm（女性）	2つ以上該当			積極的支援	動機付け支援
	1つ該当	あり			
		なし			
上記以外でBMI≧25	3つ該当			積極的支援	動機付け支援
	2つ該当	あり			
		なし			
	1つ該当				

（注）喫煙歴の斜線欄は、階層化の判定が喫煙歴の有無に関係ないことを意味する。

〔厚生労働省. 特定健康診査（いわゆるメタボ健診）・特定保健指導. 2024年，引用
〔https://www.mhlw.go.jp/seisaku/2009/09/02.html〕（2024年4月15日確認）〕

れている。

- 具体的には、BMI ≧ 25、またはウエスト周囲長≧85cm（男性）、≧90cm（女性）で、かつ、血圧高値、血糖高値、脂質異常のうち、1つ以上の危険因子があれば、特定保健指導の対象となる（**表29**）。

- 糖尿病関連では、空腹時血糖値100mg/dL以上、またはHbA1c 5.6%以上が保健指導対象となる。ただし、薬物治療中の場合は対象外となっている。

- 危険因子数により、「情報提供」「動機づけ支援」「積極的支援」の3つに層別化され、後2者に対しては、医師、保健師、管理栄養士が指導を行う。

- 特定保健指導利用者は非利用者とくらべて、3年後のウエスト周囲長、BMI≧5 %の減少を認めた割合、ならびにメタボリックシンドローム非該当者に転じた割合が大きかったことが報告されている。

5. その他

Ⓐ 感染症

- 糖尿病患者は感染症に罹患しやすく、重症化しやすい。また感染症により血糖コントロールが増悪し、ひいては糖尿病性昏睡の原因となることもある。
- 糖尿病患者の易感染性に関与する因子としては、好中球・免疫担当細胞機能低下、血行障害、神経障害などが挙げられる。
- 一般に血糖コントロールが不良なほど易感染性が高まる傾向にあり、例えば血糖値が250mg/dL以上になると好中球貪食能は急速に低下するとされる。
- 高頻度にみられる感染症としては、尿路感染症、呼吸器感染症、胆道感染症、皮膚感染症、歯牙・歯周疾患などが挙げられる。
- 糖尿病患者が手術等の観血的治療を受ける際には十分な感染症対策が望まれる。
- 糖尿病患者は、肺炎球菌感染症やインフルエンザ、COVID-19に対するワクチン接種が推奨される。

1 尿路感染症

- 糖尿病患者の感染症の中では最も頻度が高い。
- 原因菌の大部分はグラム陰性桿菌（大腸菌・クレブシエラなど）である。真菌、特にカンジダによる尿路感染症も少なくない。
- 膀胱炎は、糖尿病男性患者の約5％、女性患者の約10％にみられ、健常人の2〜5倍ほど細菌尿の頻度が高い。
- 神経障害は排尿障害・残尿を招きやすく、尿路感染症慢性化の原因となる。さらに膀胱尿管逆流現象が起こり、上行性に腎盂感染へと進行することもある。

2 呼吸器感染症

- 糖尿病患者の呼吸器感染症では、死亡率の増加、重症化の傾向がみられる。
- 原因菌は、黄色ブドウ球菌・クレブシエラ・肺炎球菌が多い。インフルエンザ等のウイルスによる上気道炎にも罹りやすい。
- 肺炎は中・下葉に多く、大部分は病巣が拡大している。MRSA[注10]肺炎も起こしやすく、難治性である。
- 肺結核もまれではなく、特に再発時には糖尿病例では耐性菌による場合が多く、予後不良とされている。

3 胆道感染症

- 糖尿病患者では、神経障害に伴う胆汁うっ滞、高コレステロール血症を伴う胆石を合併しやすく、その結果として胆道感染症も多い。
- 原因菌としてはグラム陰性好気性桿菌が多い。

Ⓑ 皮膚疾患

1 病　態

- 糖尿病に特異的な皮膚病変として、糖尿病性浮腫性硬化症、デュプイトラン拘縮、黄色腫、糖尿病性水疱症、皮膚感染症、糖尿病顔面紅潮などがある。
- 浮腫性硬化症は、2型糖尿病患者の後頸部・肩甲部に特徴的にみられる。固く浮腫状に盛り上がった板状硬化性局面で、膨化した膠原線維の増生を組織学的特徴とする（**図14**）。
- 糖尿病性水疱症は足底・下腿の無痛性の水疱ある

注10）MRSA：メチシリン耐性黄色ブドウ球菌

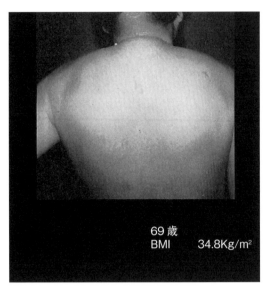

69歳
BMI　　34.8Kg/㎡

図14　糖尿病性浮腫性硬化症

いは血疱で、破裂して感染を伴うと糖尿病壊疽に発展する。
- 皮膚感染症として、陰部・爪・指(趾)間カンジダ症、足白癬、細菌感染として癰・癤がある。
- その他、湿疹・皮膚炎・皮膚掻痒症がしばしばみられ、感染を伴いやすい。なお、インスリン治療患者の皮下硬結にも注意する。
- 下腿前面にみられる拇指頭大で円形の色素斑は、前脛骨部色素斑と呼ばれている。

2　治療と療養指導

- 糖尿病患者では糖尿病の代謝異常に伴いしばしば皮膚病変が併存し、程度の差はあれ患者を苦しめることになる。
- 皮膚病変を防止するためには、まず適正な血糖を維持すること、皮膚の清潔を保つことを指導する。特に足・趾間、陰股部の保清は大切である。
- 軽微な皮膚病変といえども早期に見つけて、担当医や看護師に伝えるよう指導する。
- 糖尿病性水疱症は感染源にならないように注意する。
- 陰部カンジダ症の重症化を確認したら、専門医に紹

介する。

 C 歯周疾患、う歯

1　病　態

- 歯周疾患は歯肉炎と歯周炎とに大別される。
- 歯周疾患で最も高頻度にみられるのは慢性辺縁性歯周炎である。
- 歯周炎は病変が歯肉に限局せず、歯根膜、歯槽骨、セメント質にまで進行し、それらの破壊が生じている状態である。
- 主たる原因は、歯垢、特に歯周ポケット(病的に深くなった歯肉溝)内の歯垢中に存在する嫌気性細菌である。高血糖状態では歯周炎が進行しポケットが深化するため、嫌気性細菌の増殖が促進され歯周炎が拡大する。
- 糖尿病患者では、唾液分泌量の減少により、歯の自浄性も低下してくると考えられている。
- さらに、高血糖や肥満に伴う炎症の増大と遷延化、創傷治癒遅延により破壊が進行する(**図15**)。
- う歯の発生機序は、歯垢内の口腔常在菌がショ糖を代謝して産生する菌体外多糖体(グルカン)を基質として形成される有機酸によるう蝕が原因である。
- 歯周病はさらに、心筋梗塞などの動脈硬化性疾患や感染性心内膜炎、呼吸器疾患、慢性腎臓病などの憎悪因子となる可能性が指摘されている。

2　治療と療養指導

- 歯を健康に保ち、よい状態を維持するために、十分な血糖コントロールと口腔清掃を行う。また、歯科医の定期的検診によるプロフェッショナルケアにより口腔内を清潔に保つ。
- 歯科では、生活習慣指導、歯の磨きかたの指導、病気の歯の早期治療が指導される。
- 抜歯が必要な場合、薬物療法中または血糖値が高い

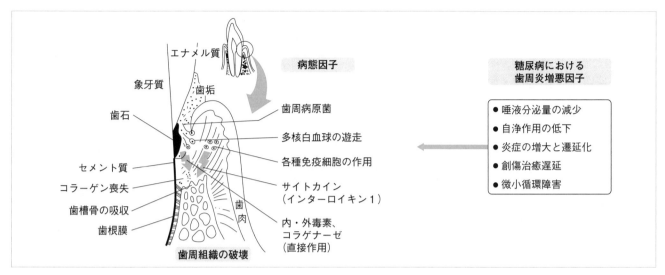

図15　糖尿病における歯周炎の進行機序

患者では、担当医にその可否の確認をする。

- 抜歯などの口腔外科処置を行う際には、食事が摂れなくなったりすることもありうる。
- 抗菌薬や止血薬の投与は、非糖尿病と同様に適応を考えて投与する。むやみな抗菌薬の投与は慎む。
- 血糖コントロールを良好に保ち、術後出血、術後感染、創傷治療の遅延が生じにくいようにしておく。
- 歯周病は慢性炎症として血糖コントロールに悪影響を及ぼす。一方で歯周病治療により血糖コントロールが改善する事例も報告されている。
- 糖尿病患者は歯周病になりやすく、歯周病が重症化している場合には、糖尿病の疑いを考慮する必要がある。医科歯科相互の受診勧奨は、両者の改善のために重要である。

D 癌

- 近年、糖尿病と癌罹患リスクとの関連が明らかになってきている。
- わが国の疫学データでは、糖尿病患者における全癌罹患リスクは約1.2倍（男性1.19倍、女性1.19倍）に

表30　糖尿病と癌種別にみた癌罹患の相対リスクと95％信頼区間

癌　種	メタアナリシス	わが国の プール解析*
	相対リスク （95％信頼区間）	相対リスク （95％信頼区間）
胃　癌	1.19（1.08−1.31）	1.06（0.91−1.22）
大腸癌	1.3（1.2−1.4）	1.40（1.19−1.64）
肝臓癌	2.5（1.8−2.9）	1.97（1.65−2.36）
膵臓癌	1.82（1.66−1.89）	1.85（1.46−2.34）
乳　癌	1.20（1.12−1.28）	1.03（0.69−1.56）
子宮内膜癌	2.10（1.75−2.53）	1.84（0.90−3.76）
前立腺癌	0.84（0.76−0.93）	0.96（0.64−1.43）
膀胱癌	1.24（1.08−1.42）	1.28（0.89−1.86）

＊：津金，他，未発表データ

〔日本糖尿病学会・日本癌学会：糖尿病と癌に関する委員会報告．糖尿病56（6）：374−390, 2013, 引用改変〕

増加するとされている。

- 癌種別の相対リスク（RR）は、肝臓癌1.97倍、膵臓癌1.85倍、大腸癌 1.40倍が有意に高いとされている。一方、乳癌1.03倍、前立腺癌0.96倍では、糖尿病との明らかな関連はみられなかった（**表30**）。
- 癌は日本人糖尿病患者死因の１番目に挙げられる。
- 糖尿病による癌発生促進のメカニズムとしては、イ

ンスリン抵抗性とそれに伴う高インスリン血症、高血糖、炎症などが想定されている。

● 糖尿病と癌に共通する危険因子としては、加齢、肥満、不適切な食事（赤肉・加工肉過剰摂取、野菜・果物・食物繊維の摂取不足など）、身体活動量の低下、喫煙、過剰飲酒などがある。

● 糖尿病と癌の両方の罹患リスクを減少させるため、食事療法と運動療法、体重コントロール、禁煙・節酒が推奨されている。

● 近年使用頻度が増えている免疫チェックポイント阻害薬による劇症1型糖尿病の発症にも注意が必要である。

E 認知症

1 総 論

● 糖尿病は脳血管性認知症、アルツハイマー病の危険因子である（表31）。

● 認知症の発症機序として、動脈硬化を基盤とする脳血管病変の進展、高血糖による酸化ストレス亢進や終末糖化産物、インスリン抵抗性、高インスリン血症による脳内アミロイドβタンパクやタウタンパクの代謝異常・蓄積などが関与する（図16）。

● 認知能力の低下は、高年齢、HbA1c高値例、血糖変

表31 耐糖能レベル別にみた全認知症、アルツハイマー病および脳血管性認知症の性・年齢調整ハザード比

	耐糖能レベル	性・年齢調整ハザード比	P
全認知症	正常 IFG IGT DM	1 （対照） 0.74 （0.42 〜 1.31） 1.40 （1.03 〜 1.91） 1.71 （1.19 〜 2.44）	 0.30 0.03 0.003
アルツハイマー病	正常 IFG IGT DM	1 （対照） 0.63 （0.25 〜 1.57） 1.46 （0.92 〜 2.30） 1.94 （1.16 〜 3.26）	 0.32 0.11 0.01
脳血管性認知症	正常 IFG IGT DM	1 （対照） 1.40 （0.58 〜 3.41） 1.86 （1.05 〜 3.32） 2.07 （1.05 〜 4.09）	 0.46 0.04 0.04

〔Cheng G, et al：Intern Med 42（5）：484-491，2012，引用改変〕

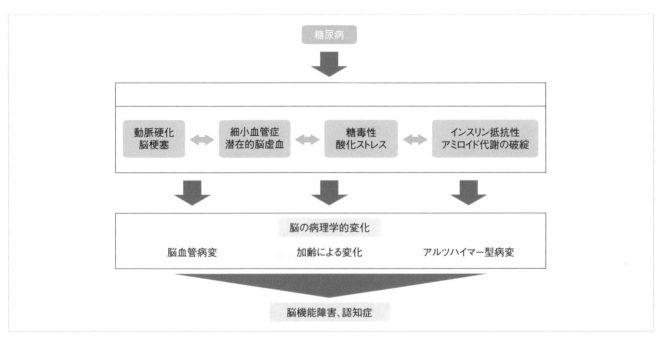

図16 糖尿病における認知症、認知機能障害の発症機序仮説

〔Blessels GJ, et al：Lancet Neurol 5（1）：64-67，2006，引用改変〕

動が大きい例、日常生活動作低下例で顕著である。

- 高齢糖尿病患者の認知症は、糖尿病のコントロールを悪化させるとともに、ケアのうえでも大きな問題となっている。

2 診 断

- 軽度認知障害(mild cognitive impairment：MCI)は認知症の前駆状態と考えられ、この段階での早期診断が重要である。
- 甲状腺機能低下症、慢性硬膜下血腫、正常圧水頭症、うつ病、慢性低血糖など認知機能低下を来す疾患の鑑別が重要である。
- 長谷川式簡易知能評価スケールや MMSE(Mini Mental State Examination)等で認知機能の評価を行い、認知機能低下の原因をMRI(CT)などで調べる。
- 服薬状況などによる血糖コントロールの変化があれば、認知症を疑ってみる。

3 治 療

- 低血糖を起こさない範囲での血糖コントロールを行う。糖尿病治療に伴う低血糖が認知症のリスクになる一方、認知症を伴う患者では低血糖を起こしやすいので注意が必要である。
- 抗血小板薬や認知症治療薬を投与する。
- 運動も認知機能改善効果があることが示されている。
- 必要に応じて専門医に紹介し、診断と治療法につきコンサルトする。
- 患者の身体機能、認知機能および心理状態を評価し、家族によるサポートのみならず介護保険などの社会サービスを利用し、内服薬管理や注射薬投与を行うことも重要である。

F 糖尿病白内障

- 高血糖により水晶体の変性が起こり白濁するため、

早期に視力が低下し、霧視などが出現する。

- 純粋に糖代謝異常により糖尿病白内障が発症する場合と、老人性白内障が早期に発症する場合がある。
- 予防には血糖コントロールが重要である。
- 眼科的治療として超音波水晶体乳化吸引術、眼内レンズ挿入術などが行われる。

G 骨粗鬆症

- 骨粗鬆症は、骨吸収と骨形成のバランス破綻による骨量減少と、酸化ストレスの蓄積等による骨質劣化がその原因といわれている。
- 閉経・加齢以外にこのような病態を惹起する原因が認められる場合を、続発性骨粗鬆症という。
- 糖尿病は続発性骨粗鬆症の代表的疾患の一つである。
- 1型糖尿病では骨密度・骨強度いずれも低下し骨折リスクが高まる。一方、2型糖尿病では骨密度はむしろ保たれているが、骨質劣化により骨折リスクが増加するといわれる。
- 血糖管理が不十分な糖尿病では骨材質特性の変化で骨強度が低下すると考えられている。いわゆる骨粗鬆症の診断基準を満たさない骨量減少のレベルからの治療介入の検討も行うことが望まれる。
- 骨減少症だけではなく、骨微細構築の脆弱性もある。
- 治療薬として、ビスホスホネート、選択的エストロゲン受容体モジュレーター、副甲状腺ホルモン誘導体、活性型ビタミンD_3製剤、デノスマブ(抗RANKL抗体薬)がある。
- 予防には血糖コントロールのほか、食事療法によるカルシウム・ビタミンD不足の防止が大切である。また、適度な運動療法が骨量の維持に有効である。

𝓗 うつ病

1 総論

- 糖尿病とうつ病の合併率は高く、それぞれの発症や予後に双方向性に影響を及ぼす。糖尿病におけるうつ病の有病率は、1型、2型の病型によらず約30%程度であり、非糖尿病集団と比較して2〜3倍高い。また女性の頻度が有意に高く、より重症の傾向がある。

- うつ病の合併例では血糖コントロールが悪い。肥満、高血圧、脂質異常症などの合併率も上昇し、慢性合併症の危険率が高くなる。うつの重症度に伴って、QOLが低下すること、また過去1年間の入院頻度が有意に上昇していることが報告されている。一方で、慢性合併症の数や重症度が増すほどうつ病の有病率は高くなる。

- うつ病は身体活動量を低下させ、セルフケア行動のレベルを低下させる。

表32　うつ病を疑う症状

1. 抑うつ気分（悲しいという言葉や涙など）
2. 興味または喜びの減退
3. 著しい体重／食欲の減退あるいは亢進
4. 不眠または睡眠過多
5. 観察できるいらいら、あせり、またはその逆（制止）
6. 易疲労感、気力の減退
7. 無価値感、罪悪感
8. 思考力、集中力の減退。決断困難
9. 自殺念慮や自殺企図

（日本精神神経学会 日本語版用語監修，髙橋三郎，他 監訳：DSM-5 精神疾患の診断・統計マニュアル. 医学書院，東京，p.176-177，2023 より作成）

表33　糖尿病治療上、特に心理的問題に配慮すべき状況

1. 糖尿病と診断されたとき
2. 治療法が強化されるとき（特にインスリン治療開始時）
3. 血糖コントロールがきわめて不良、または不安定なとき
4. 重症合併症を発症したとき
5. 精神科的疾患の合併

（日本糖尿病学会 編・著：糖尿病治療ガイド 2022–2023. 文光堂，東京，p.44–45，2022 より作成）

2 診断

- 糖尿病診療における抑うつ症状のスクリーニングとして、PHQ-9（Patient Health Questionaire-9）、CES-D（Center of Epidemiological Studies Depression Scale）などがあるが、実際の場面では、医師と患者の面接のなかで行われたり、患者の自己記入式となるため、療養指導士が関与することは少ない。しかし、患者によっては「どう記入して良いかわからない」と訴えることもあるため、その場合は、今の自分の気持ちに一番近いと思う項目を選べばよいことなどを説明する。

- 糖尿病治療「燃え尽き症候群」が疑われたり、治療へのアドヒアランスが低下しているときには PAID（Problem Areas in Diabetes Survey）などを行う方法もある。

- **表32**のような症状が2週間以上、毎日認められればうつ病を疑い、専門家に相談する。

- 糖尿病患者は、診断や治療の過程でさまざまな肉体的苦痛や心理的負担を経験し、これが抑うつ症状を引きおこすことがあるため、心理的問題に配慮すべきである（**表33**）。特に抑うつ気分、意欲の低下、睡眠障害、体重変化などはうつ病を疑うきっかけとなる。

3 治療と療養指導

- 薬物治療、心理学的治療がある。

- 精神科主治医と連絡を密にし、患者の抑うつ症状の重要度や使用している薬剤を把握しておく。

- 糖尿病治療薬と抗うつ薬との相互作用、抗うつ薬による体重増加や血糖コントロール悪化がないかを常にモニタリングする必要がある。

- 一方で糖尿病患者に合併したうつは、心理学的介入や精神科治療によって、良好な治療効果を得ることが可能とされている。

I 摂食障害

1 総論

- 欧米では、若い1型糖尿病女性患者の約1割が摂食障害を合併しており、日本では、20〜40歳の13.5%の1型糖尿病患者が摂食障害の診断基準を満たしたと報告されている。
- 糖尿病女性における有病率は高く、また増加傾向にある。
- 摂食障害を合併すると、血糖コントロール不良や合併症を引きおこすだけでなく、治療の遂行が困難になる。
- 若年の1型糖尿病における摂食障害は、HbA1cの高値と関連するが、低血糖や血糖変動の指標とは関連しないことが報告されている[注11]。

2 診断

- 特に1型糖尿病の若い女性において、急激な体重減少、血糖コントロール不良の継続、ケトアシドーシスや反復する重症低血糖などがあれば、摂食障害を疑う。
- 簡単な摂食障害のスクリーニングツール SCOFFがある（**表34**）。意図的嘔吐、過食、体重減少、ボディイメージの障害、食へのとらわれの5項目のうち、2つ以上当てはまれば、摂食障害の可能性が高い。

3 治療と療養指導

- 病識がなく、治療意欲が乏しいのが特徴であるため、主治医との関係性の構築、さらに家族と医療スタッフが連携し、チームで治療を進めることが基本となる。
- BMI中央値の75%以下の低体重の場合、入院加療も必要となってくるため、病態に応じて、心療内科あるいは精神科への紹介を考慮する。

表34　摂食障害の簡便なスクリーニングツール

1. 食べ過ぎて気持ちが悪くなったとき、わざと吐くことがありますか？
  （make yourself Sick：意図的嘔吐）
2. 自分の食べる量をコントロールできなくなることが心配ですか？
  （Control：過食）
3. 最近、3か月で6kg以上体重が減ったことがありますか？
  （One stone：体重減少）
4. ほかの人から痩せすぎと言われているのにもかかわらず、自分は肥っていると思いますか？
  （Fat：ボディイメージの障害）
5. 自分の生活が食べ物に支配されていると思いますか？
  （Food：食へのとらわれ）

SCOFF：上記の意図的嘔吐、過食、体重減少、ボディイメージの障害、食へのとらわれの5項目のうち、2つ以上当てはまれば、摂食障害である可能性が高い。
〔Morgan JF, et al：BMJ 319（7223）：1467-1468, 1999／野間俊一 訳：引用改変〕

J 手の病変

- 糖尿病患者が手のこわばり、指の動きの悪さ、また痛みなどを訴えた場合、糖尿病性手症候群（diabetic hand syndrome：DHS）を疑う。
- DHSには、手関節部の結合組織の硬化や過形成によって正中神経が圧迫され、母指、示指、中指および環指の痛みや知覚異常を呈する手根管症候群（carpal tunnel syndrome：CTS）、手指の屈筋腱の肥大を認めるばね指（trigger finger：TF）、手掌腱膜に固定する靱帯が短縮・肥厚し手指の屈曲拘縮が起こるデュプイトラン拘縮、手指の関節の伸展が制限されるlimited joint mobility（LJM）などがある。
- 手のこわばりは、インスリン自己注射手技への影響やQOLの低下が懸念される。女性に多く、リウマチ関連疾患との鑑別が重要である。
- デュプイトラン拘縮は、手掌・足底に生じる皮下索状硬結で、進行して指趾の屈曲拘縮を来す。症状と障害の程度により整形外科の受診を勧める。

注11）Eisenberg Coleman MH, Quick VM, Lipsky LM, et al：Disordered eating behaviors are not increased by an intervention to improved diet quality but are associated with poorer glycemic control among youth with type 1 diabetes. Diabetes Care 41(4)：869-875, 2018.

𝒦 心不全

- 糖尿病は心不全の独立した危険因子の1つであり、収縮不全より拡張不全が多くみられる。体重増加や下腿浮腫の際には、心不全の合併にも注意する必要がある。
- 診断においては、自覚症状、身体所見、胸部X線、心電図検査を行い、心不全が疑わしい場合には、BNPあるいはNT-proBNPの測定を行う。
- 治療においては、一般的な生活習慣の改善に加えて、個々の病態に応じた包括的なアプローチが重要である。
- 一部のSGLT2阻害薬は大規模臨床試験において、心不全に対する有効性が示されており、慢性心不全の治療（ダパグリフロジンとエンパグリフロジン）に用いられているものもある。

𝓛 非アルコール性脂肪性肝疾患（NAFLD）／非アルコール性脂肪性肝炎（NASH）

- 2型糖尿病はNAFLD/NASHの発症・病態進展との関連性が強い。
- 2型糖尿病においては、NAFLD/NASHのスクリーニング検査として腹部超音波検査及び採血で肝機能検査を行うことが推奨されている。
- 診断においては、侵襲が少なく肝臓の線維化進行例を拾い上げる検査としてFIB-4 indexが有用であり、以下の計算式で求める。1.3未満では線維化リスクは低い状態とされている。

  FIB-4 index ＝（年齢×AST（U/L）/（血小板数（109/L）×√ALT（U/L））

  1.3未満：低値、1.3-2.67：中間値、2.67以上：高値
- 治療においては減量が重要である。チアゾリジン薬、SGLT2阻害薬および GLP-1受容体作動薬が有用である可能性も報告されている。

特殊な状況・病態時の療養指導

1. シックデイ

A シックデイにおける血糖

- 糖尿病患者が発熱や下痢、嘔吐が出現することによって血糖コントロールが著しく困難に陥った状態をシックデイ(sick day)という。
- 対応を誤ると急速に病状が悪化したり、昏睡を起こして死亡する場合もある。
- 感染症、消化器疾患、外傷、ストレスなどが併存することで起こる。
- 炎症性サイトカインやインスリン拮抗ホルモンの増加によって、インスリンの作用は著しく低下している。
- 高度の脱水、電解質の喪失を伴うことが多い。
- 食欲不振のため食事摂取量が低下しても血糖値は高めのことが多いが、低血糖にも注意する。
- 食事や内服、インスリン量についても、特別の配慮が必要となる。

B 対応の原則(シックデイルール)(表1)

- できるだけ主治医に連絡して、助言を受けるようにする。
- 脱水にならないための水分摂取が必要となる。水分摂取の目標として少なくとも1日1,000〜1,500mLの水やお茶を摂取するようにする。
- 食事は糖質の補給が最優先であり、おかゆ、果物、うどんなど消化しやすいもの、あるいはジュースやスープを摂り、絶食にならないようにする。
- ストレスで血糖が上昇するため、インスリン治療中の患者であれば通常よりも多くのインスリンが必要になることがある。食事が摂れていなくても、自己判断でインスリンを中断してはならない。
- 血糖自己測定(SMBG)により、なるべくこまめに(3〜4時間ごと)血糖値の動きを測定し、適宜速効型または超速効型インスリンを追加する。
- 可能であれば自宅で尿ケトン体を測定する。
- 必要であれば、医療機関を受診する(表2)。

C 経口血糖降下薬、GLP-1受容体作動薬の管理の目安

- ある程度の原則はあるにしても、一律の方法に総括可能なエビデンスとしては確立していない。経験則に基づいたマニュアルに固執することでかえって

表1　シックデイルール

1. 安静と保温に努め、早めに主治医または医療機関に連絡する。
2. 水やお茶などで水分摂取を心がけ、脱水を防ぐ。
3. 食欲がなくても、おかゆ、果物、うどん、ジュースなどで、炭水化物を補給する。
4. インスリン治療中の患者では自己の判断でインスリンを中止しない。 　　1)食事摂取ができなくても、インスリンを中止しない。 　　2)血糖自己測定(SMBG)を行いながら、インスリン量を調整する。
5. 経口血糖降下薬、GLP-1受容体作動薬は種類や食事摂取量に応じて減量・中止する。
6. 入院治療が必要なときは、休日でも電話連絡をしてから受診する。
7. 医療機関では、原疾患の治療と補液による水分・栄養補給を行う。

表 2　医療機関の受診が必要な場合

1. 嘔吐や下痢が激しく、1 日以上続き、食事摂取が不可能な状態が続くとき
2. 高血糖（350 mg/dL 以上）と尿中ケトン体陽性が 1 日以上続くとき
3. 38℃以上の高熱が 2 日以上続き、改善傾向がみられないとき
4. 腹痛が強いとき
5. 胸痛や呼吸困難、意識混濁がみられるとき
6. 脱水症状が激しい、あるいは著しい体重減少がみられるとき
7. インスリン注射量や経口血糖降下薬の服用量が、自分で判断できないとき

病態を悪化させる場合も想定される。以下におおよその目安を示すが、個々の状況や時間経過に応じて臨機応変な対応も必要であると考える。

- スルホニル尿素（SU）薬や速効型インスリン分泌促進薬は、低血糖のリスクを避けるため、食事量が半分程度であれば服用量も半分に、1/3 以下であれば服用を中止する。
- α-グルコシダーゼ阻害（α-GI）薬は糖質の消化吸収を遅らせ、副作用として消化器症状があるため中止とする。
- ビグアナイド薬は、シックデイ時のような急性代謝失調で乳酸アシドーシスのリスクが高まるので中止とする[注1]。
- イメグリミンは作用機序がビグアナイド薬と一部共通している可能性があり、副作用として胃腸障害が多いという報告より、中止することが望ましい。
- チアゾリジン薬、DPP-4 阻害薬はシックデイでも比較的安全に服用できる薬剤であるが、食事量が半分以下であれば服用を中止する。なお、DPP-4 阻害薬は嘔気・嘔吐などの消化器症状がある場合は中止する。
- SGLT2 阻害薬はケトン体を上昇させ、SU 薬やインスリンとの併用で低血糖を生じやすいため、必ず中止とする[注2]。また、中止後 2 〜 3 日でも尿量の増加があるため、脱水にも気をつける。
- GLP-1 受容体作動薬は食欲を低下させ、消化管の運動を抑制するので中止とする。また、GLP-1 受容体

作動薬と持効型溶解インスリン製剤との配合剤を使用している場合は、持効型溶解インスリンへの切り替えを検討する。過去に処方された持効型溶解インスリンを持っている場合には、その製剤名や使用期限、保存状態などを十分に確認したうえで主治医が使用可能と判断できれば配合剤からの切り替えを勧め、数日以内に経過を医療機関に連絡してもらう。有効なインスリンを持っておらず体調の悪化が懸念される場合には、可及的速やかに医療機関に受診を促す。

- 経口血糖降下薬や注射薬の GLP-1 受容体作動薬を中止した場合、また、食事摂取不能、尿ケトン体が強陽性であれば、インスリン療法への切り替えも考える。

D　インスリン療法管理の原則

- 1 型糖尿病の場合：基礎インスリン（持効型溶解インスリン、中間型インスリン）は食事量が減ったり、全く食べられないときでも原則として減量しない。追加インスリン（超速効型インスリン、速効型インスリン）は食事量および血糖自己測定値に応じて増減する。食事量がわからないときは、超速効型インスリンを食直後に注射するようにする。
- 2 型糖尿病の場合：2 型糖尿病でも、内因性インスリン分泌が枯渇している場合や強化療法を行っている場合は 1 型糖尿病に準じた対応をする。混合型 1 日 2 回注射の場合は食事量や血糖自己測定値に応じて増減する。経口血糖降下薬と持効型溶解インスリン併用療法の場合、持効型溶解インスリンの量は原則としてそのままでよい。ただし、食事が全く摂れない場合、内因性インスリン分泌能が保たれている症例では、低血糖を回避するため持効型溶解インスリンを減量ないし中止する場合もある。その場合は、朝食前血糖値 110 〜 150mg/dL を目標に通常量より 2 〜 4 単位を増減する。

注 1）日本糖尿病学会　ビグアナイド薬の適正使用に関する委員会：メトホルミンの適正使用に関する Recommendation.（2020 年 3 月 18 日改訂）〔http://www.fa.kyorin.co.jp/jds/uploads/recommendation_metformin.pdf〕（2024 年 4 月 15 日確認）
注 2）日本糖尿病学会　SGLT2 阻害薬の適正使用に関する委員会：糖尿病治療における：SGLT2 阻害薬の適正使用に関する Recommendation.（2022 年 7 月 26 日改訂）〔http://www.fa.kyorin.co.jp/jds/uploads/recommendation_SGLT2.pdf〕（2024 年 4 月 15 日確認）

E　自己管理の重要性

● 医療スタッフのみならず、患者自身をはじめ、家族、介護者にシックデイルールを事前に理解しておいてもらうことが重要である。体調不良時にも通常通りの治療を継続したり、自己判断で薬物の不適切な増減や中止を行えば、かえって重篤な結果を招く場合もあり得る。普段の診療現場や糖尿病教室などで、繰り返し理解を促しておくことが望ましい。

表3　初めての医療機関を緊急受診するときに必要な情報

1. 糖尿病連携手帳(糖尿病治療中の医療機関・主治医名)
2. 糖尿病罹病期間と合併症の有無
3. 糖尿病の治療内容と治療薬の種類・量
4. 糖尿病以外の治療薬の種類と量
5. 最近の血糖コントロール状態(血糖値、HbA1c)

F　その他の注意

● シックデイは広い意味で解釈すると、歯の病気、やけどや骨折などのケガ、妊娠、慢性疾患の悪化、精神的ショックなど血糖を上げるさまざまな状態を含む。海外、国内を問わず、出張先などで突発的に起こることが多く、普段と違う医療機関を受診することも多くなる。そのような場合には、経口血糖降下薬や注射薬の種類と量、他の薬剤も含めて記録してあるお薬手帳や糖尿病連携手帳などを携行することが重要である(**表3**)。

2. 周術期

A 周術期における血糖と対応の原則

- 周術期は手術のストレスや感染により糖代謝が乱れやすい。全身麻酔を必要とするような大きな手術の際には、手術侵襲によって高血糖を来す。手術というストレス刺激が脳下垂体・副腎系に作用し、シックデイと同様に、インスリン拮抗ホルモンが増加するため高血糖状態をもたらす。

- 高血糖状態が遷延すると免疫学的防御機能は低下し、感染のリスクが高まり、創傷治癒も遷延する。適切な血糖管理は術後合併症を軽減する。

- 患者の置かれている状況が多岐にわたり、オーダーメイドの対応が必要である。病型（1型、2型）、治療薬（経口血糖降下薬、注射薬）、栄養補給法（経口摂取、経管栄養、経静脈栄養）、合併症の有無と種類、ステロイド薬使用の有無、腎機能の程度などを把握し対応する。

- 検査や手術のために絶食になったり、食欲の低下から摂取量が極端に減ったり、食物摂取量などが日々変化する可能性があるので、それに応じたきめ細かな薬の調節が必要になる。

- 糖尿病専門家チームによる血糖管理は、入院中の良好な血糖管理と入院期間短縮など関連する臨床アウトカムを改善する可能性が示されており、可能なら専門家チームへのコンサルテーションが望まれる[注3]。

B 術前管理

- 病型、入院前の治療内容、血糖コントロール状況などを把握し、しっかりとした血糖管理計画を立てる。

- 糖尿病の罹病期間が長く、腎症、神経障害などの慢性合併症を伴っている場合には、血糖値に関係なく術後の創傷治癒が遅れたり、感染症を引き起こすことがあるため、血糖のみならず、貧血、低タンパク血症、浮腫などに対するきめ細かな対応が必要となる。

- 予定手術の場合にはできる限り1〜2週間前までには外来などで適切な血糖コントロールを保っておく。外来でコントロールできない場合は、余裕を持って入院のうえ、血糖コントロールを行う。

- ほとんどの重症および非重症患者では、随時血糖値140〜180mg/dLを目標とすることが勧められる。厳格な血糖管理目標（随時血糖値110〜140mg/dLあるいは100〜180mg/dL）は、低血糖（70mg/dL未満）を回避できる場合には適切である可能性がある[注3]。

- HbA1cは手術可否の判断に用いられることもあるが、HbA1cは測定の1〜2か月前の血糖コントロール状況を反映するため、必要な手術がHbA1cの値によって延期されることはない。あくまでも手術前の血糖値を手術可否の判断に用いる。

- 緊急に手術が必要な場合はただちにインスリンで血糖コントロールを開始する。手術の延期が可能な場合にはできるだけ代謝状態をよくしたうえで手術を行う。手術延期の目安としては、尿ケトン体陽性、空腹時血糖値200mg/dL以上、食後血糖値300mg/dL以上のいずれかがあり、糖尿病性昏睡に陥る可能性が否定できない場合である。

- 経口血糖降下薬や注射薬の GLP-1受容体作動薬を使っている患者では、原則としてインスリン注射のみに変更する。

- 多くの場合、重症患者では持続静脈内インスリン投与、非重症患者では強化インスリン療法が望ましい。

注3）日本糖尿病学会 編・著：糖尿病診療ガイドライン2024. 南江堂, 東京, p.521-524, 2024.

血糖値別に速効型あるいは超速効型インスリン投与量を設定したスライディングスケール法の長期間の使用は望ましくない（注3）。

メトホルミンは外科手術（飲食物の摂取が制限されない小手術を除く）前後の患者には禁忌である。SGLT2阻害薬は周術期におけるストレスや絶食により、ケトアシドーシスが惹起される危険性があるため、手術が予定されている場合には、術前3日前から休薬する。

その他の経口血糖降下薬で良好なコントロールが得られている場合や手術侵襲が比較的小さい場合は手術前日まで経口血糖降下薬を続行してもかまわない。

インスリン注射に変更した場合、基本的にインスリン頻回注射（MDI）とする。

インスリン注射の場合は継続でよいが、術中に持効型溶解インスリンの影響が及ばないようなインスリン投与を心がける。

持続グルコース測定器（FreeStyleリブレセンサーなど）は術中に電気メスを使用する場合の安全性が担保されていないため、手術室に入る前には必ず取り外すこと。

C 術中管理

麻酔科医や外科医が血糖を管理する。術中、術後の混乱を避けるため、術前にインスリンの皮下注を行っていた場合でも術中はインスリンを静脈内に投与するのがよい。

糖質輸液を基礎に、ブドウ糖5～10g当たり1単位の速効型インスリン（注4）を混入し投与することも行われる。一方で、投与量を微調節するためにはブドウ糖とインスリンを別ルートにする必要がある。ブ

ドウ糖とインスリンの投与で血清カリウムが低下するので、同時にKClを投与する（GIK療法）。

投与方法としては、シリンジポンプなどを用いて、速効型インスリン（注4）を生理食塩水に混入し、時間当たり 0.5～1.0単位のインスリン投与量を目安に持続静脈内注入を開始する方法もある。

D 術後管理と高カロリー輸液

術後は手術侵襲やストレス、感染などにより、さらに血糖コントロールが困難になることが多い。

食事を開始するまでは血糖をモニタリングしながら、ブドウ糖液とインスリンで血糖をコントロールする。術前に比べて、インスリン必要量が増すことが多い。

食事が開始されれば、従来経口血糖降下薬を使っていた場合は血糖値をみながら内服薬に戻すが、インスリンを継続しなければならない場合もある。

周術期にSGLT2阻害薬が関連すると推測される正常血糖糖尿病性ケトアシドーシスの発症が報告されている。特に術後SGLT2阻害薬を投与する場合には、炭水化物摂取量が十分に回復したのちに開始する。

インスリン注射を継続する場合は皮下注に戻すが、食事の摂取量が一定しない場合にはインスリン量の調整とともに、超速効型インスリンの食直後投与で対処する。

糖尿病患者に術後高カロリー輸液を行う場合、著しい高血糖を来し、高浸透圧高血糖状態を引き起こすことがある。時間に余裕がある場合には、血糖をモニタリングしながら、糖質の濃度を 10％、15％、20％と数日おきに徐々にステップアップすることが重要である。

注4）超速効型インスリンは、ノボラピッドのみ静脈内投与が可能である。

3. 低栄養

- 外科手術前後、加齢による消化吸収機能の低下、誤嚥性肺炎の併存、感染症や悪性新生物などによりさまざまな栄養障害が起こり、栄養不良状態が続くことにより低栄養状態に陥る。
- 予防や是正を図るために血糖管理とともに適切な栄養法・栄養補給を行うことが重要である。
- 経口摂取による栄養補給に努めるべきであるが、不可能な場合は静脈栄養、経腸栄養などを早めに考慮する。
- 栄養障害や低栄養状態が懸念される患者に対しては、栄養サポートチーム（nutrition support team：NST）などによる栄養アセスメントを実施し、適切な治療計画を作成する。

A 低栄養診断の概要（GLIM criteria）

- 2018年9月、低栄養の診断基準 The Global Leadership Initiative on Malnutrition（GLIM）criteria が発表された。GLIM criteriaは、低栄養の診断にはすでに各地域で実施されている評価法を包括して、スムーズな臨床導入が可能であることが特徴である。
- 低栄養の診断は、リスクスクリーニングとアセスメント・診断（重症度を含む）の2段階で行い（**図1**）、リスクスクリーニングでは、主観的包括的栄養評価（subjective global assessment：SGA）や簡易栄養状態評価表（mini nutritional assessment：MNA）、malnutrition universal screening tool（MUST）など、各国で従来使用されているツールの使用を推奨されている。例えばSGAでは、患者の記録（体重や食物摂取状況の変化、消化器症状、活動性）と身体症状

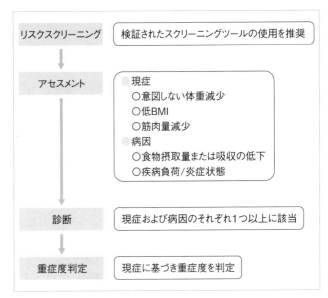

図1 低栄養診断のアルゴリズム
〔Cederholm T, et al：Clin Nutr 38（1）：1-9, 2019, 引用〕

（皮下脂肪の減少、筋肉喪失、浮腫、腹水）から、「栄養状態良好」、「中等度の低栄養」、あるいは「重度の低栄養」のいずれかで評価する。

- アセスメント・診断は、現症（phenotypic criteria）の3項目と、病因（etiologic criteria）の2項目を用いて行い、その基準を**図2**に示す。現症と病因のそれぞれにおいて1つ以上に該当すれば低栄養と診断する。重症度判定は**表4**に掲げた現症3項目（体重減少、低BMI、筋肉量減少）の基準のうち、いずれか一つでも該当すれば中等度、あるいは重度と判定することを提唱しているが、BMIの基準はアジア人に関してさらなる検証を要するとある。
- GLIM criteria においての低栄養は、①慢性疾患で炎症を伴う低栄養、②急性疾患あるいは外傷による高度の炎症を伴う低栄養、③炎症はわずか、あるいは認めない慢性疾患による低栄養、④炎症はなく飢餓

による低栄養（社会経済的や環境的要因による食糧不足に起因）の、炎症に関連する4つの病因別に分類している。

Ⓑ　栄養療法

1　栄養療法の種類と選択方法

- 大きく分けて静脈栄養法と経腸栄養法がある。
- 患者の病態によって最適な栄養法を選択する。

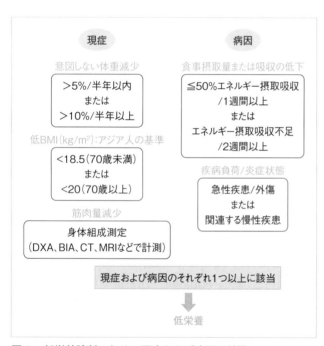

図2　低栄養診断のための現症および病因の基準
〔Cederholm T, et al：Clin Nutr 38（1）：1-9，2019．引用〕

2　栄養療法の原則

- 消化管の機能に異常がなければ、まずは経腸栄養を試みる。
- 早期経腸栄養は静脈栄養に比較して、感染性合併症の頻度が減少する。
- ASPEN（The American Society for Pareteral and Enteral Nutrition）のガイドラインの栄養療法と投与経路のアルゴリズムを参考とする（**図3**）。

3　経口摂取が困難で消化管が機能している場合

- 積極的に胃瘻・腸瘻を造設し、血糖調整用経腸栄養剤を投与する。
- 半固形状流動食の使用が胃食道逆流の抑制に有効な場合がある。

a. 栄養量の算出基準、方法
（1）エネルギー量
- 目標体重kg当たり 25〜30kcalを目安とし、ストレスの程度に応じて調整する。

（2）タンパク質
- 目標体重kg当たり1日1.0〜1.2g、あるいは総エネルギー量の 15〜20％を目安とし、病態およびストレスの程度に応じて調整する。
- 糖尿病性腎症があれば、目標体重kg当たり顕性腎症期0.8〜1.0g、腎不全期0.6〜0.8g、透析療法期0.9〜1.2gとする。

（3）脂　質
- 経腸栄養では、総エネルギー投与量の20〜40％を

表4　低栄養の重症度判定

	体重減少	低BMI（kg/m²）	筋肉量減少
中等度の低栄養	□5〜10％：過去6か月以内	□<20：70歳未満	□軽度〜中等度の減少
	□10〜20％：過去6か月以上	□<22：70歳以上	
重度の低栄養	□>10％：過去6か月以内	□<18.5：70歳未満	□重度の減少
	□>20％：過去6か月以上	□<20：70歳以上	

〔Cederholm T, et al：Clin Nutr 38（1）：1-9，2019，引用〕

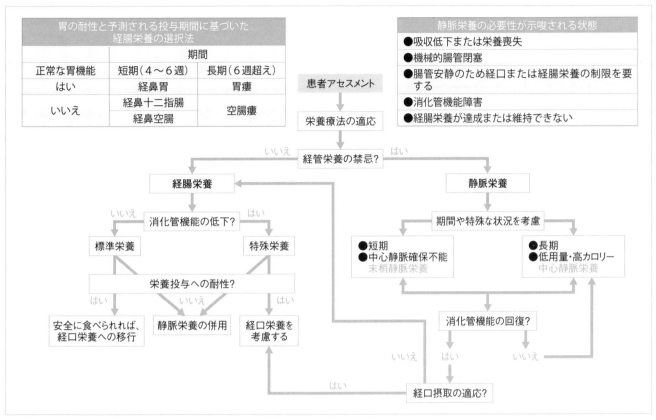

図3　栄養療法と投与経路選択のアルゴリズム

(Ukleja A, et al：Nutr Clin Pract 33 (6)：906-920, 2018, 引用改変)

基準とし、病態に応じて増減する。

- 静脈栄養では、原則として脂肪乳剤を併用する。ただし、投与速度は0.1g/kg/時以下とし、1日1.0g/kg以上の投与は避ける。

(4)糖　質

- 総エネルギー投与量の50～60%を基準とし、病態に応じて増減する。

- 静脈栄養では、グルコースとして5mg/kg/分以下（侵襲時は4mg/kg/分以下）の速度で投与する。

(5)水　分

- 体重kg当たり 30～40mL/日を基準とし、病態に応じて増減する。

(6)ビタミン・微量元素

- 経腸栄養施行時には『日本人の食事摂取基準（2020年版）』による1日推奨量をもとに病態による変化を考慮して算出する。

- 中心静脈栄養法施行時には、1日推奨量の総合ビタミン剤および微量元素製剤を投与する。

- ビタミンB_1は、厚生労働省が発表している適正使用情報の1日3mgを投与して代謝合併症（ウェルニッケ脳症、乳酸アシドーシス）を予防する。

- 末梢静脈栄養法施行時にも、病態によってはビタミンB_1が欠乏する可能性があるので投与する。

b. 血糖管理の留意点

- 定期的に血糖値をモニタリングする。

- インスリンを十分量、きめ細かく投与すること。

- 定期的に尿糖・尿中ケトン体をモニタリングする。

- 導入期は毎日、安定期は週1回を目安に血糖値をモニタリングする。

- 血糖値は通常100〜200mg/dLの範囲内に維持することを目標とする。
- 経腸栄養剤投与後は急激な高血糖を来すことがあるので、投与速度をゆっくりとすること。
- 投与速度：投与開始は1kcal/mLに調整された栄養剤を30〜40mL/時、8〜12時間ごとに20mLずつ速度を上げ、最終的に100mL/時にする。状況によっては間欠投与、持続投与を考慮する必要がある。

c. 糖尿病用経腸栄養剤の特徴と選択

- グルコースの吸収速度を抑制するため脂質の量と種類、炭水化物および食物繊維の種類と量は、各メーカーによって異なるが、すべて食品扱いの半消化態栄養剤である。
- 炭水化物含量の減量、一価不飽和脂肪酸（MUFA）の強化、食物繊維の添加されている栄養剤が推奨される。
- それぞれの栄養剤の特徴と患者の状態を踏まえて選択することが重要となる。

4 経口摂取が困難で消化管が機能していない場合

- 中心静脈栄養法とする。高カロリー輸液の基本液は糖質と電解質を含み、これにアミノ酸、脂肪、ビタミン剤、微量元素を含有したさまざまな製剤が市販されている。
- 中心静脈栄養開始時には急激な高血糖に注意し、1号製剤から2号ないし3号製剤へと徐々に糖濃度を上げていき、中止するときは低血糖を予防するため、徐々に糖濃度を下げながら末梢静脈栄養などへ移行する。その際には定期的に血糖値をモニタリングすることが重要である。
- 糖質はグルコースに加えて、インスリン非依存性糖質（フルクトース、キシリトール）を配合した製剤もあり、血糖管理のうえで有用性が報告されている[注5]。
- インスリンは速効型もしくは超速効型を十分量きめ細かく投与する。

C チーム医療

- 栄養障害や低栄養状態にある患者の早期発見と適正な栄養管理による低栄養状態の改善には、多職種から構成されたチームでの活動は不可欠である。
- 平成22年4月の診療報酬改定より栄養管理に係る専門的知識を有した多職種からなるチームが診療することを評価し、栄養サポートチーム加算が算定できる。
- 栄養サポートチームには、所定の研修を修了した常勤の医師、看護師、薬剤師、管理栄養士で構成され、上記の他、歯科医師、歯科衛生士、臨床検査技師、理学療法士、作業療法士、社会福祉士、言語聴覚士が配置されていることが望ましいとされている。平成28年4月の診療報酬改定より歯科医師の参加により歯科医師連携加算が算定できる。
- 診療報酬上、研修内容は医師が行う研修と、看護師、薬剤師、管理栄養士が行う研修に分かれており、所定の研修時間・要件を満たす必要がある。算定要件の詳細においては診療報酬点数表などに明記されている施設基準を確認する必要がある。
- 医師は、栄養サポートチームのリーダーを担い、基本的な代謝・栄養学、栄養補給法において知識を要し、栄養計画に関する最終的な決定を担う。またチームの運用および施設への栄養サポートの教育的、指導的立場を担う。
- 看護師は、患者に1番多く接しているため、栄養障害の抽出と早期対応が求められる。またカテーテル処置等の手技の徹底、計画開始後のモニタリングも重要な役目である。
- 薬剤師は、輸液や栄養薬剤の調整、特に医薬品と経静脈栄養、経腸栄養の相互作用、薬剤配合の調整・確認など薬学的な知識が求められる。適宜患者への服薬指導も行う。
- 管理栄養士は、栄養状態の評価、判定、必要栄養量の算出を行い、具体的な栄養補給法の検討を行う。栄養薬剤、濃厚流動食、食品の選択などを適正に判断

注5）日本病態栄養学会 編：認定NSTガイドブック2017 改訂第5版. 南江堂, 東京, p.163-168, 2017.

し提案を行う。また衛生管理などに留意した管理法を提案する。適宜患者への栄養指導も行う。

● 上記のように各職種が専門性や技術を活用・共有し、より安全で効果的な栄養療法を実施する。また施設における栄養療法の向上にも貢献することが求められる。

1 NSTの目的と対象、治療効果

a. 目　的

● 栄養障害の状態にある患者や栄養管理をしなければ栄養障害の状態になることが見込まれる患者に対し、生活の質の向上、原疾患の治癒促進および感染症などの合併症の予防を目的とする。

b. 対　象

● 診療報酬上、平成22年度は急性期の入院患者のみであったが、平成24年度の診療報酬改定により自己完結型医療提供施設や療養病棟でも算定可能となった。

c. 治療効果

● 多職種による院内横断的なチーム医療を実施することにより栄養不良の早期発見や早期治療による合併症の減少、在院日数の短縮、薬剤、医療材料の無駄を省くなど、経済への波及効果も期待できる。

● 適正な栄養治療を実施することにより治療効果や患者のQOLの向上が期待できる。

4. 旅　行

A　旅行に際しての留意点

- メディカルチェックを忘れずに、スケジュールはゆとりのある日程を選ぶ。
- シックデイルールを渡しておく。糖尿病連携手帳を忘れない。
- 事前に行程や情報を入手しておき、食事やインスリンなどの対策を考えておくことが必要である。
- 運動量が増えて低血糖になることもあり、補食、ブドウ糖などの準備も必要になる。
- 薬物療法中では、内服薬、注射薬を旅行日数より多めに持っていく。
- グルカゴン点鼻薬の処方をされている場合には携帯し、同行する家族等にも使用法を確認しておく。
- 注射薬、グルカゴン点鼻薬は、旅行中、常温保存し、車のトランクやダッシュボード、夏季の車内への放置は厳禁とし、車を離れるときは、貴重品とともに携帯する。直射日光には当てない。
- 使用した注射針、ランセット穿刺針は、絶対に旅行先では捨てない。耐貫通性容器に入れて持ち帰る。
- 靴擦れ防止のためにも到着後使用する履きなれた靴を持参する。

B　海外旅行

- 日本糖尿病協会が発行している「英語で書いた糖尿病カード」（**図4**）を携帯する。
- インスリンなどの注射薬の機内持ち込みに際して、医師の証明書を事前にもらっておくのが望ましい。
- インスリンポンプ、トランスミッタは「手荷物X線検査」や「ボディスキャナー」検査に通すことはできない（従来の金属探知機は通過可能）。検査時インスリンポンプ、トランスミッタを外し、係員に渡す必要がある。
- インスリンなどの注射薬や内服薬は2つに分けて別々に保管するのが望ましい。注射薬はトランクにいれて預けると、凍結の危険性、ロストバゲージの可能性があるため絶対に避けること。治療薬や血糖自己測定器は手荷物として機内に持ち込むようにする。
- 主要な航空会社は、インスリンポンプなどの医療機器を機内に持ち込む際の注意事項をホームページに公開しているので、参照をすすめる。
- 航空機の機内食は、予約をすれば機内食を糖尿病食に変更してくれる航空会社もある。もしなくても、普通の機内食を上手に選んでバランスよく食べるのもよい。
- 食べなれた、米飯類、海苔、梅干などを携行するのもよい。
- 時差の問題では、現地時間とフライト時間と機内食の時間を日程表に記入し、それをもとにインスリン注射の仕方や経口血糖降下薬の飲み方をあらかじめ医師に相談しておく。
- 時差が大きい場合は、基礎インスリンの効果が途切れないように、食事にあわせて適宜、超速効型か速効型インスリンで調節する。
- 長時間の航空機やバス利用によって、肺塞栓症を起こす深部静脈血栓症（エコノミークラス症候群）に注意する。水分補給、下肢の運動、ストッキング着用などで予防を図る。
- 海外旅行では、糖尿病治療中でも保険期間が31日以内なら加入できる海外旅行保険もある。各社に問い合わせる必要がある。

A

公益社団法人 日本糖尿病協会

緊急時 ID カード

わたしは糖尿病患者です。
I HAVE DIABETES

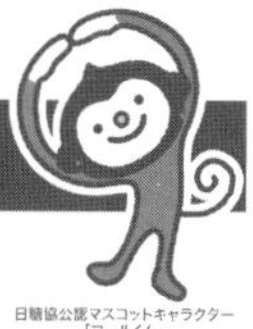

公益社団法人 日本糖尿病協会

日糖協公認マスコットキャラクター
「マールくん」

If I am unconscious, partly conscious or behaving strangely, please give me sugar (glucose) or any sugar-containing soft drink. If I can't drink, or no recovery is observed, please call an ambulance.

私が意識不明になったり，意識のない様子をしたり，私の様子がおかしいときは，砂糖（ブドウ糖），またはジュースなどの砂糖を含むものを飲ませてください。飲めない場合や，飲んでも回復しない場合は，救急車を呼んでください。

氏名：　　　　　　　　　　生年月日：

自宅住所：

電話：

受診医療機関：

電話：

治療薬：

虚血性心疾患： □なし　□あり

脳血管障害： □なし　□あり

神経障害： □なし　□あり

網膜症： □なし　□単純　□増殖前　□増殖

腎症： □1期　□2期　□3期　□4期　□透析中

記載日：　　／　　／

B

If I am
unconscious, semiconscious
or
BEHAVING ABNORMALLY

I may be suffering from

HYPOGLYCEMIA

as a result of the overaction of my diabetes medications, including insulin.

GIVE ME PLEASE GLUCOSE (SUGAR)

in some form-any sugar-containing soft drink.

I should improve within 10 minutes.

Diabetic Data Book

下記外国語は、「私は糖尿病患者です」を、英語、フランス語、スペイン語、中国語、ハングル語の順で表現したものです。

・I am diabetic
・Je suis diabétique
・Soy diabético/a
・我是糖尿病患者
・나는 당뇨병환자 입니다

———— see back page ————

My name is :

Mr./Ms. _____

Japan Association for
Diabetes Education & Care (JADEC)

RECENT DATA (___/___)
　　　　　　　　 Day/Month

Mr./Ms. _____

is on _____ kcal diet

and the following medication :

Morning : (before／after breakfast)
　　　　　　　　　　　　　　 mg
　　　　　　　　　　　　　　 mg
　　　　　　　　U　　　　　　U

Noon : (before／after lunch)
　　　　　　　　　　　　　　 mg
　　　　　　　　　　　　　　 mg
　　　　　　　　U　　　　　　U

Evening : (before／after dinner)
　　　　　　　　　　　　　　 mg
　　　　　　　　　　　　　　 mg
　　　　　　　　U　　　　　　U

Bed time : 　　　　　　　　　U

● Other medications :

● Weight (kg): _____ BMI : _____ (kg/m²)
● Plasma glucose (mg/dl): _____
　fasting : _____
　post prandial (_____ hrs): _____
● HbA1c (%): _____
● Blood pressure (mm Hg): _____
● ECG : normal / abnormal
● Retinopathy :
　none / minimum / moderate / impaired vision
● Nephropathy :
　BUN (mg/dl): _____
　Creatinine (mg/dl): _____
　Proteinuria : － ＋ ＃ ＃
● Neuropathy : － ＋ ＃ ＃

Signed : _____, M. D.
Clinic or Hospital :

_____

Phone Number for Emergency :
81 (Japan) ____ _____ _____

図4　A：IDカード（国内用）、B：英文カード（海外用）　　　　（日本糖尿病協会，提供）

5. 災害時

最近は、地震のみならず、台風や豪雨、竜巻などの自然災害も突如として起こる。「これまでに経験したことのないような大雨」といった見出しのみで伝える気象情報ができた。こういった災害時に備えるための糖尿病療養指導のポイントを列挙する。

A 平常時

- 食料などが備蓄されている指定避難所の場所を普段から確認しておく。
- お薬手帳、糖尿病連携手帳、財布などに薬をメモし（超法規的措置として、「処方箋なしでの医薬品の交付」を発出することがある。お薬手帳でも薬を処方してもらえる）、携帯電話やスマートフォンにお薬手帳の画像を保存しておく。
- インスリン製剤の商品名（識別カラー）と量（単位数）をメモしておく。
- 薬（特にインスリン）の保管場所は自宅だけでなく、職場や親戚の家、普段持ち歩くカバンの中などに分散保管しておくと災害時のリスクを軽減できる。
- 薬剤は、1〜2週間分を自宅以外の場所や非常用持ち出し袋にも入れておく。
- お薬手帳なども防水対策として、ビニール製の袋に入れる。
- かかりつけ以外でも自宅近くの医療機関や薬局の確認をする。
- ライフラインの遮断に備え、電池、携帯型発電機、ポータブル蓄電器などを備えておく。
- 水、保存食は3日分程度、可能であれば1週間の備蓄が望ましく、あわせて調理器具などを備えておく。
- 水、備蓄食品は、日常よく使用する食品を普段より

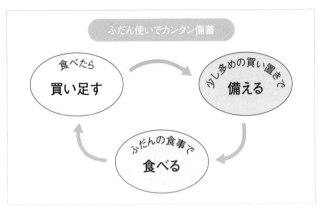

図5 ローリングストック
〔消費者庁：食品ロスにしない備蓄のすすめ（ふだん使いでカンタン備蓄）. p.1, 2020, 引用〕

少し多めに買い足しておき、「備える→食べる→買い足す」という「ローリングストック法」を用いることで、常に一定量の備蓄ができる（**図5**）。
- 備蓄食品では、主食、主菜、副菜に意識し、水は1日当たり大人1人で最低1L、料理などを含めると3L必要である（**図6**）。
- 避難所ではカップ麺などが多いため、高血圧を合併している場合は減塩の食品を備蓄しておくとよい。
- 情報源を確保しておく。
- インターネットラジオ（ネットラジオ）、SNSの知識も普段から会得しておく。
- 被災後の生活も一度は考えて相談しておく。
- 約1か月分の食料、糖尿病治療薬、血糖自己測定器材の備蓄でも決して過剰といえない[注6]。

B 災害時

- 避難所では、菓子パンなどが多く、バランスのよい食事が摂れないことに留意しておく。

注6）日本糖尿病学会 編・著：糖尿病医療者のための災害時糖尿病診療マニュアル. 文光堂, 東京, p.12, 2014, 改変引用.

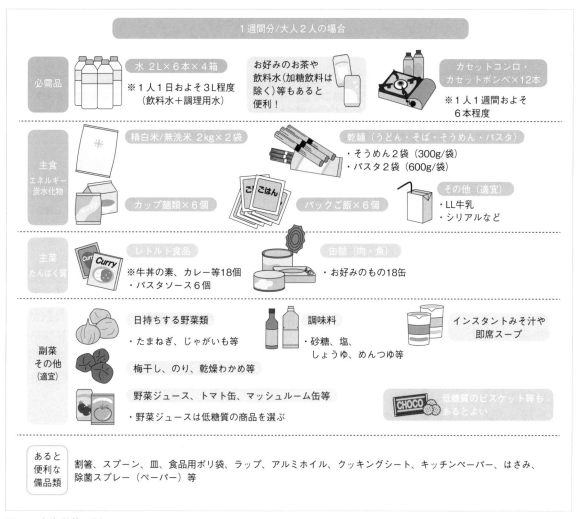

図6　家庭備蓄の例

〔農林水産省：災害時に備えた食品ストックガイド. p.2, 2019, 引用改変〕

- 食事はなるべくゆっくり食べる。特におかずを食べたあとに主食を食べることで血糖値の上昇が緩やかとなるため心掛けるとよい。
- 災害時の保存食は食塩、炭水化物が多いため、高血圧などを合併している場合はカップ麺付属の調味料の量を減らす、おにぎりの梅干し、つくだ煮類などを残すなど調整するとよい。
- 食事が満足に摂れない場合の薬の飲み方を主治医と普段から相談をしておく。
- 避難所の居住環境は狭く、体を動かす機会も減るので、運動不足や衛生面にも配慮する。
- 深部静脈血栓症は災害後の致死的な合併症である。女性、車中泊、脱水、睡眠導入剤服用が危険因子である。脱水予防、寝たままでいないこと、弾性ストッキング着用、ふくらはぎ部分の伸縮運動（爪先、踵の上げ下げ）を推奨する[注7]。
- インスリンは多少使用期限が過ぎても使用継続を優先するようにし、できるだけ早く医療機関に行き、新しいインスリン製剤を入手する。
- インスリン製剤は、感染の危険性があるので決して

注7）日本糖尿病学会 編・著：糖尿病医療者のための災害時糖尿病診療マニュアル. 文光堂, 東京, p.68-71, 2014, 改変引用.

表5　災害時の各フェーズで必要な支援の内容

超急性期	急性期	亜急性期	慢性期
災害発生時〜3日間	4日〜1週目	2週目〜1か月	2か月目以降
DMATなどの 後方支援	被災者への直接支援		
• 1型糖尿病患者の安否確認 • インスリンなどの供給 • インスリンなどの注射薬や内服薬などに関するアドバイス • 低血糖・高血糖に対する治療	• インスリンなどの供給 • 血糖自己測定器の供給 • インスリンなどの注射薬や内服薬などに関するアドバイス	• 食事や運動などのアドバイス • フットケア • 口腔ケア • 衛生面でのアドバイス • 治療中断者のチェック	• 健康教育 • 治療中断者のチェック

〔日本糖尿病学会：DiaMATについて．2022, 引用〔www.jds.or.jp/modules/shinsai/index.php?content_id=12〕
（2024年4月15日確認）〕

他人が使用中のものを貸し借りしない。

◎ 血糖自己測定器などがなく、自己管理が難しくなることにも留意しておく。

◎ 消毒綿や予備の針がないなどの理由で注射を中止しないようにする（予備の針が万が一ない場合は、装着したまま、その個人にのみ再使用することもやむを得ない）。

◎ 避難後も巡回診療や健診をすすんで受けて、人とのつながりをもつようにする。

◎ 災害時に糖尿病患者を支援する糖尿病医療支援チーム（DiaMAT：Diabetes Medical Assistance Team）
2014年に発行された「糖尿病医療者のための災害時糖尿病診療マニュアル」において糖尿病医療支援チーム（DiaMAT）の必要性が提唱された。このDiaMATの構想から 2016年熊本地震の際に組織的な糖尿病医療支援チームを被災地に派遣する活動が行われた。その後、日本糖尿病学会と日本糖尿病協会の間で「災害時の糖尿病患者支援活動ワーキンググループ」が立ち上げられ、DiaMAT体制構築を推進することとなった[注8]。DiaMATは日本糖尿病学会および地区支部、日本糖尿病協会および都道府県糖尿病協会、CDEJ、地域の糖尿病療養指導士（CDEL）で構成される。DiaMATが活動するためには行政や自治体、医師会、患者のネットワーク、他の学会などの様々な組織に認知され、災害医療教育を実践し

ていくとともにサポートが得られるような協力関係を構築していくことが重要である。主な3つの分野の活動は①医療者、患者に向けた教育訓練、②平時の備え（医療機関間の情報ネットワークの構築など）、③災害時の支援（災害の超急性期から慢性期までフェーズごとに必要な支援の提供）である（**表5**）[注9]。

C パンデミック時

◎ パンデミック時においては多くの人々が行動変容を余儀なくされ、外出制限やリモートワーク等により運動不足におちいる。健康維持の観点から、十分な感染対策を講じた上で、周りの人との距離を保ちながら、屋外での運動や散歩を勧める。

◎ パンデミック時にオンラインによる糖尿病診療が可能かどうか、主治医に確認しておく。

◎ 自身が感染者となり自宅療養となった場合はシックデイルールに基づいた療養を行う。感染した場合の対応について日頃より主治医とよく相談しておく。またその場合に備え、十分な食料、糖尿病治療薬、血糖自己測定器材を備蓄しておく。

注8）日本糖尿病学会 編・著：糖尿病治療ガイド 2022-2023．文光堂，東京，p.48, 2022（コラムより引用）
注9）日本糖尿病学会：DiaMATについて．2022〔www.jds.or.jp/modules/shinsai/index.php?content_id=12〕（2024年4月15日確認）

A　インスリンの希釈、投与法

- 院内インシデント報告で、糖尿病にかかわるものでは、インスリン施注時のミスと針刺し事故が多い。特に、インスリン持続静脈内注射時のミスは、重大な事故につながる可能性がある。例えば、高血糖昏睡やケトアシドーシス時に、シリンジポンプでインスリンの持続注入を行うときである。インスリン濃度を勘違いし、100倍量を注入してしまい、低血糖昏睡になってしまった報告がある。以下に注意点を記載する。
  ①使用するインスリンは速効型インスリン（「ヒューマリンR」「ノボリンR」）が一般である。超速効型インスリン（「ノボラピッド」）も使用可能であるが、静脈内投与では、作用時間などに違いはない。
  ②インスリン濃度は100単位/mLであり生理食塩水で希釈して用いる。
  （例）生理食塩水49.5mLに、ヒューマリンR50単位を混注し、合計50mL（1単位/mL）の、希釈インスリンを作成する。
  このとき、インスリンは必ず、インスリン専用のシリンジ（マイジェクター、BDロードーズ、マイショットなど）で、単位数の目盛でとることが重要。決して、インスリンをmLやcc単位でとろうとしないこと。このことさえ間違わなければ、インスリンを 100倍量とるようなミスは起こさない。医師も必ず、インスリンは単位数で指示し、決してmL単位で指示しないこと。
  ③輸液製剤（ブドウ糖輸液、中心静脈栄養輸液など）にインスリンを混注するときも、必ずインスリン専用のシリンジでインスリンをとる。このとき、針の長さが、輸液製剤のゴム栓の厚さ以上であるかの確認が必要である。短い針では、輸液製剤にインスリンが入っていない危険性もある。一般的には、ブドウ糖5～10gに対して、速効型インスリン1単位を混注する。

B　インスリン製剤の取り扱い

- インスリン製剤（カートリッジタイプ）には適正な注入器がある（ノボペン6、ノボペンエコープラス、ヒューマペンサビオ、イタンゴ）。その組み合わせを間違えると重大な事故になる。必ず確認を行うこと。
- カートリッジホルダーの装着が完全であるかどうかを確認すること。プレフィルド型（ミリオペン、フレックスペン、フレックスタッチ、ソロスター、イノレット）では注入ボタンを真上から押すようにすること。空打ちで液が出ることを確認すること。

C　針刺し事故

- インスリンや注射薬のGLP-1受容体作動薬では、注射手技や血糖自己測定手技の際に、針を使用せざるをえない。患者が使用した針を、患者以外の第三者が誤って自分の手指などに刺してしまう、いわゆる「針刺し事故」が後を絶たない。
- 医療機関ではインスリン注射針による針刺し事故が絶えない。医療機関内でスタッフによるインスリン専用針付きシリンジの使用後は、リキャップは禁止とし、専用の廃棄箱に直接廃棄が望ましい。自宅

などで患者がペン型注入器専用注射針を用いて行う場合は、注射針に針ケースだけを付けて取り外すように助言する。

- 最近は「BD オートシールドデュオ針刺し損傷防止機構付ペン型注入器用注射針」もあり、医療者の事故を未然に防ぐことが可能なものもある。

- 一般のごみ箱に患者が注射針を廃棄していたために受傷したケースもある。患者には使用した針の適切な廃棄方法を推奨する。インスリンの針は在宅医療廃棄物の中の「鋭利であるが安全なしくみをもつもの」に分類されており、収集可能な自治体もある。その際は、針ケース付での排出が原則である[注10]。各自治体で排出方法が異なるため確認が必要である。また、回収を行っていない自治体では「専用の廃棄箱や堅牢な容器にいれて医療機関へ持参すること」などを要請する。

D　自動車運転に際して

- 2002年の道路交通法改正により、「運転免許を与えない者もしくは保留することができる者」として、「発作による意識障害または運動障害をもたらす病気」が対象とされ、薬物治療中の糖尿病患者にまれに認められる「無自覚性低血糖」が加えられた（2013年改正道路交通法成立）。

- 運転免許の申請、更新は患者本人の申告によってなされるものであり、申請者が下記の質問事項に回答したうえで、医師の診断書と適性検査によって運転免許の拒否、保留の判断がなされる。
  ①過去の意識障害の既往
  ②最近１年以内の意識障害の既往
  ③低血糖を自覚することができるか
  ④低血糖時に自分で対処することができるか
  ⑤主治医から運転を控えるように指導されているか

- 主治医診断書には、下記の事項の記載が求められる。
  ①診断名
  ②１年以内に意識障害があったか否か

③運転を控えるべきか否か
④低血糖による意識障害の前兆を自覚できるか否か
⑤血糖管理ができているか否か
⑥今後６か月以内に運転を控えるべきとはいえないとの診断ができる見込みの有無
⑦今後X年程度以内に、発作のおそれの観点から運転を控えるべきか否か

- 糖尿病で治療していて低血糖の可能性があっても、運転中の低血糖にうまく対応できるならば、「運転適性あり」と判断される。

- 低血糖を起こしても症状が軽いうちに自覚でき、運転を中止し補食が摂れる患者や、運転前の補食により運転中の低血糖を未然に防ぐことができる患者は問題がない。

- 無自覚性低血糖と診断される糖尿病患者は、一般的にインスリン分泌能が著しく低下しており、血糖コントロールが困難である患者が多い。

- 2011年に、インスリン注射後に意識障害を起こし、７人が死傷した交通事故で、「禁錮６年の自動車運転過失致死罪」の判決が出ている。インスリン注射をするも、食事を摂らずに車を運転し起こしたものである。

- 患者には必ず、自動車（バイクや自転車も含む）運転前の注意点を説明し、下記のような注意事項を渡したうえ、カルテにその内容を記載しておくことが重要である。適切に指導されていない場合、医療者側への責任を問われる可能性もある。

1　運転する際の注意事項

①運転直前にSMBGを行い、低血糖を起こしそうな場合には、糖分の補給を行い、低血糖予防に努める。
②運転中に低血糖を起こしてしまったら、すみやかに車を安全な場所に停車し、症状の軽い段階に糖分補給を行う。運転を再開する前には、血糖値を確認する。
③車に必ず補食（缶ジュース、缶コーヒー、ブドウ糖など）を常備しておく。ただし、微糖もしくはカロ

リーオフ、ゼロカロリーの飲み物は避けること。

④長時間運転では、一定時間で休憩をとり、SMBG を行う。

⑤低血糖になりやすい時間帯に一人で運転することはなるべく控える。

● 運転ミスは、低血糖による意識障害のみならず、眠気(睡眠時無呼吸症候群、過労、睡眠不足、感冒薬、抗アレルギー薬など)や、認知症が原因のこともある。医療者の適切な指導が必要となる。

E 放射線検査受診に際して

● インスリンポンプ、持続グルコース測定器は磁気の影響を受ける可能性がある。V章-5-A：112頁**表27**の指針に従い指導する。

症例ファイル

「症例ファイル」について

　本「症例ファイル」は、以前より２年ごとにすべての症例を入れ替え、最新の療養指導を反映すべく改訂してまいりました。今回は、その改訂時期にあたり、10症例すべてがあらたな症例となりました。各症例のテーマについては、重要なものは前回のテーマを踏襲しつつ、あらたなテーマとして高度肥満を合併した２型糖尿病の症例や新規発症の1型糖尿病の症例などを追加しました。

　『糖尿病療養指導ガイドブック』で得られた知識を実際の症例にどのように適用して療養指導を行うと良いのか、この10症例を通して、読者の皆さんが考えることができるような構成となっています。実際の臨床現場では、同じ治療目標の達成を目指しても、さまざまなアプローチ方法があり、さらに患者個別の変化も加わるため、療養指導の方法は常に変化し続けます。このため、ここに示すアプローチ方法に捉われず、それぞれの診療チームの実情にあわせ、そして患者の身体的、精神的、社会的状況に応じて、さらに工夫して療養指導を行っていくことが重要です。

　受験者の方には、本書で得た知識を具現化し実践に活かす第一歩になればと思います。また、更新者の方は、知識の再確認を行うとともに、自分なりの効果的なアプローチ方法を考え、療養指導のスキルアップにご利用ください。

※症例ファイル中の薬剤投与量は、1回量です。

臨床検査の基準範囲

この基準範囲は、本症例の理解のための一般的な基準範囲を示しています。
各施設や各学会が定めている基準範囲とは異なる場合があります。
また、臨床判断値や治療目標値とも異なりますので、ご留意ください。

検査項目		基準範囲
尿検査	尿比重	1.010 ～ 1.025
	尿タンパク	0.15g/ 日未満、0.15g/gCr 未満
	尿アルブミン	30mg/ 日未満、30mg/gCr 未満
血液検査[1]	赤血球	男性 435 万～ 555 万 /μL、女性 386 万～ 492 万 /μL
	Hb	男性 13.7 ～ 16.8g/dL、女性 11.6 ～ 14.8g/dL
	Ht	男性 40.7 ～ 50.1%、女性 35.1 ～ 44.4%
	白血球	3,300 ～ 8,600/μL
	血小板	15.8 万～ 34.8 万 /μL
血液生化学検査[1]	総タンパク	6.6 ～ 8.1g/dL
	アルブミン	4.1 ～ 5.1g/dL
	尿素窒素	8 ～ 20mg/dL
	クレアチニン	男性 0.65 ～ 1.07mg/dL、女性 0.46 ～ 0.79mg/dL
	尿酸	男性 3.7 ～ 7.8mg/dL、女性 2.6 ～ 5.5mg/dL
	総ビリルビン	0.4 ～ 1.5mg/dL
	AST	13 ～ 30U/L
	ALT	男性 10 ～ 42U/L、女性 7 ～ 23U/L
	γ -GT	男性 13 ～ 64U/L、女性 9 ～ 32U/L
	LD	124 ～ 222U/L
	Na	138 ～ 145mmol/L
	K	3.6 ～ 4.8mmol/L
	Cl	101 ～ 108mmol/L
	Ca	8.8 ～ 10.1mg/dL
	IP	2.7 ～ 4.6mg/dL
	CRP	0.00 ～ 0.14mg/dL
	総コレステロール	142 ～ 248mg/dL
	トリグリセリド	男性 40 ～ 234mg/dL、女性 30 ～ 117mg/dL
	HDL コレステロール	男性 38 ～ 90mg/dL、女性 48 ～ 103mg/dL
	LDL コレステロール	65 ～ 163mg/dL
	グルコース	73 ～ 109mg/dL
糖関連	HbA1c	4.6 ～ 6.2%※
	グリコアルブミン	11 ～ 16%
血液機能検査	赤沈	10mm/ 時間以下
動脈血ガス分析検査	pH	7.35 ～ 7.45
	PaO_2	80Torr 以上
	$PaCO_2$	35 ～ 45Torr
	HCO_3^-	22 ～ 26mmol/L
	BE	-2 ～ +2mmol/L
内分泌学的検査	GAD 抗体	5U/mL 未満
	TSH	0.5 ～ 4.5μU/mL
	FT_4	0.8 ～ 1.8ng/dL
	コルチゾール	5 ～ 15μg/dL
	インスリン	空腹時 5 ～ 10μU/mL
	血中 C ペプチド	空腹時 1 ～ 3ng/mL、随時 4ng/mL 以上
	1 日尿中 C ペプチド排泄量	40 ～ 100μg/ 日

1）JCCLS 共用基準範囲（日本臨床検査標準協議会）

※HbA1c の分布には、正常型と境界型、糖尿病型との間でオーバーラップが大きく、HbA1c6.2％付近には、正常型のほか
　に境界型や糖尿病型も存在している。

日本臨床検査標準協議会 基準範囲共用化委員会（編）：日本における主要な臨床検査項目の共用基準範囲—解説と利用の
手引き—
[https://www.jccls.org/wp-content/uploads/2022/10/kijyunhani20221031.pdf]（2024 年4 月15 日確認）より引用改変

独居高齢者

症例、既往歴、現病歴等

[症例] 80歳、女性。

[既往歴] 高血圧症、脂質異常症。

[家族歴] 特記事項なし。

[現病歴] 70歳のときに2型糖尿病と診断された。この3年は、食事療法、リナグリプチン1回5mg1日1回朝、インスリンデグルデク朝5単位の治療により、血糖コントロールは、HbA1c 7.5%程度で比較的安定していた。10か月前よりHbA1cが上昇しており、今回受診時は9.0%であった。この1年で体重が2kg減少した。現在、基本的ADLは自立して外来に1人で通院している。血糖自己測定のノートに、インスリン注射をした際の注射量を当該日の朝の血糖の横に記載するように指示している。最近、記載が週に5日から3日程度へと徐々に減り、インスリン投与理解も不確かになってきており、物忘れが懸念される。外出も減り、買い物以外は自宅内で過ごしている。介護サービスは受けていない。

[生活歴] 現在独居。娘家族が徒歩圏内に住んでいる。飲酒歴なし。喫煙歴なし。

[身体・検査所見] 身長153cm、体重48kg、BMI 20.5kg/m²、血圧128/72mmHg、心肺異常なし、腹部異常なし、アキレス腱反射正常、眼底網膜症なし、糖尿病性腎症病期分類第2期

空腹時血糖183mg/dL、HbA1c 9.2%、空腹時血中Cペプチド1.0ng/mL、総コレステロール250mg/dL、LDLコレステロール160mg/dL、トリグリセリド200mg/dL、HDLコレステロール50mg/dL、eGFR 48mL/分/1.73m²、尿アルブミン50mg/gCr

頭部CT異常なし、下腿周囲長30cm、握力右16kg、左14kg、歩行速度0.6m/秒

MMSE 23点〔23点以下：認知症の疑い、27点以下：軽度認知障害（MCI）の疑い〕

[薬剤] リナグリプチン1回5mg1日1回朝、ピタバスタチン1回1mg1日1回朝、アムロジピン1回5mg1日1回朝、カンデサルタン1回4mg1日1回朝、イ ンスリン デグルデク朝5単位

療養指導上の問題点

1．インスリン・服薬の自己管理困難
2．軽度認知症の疑い
3．サルコペニア・フレイルの状態

各職種との連携

【主治医の治療方針】

・高齢者糖尿病の血糖コントロール目標（HbA1c値）を参考に、低血糖を回避した安全な治療法を選択する。

・インスリン注射及び内服薬の確認・見直しをした上で、治療を単純化し、他者による服薬管理を考える（インスリンデグルデクを1日のうちに家族が見守れる時間帯に変更する。リナグリプチンを週1回投与可能なDPP-4阻害薬に変更する。あるいは、インスリンデグルデクとリナグリプチンを中止し、週1回投与が可能なGLP-1受容体作動薬に変更する）。

・食事療法・運動療法
エネルギー摂取不足や、タンパク質摂取不足にならないよう（重度の腎機能障害なし）、総摂取エネルギー、タンパク質摂取量、食塩制限を指示する。
有酸素運動に加え、レジスタンス運動、バランス運動などを取り入れる。

・認知症・サルコペニア・フレイルの予防および回避
認知機能を精査して評価し、必要により治療や専門医の紹介を検討する。
適正なカロリー、適正なタンパク質摂取などの食事療法に加え、レジスタンス運動を含む運動療法を指示する。いずれも実際にできる範囲を考慮したレベルで行う。

・服薬管理や食事療法、運動療法の実施に関しては、家族の協力を要請し、介護サービスを導入する方向で検討する。

【看護師】

- 血糖自己測定手技、インスリン注射手技を確認し今後の継続について医師とともに検討する。
- 現在の生活状況を本人、家族、本人の身近な人より把握する。
- この１年間における本人が捉える変化と周囲が捉える変化について確認する。
- 今後の生活や糖尿病の治療に対する本人・家族の思いや希望を把握する。
- サルコペニア・フレイルと生活状況（食事や内服等）との関連性について把握し、医療者間で情報を共有し支援について検討する。
- 基本的ADLの再確認とともに、手段的ADLについても本人・家族に確認し、現在の生活状況を把握する。娘家族など本人の周囲環境サポート体制等について把握し、本人、家族、医療者で社会的支援の必要性を検討する。

【管理栄養士】

- 症例は80歳の後期高齢者である。この１年で２kgの体重減少があり、下腿周囲長、握力、歩行速度などよりサルコペニア・フレイルのリスクが高い。１年前はBMI 21.4kg/m²であったが現在BMI 20.5kg/m²であり、今後、さらに体重および筋肉量が減少しないよう目標体重を51.5kg（BMI 22kg/m²）とした。エネルギー摂取不足や、タンパク質摂取不足にならないよう（重度の腎機能障害なし）、目標栄養量として1,300〜1,550kcal/日（目標体重×25〜30kcal/kg）、タンパク質50〜60g/日（目標体重×1.0〜1.2g/kg）、食塩６g未満/日とする。
- 毎日規則正しく３回食事ができているか、また、食事内容について１年前と比較した変化の有無とその内容を確認する。閉じこもりがちで買い物に行く回数も減っているのであれば、献立が単調になりやすいため、栄養素の偏りについて本人や娘に確認する。冷凍食品や加工食品のストックも勧める。
- 定期的に体重を測定し、減少傾向であれば、食事摂取量の低下を疑う。
- 独居のため、バランスの整った食事が摂れるように配食サービスの利用も考慮する。公的な配食サービスを受ける場合には介護保険認定を受ける必要があり、

本人と娘家族に検討していただく。

【薬剤師】

- 薬剤や用法が変更となった際には、これまでの服薬習慣がしみついていることによる飲み間違いリスクがあるため、変更点については書面や表の活用も考慮し、ゆっくりとわかりやすく説明するとともに理解度を確認する。
- 服薬間違いや服薬忘れを防ぐため、近隣の家族または介助者等の協力状況の可否について看護師等と情報を共有し、１包化調剤の妥当性などについても検討する。１包化調剤した袋自体を自身で開けることができるかどうかの確認も必要である。また、お薬カレンダーなどを利用し、飲み忘れが一目でわかるように工夫する。
- 今後、週１回の頻度で他者の支援が可能な環境である場合は、週１回タイプの製剤（DPP-4阻害薬またはGLP-1受容体作動薬）の活用についても検討する。

【理学療法士】

- 症例は高齢であることから、まずは運動機能（下肢筋力、バランス能力、歩行能力など）を評価し、特に転倒リスクの有無をしっかりと確認する。転倒リスクが高いと判断された場合は、歩行補助具の使用も検討する。
- サルコペニア・フレイルの進行を防ぐためのレジスタンス運動（踵上げやスクワットなど簡単な運動）、運動機能の低下を防ぐための歩行運動（散歩でも可）を指導する。
- 認知機能の低下が疑われることから、症例と一緒に運動を行い、その内容を写真付きのリーフレットなどにして渡す。運動内容、強度、回数、頻度などは症例と相談しながら決定する。年齢を考慮した運動量の調節が必要である。自宅での運動は1人で行うのではなく、近くに住んでいる家族と一緒に行っていただくように協力を要請する。
- 運動による血糖コントロールの維持・改善およびサルコペニア・フレイルの予防も重要であるが、現在維持されているADLを低下させないことも考慮した療養指導を行わなければいけない。

まとめ・問題点への対応

　今後このような症例は増加すると考えられる。また、現在、見逃されている場合も少なくないと思われる。本症例の場合、血糖コントロールの悪化を契機に、各職種により患者の再評価が行われ、問題点が抽出され、独居、食事、運動、服薬、認知機能低下等に対する積極

的な支援が開始された。患者の小さな変化や問題点を早期に捉えることが重要であり、支援の第一歩となると考えられる。

　患者の家庭環境・生活状況を知り、各職種が連携した患者中心の医療が重要である。糖尿病チームに加え、医療ソーシャルワーカー、介護支援専門員や地域レベル、行政レベルでの連携も重要となる。

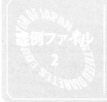

不規則な生活リズムにおける2型糖尿病

症例、既往歴、現病歴等

症例 63歳、男性。

既往歴 特記事項なし。

家族歴 母および弟2型糖尿病。

現病歴 45歳時に会社の健診にて高血糖を指摘され、近医を紹介され2型糖尿病と診断された。その際食事・運動療法が指示されたが、営業職であり接待等により血糖管理が難しかった。グリメピリド1回1mg1日1回とメトホルミン1回250mg1日2回が処方され、HbA1c 7.0%程度で推移していた。60歳時にタクシー乗務員に転職した。転職後は生活リズムが不規則となり、さらに徐々に血糖管理が難しくなり、投薬が増量したが、改善は認めなかった。月に1回の外来には欠かさず来るが、いつも残薬が多く指示通りの内服ができていないようである。現職に就いてからは不規則な生活パターンであり、食事や運動についても変えることは難しいと考えているが、現状のままでは良くないという意識はあるようだ。

生活歴 一人暮らし。職業はタクシー乗務員。勤務形態は隔日勤務でAM6時に出社し、AM7時から出庫し翌日AM3時まで勤務する。勤務中は昼食休憩1時間、夕食休憩2時間の計3時間休憩がある。夜勤明け後は帰宅し、翌日終日まで休みとなる3日間で1つの生活サイクルを繰り返す。過去に喫煙歴はあるが、タクシー運転手に再就職してからは禁煙している。もともと飲酒習慣はない。運動習慣は決まったものがなく、勤務日は車で移動するためほとんど運動しない。休日は近くのスーパーに買い物に行くのに1時間程度歩く。あるいはゴルフの打ちっぱなしを月に2回行く程度である。食事については出勤前に自宅でパンとコーヒーを食べる。勤務中の食事はコンビニでおにぎりや調理パン等を購入し、車内で済ませることが多いが、たまにラーメンや牛丼などを食べに行くこともある。勤務中はコーヒー牛乳（加糖）をほぼ毎日2～3本飲む。夜勤明けはAM4時に帰宅、入浴し、朝食を食べた後すぐに就寝し、昼食は食べずに15時頃起床する。

理学・検査所見 身長172cm、体重84kg、BMI 28.4、糖尿病網膜症なし、糖尿病性腎症2期、糖尿病性神経障害なし、尿検査所見：ケトン体（－）、尿アルブミン53 mg/gCr、血液生化学検査所見：貧血なし、eGFR 68.4mL/分/1.73m²、LDLコレステロール152 mg/dL、HDLコレステロール38 mg/dL、トリグリセリド342 mg/dL、HbA1c8.7%、空腹時血糖197 mg/dL。

内服 グリメピリド1回2mg1日1回朝食後、メトホルミン1回500mg1日3回1,500mg毎食後、アジルサルタン1回20mg1日1回朝食後、ロスバスタチン1回2.5mg1日1回朝食後。

治療上の問題点

1. 治療継続の重要性に関する理解不足
2. 食事・運動療法に対する理解不足
3. 服薬実施率不良
4. 不規則な生活リズム

各職種との連携

【主治医の治療方針】
- もう一度糖尿病の基本的な正しい知識を習得してもらう。
- 食事運動療法に関しても見直しが必要であり、勤務形態に合わせた治療を提案する必要がある。
- 毎食後内服の薬は生活パターンからも継続が困難と考え、内服回数を減らす工夫が必要であり、週1回のGLP-1製剤等の使用も検討する。また職種上低血糖リスクを最小化する必要があることを特に考慮する。

【看護師】
- 糖尿病と診断されてから18年間、定期的な受診が継続できていることを賞賛し話しやすい雰囲気をつくる。日勤、夜勤を繰り返す不規則な生活で、自分の血糖マネジメントをどのように感じているか、困難だった体験やうまくいった体験を傾聴しながら把握する。同時に、糖尿病についての知識、食事、運動、内服治療

the理解度を確認し、正しい知識を獲得できるよう話し合う。また、身近な支援者の有無も把握し、いる場合は協力を求める。

- 不規則な生活の中、運動は取り入れにくく感じており、最初の段階として、何が取り組みやすいか患者自身が吟味できる時間を提供する。その中のやり取りで、糖代謝改善のために減量が必要になることを含め理解してもらい、目安となる体重設定と体重モニタリングをしつつ、できそうな食事の見直しに取り組んでいけるよう話し合う。
- 内服の整理：内服しやすいタイミングにまとめてもらうなど医師・薬剤師とも相談調整する。また、週1回のGLP-1製剤など治療法の変更への考えを確認し、治療法の選択に反映できるよう援助する。食事、内服の取り組みで成功体験を積み重ねた後、活動量増加へも目が向けられるように働きかける。

【管理栄養士】
- 糖尿病の食事療法の基本について説明し、食事療法の重要性や利益の理解度や意欲等を確認しつつ、実行可能な提案を行えるよう、優先順位を鑑み提案する。
- 仕事日と休日の食生活パターンを確認し、嗜好上、生活上の課題を加味し、実行可能な3日間パターンの食事時間、および食事内容の具体的な提案を行う（V章-1-B：60頁参照）。食生活パターンの課題や改善案は医師、看護師、薬剤師、理学療法士と共有し血糖管理上のリスクを減らせるように考慮する。
- コーヒー牛乳（加糖）をほぼ毎日2～3本摂取する等、加糖飲料の摂取習慣がある。血糖値上昇だけでなく、血中トリグリセリドを増加させるため、無糖もしくは代替え甘味料を使用したものを選択するように提案する。また摂取本数から牛乳摂取量も過剰である可能性が高く、食品成分表を参考に適正量を提案する（V章-1-B：62～63頁参照）。
- 中食・外食での選択は炭水化物中心になっているため、主食、主菜、副菜を整える必要性を理解頂いた上で、中食・外食利用時での食事バランスの整え方を説明する。選択次第で食事バランスの改善は可能であり、選択方法やパターンをいくつか提案し応用ができるように支援する。
- 自炊する場合の食事バランスの整え方も説明する。

特に自宅でゆっくり食事をとれる際は食物繊維の多い野菜を主食より先に食べるように食べ方の工夫も併せて提案する（V章-1-B：60頁参照）。

【薬剤師】
- 食事時間や生活パターンが一定でないため、1日3回の内服継続は困難と考える。主治医より週1回のGLP-1製剤の提案があるようなので、薬効や起こりうる副作用について説明し、アドヒアランス向上には適した薬剤であることを説明する。
- グリメピリドの服用により低血糖を起こす可能性を説明し、低血糖対策の糖分がすぐに摂取できるように工夫してもらう。糖分の種類の選択については管理栄養士に相談するように提案する。
- 低血糖により食事の摂取量が多くなっている可能性があるため、低血糖の自覚症状や、空腹を感じている時間帯などがあれば主治医に報告するように提案する。

【理学療法士】
- まず運動療法の基本について説明し、そして有効性を理解してもらうことを目的に、買い物に行く1時間の歩行やゴルフの打ちっぱなしの前後で血糖値の測定を行い、血糖降下作用（急性効果）を実感してもらう。
- 血糖値だけでなく体重、筋力、身体活動量などの運動療法の効果が実感できるような評価を定期的に実施し、運動療法によって様々な指標が改善したという成功体験を積み上げられるような指導を実施する（VI-2-A：123頁参照）。
- 仕事中は、待ち時間や休息時間に車外に出て立位になることで座位時間の短縮を図るとともに、スクワット、つま先立ち、ストレッチ等特別な道具を使用しなくても行える運動等、勤務形態に適した運動プログラムを提案し、本人がこれなら継続できると思える運動を一緒に検討する。

まとめ・問題点への対応

- 独居であり、特に身近に支援者の存在がない場合は治療の動機付けが容易ではないことから、受診時には治療継続に対して称賛し、前向きに治療に取り組めるように援助する。
- シフト勤務が糖尿病治療へのデメリットとならない

ように薬剤や用法の再検討を行うことが必要であり、同時にタクシー乗務員という業種において低血糖を来すような薬剤は避けるべきである。

・食事療法の重要性を改めてご理解頂き、シフト勤務による変則的な生活パターンに合わせた食事の仕方について情報提供し、定期受診時には、食事の内容を確認しフィードバックを行う。

・職種上、運動の機会は限られているが、仕事の前後や休憩、休日を利用した効果的な運動プログラムを提供する。

インスリン導入

症例、既往歴、現病歴等

症例 53歳、男性。

既往歴 特記事項なし。

家族歴 父が糖尿病。

生活歴 喫煙なし。飲酒は機会飲酒。運動習慣はなく、通勤は自動車通勤。学生時代は柔道をしていた。妻と子ども2人と4人暮らし。会社員（主にデスクワーク）。朝食と夕食は自宅で妻が作ったものを食べており、昼食は外食が中心である。朝食はトースト2枚と砂糖・ミルク入りコーヒー、目玉焼きなどおかず少々。昼食は麺類や丼ものの大盛りが多い。夕食はごはん2膳食べていたほか、夜食にしばしばカップラーメンを食べていた。また間食は会社で出された主に甘いものを種類問わず食べていた。

現病歴 2年前の会社健診では脂質異常、肝機能障害のみで血糖値に関しては指摘がなかった。1年前に会社健診で血糖値高値（詳細不明）、脂質異常を指摘されていたが、受診せずに放置していた。2か月前頃から夜間尿と体重減少（2か月で6kg）を認めていたが、口渇や倦怠感の自覚はなかった。今回会社健診を受けたところ、空腹時血糖値276mg/dL、HbA1c12.5％と高値であったため、当科紹介受診となった。本人も過食は自覚していたが、なかなか食事量を制限することができなかったとのこと。また最近時々歯の痛みを自覚していた。

体重歴 20歳時体重：75kg、最大体重（52歳時）91kg。

初診時所見 身長170cm、体重85kg、BMI 29.4kg/m²、ウエスト周囲長95cm。意識清明。血圧136/88mmHg、脈拍70回/分、整。頭頸部・胸腹部異常所見なし。アキレス腱反射正常。振動覚低下なし。足白癬・爪白癬なし。口内は歯茎全体に歯周病を疑う腫脹を認めた。

同日受診した眼科では、糖尿病網膜症を認めなかった。尿ケトン体（＋）、尿タンパク（−）、尿糖（2＋）、尿アルブミン/クレアチニン比72mg/gCr。

空腹時血糖値263mg/dL、HbA1c 12.6％、血算異常なし、AST 56 U/L、ALT 70 U/L、γ-GTP 98 U/L、BUN 12 mg/dL、クレアチニン1.0 mg/dL、eGFR 62 mL/分/1.73m²、Na 139 mmol/L、K 4.0 mmol/L、総コレステロール250 mg/dL、トリグリセリド350 mg/dL、HDLコレステロール35 mg/dL、LDLコレステロール145 mg/dL

後日結果確認 動脈血ガスpH7.39、HCO3-24 mmol/L、GAD抗体陰性、空腹時IRI 5.0 μ U/mL、HOMA-β 9％

初診時の治療方針 糖尿病性ケトアシドーシスや高浸透圧高血糖状態は否定されたが、尿ケトン体軽度陽性で、体重減少も認めており、インスリン分泌低下状態が示唆された。高度の肥満があることから、もともとインスリン抵抗性を背景にインスリン過分泌であった状態だったが、高血糖から糖毒性状態に入ったことで、インスリン分泌低下を来し、現在の状態となったことが推察された。このため、インスリン注射が望ましいと考えられたが、一方で明らかな過食を認めており、かつ自制できないまま経過していたことからは、GLP-1受容体作動薬の適応もあると考えられた。このためまず、持効型溶解インスリン/GLP-1受容体作動薬配合注液（FRC：fixed-ratio combination）であるインスリン デグルデグ/リラグルチド配合注を5ドーズで導入した。今後、インスリン デグルデグ/リラグルチド配合注を漸増し、消化器症状等を確認しながら、メトホルミンやSGLT2阻害薬なども併用して、肥満・インスリン抵抗性および腎症2期に対して、治療強化を行っていく予定である。また、歯周病の疑いもあり歯科治療の必要性を説明し、歯科受診を勧めた。

療養指導上の問題点

1．無治療で放置されていた2型糖尿病・腎症2期あり
2．過食および肥満あり
3．糖尿病初回治療
4．就労している社会人へのインスリン（FRC）自己注射初回導入
5．血糖自己測定（SMBG）の同時導入
6．歯周病疑いあり

各職種との連携

【主治医の治療方針】

- まずは糖毒性を解除し、良好な血糖コントロールをめざすために、インスリンを使用しつつ、過食を是正しやすいGLP-1受容体作動薬も同時に使用していくことが望ましいことを説明し、インスリン デグルデグ／リラグルチド配合注液を朝食前5ドーズ、血糖自己測定は朝食前と夕食前に1日2回測定するように指導し、薬剤師、臨床検査技師に具体的な指導を依頼した（Ⅴ章4-D：109頁参照）。
- 経過から予想される罹病期間の割にすでに腎症2期となっていることから、肥満関連腎症の影響も懸念される。腎症の進行を抑えるためにも、今後、メトホルミンやSGLT2阻害薬なども併用して、肥満・インスリン抵抗性および腎症2期に対して、治療強化を行っていく予定である。
- 食事療法および減量の必要性を説明し、管理栄養士に指導を依頼。
- 運動療法は、著明な高血糖のため、代謝状態が改善してから開始することとし、過体重があり、現在運動習慣がないことから、軽い負荷から膝等に十分注意をしながら行うことを指示し、理学療法士に詳細について指導を依頼。
- 肥満、軽度の高血圧、脂質異常症、肝機能障害も認めており、メタボリックシンドロームの診断基準にも合致し、心血管イベントのハイリスク状態であることを説明した。高血圧は経過を見ながら、減量効果および食事療法による減塩効果を待ちたい。脂質異常症に関しては、食事療法は必須であるが、薬物治療も速やかに開始していくことが望ましい状態であり、早々にスタチン製剤を開始とする予定。肝機能障害については経過、データからは脂肪肝が想定されるが確認のため次回腹部エコーおよび肝臓精査の血液検査を行うこととした。
- 歯周病は糖尿病によって悪化もするし、逆に歯周病が糖尿病を悪化させる双方向性の影響があるため、歯周病の治療も重要であることを説明し、歯科受診を指示した。今後、定期的な確認が必要である。

【看護師】

- 糖尿病やインスリン導入と言われて、どのように感じたかを確認しつつ新たな生活パターンを再構築するために、さまざまな状況に折り合いをつけなくてはならないことや心理的変化に理解を示す（Ⅵ章1：120頁参照）。
- 1日の生活のリズム（起床、食事時間、詳しい食事内容、就寝時間）などを確認し、食事内容については管理栄養士と共有し、活動内容については理学療法士と共有して食事療法、運動療法に取り組むために患者と共に考えていく。
- 薬剤師、臨床検査技師と協働し、インスリン手技取得、管理方法、廃棄方法、保管方法、交換時期などの指導を行う。GLP-1受容体作動薬が配合されており、漸増した場合消化器症状が出る可能性があること、その際自己中断はせずに医師もしくは看護師に相談するよう説明を行う。
- 糖尿病性腎症2期、メタボリックシンドロームの診断基準にも合致しているため、体重測定、血圧測定、血糖測定結果から自身の生活の振り返りを行い、肥満や高血糖の原因を臨床検査技師と協働しながら行動変容のきっかけとする。
- 歯周病と糖尿病の関係について説明し、歯科受診時には糖尿病連携手帳を提出することを勧め、定期的な歯科受診の重要性について説明を行う。

【管理栄養士】

- 自身も過食をしている自覚があったが、なかなか食事制限できなかった背景があり、食事療法の重要性や利益についての理解度と、また療養を行う上で不利益や障害となる事柄を確認する（Ⅴ章-1-B：60頁参照）。その内容を、医師、看護師と共有し、治療に対する意識を共有する。医師の指示のもと、上記目標量を設定した。
- 目標体重はBMI 29.4kg/m²であること、20歳時体重75kg（BMI 25.9kg/m²）であることを考慮し、第一段階の目標体重は、代謝改善が見込め比較的実行可能な3％減量を目指し、82kgとする。長期的な目標体重は、20歳体重の75kgとする。身体活動レベルから30kcal/kg・目標体重とし、1日2,300kcal程度とする。タンパク質は「日本人の食事摂取基準（2020年版）」

に準拠し、総エネルギー量の15％程度とし、85g程度とする。

- 主食摂取量が多く、間食、夜食摂取あり、摂取エネルギー量過剰による体重過剰である。毎食の主食のボリューム量を正確に確認し、摂取エネルギー量を評価するとともに、適正量を示し、ボリュームの差を量だけでなく、エネルギー量の差としても提示し減量とつながるように説明する。間食、夜食は介入時点では勧められず、継続的に指導する上で減量・血糖推移が改善すれば、患者のニーズも把握し提案を検討する（Ⅴ章−1−B：60頁参照）。
- 炭水化物摂取比率の高い食事になっており、食事バランスの必要性を説明し、自宅での食事だけでなく、外食での食事バランスの整え方を提案する。
- 朝食と夕食は妻が調理を行っているため、妻へも食事バランスの整え方や、一食あたりの適正量の情報提供を行う。

【薬剤師】
- 自己注射は今回が初めてなので、注射手技指導の他にペン型注射器の保管方法を説明する。
- 朝食前投与の指示であるが、朝食を摂取しない可能性を確認し、その対処法について説明する。また、その回数が多いのであれば主治医に相談するように提案する。
- 低血糖について自覚症状と対処法について説明する。自動車通勤であり、運転中に低血糖になる可能性を考慮し、糖分を助手席などの手の届く範囲に常備するよう提案する。自覚症状が出現した場合は、すぐに車を停車させることは必須である。その後の再発予防のために摂取したほうが良い食品について管理栄養士に相談するように提案する。
- メトホルミンやSGLT2阻害薬の開始の際には、起こりうる低血糖や飲水量などの注意事項を説明する。

【臨床検査技師】
- 初めて糖尿病と診断された心理状態を各職種と共有し、患者の知識・認識・意欲に応じて指導を進める。
- 初診時の尿ケトン体（＋）の結果について、高血糖状態でブドウ糖を利用できずに脂肪をエネルギー源として使うためケトン体が発生したこと、ケトン体が体内で増えるということは正常な状態ではないこと

を説明する。
- 尿ケトン体軽度陽性で体重減少もあることからインスリン分泌が低下していることが示唆され、インスリン自己注射が開始されることの理解を得る。インスリンの効果や食事・運動量の変化による血糖変動を確認するため、SMBGを行うことを説明する。
- インスリン自己注射との同時導入でのSMBG指導では、煩雑で混乱しないかを確認した上で、意義と手技の説明を行う。
- 患者自身が使いやすい血糖測定器を患者とともに選定し、手技の習得度を繰り返し確認する。理解度に応じて、穿刺方法や血液の絞り方のコツ、結果の誤差などの説明を行う。
- 医師の指示による朝食前と夕食前の1日2回の血糖測定タイミングが可能であるか確認し、血糖測定はインスリン注射の前に行うことを説明する。
- 医療廃棄物の廃棄方法を説明する。
- 測定結果は自己管理ノートに記載し、診察ごとに血糖測定器とともに持参することを伝える。血糖値から生活の振り返りができることを目標とし、体重・歩数・血圧などを記録することも勧める。
- 血糖、HbA1c、肝臓、脂質、腎臓の検査値を示し、その意義と病態について理解を促す支援を行い、行動変容につなげる。糖尿病連携手帳には受診ごとに検査値を記録し、検査値の変動の確認に活用することの説明を行う。

【理学療法士】
- 糖尿病初回治療であることや運動習慣がないことから、運動療法のやり方や有効性について十分に説明し理解を得る必要がある。
- 空腹時血糖値263mg/dL以上、尿ケトン体が陽性であることから、運動後の血糖値の上昇やケトーシスを誘発させるリスクが高いので、代謝異常が軽減するまでは運動療法はすべきではない（Ⅴ章−2−F：76頁参照）。病態の経過を観察しながら、主治医と運動療法を開始するタイミングを相談する必要がある。
- 肥満であることや運動習慣がないことから、運動指導前には運動器疾患の有無を評価し、その結果に応じて運動プログラムを決定する（Ⅴ章−2−F：76頁参照）。

・運動時間を確保することが難しい場合は、仕事の休憩時間や休日などの空き時間を利用して今よりも10分多く身体を動かすことから始め、可能であれば細切れでも週に通算150分以上の運動を目標に行い、減量と血糖コントロール改善に努めるように指導する(V章-2-E:73頁)。

まとめ・問題点への対応

本症例は過食・肥満がベースにあり、糖毒性の影響もあり、インスリン分泌が低下している症例である。現在の代謝状態の改善のためにはインスリンが必要である一方、根本的には過食・肥満の是正が重要であるため、FRCの導入が望ましいと考えられた。またメタボリックシンドロームにも該当するため、長期的には心血管イベントの予防が重要となる。自己注射導入に伴う心理的負担に配慮しつつ、その必要性・意義を説明し、生活の指導も行っていく。経口GLP-1製剤もあることから、糖毒性解除後にはインスリン自己注射を離脱し、内服治療に移行できる可能性もあり、患者の治療に対する動機付けの1つとなるように指導していく。また歯周病と糖尿病の関係について説明し、歯科受診の重要性について説明を行う。

心理的介入
（治療に難渋する働き盛りの高度肥満合併2型糖尿病）

症例、既往歴、現病歴等

症例 48歳、男性。長距離トラック運転手。

現病歴 8年前に職場検診で初めて耐糖能異常を指摘され受診。HbA1c 8.1%、空腹時血糖値128mg/dL、空腹時インスリン値12.2μU/mL、身長178cm、体重127.5kg（BMI 40.2kg/m²、ウエスト周囲長120cm）。高度肥満症、2型糖尿病、高血圧、脂肪肝、中等度の睡眠時無呼吸症候群（AHI18）を認めた。一方、神経障害、網膜症、腎症は認めなかった。外食時のメニュー選びをはじめ、咀嚼、食べる順番、清涼飲料水を控えること、休日や運転時の休憩時間にストレッチやスクワットなどを実施すること、また1日1回朝の体重測定を、可能な限りで実施するように指導し、メトホルミン1回250mg1日3回の内服治療を開始した。しかし、病気に対する理解不足、多忙、メトホルミンの消化器症状により、2回の中断歴あり。職場検診をきっかけに6年前に再診。定期的な通院・治療の継続の必要性について説明し、妻に休日の食事、運動、内服管理の協力を求め、リナグリプチン1回5mg1日1回を開始、次いで、エンパグリフロジン1回25mg1日1回を追加した。SGLT2阻害薬を開始して2か月経ったくらいから陰部掻痒感を自覚したため、内服薬の自己中断とともに外来受診を再び中断。半年後に突然来院されたので、通院治療継続の支援を約束し、GLP-1受容体作動薬の週1回製剤の導入について説明した。セマグルチド皮下注0.25mgSDを週1回から開始、補助具を使用するものの穿刺部痛が強かったため、経口GLP-1受容体作動薬への変更を提案し、セマグルチド1回3mg1日1回から開始。しかし6週間後、1回7mg1日1回に増量後に悪心が出現したと電話あり、この時点での体重は120kg、HbA1c 7.8%であった。大学病院での減量・代謝改善手術を提案したが、新型コロナ禍でスタッフ不足のため、平日に大学病院の外来受診は難しいと拒否された。その後の4年間は治療薬の中断なく、継続通院できていることを励ましつつ、セマグルチド皮下注の剤形と穿刺針が変わったことを説明し、再度セマグルチド皮下注を0.25mg週1回から開始した。穿刺部痛なく、他に副作用も認めなかったので、0.5mg週1回から1mg週1回へと増量し、体重は115kg、HbA1c 7.3%まで低下した。現在のところ、神経障害なし、網膜症なし、大血管合併症は認めていないが、腹部エコー上、高度脂肪肝の所見を認める。また、いびきや日中傾眠は改善傾向にある。昨年の秋に、長距離トラック運転の業務から、集荷場での作業に業務変更願いを出した。

生活背景 長距離トラック運転手。妻と子ども3人と同居で、経済的余裕はない。喫煙歴：20本/日×20年。飲酒歴：機会飲酒だが、ほとんどアルコールは口にしない。食事時間は不規則で、移動中の外食が多い。野菜・水分摂取不足あり、早食い。休日は食後にすぐに寝てしまう。座位時間が長い。薬物の副作用のため、治療を中断しがちである。夫婦関係は良好だが、職場に対する不満は多く、外来時の会話のほとんどは職場での愚痴。性格は真面目で几帳面。その分、ストレスのはけ口として喫煙に走ってしまう。何度も禁煙にチャレンジしているが、アルコールを飲まない分、タバコは辞められないと言う。

身体・検査所見 （直近の外来時） 身長178cm、体重112kg、BMI 35.3kg/m²、血圧138/79mmHg、尿アルブミン 148mg/gCr、尿素窒素19.8mg/dL、クレアチニン0.93mg/dL、eGFR 102.4mL/分/1.73m²、AST 37U/L、ALT 55U/L、γ-GTP 73U/L、トリグリセリド183mg/dL、LDLコレステロール165mg/dL、HDLコレステロール39mg/dL、随時血糖値226mg/dL、HbA1c 7.2%

内服 セマグルチド皮下注1回1.0mg 1週間1回朝、オルメサルタン メドキソミル20mg/アゼルニジピン16mg配合錠1日1回朝、ペマフィブラート1回0.1mg 1日2回朝夕

療養指導上の問題点

1. 長距離トラック運転手で、治療中断もしばしばだったが、最近は何とか継続できている
2. 座位時間が長く、身体活動量は少ない。食事時間は不規則で、外食中心、偏った食生活
3. 職場のストレスからの喫煙。機会飲酒だが高度脂肪肝を認める。睡眠時無呼吸状態は改善傾向
4. 治療薬の変更、追加・増量で、約10 kgの減量、HbA1cは0.8％の低下あり。性格は真面目で几帳面なためか、薬物の副作用に対してナーバス
5. 業務の関係また金銭面の問題で入院精査は拒否。しかし集荷場での作業への業務変更を希望
6. 糖尿病網膜症なし、糖尿病性腎症第2期、大血管合併症はない

各職種との連携

【主治医の治療方針】

- 最近は継続通院ができていることを称賛し、薬物治療の副作用がでた場合、安易に中断するのではなく、まず主治医に連絡してほしいことを確認する。実際、直近の4年間は実行できている。
- 仕事時と休日を分けて、1日のスケジュールを生活日記として記載いただく。三度の食事と起床・睡眠の5つのポイントに絞って、生活リズムの修正ができるところを具体的に探して、生活改善の糸口とする。
- 休日や長距離運転時の休憩時間での身体活動量の増加や不用意な間食を減らす施策について、具体的にできそうな内容を探り、可能な限り、自身の言葉で表現していただくように努める。
- 集荷場での作業への業務変更を希望されており、今一度、入院精査について伺う（高度脂肪肝に対してNASHの有無、睡眠時無呼吸症候群の精密検査など）。外科治療の適応はあるので、日本における減量・代謝改善手術の効果や問題点について、家族を交えて説明する。
- 一方で、GIP/GLP-1受容体作動薬の良い適応でもある。外科治療との利点、欠点を比較して説明し、今後の治療にはいくつかの選択肢があることを丁寧に説明し、本人の希望を伺う。

- 長距離トラックの運転手としての苦労や職場環境でのストレスに共感しつつ、家族を交えたサポート体制を伺っていく。高度肥満症としての糖尿病治療において、治療継続の重要性を理解していただき、種々の病態改善での自己効力感を生み出せるように、各職種と連携して対応する。

【看護師】

- ストレスのはけ口として喫煙に走ってしまうとのことであるが、ストレスの状況を把握し、必要に応じて専門科へのコンサルトについて検討することが望ましい（VI章-2-A-4:127頁参照）。
- 長距離トラック運転手で薬物の副作用をきっかけに治療中断を繰り返しているが、直近4年間は通院継続できている。そのため約10 kgの減量、HbA1cは0.8％低下しており、評価に値する。称賛し、言語的な励ましを伝えることが重要である。また、常に患者がもっている何かしらのニーズ、あるいは置かれている立場や思いを知ろう、理解しようとすることが必要である（VI章-3-A:132頁参照）。
- 治療全般をはじめ、食事・運動・服薬管理については、各職種と連携し対応する（I章-2-A-1:6頁参照）。そして、治療継続には家族の協力が必要と考える。妻と子どもと5人暮らしであるが、家族関係および家族内コミュニケーションについてアセスメントを行い、関係性を把握し、患者が家族の協力を得ることができる環境を作ることが必要である（VI章-3-B:133頁参照）。

【管理栄養士】

- 長距離トラック運転手のため、食事時間は不規則となりがちで、移動中の食事は困難となることに共感しねぎらう。
- 栄養指導は妻同伴で行い、食事療法に対しご本人が困難と感じている点を語ってもらい家族及びスタッフで共有する。
- 調理担当者として妻の協力や心理面でのサポートが欠かせず、ともに治療にむかうことの重要性について理解を得る。患者自身が間食として取り入れられるもの、コンビニでの食品の選び方など、具体的な取り組みを継続できるよう、家族と共有しながらすすめていく。

・外食時のメニュー選びの際は可能な限り野菜を取り入れ先に食べる、ひと口20回以上を意識して咀嚼するなど、具体的な項目として複数提示し、できそうなことから取り入れていただく。
・服薬や体重測定の声掛けなど家族の協力を得て、休日の食事を含め生活のリズムを整えていく。
・食事や生活の記録方法のひとつとして、健康管理のためのヘルスケア・アプリケーションの利用を紹介する。
・高度肥満症に対する減量の手段として、フォーミュラ食*を1日1食、取り入れる方法もあることをお伝えする。

【薬剤師】
・薬の副作用により服薬の自己中断のみならず通院も中断してしまう経緯がある。薬の副作用であることの判断ができることから少なからず薬剤に関心を持っていると思われるので、状況に応じた情報提供をしていく。
・今までの薬剤を中断する理由は、副作用の発現や自己注射の際の強い穿刺部痛である。几帳面な性格であり、副作用が起こらなければ服薬アドヒアランスは問題ないと考える。しかしながら食事時間が不規則であり、1日の服薬回数が多くなることはアドヒアランス低下に繋がる可能性があるため、他の薬剤を含めて服薬しやすい時間を本人と相談しながら主治医に提案する。週1回の自己注射は投与忘れや投与できない場合も考慮し、その際の対処法を説明する。
・GLP-1受容体作動薬の投与による体重減少効果を実感していると思われる。さらに効果を発揮するためには食事療法・運動療法とのコンビネーションが重要であることを説明し、管理栄養士や理学療法士と連携する。

【理学療法士】
・腎症第2期(早期腎症期)であるが、他の慢性合併症は認められないため、特に運動療法の制限は必要ないことをふまえて指導する(V章-2-G:78頁参照)。
・長距離トラック運転手であることから、運転席でも簡単に実施可能なゴムチューブを使用したレジスタンス運動、ストレッチなどを提案する。
・休日は家族の協力を得ながら、一緒にウォーキングなどの有酸素運動を行うことを提案する。しかし、過度の肥満であることから、運動療法を開始する前に膝関節痛などの運動器疾患がないか確認しておく必要がある。もし疼痛がある場合は、下肢を中心としたレジスタンス運動やストレッチから始めることが望ましい(V章-2-F:76頁参照)。
・仕事の都合などで運動を行う時間が確保できない場合は、本人と妻を交えて1日の生活行動を振り返り、少しでも身体を動かす時間がないかを一緒に検討する。NEAT(非運動性熱産生)を増加させるような指導も有効である(V章-2-E:73頁)。

まとめ・問題点への対応

　患者の置かれている立場、心理的背景を鑑みながら、それぞれの職種が患者の境遇を「共感」するとともに、「可能なことから実行する」ことの大切さを伝えていく。医療従事者が患者のペースに寄り添っていることを肌で感じてもらいながら、焦らずに対応する。

*フォーミュラ食:エネルギー源である糖質・脂質を極力抑え、必要十分量のタンパク質・ビタミン・ミネラルをバランスよく配合した食事代替食品。肥満症の食事療法の1つとして有用であると推奨されている(日本肥満学会:肥満症診療ガイドライン2022. ライフサイエンス出版, p54, 2022, 引用)。

血糖マネジメントに難渋している 青年期2型糖尿病

症例ファイル 5

症例、既往歴、現病歴等

症例 27歳、男性。

既往歴 特記事項なし。

家族歴 祖父：2型糖尿病。

生活歴 飲酒：なし、喫煙：10本/日、独身・独居、両親は離婚後、近隣に母親と姉が住んでいる。

現病歴 高校卒業後より飲食店でのアルバイトを転々とし、23歳より無職となる。もともとカッとなりやすく周囲との衝突もあり仕事は長続きしない。22歳のころに2型糖尿病と診断され他院で加療開始となる。24歳より当院へ転院となり、初診時のHbA1c 13.3%、随時血糖352mg/dLであったため血糖マネジメント目的に入院となる。入院前は昼前に起床し、深夜2時に就寝、自炊をすることはなくコンビニエンスストアで総菜や弁当を購入、炭酸飲料を好み1日500mL程度摂取。入院後は食事療法、運動療法、薬物療法（メトホルミン1回250mg1日3回、ダパグリフロジン1回5mg1日1回）にて良好な血糖マネジメントとなり、10kgの減量に成功、1年程度はHbA1c 6%台を推移していたが、この1年はHbA1c10～13%と再度悪化し入院前の体重に戻っている。受診時は毎回1人で受診し家族は一度も付き添いされていない。長続きしないという理由で仕事はせずに、1日中ゲームをして過ごす。高校時代はサッカー部であったが現在の運動は買い物以外ほぼなし。残薬が多く、残薬のために処方しないこともある。食事療法や運動療法は頭ではわかっているが、特に自覚症状がなく、現在の生活に何も困っていないという理由で取り組む意思はない。「仕事もしていないし、自分がどうなっても誰も困らない。特に目標もないし、頑張るのもしんどい」という発言がある。

身体所見等 身長163cm、体重72kg、BMI 27.1kg/m²、血圧118/62mmHg、HbA1c 10.9%、随時血糖268mg/dL、GAD抗体陰性、HOMA-IR 4.0、HOMA-β 56%、腎症第2期、網膜症・神経障害は認めず。精神科にて不眠症に対して眠剤の処方あり。

療養上の問題点

1．生活リズムが不規則
2．糖尿病治療の必要性の理解不足
3．周囲のサポート不足

各職種との連携

【主治医の治療方針】

・前熟考期と思われ、治療への動機づけが得られにくい状況であることからも、糖尿病だけではなく日常生活についての会話も大切にし、患者との信頼関係の構築を優先する。中断リスクもあると考えられるため本人の心理的負担にならない範囲で徐々に糖尿病療養に関する知識を習得してもらう。

・規則正しい食事時間や睡眠時間、運動の気持ちよさを実感してもらうことが理想であるが、取り組みやすいものから1つずつクリアできるように促す。

・母親・姉との関係性は悪くないと思われるため、家族によるサポートを強化する必要がある。

【看護師】

・患者は、食事療法や運動療法のことを知っているものの、生活に困るような症状がないという理由から取り組む意思がなく、前熟考期と考えられる。療養行動について意識化し現在の自分の状態について考える機会を意図的に作る。

・無職、独居で「誰も困らない」と話していることから、周囲の人間関係やサポートが少なく、それゆえに周りに支援を求めることも難しいのではないかと考えられる。まずは、看護師としてAさんが糖尿病とともに生活していくことを支援したい考えを伝えて、相手のペースに合わせて、信頼関係を構築していく。

・患者が継続している通院行動や、その他取り組んでいることを丁寧に聴きだして、行動のメリットとともに継続を支援する。その中で生活リズムを整えるメリットを関連付けて情報提供する。

・患者が自分自身の感情に気づき、自分の健康状態に

関心が持てるように、例えば以前10kgの減量に成功したことやHbA1cが6％台だった当時の体調や気持ち、現在の体調や気持ちをたずねる。また、患者が考える望ましい状態とはどういったものかをうかがい、患者との認識のずれを小さくする。

- 定期通院が途切れないように、受診日は声を掛けるなどして継続を支援して行動の強化につなげる。わからないことや困った時は声を掛けやすい関係を維持するよう努める。
- 腎症第2期であり、血糖コントロールや血圧コントロールによって進行を阻止できる時期であることを患者に情報提供を行う。また、現在の治療の意義をどのように理解されているかを知り、必要に応じて補足説明を多職種へ依頼する。

【管理栄養士】
- 医師の指示栄養量に沿って栄養指導を行う。
- 総エネルギー摂取量の設定（Ⅴ章1-B-1：60頁参照）青年期であり、目標体重は［身長(m)］²×22の標準体重とし、運動は買い物程度であり、軽い労作（大部分が座位の最適活動）25〜30kcal/kgで設定する。

　　目標体重(kg)：(1.63)²×22＝58.5kg
　　総エネルギー摂取目安量(kcal/日)：58.5×(25
　　〜30kcal/kg)＝1,450〜1,750kcal/日

- 食塩摂取量
糖尿病腎症2期であり、高血圧があれば6g未満を目標とする。
- 総エネルギー摂取量および食塩摂取量はあくまで療養指導開始時の目安量であり、患者のアドヒアランスや変化ステージに応じて、現実的な範囲で目安量を設定しながら介入していく必要がある。
- まずは生活パターンを聞き取る。独居、無職であり生活パターンの変更には時間がかかることが予測されるため、食事回数、食事時間を確認し、現在の処方内容が適切であるか医師および薬剤師に相談する。本人の生活パターンと処方タイミングが合った状況で、食事摂取と内服を日々規則的に実施することの重要性について話し、遵守を薦める。
- 食事内容については、コンビニの中食利用のみであり、利用するコンビニの商品から、バランスの良い弁当、エネルギーが少なめの弁当、バランス良く単品を組

み合わせる目安などお話しする。飲み物については、甘くない飲み物を摂取する習慣づけを推奨する。院内に売店やコンビニなどの施設がある場合には、一緒に食品の栄養量を確認しながら、本人の好みに合った内容での組み合わせを考えてみるなど、無理なく実践に生かせるよう、「頑張る」イメージにつながらないような介入を心掛ける。

- 食事を摂取することは日常の活動であり、1年前の入院時に体重減少やデータ改善を経験していることから、その際の食事の内容に毎日の食事を少しでも近づけることで、現在よりも良いコントロールが達成できることを理解してもらい、実践にむけて支援していく。
- 患者に母親・姉のサポートについて提案し、了解が得られれば栄養食事指導に同席し、適切な食事内容を理解してもらう。まずは実践状況を見守ることから始めていただく。

【薬剤師】
- 服薬アドヒアランスは良好ではないと考える。特に1日3回の服薬を長期間継続して服用することが困難であれば、服用回数の少ない薬剤、可能であれば1週間に1回などの薬剤への変更を医師に提案する。
- SGLT2阻害薬を服用の場合、極端な糖質制限によりケトアシドーシスの副作用が起こる可能性がある。ネット情報などを安易に入手する可能性も視野に入れ、管理栄養士と連携しながら食事療法について確認する。
- 抗精神病薬のオランザピンやクエチアピンは、著しく血糖値が上昇するために糖尿病や糖尿病の既往歴のある患者には禁忌である。精神科より処方される薬剤にも注意する必要がある。

【臨床検査技師】
- これまで通院できていることを称賛し、継続を支援する。
- 「目標もなく、頑張るのもしんどい」という現状や、今必要と考えている情報は何か、人生の目標などについて傾聴し、各職種と共有する。
- 2型糖尿病についての基本的な知識を共有し、診断や治療、合併症を知るための検査について、関心を持てるようイラストやビデオなども活用し説明を行う。
- HOMA-IRとHOMA-βの数値から、インスリン抵抗

性とインスリン過剰分泌について説明し、膵臓を労る重要性について理解を促す。

- 自覚症状より検査結果が頼りになる病気であるため、治療目標値を提示し、自分の身体がどうなっているのかを、血糖、HbA1c、尿タンパクの検査結果から把握できるように支援し、食事療法や運動療法の取り組みへの理解を促す。
- 現状は正常血圧であるが、喫煙は血圧を上昇させるため、禁煙を勧める。
- 体重が減ってくると血糖値が下がりやすくなるため、セルフモニタリングとして体重測定を勧める。
- 糖尿病連携手帳には受診ごとに検査値を記録し、検査値の変動の確認に活用することの説明を行う。検査結果から食事療法や運動療法の効果を考察し、治療継続の重要性を認識でき、意欲的に取り組めるよう支援し、各職種と連携する。

【理学療法士】
- まずは患者との信頼関係の構築を目指し、コミュニケーションを図りながら何でも話ができる（相談ができる）ような関係を築く。
- なぜこの1年でHbA1cや体重が増加したのか、運動療法の視点から聴取し、改善可能な部分があれば指導する。
- 運動療法は糖尿病治療だけの目的ではなく、精神的な健康維持にも効果がある（V章2−C:71頁参照）ことを理解していただき、どんな運動であれば実施可能かを患者と一緒に検討する。
- あまり外出をしたくないようであれば、NEAT（非運動性熱産生）を増やす方法があることも説明する（V章2−E:73頁参照）。
- 可能であれば、家族（母親・姉）に協力を得て、糖尿病治療や精神的な面のサポートをお願いする。

まとめ・問題への対応

- 心理的な不安定性が療養へ大きな影響を与える。本人の思いを傾聴し、尊重しながら信頼関係を構築する。
- 糖尿病の療養に関する知識は簡単なことから確認していく。
- 生活環境に応じた食事・運動・薬物療法について本人や家族に具体的な説明を行い、本人と相談しながらハードルの低いものから取り組みを勧める。成功体験を大切にし、できたことは称賛する。
- 可能な限り、家族の協力を得て、生活を含めたサポートをお願いする。

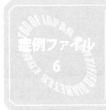

糖尿病合併妊娠

症例、既往歴、現病歴等

症例 32歳、女性。

既往歴 0歳、先天性股関節脱臼。

家族歴 糖尿病：母。高血圧：母、祖母。

現病歴 27歳までの職場健診では異常を指摘されなかった。32歳時に他院にて空腹時血糖231mg/dL、HbA1c 11.7%を初めて指摘された。口渇、多飲、多尿などの自覚症状は認めなかった。インスリンアスパルト朝6単位、昼5単位、夕5単位、インスリンデテミル夕5単位の強化インスリン療法が開始されたが、まもなく妊娠が判明した。このときHbA1c 9.9%であった。転居に伴い当院を紹介受診。糖尿病合併妊娠の治療目的に入院治療を行った。入院時妊娠17週。

生活歴 飲酒歴なし。喫煙歴なし。30歳時より週1〜2回のパート勤務であったが、1か月前に退職。食事は1日3回。妊娠前は好きなものを好きなだけ摂取しており、揚げ物が多かったが、妊娠判明後は和食中心にするよう心掛けている。

体重歴 20歳時58kg。最大体重58kg（20歳前半時）。入院時55kg、非妊娠時57kg（妊娠が判明し動揺して一時体重が3kg程減少した）。

身体所見 身長150cm、体重55kg。BMI 24.4kg/m²、血圧130/88mmHg、末梢神経障害なし、網膜症なし、腎症なし。

検査所見 尿所見：尿糖（−）、尿タンパク（−）、尿潜血（−）、尿ケトン体（−）、尿アルブミン20.2mg/gCr、24時間蓄尿Cペプチド48μg/日

血液所見：白血球9800/μL、赤血球473万/μL、Hb12.8g/dL、Ht 37.8%、血小板27.7万/μL

生化学所見：総タンパク7.3g/dL、アルブミン3.8g/dL、総コレステロール165mg/dL、トリグリセリド123mg/dL、HDLコレステロール75mg/dL、空腹時血糖89mg/dL、HbA1c 8.6%、空腹時Cペプチド0.34ng/mL、グリコアルブミン18.6%、GAD抗体（ELISA法）＜5.0U/mL

家族の支援と本人の思い 夫は協力的で、愚痴も聞いてくれる。妊娠の経過について、本人の不安な気持ちもあるが、自分が生むと決めたし、自分だけの身体じゃないので、赤ちゃんと夫のためにも治療を頑張ろうという気持ちになっている。母は糖尿病があり、血液維持透析や下肢壊疽も患って3年前に脳梗塞で死去された。そのような経験を通して、糖尿病に対する知識はもっている。

治療計画上の問題点

1. 妊娠に伴う血糖マネジメント目標の変化
2. 妊娠経過に伴う食事・運動・薬物療法の変化への対応

各職種との連携

【主治医の治療方針】

・著明な高血糖状態の状況下で妊娠が判明したため、流産、先天奇形などのリスクについて説明の上、妊娠の継続の希望を確認した。本人、家族とも妊娠継続を強く希望されたため、治療継続となった。

・2型糖尿病の診断後まもなく妊娠が判明しており、強化インスリン療法が開始されていたが、妊娠の経過で必要インスリン量が増大することが予測される。

・食事療法の目標摂取エネルギー量として、糖尿病の診断時は1,400kcalを提案されていたが、現在妊娠中期にあたるため、エネルギー付加を含め1,700kcalを提案する。

・目標血糖値は、空腹時血糖95mg/dL未満、食後1時間血糖値140mg/dL未満または食後2時間値120mg/dL未満、HbA1c6.0〜6.5%未満（妊娠週数や低血糖のリスクなどを考慮し、個別に設定する）を目標とする。目標達成が困難な時はインスリン量を調節するが、それでも困難な場合は分割食も提案する。

・退院後自宅でも実行可能な食事について、管理栄養士の協力を得て本人の生活実態に即した食事の提案を行う。

・間歇スキャン式持続グルコースモニタリング（isCGM）

を用いた血糖モニタリングも考慮したが、希望されなかったため、血糖自己測定（SMBG）を継続する。

【看護師】
・2型糖尿病の診断後まもなく妊娠が判明しており、「糖尿病合併妊娠」である現状や、妊娠時の高血糖や体重増加による合併症リスクについて、どのように捉え理解できているのか、その思いを傾聴し、患者が主体的に自己管理を行えるよう、今後の方針について看護師間でよく話し合う。また、医師や管理栄養士など他職種のスタッフとともに必要な情報を共有し、患者が自ら目標を設定し達成できるよう支援する。
・2型糖尿病の診断やインスリン注射、SMBG、また、妊娠の判明や、妊娠経過に伴う変化により、精神的負担感や不安が強くなることも考えられるため、患者とコミュニケーションをとり、精神状態を把握して主治医や他職種と連携し、適宜情報提供や精神的支援を実施する。
・インスリン注射、SMBGの手技や実施状況を確認し、必要な療養指導を行うとともに、低血糖・シックデイ時の対応についても情報提供を行う。また、食事、運動、生活全般についても状況把握、療養指導を行い、血糖管理が適切に継続できるよう支援する。

【管理栄養士】
・糖尿病の診断前は、食事内容については好きなものを摂取しており、間食は焼き菓子を時に摂取する程度で、ミルクティーのような清涼飲料を毎日摂取していたとのことであり、まずは糖尿病の食事療法の基本について指導する。
・妊娠中期に入るので、主治医の指示のもと、目標摂取エネルギー量を1,700kcal（30kcal/目標体重＋250kcalの付加エネルギーに相当）に設定する。
・1日3食の摂取継続や栄養バランス調整の重要性、体重管理のための食事調整などについて指導する。また、退院後の食事療法を見据えて主食の量を一定にすること、野菜から食べるなど食べる順番について指導する。
・入院するまではカップ麺などインスタント食品の摂取が多かったようだが、退院後は義母と同居し、協力して料理を一緒に作る予定との情報あり、義母も同席のうえ栄養指導を行う。

・入院中は3回食で血糖コントロールが得られていたが、退院後は食事量の変化や分割食の導入など、妊娠中に特徴的な食事療法の変化にも対応するため、食事量と栄養バランスの評価、本人の体重、児の発育状況を十分に把握し、適宜エネルギー量を調節する。

【薬剤師】
・インスリン製剤の特徴や管理方法（超速効型と持効型の違い、夏季・冬季など季節変化によるインスリン保管時の注意点など）について理解度の確認を行い、主治医や看護師と情報共有する。また、強化インスリン療法に伴う皮下硬結の出現や回避方法についても情報提供を行う。
・妊娠期間中のインスリン投与量の増大は、自身の食事療法、運動療法の取り組みが不十分のせいではないかという誤解を与えないよう、妊娠期間の経過とともにホルモンの影響を受けてインスリン投与量が増えることは一般的で、予測されることである旨をあらかじめ情報提供を行う。
・妊娠期間中の低血糖は胎児への影響が懸念される。低血糖が起こった場合は我慢せずに適切に対処できるよう説明する。
・インスリン製剤の腹部への投与を気にされる場合は、注射針の長さを説明し、胎児には針の影響は無いことを説明する。
・妊娠中の薬剤の投与と胎児への影響が気になる場合は、インスリン製剤は内服の血糖降下薬とは違い、胎盤を通過する可能性はほぼ無いことを説明する。
・悪阻の時期には食事摂取量が一定しないため、シックデイ対策に準ずるインスリン投与量を医師と連携し、また食事内容について管理栄養士と連携する。

【臨床検査技師】
・SMBGの重要性について情報提供を行うとともに、血糖測定の手技や理解度について確認を行う。妊娠中の治療目標の血糖値について説明を行う。
・糖尿病合併妊娠のある患者のため、出産後も糖尿病治療の継続が必要であることから、一般的な臨床検査の意義と考え方（HbA1c、糖尿病合併症など）について説明を行う。

【理学療法士】‥‥‥‥‥‥‥‥‥‥‥‥‥‥‥‥‥‥‥‥

・妊娠中の運動療法について、日々の体調をよく観察したうえで無理のない範囲での身体活動を行うことを推奨した。

・入院前は週2回程度犬の散歩を30分程度実施していた。それ以外はほぼ安静にしていた。退院後は、義母や夫と散歩をする計画があり、食後血糖の上昇を抑制する効果について説明し、継続を他職種と連携しながら支援する。

まとめ・問題点への対応

1. 妊娠時には、母体の内分泌代謝系は胎児の発育とともに大きく変化する。妊娠の経過に従って、胎児は母体からエネルギーの供給を受けるため、母体の必要エネルギーは増大するが、その一方で妊娠に伴うホルモンの変化の影響でインスリン抵抗性が増大し、胎盤でのインスリン分解促進も加わって、母体のインスリン必要量が増加する。高血糖に伴う児への合併症（巨大児、低出生体重児、周産期合併症、胎児死亡など）を予防するため、また、高血糖に伴う母体への合併症（糖尿病網膜症・腎症の増悪、糖尿病ケトアシドーシス、流産、早産、妊娠高血圧症候群、羊水過多など）を予防するため、非妊娠時よりも目標血糖値を厳格に設定する必要がある。治療薬については、胎児への影響を考慮し、インスリン療法が選択される。

2. このような妊娠に伴う特徴的な変化に対応するため、本人も含めた多職種で構成された治療チームを結成し、共通の治療目標を設定し、共有することが重要である。もちろん、産科・眼科医師、助産師との情報共有も極めて重要である。母体の妊娠による身体的・精神的負担のうえに、糖尿病を合併していることにより、さらなる身体的・心理的・経済的負担を伴うことにも留意する。

3. 本症例においては、当初は糖尿病の診断、引き続く妊娠に対して大きく心理的な動揺が見られたが、家族の協力と支援が得られ、本人のモチベーションも高く維持できたことから、妊娠中の糖尿病治療に前向きに取り組むことができた。多職種で構成された糖尿病チームが、妊娠中に予想される様々な変化に対し、継続的に関わっていくこととした。

4. 本症例は入院中にインスリン アスパルト朝8単位、昼6単位、夕6単位、インスリン デテミル夕5単位に増量し、おおむね目標血糖値を達成することができた。

5. 最終的にインスリン アスパルト朝8単位、昼10単位、夕6単位、インスリン デテミル夕7単位にて血糖値は安定し、妊娠40週2日に緊急帝王切開にて2,598gの男児を出産した。

認知症のある患者

症例、既往歴、現病歴等

症例 90歳、女性。

家族歴 特になし。

既往歴 肥満歴なし。55歳より高血圧にて内服加療中。

生活歴 喫煙：なし、飲酒：なし。独居、食事は自炊であるが、最近視力低下のためやや困難となっている。また買い物も困難であり、食材の宅配サービスをしばしば利用している。長男家族が近所に住んでおり、1日に1回は様子を見に来る。

現病歴 65歳の時に、通院中の近医での定期的な採血にて糖尿病の診断を受ける。HbA1c 7.5%であり、内服薬（SU薬）にて治療を開始された。定期的な運動は特に行っておらず、畑仕事を1日に2時間程度の活動量であった。HbA1cは7%前後で経過していたが、畑仕事中に時折低血糖となることがあった。70歳代になり次第にHbA1cが上昇し、8%を下回ることが難しくなったため、糖尿病専門の病院に紹介された。その際に、空腹時血中CPR 0.7ng/mLとインスリン依存状態に近いレベルまで低下していたため、75歳の時点でインスリン強化療法を開始された。その後はかかりつけ医を定期的に受診しインスリンを処方してもらい、HbA1cは7.5%前後で経過していた。インスリンリスプロ朝6単位・昼6単位・夕6単位、インスリングラルギン夕10単位にて処方されていたが、最近冷蔵庫の中から未使用のインスリンリスプロ4本、インスリングラルギン5本を長男が発見し、正しい時間に正しい単位の注射ができていない可能性があった。低血糖様の症状もしばしば認めるようになったが、従来はできていた血糖自己測定も最近はほとんど行われなくなったため、血糖値の確認ができていなかった。その他のことでも物忘れが目立つようになったため、認知症の専門病院を紹介され受診し、アルツハイマー型認知症（HDS-R 15点）の診断のもと、ドネペジル（認知症治療薬）の投与が開始となった。インスリン注射や血糖測定を家族が促すと、暴言を吐いて強く拒否するようになり、家族

もただ見守るだけの状況となった。強化インスリン療法は困難であると判断して糖尿病専門病院に相談し、インスリングラルギン 朝8単位とシタグリプチン1回50mg 1日1回の併用療法に変更された。またこのような状況を踏まえて、長男が施設入所の可能性を探っているが、インスリン注射をしていることで入所可能な施設はほとんどないのが現状である。介護支援を受けており、訪問看護による介入は可能である。ヘルパーが週1回訪問しているが、内服薬の飲み忘れが頻回に認められ、また1日3回食事を摂っているかを尋ねてもあいまいな返答しか得られない状況である。デイサービスを勧めても拒否され、ほとんど家から出ない生活が続いている。基本的ADLは現在ほぼ自立しているが、上記の通り買い物に行くのは困難でありお金の計算もできず、手段的ADLは低下している。

身体・検査所見 身長148cm、体重42kg

診察日の随時血糖値 285mg/dL、HbA1c 8.4%

療養指導上の問題点

1. 認知症が進行し、自己注射や内服管理が困難となっている。
2. 血糖自己測定が困難であり、低血糖の際に確認が難しい。
3. 易怒性が強く、周囲のサポートを受けるのが困難である。
4. サルコペニアや骨粗鬆症の可能性が高く、転倒・骨折などを契機に寝たきりとなるリスクが高い。
5. 施設入所が望ましいが、インスリン注射を施行しているので受け入れ可能な施設が非常に限られる。

各職種との連携

【主治医の治療方針】

・高齢者総合的機能評価を定期的に行い、適切な医療提供の基盤とする。

・明らかな認知症があり、「高齢者糖尿病の血糖コントロール目標」に従えば、インスリン使用でカテゴリー

Ⅲに入りHbA1c 8.5％未満、下限7.5％が目標となる。施設入所を考えるとインスリン注射を中止したいところであるが、内因性インスリン分泌能が著明に低下しており、インスリン療法の継続は必要である。現在の持効型インスリンは1日1回注射であり、家族による注射も可能である。併用する血糖降下薬は低血糖を起こさないことを最優先としてDPP-4阻害薬が望ましい。低血糖が遷延する可能性を考えて、SU薬の使用は見合わせた。高齢で活動量も低くサルコペニアの可能性もあり、シックデイ時の懸念もあるため、SGLT2阻害薬やビグアナイド薬も使用しづらい。薬剤は1日1回にまとめるようにして、一包化やピルケースなどを利用してアドヒアランスの向上に努める。インスリンとの併用が認められているGLP-1受容体作動薬は使用可能である。週1回製剤や、基礎インスリンとの配合注は介護者の負担を減らす意味でも使用したい薬剤である。

- 食事療法は、欠食や摂取量の減少がないようにしながらバランスよく食べるようにしてもらう。糖尿病食の宅配サービスの利用も検討する。食事量が減るときは低血糖の心配があり、インスリン量を調整するために連絡をもらうよう家族に説明する。低栄養にならないように、常に摂取量に注意する。現在使っている介護サービスの利用を継続し、平日は訪問看護により服薬や注射の見守りを行う。

- 家の中に引きこもらず、できるだけ外に出て身体を動かしたり他者と会話をすることは、認知症の進行予防につながる可能性があり、デイサービスへの参加をできるだけ促し家族にも理解してもらう。

- 転倒・骨折が生じやすいので過度の降圧・低血糖にならない配慮をする。これらを家族・介護スタッフに理解してもらう。定期的に治療目標を評価・修正する。

【看護師】

- インスリン注射を中心とした糖尿病の自己管理が、加齢と認知症により困難となっているため、適切に介護支援を提供し、治療の継続と安定した生活が送れるよう支援する。

- 治療拒否の一因となっている認知症の行動・心理症状（BPSD）について観察し、主治医や認知症の専門医と連携して、薬物療法や患者の生活調整・環境調整を行い、治療に対する本人の協力をできるだけ得られるよう支援を行う。

- 認定されている要介護・要支援認定の区分が現在の状態にあっているか、区分変更の必要性を検討し、必要であれば主治医に報告し、手続きを行い、適切な介護支援を受けられるように調整する。

- 認知症と診断され、手段的ADLが低下していることから、要介護1の認定を受けた場合、ケアマネージャーや家族と連携し、例えば、週1～2回の訪問看護とその他訪問介護、通所サービスなどを組み合わせて、治療と日常生活が継続できるよう支援する。

- 訪問看護師、介護担当者（ヘルパーなど）と連携し、体重減少や食欲低下、嚥下機能低下、水分摂取や食事摂取の減少、偏りなどがないか状況を把握し、低栄養や脱水の予防、早期発見に努める。

- インスリン注射については、本人の手技や認知状況を確認し、家族が注射の見守り、もしくは本人に代わって注射できるよう指導を行う。訪問看護師も注射や服薬管理を支援し、家族の負担が増えすぎないようにする。

- 血糖測定方法について家族に指導し、必要時に血糖値を確認できるようにしておく。訪問看護師が訪問した際、主治医の指示に基づき血糖測定を行う。

- 低血糖やシックデイの対処法について、家族や介護担当者に説明しておく。低血糖の症状や起こりやすい状態について説明するとともに、高齢者の場合は典型的な低血糖症状でないことも多いため（頭がくらくらする、体がふらふらするなど）、その旨、説明しておく。

- 体調不良の場合には、早めに連絡をもらうよう説明する。

- 認知症の進行予防、寝たきり予防、また家族の負担を軽減するため、デイサービスへの参加について本人、家族に促し調整する。訪問看護師が訪問した際は、離床を促したり、筋力低下を予防する簡単な運動を行う。

- 施設入所については、本人と家族の意向を確認し、介護医療院などの医療ケアが必要な人も長期利用できる介護施設について、主治医やケアマネージャー、地域包括支援センターなどと連携して検討する。

【管理栄養士】

- 症例はアルツハイマー型認知症と診断され、最近は自発性や活動量が低下している独居の後期高齢者である。今後の介護について考慮し無理な体重増加を目指さず目標体重を42kg（現在の体重、BMI 19.2kg/m²）とした。目標栄養量として、エネルギー1,250kcal/日（目標体重×30kcal/kg）、タンパク質50g/日（目標体重×1.2g/kg）とする。
- 毎日規則正しく3度食事ができているか、食事内容の変化（特に欠食や摂取量の低下）や体重減少について、1日1回様子を見に来る程度の近所の長男家族へ支援の強化を確認する。家族の支援の強化が困難な場合はデイサービスへの参加を改めて本人と家族へ促してみる。拒否されているため、訪問ヘルパーの訪問回数の増加の提案を行う。
- インスリン注射をしているため施設への入所は困難である。アルツハイマー型認知症と診断され手段的ADLの低下があり買い物や調理が次第に困難になってきている。介護サービスを利用して、自宅において訪問ヘルパー等による食材の買い物や調理等の介入を強化する。さらに、宅配食サービスの利用を進め、いくつかの宅配食会社の案内を行い、具体的なお弁当の内容を調整し本人と家族に説明する。
- 食欲低下やいつもより食事量が少ない時のインスリン注射の量や低血糖症状時の対応や緊急時における病院への連絡方法について主治医に確認し、訪問看護師、訪問ヘルパー、長男家族とも共有する。

【薬剤師】

- 自身での服薬管理が厳しいため、長男家族が管理できるように説明する。1日1回の投与時間は可能な限り一定であることが望ましいことを説明するが、そうでない場合の許容時間の範囲を主治医と相談するように提案する。
- デイサービスへ行く日は血糖値が下がる可能性があるため、そうでない日とのインスリンの投与量に差をつける必要性について医師に確認する。
- デイサービスの担当者に低血糖の可能性や対処法について説明する。また、摂取する糖分の種類は、本人が拒否することなく摂取できるようなものが選択できるように管理栄養士と連携する。

まとめ・問題点への対応

1. 食生活や生活状況、ADLや認知機能低下の状況、心理状況を把握し、食事療法、インスリン治療状況を確認する。また、これらの情報を家族と共有し、シックデイなど非常時の対応をあらかじめ確認しておく。
2. 身体状況、認知機能、心理的状況、家族背景などを把握し、介護サービスを使用しながら、療養生活が継続できる支援を行う。
3. 転倒・骨折の予防を念頭に高血糖・低血糖・過度降圧・低栄養に注意し、リハビリも含めた総合的評価とプランの見直しを定期的に行う。
4. 本人と家族の意向を確認しながら、医療ケアが行える施設への入所の可能性を検討する。

腎不全症例

症例、既往歴、現病歴等

症例 55歳、女性。

既往歴 高血圧、脂質異常症、橋本病、卵巣がん手術（31歳）。

家族歴 父が糖尿病、肝臓がん、弟が糖尿病（維持血液透析後に死亡）。

現病歴 幼少期より肥満傾向であった。29歳時に献血時の血液検査で高血糖を指摘され、近医（糖尿病専門医）への通院を開始した。食事・運動療法を開始され、経口血糖降下薬が追加となり、経過観察された。32歳頃にインスリン自己注射が導入された。43歳時にGLP-1製剤リラグルチドが追加となったが、体重90～93kg前後、HbA1c 9～9.5％の状態が続いていた。45歳頃から、毎年1回7～10日程度の血糖コントロール入院を繰り返し、退院時には減量でき、血糖コントロールも改善するが、時間経過と共に、リバウンド、血糖コントロールの悪化をきたすという繰り返しであった。外来受診時、糖尿病透析予防指導管理を実施してきた。50歳の入院時は、体重78.0kg、血糖値123mg/dL、HbA1c 9.4％、Cペプチド1.50ng/mL、クレアチニン0.75mg/dL、eGFR 64.3mL/分/1.73m²、尿タンパク（3＋）の状態であった。53歳時は、血糖値132mg/dL、HbA1c 10.0％、クレアチニン1.02mg/dL、eGFR 45.1mL/分/1.73m²、尿タンパク（3＋）の状態であった。55歳時、体重76.0kg、血糖値110mg/dL、HbA1c 7.6％、クレアチニン1.55mg/dL、eGFR 28.3 mL/分/1.73m²、尿タンパク6.14g/gCrの状態となり、血糖コントロール目的および腎機能評価目的にて入院となった。

生活歴 喫煙：なし、飲酒：なし。

社会背景 母と2人暮らし、1日3食摂食。運動：通勤時の歩行で片道15分程度。出産歴：なし。職業：テーマパークの調理師、立ち仕事。

体重歴 20歳時：78kg、過去の最高体重：95kg（38歳頃）。

薬剤 糖尿病内科：イプラグリフロジン1回50mg1日1回、メトホルミン1回250mg1日2回、ピタバスタチン1回2mg1日1回、テルミサルタン1回80mg1日1回、アムロジピン1回10mg1日1回、レボチロキシン1回50μg1日1回、インスリン アスパルト朝8単位、昼8単位、夕8単位、インスリンデグルデク朝14単位、セマグルチド皮下注1回1mg週1回

血糖自己測定：1日2回実施

腎臓内科：フロセミド1回20mg1日1回、フェブキソスタット1回10mg1日1回

入院時身体所見 身長：155.0cm、体重：76.0kg、BMI：31.6kg/m²、血圧：138/86mmHg、脈拍64/分・整、甲状腺腫：なし、心音：純、肺野：清、腹部膨隆・軟、グル音：正常、下腿浮腫：両側軽度＋、膝蓋腱反射：両側消失、アキレス腱反射：両側消失。下肢振動覚：右7秒、左7秒。足底タッチテスト：両側陰性。

検査所見 尿所見：尿タンパク3.97g/gCr、血液所見：赤血球409万/μL、Hb 12.2g/dL、Ht 37.0％、白血球7,300/μL、血小板24.0万/μL、血液生化学所見：総タンパク7.1g/dL、アルブミン4.0g/dL、尿素窒素21mg/dL、クレアチニン1.60mg/dL、eGFR 27.3mL/分/1.73m²、尿酸6.4mg/dL、AST 14U/L、ALT 11U/L、Na 144mmol/L、K 4.3mmol/L、Cl 105mmol/L、Ca 9.7mg/dL、P 4.1mg/dL、トリグリセリド338mg/dL、LDLコレステロール69mg/dL、空腹時血糖値110mg/dL、HbA1c 7.6％、グリコアルブミン16.0％、FT₄ 1.16ng/dL、TSH 1.08μU/mL、心電図：不完全右脚ブロック、CVR-R：1.09％、腹部エコー：左腎嚢胞、膵嚢胞、胸部X線単純撮影：心胸郭比：50％、両肺野に異常所見なし、眼科受診：両側単純網膜症

療養指導上の問題点

1. 比較的急速にeGFRが低下しており（rapid progression：1年当たり5mL/分/1.73m²以上の低下（日本腎臓学会編：エビデンスに基づくCKD診療ガイドライン2023.：東京医学社, p.14, 2023, 引用）、可能な限り透析導入時期を遅らせること

2．調理師という仕事柄、味見を含めて過食になり、肥満の是正が困難であること

3．他の糖尿病合併症（単純網膜症、神経障害あり）の進展予防

4．医療チームによる糖尿病透析予防指導管理と腎代替療法指導管理の活用

5．今後の治療継続への支援体制

各職種との連携

【主治医の治療方針】

・本人への教育と、食事療法（減塩、タンパク質制限）の徹底と運動療法の実施、および適切な薬物療法と着実な服薬により、透析導入時期を遅らせること。

・低血糖を起こさぬ血糖コントロールとHbA1c 7.0%未満を目標とすること。

・腎障害の進行に伴う内服薬の見直し。eGFR＜30mL/分/1.73m²となりメトホルミンは中止する。

・2型糖尿病での腎障害の進行を抑制する非ステロイド型選択的ミネラルコルチコイド受容体拮抗薬フィネレノンや炭素（球形吸着炭）の投与を検討する。

・食事療法を実践・継続できるよう日常の問題点を本人、医療スタッフと共有する。

【看護師】

・生活状況〔食事・生活リズム・activity of daily living（ADL）・内服状況など〕、現在の状態を把握する。また、現在の病気の状態・生活について本人がどのように思っているのかを確認する。

・インスリン注射の手技を確認する。

・透析導入を遅延するためには、血圧・血糖コントロールが重要であることを伝え、自宅でもモニタリングできるように医師・管理栄養士と連携し支援する。

・今後腎機能低下に伴い予測される低血糖に備え、血糖自己測定が実施できるように支援する。低血糖症状の対応について確認しておく。

・腎機能を悪化させないために、感染予防、脱水予防が必要であること、他医療機関の受診方法（腎機能低下していることを伝える、連携手帳を提示する）を伝える。

・下腿浮腫の見方を伝えるとともに、フットケアが自己にて行えるように支援する。

・家族内に透析を行っていた方がおり、腎代替療法に対する本人の思いを確認する。

・腎機能の低下に伴い出現が予測される身体症状について説明し、自己観察ができるように支援する。

・医療者で情報を共有し、今後の方向性を確認した上で、本人に腎機能が低下していることを伝え、将来生命維持のためには、腎代替療法が必要になることを伝えていく。

・今後の生活について本人の思いを傾聴していく。

【管理栄養士】

・eGFR 27.3mL/分/1.73m²と腎不全期であり、主治医の治療方針で、目標栄養量は下記のとおりとすることとなった。

エネルギー　1,850kcal
　算出根拠：目標体重52.9kg（BMI 22kg/m²）×35kcal（普通労作の最大量）

タンパク質　40g
　算出根拠：目標体重52.9kg（BMI 22kg/m²）×0.8 g/kg/day

食塩　6g未満

・目標栄養量は、患者の経過をよく観察し栄養状態や病態の変化などに応じて適宜変更する。また、目標量の達成まで段階的に指導を進める。

・食事療法に対する動機づけのため、食事療法の重要性や目的、および治療効果について十分に説明し、これらを患者に理解していただく。

・患者の職業および食生活、食事内容、嗜好などを十分に把握し、これらに即した実行可能な食事療法の方法について指導する。

・食事療法の理解度や実行度、治療効果、栄養状態、quality of life（QOL）などを評価しながらモニタリングを行う。

・これらの指導内容は、糖尿病透析予防チームのスタッフと情報を共有するとともに、必要に応じてカンファレンスを行い指導の変更や強化を図る。

【薬剤師】

・内服薬は1剤を除き全て朝食後の服用であるが、その1回の服薬忘れがないか確認する。

・仕事中の低血糖が味見により回避されている可能性がある。調理師であり運動量は多いと思われるため、低血糖の自覚症状を説明し、低血糖の状況を確認する。

・血糖自己測定の実施状況を確認する。血糖自己測定が困難であれば持続グルコースモニタリングシステムの装着を提案して血糖コントロールの状況を他職種と共有する。

・腎機能の急激な悪化の原因として鎮痛薬（NSAIDs）などの服用の有無を確認する。立ち仕事であり腰痛などで服用する可能性がある。必要に応じて腎機能への影響を説明する。

【理学療法士】

・通勤時の歩行（往復30分程度）と仕事内容から1日の身体活動量は確保できている。今後もこの身体活動量の維持に努めることを伝える。

・BMIが30kg/m²を超えているため、運動器疾患（腰や膝の関節痛や筋力低下など）の有無を評価し、それらが認められた場合はストレッチングや低負荷での筋力増強運動など関節に負担がかからない運動を指導する（V章2-F-3：77頁参照）。関節痛が強い場合は、疼痛が改善するまで通勤時の歩行を一旦中止し、自転車などに変更させることも考慮する。

・神経障害は下肢筋力、バランス能力、および関節可動域の低下などの運動器障害を引き起こす。適切に評価を実施し（V章2-D：72頁参照）、運動中および仕事中の転倒予防に留意した指導が必要である。

・自律神経障害の可能性を考え、運動中の無自覚性低血糖に注意する（IX章1-A：194頁参照）。

・足病変の発症を防ぐため、毎日足部の皮膚観察を行い、異常が認められたらすぐに主治医や看護師にフットケアが依頼できるような体制を整えておく。

まとめ・問題点への対応

1．本人が病態理解を深めることができるように努める。食事療法（減塩、タンパク質制限）の徹底と可能な範囲での糖尿病透析予防指導管理の運動療法の実施〔高度腎機能障害患者指導（運動加算）〕、薬剤の調節を含めた腎機能悪化の進展防止に努める。

2．肥満、溢水傾向に対する至適エネルギーの設定。食塩、水分量、栄養素などを詳細に見直しながら、できるところから実行できるよう根気強く栄養指導を実施する。

3．推奨されるリスク評価やフットケアを継続する。

4．同日の診療、栄養指導、療養指導が可能となるよう外来受診日を調整する。透析導入準備に向けた腎代替療法指導管理を開始する。

5．就業に不利益がないよう患者中心のアプローチと共に、訪問看護サービスなどの社会資源導入を検討し、通院・服薬アドヒアランスの改善を図る。

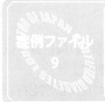

新規発症1型糖尿病

症例、既往歴、現病歴等

症例 21歳、女性。

主訴 口渇、体重減少。

既往歴 特記すべきことなし。

家族歴 糖尿病の家族歴を含め特記すべきことなし。

生活歴 大学4年生。両親と同居。同胞は姉1人。飲酒なし、喫煙なし、アレルギーなし。

現病歴 受診の半年前から口渇を自覚するようになった。4kgの体重減少も認めたために近医を受診した。空腹時血糖値324mg/dL、HbA1c 15.8%、尿ケトン体陽性であったため、紹介受診となった。前年の大学の健診では特記すべき異常は指摘されていない。2か月前にテレビで糖尿病の番組を見て、糖尿病かもしれないと思い、それまで飲んでいたジュースやスポーツドリンクは中止し、水やお茶を飲むようにしていた。初診時の血液ガス検査上、アシドーシスは認めず、糖尿病ケトーシスの診断で入院となった。

身体・検査所見 身長155.0cm、体重43.5kg、BMI 18.1kg/m²、体温36.2℃、血圧117/63mmHg、脈拍86/分、整、意識清明、結膜に貧血、黄染なし、甲状腺腫なし、肺野清、心音純、腹部肝脾腫なし、下腿浮腫なし、下肢振動覚低下なし、アキレス腱反射正常。

尿所見：比重＞1.030、タンパク（-）、糖（4＋）、ケトン体（3＋）、蓄尿Cペプチド27μg/日

血液所見：赤血球452万/μL、Hb 13.9g/dL、Ht 41.3%、白血球6,100/μL、血小板28.5万/μL

血液生化学所見：総タンパク7.9g/dL、アルブミン4.5g/dL、尿素窒素9.1mg/dL、クレアチニン0.49mg/dL、AST 18U/L、ALT 10U/L、γ-GTP 17U/L、Na 139mmol/L、K 3.8mmol/L、Cl 99mmol/L、総コレステロール216mg/dL、トリグリセリド56mg/dL、HDLコレステロール81mg/dL、空腹時血糖値333mg/dL、HbA1c 15.2%、TSH 0.38μU/mL、FT4 1.01ng/dL、空腹時Cペプチド0.5ng/mL、GAD抗体91.6U/mL

血液ガス分析 pH 7.413、HCO3⁻ 26.4mmol/L

腹部エコー検査：膵臓に形態学的な異常なし

入院後経過：入院後ケトーシスに対しては、輸液とインスリンの経静脈的投与を行い、改善を認めた。GAD抗体が陽性であり、内因性インスリン分泌の低下を認めたことから1型糖尿病と診断した。入院中にインスリン自己注射、isCGMの導入、補正を含めた追加インスリン量の決め方、低血糖時の対応法、シックデイの指導を行った。また管理栄養士にカーボカウントについての説明を依頼した。基礎インスリンとしてトレシーバ注フレックスタッチ就寝前8単位、追加インスリンとしてルムジェブ注ミリオペンを処方した。ルムジェブの単位数は、入院中の血糖値の推移から、糖質/インスリン比朝8g、昼10g、夕10g、インスリン効果値80mg/dLに設定のうえ退院とした（付録297頁参照）。

療養上の問題点

・1型糖尿病の受容
・インスリン注射とisCGM手技の獲得
・食事療法（基礎カーボカウント、応用カーボカウント）の習得
・低血糖時の対応法の習得
・シックデイの対応の習得

【主治医の治療方針】
・病歴および内因性インスリン分泌の低下と膵島関連自己抗体陽性を認めたことから急性発症1型糖尿病と診断した。
・本人と両親に1型糖尿病であることと原則として終生にわたるインスリン療法が必要となることを説明した。またこれまでの生活習慣と1型糖尿病の発症とは関わりがないこと、適切に血糖値を管理できれば妊娠・出産も可能であることを説明した。
・インスリン補充療法として、インスリン頻回注射法およびSAP（sensor augmented pump）療法を含めたインスリンポンプ療法についての選択肢を提示した。費用の面からインスリン頻回注射療法とisCGMを導入することで同意した（付録291頁参照）。

- 退院後はisCGMの結果を参考にインスリンの調整を行っていくこととした。
- 低血糖時の対処法を説明し、緊急用にグルカゴン点鼻粉末剤を処方した。

【看護師】

- 今は、初めて急性発症1型糖尿病と診断されたばかりで心理的混乱（第Ⅵ章：120頁参照）が大きいことを理解し、もっとも必要な内容から段階的に学習支援できるよう医療チーム内の関わり方をコーディネートする。
- 半年前から口渇を自覚、2か月前にテレビ番組を見て自分は糖尿病かもしれないと覚悟していた経過がうかがえる悲嘆期であり心理的に支援する。ただ、今後一生涯インスリン投与が必要となる現実もあり、インスリン投与開始後、口渇などの高血糖症状や血糖値が正常化する体験を通じて、「自分の身体はインスリンの補充が必要な体だ」と体感的に理解できるよう支援する。また、就職、結婚、妊娠などの思い描いていた将来像が、インスリン注射の継続が必要になることで心理的負担度が強くなることが予測される。気持ちのままに話せる時間をつくり傾聴し、生活の再構築にむけて時間をかけて支援する。
- 今回の入院で最も必要なインスリン自己注射（第Ⅴ章－4：96頁参照）については薬剤師と協働する。手技獲得、基礎・追加インスリンの効果の違い、カーボカウントでの追加インスリンの調整方法の理解の獲得、また、保管・廃棄方法、交換時期など入院中から退院後を想定して練習をする。また、isCGM（Ⅱ章－5－C：34頁）の導入は、臨床検査技師らと協働して、大学生活のパターンでの食生活と活動量のバランスを考慮して低血糖対処を含めた血糖マネジメントが考えられるよう話し合う。家族にも注射とisCGMについて理解してもらうとともに、重症低血糖発生時の緊急時対処用のグルカゴン点鼻粉末剤の使用方法を指導し適切な対処方法ができるように協力を得る。食事については管理栄養士と協働し、カーボカウントを取り入れて食事とインスリンの量の調整の仕方を学習し、混乱していることがないか把握し、疑問に対応して納得できるように援助する。活動に関しては、理学療法士と協働し低血糖につながる強度の活動があれば補食を検討していく。また、医療費負担に関し

ては、公的な補助がない現状を説明し、かつ治療継続の必要性について理解を求める。

- 退院後、実生活でインスリン自己注射を始めシックデイなどトラブル発生時の相談窓口を紹介し、困った時には電話で早期に相談し対処できるように援助を継続する。

【管理栄養士】

- 総エネルギー摂取量の設定（Ⅴ章1－B－1：60頁参照）
発症時に4kgの体重減少を認めており、体重コントロール目標については通常時体重を確認して医師、患者とともに話し合い、栄養食事指導開始時は標準体重を目標体重とした。また、大学生であり、身体活動レベルは普通の労作とし、今後の聞き取りによりスポーツのサークル活動や、活発な活動を伴う趣味があるようであれば重い労作への変更も検討する。

  目標体重(kg)：$(1.55)^2 \times 22 = 52.9$kg
  総エネルギー摂取目安量(kal/日)：52.9(kg)$\times (25 \sim 30$ kcal/kg$) = 1,350 \sim 1,600$

- 食塩摂取量
日本人の食事摂取基準2020に基づき、18歳以上の女性の目標量である6.5g未満を目標とする。

- 発症後まもなく、一生付き合っていく疾患であるため、栄養食事指導は理解や協力を得られる家族と一緒に受講することを薦める。病気に対する受け入れや自分の将来に対する不安を感じている場合には、医師や看護師と連携して対応していく。

- 生活習慣や食事習慣、食事内容などを確認し、まずは、健康を維持するための適正摂取エネルギーと、バランスの良い食事内容について理解してもらう。その後、3大栄養素の栄養学的な特徴、血糖コントロールへの影響について話し、安定した血糖コントロールを維持するためには、特に糖質量に着目し、1日3食の糖質量をできるだけ均等に摂取することが望ましいことから、基礎カーボカウントについて話す。

- 安定した食事内容と基礎カーボカウントへの理解、血糖コントロールの安定化などを確認し、医師および多職種で検討し、応用カーボカウントを指導する。食事記録の内容と血糖の推移から、糖質/インスリン比、インスリン効果値を医師と検証し、極端な高血糖や低血糖を予防するよう介入していく。

【薬剤師】

- 定期的な薬剤の使用は、今回が初めてと思われる。1日4回のインスリン注射が確実に投与できるように日常生活の状況を確認し、投与忘れや投与できないなどの様々な場面を想定し、対処法などを一緒に検討する。
- 災害対策としては帰宅困難になることを想定して、常に就寝前を含めた2種のインスリン注射と多めの針の携帯を推奨する。
- 今後の大学生活や就職活動において低血糖が起きる可能性があるが、常に他者を気にせずに低血糖対策の糖分を摂取できるとは限らない。摂取しやすい糖分の選択を管理栄養士と相談するように提案する。
- 緊急用としてグルカゴン点鼻粉末剤が処方された。本薬剤は、意識障害などの低血糖の際に本人ではなく家族が使用する薬剤であることを説明する。可能であれば家族と連携して使用法の説明とその後の対処法について、また保管場所を確認する。特に緊急時の対応については看護師とも連携する。使用期限が過ぎた場合には未使用であっても新たな処方が必要であることを説明する。

【臨床検査技師】

- 食事量に合わせてインスリン量を決め、血糖を測定してインスリン量の確認や追加量を決めるために、血糖測定は重要であることを伝える。
- 今回導入する血糖測定器は、1台でisCGMとSMBGの併用が可能であることを説明し、各々の特徴や手技の説明を機器の添付文書等を用いて行い、習得できるよう支援する。SMBGでは、穿刺部位や血液の絞り方のコツ、結果の誤差などの説明を行う。入院中は看護師と情報共有し、手技の確認を継続する。
- 患者の理解度に合わせ、数回に分けて説明してもよい。
- 日常的な血糖管理にはisCGMを用いるが、センサーにより得られたグルコース濃度に疑問がある場合には、SMBGを併用することを伝え、承諾を得る。
- SMBGの値は血糖値を示し、isCGMの値は皮下の間質液中のグルコース濃度を示しており、測定している対象が異なる。そのため、両者の表示値には時間的なずれもあり、同等ではないことを図解して説明し、理解を促す。

- スマートフォンのアプリを利用すれば、スマートフォンのみでセンサーをスキャンし、いつでもグルコース濃度の結果を得ることができることを紹介し、利用される場合は入院中に設定しておくとよい。
- センサー装着時や装着中の出血や刺激感、皮膚のかぶれ、入浴時の注意、X線・CT・MRI検査時などの対応を説明しておく。
- 医療廃棄物の廃棄方法を説明する。
- 測定結果は自己管理ノートやスマートフォンのアプリに記録し、生活の振り返りができることを目標とする。退院後は、診察ごとに紙媒体の記録は持参することを伝える。
- データマネジメントシステムから得られたデータを患者自身も把握できるよう、読み方を解説する。各職種と連携し、理解度の情報共有を行う。
- 家族や周囲のサポートについても、各職種と共有する。

まとめ・問題点への対応

　1型糖尿病患者にとって、糖尿病発症後は原則として終生にわたるインスリン補充療法が必要となり、発症前とは日常生活が大きく変わることを余儀なくされる。1型糖尿病の受容が最初に直面する大きな課題となるが、この他にもインスリンの自己注射手技、グルコース測定の手技獲得、食事療法（カーボカウントを含む）、日々の生活に応じたインスリンによる血糖値の補正、低血糖時の対応、シックデイの対応など新しく習得しなければならないことが多い。われわれ医療者には個々の患者の理解度や習熟の程度を観察し、個々に合わせたペースで糖尿病療養に必要なスキルを身につけることができるようにサポートしていくことが求められる。さらに発症直後だけではなく、その後の療養生活においても患者や家族をチームとして支援することができる体制の構築が必要となる。また発病直後は血糖値の管理が生活の中心となりがちであるが、あくまでも個々の患者が充実した日常生活を送ることが目標である。糖尿病がその妨げにならないように管理していくという認識を、患者と医療者が共有することが重要と考えられる。

下肢切断例

症例、既往歴、現病歴等

症例 56歳、男性。

既往歴 特記事項なし。

家族歴 父・叔母(父方)：2型糖尿病。

生活歴 妻と2人暮らしだが共働き、営業職の会社員で外勤先を歩き回ることが多く食生活が不規則。喫煙：20本/日×35年間、飲酒：焼酎2合毎日。

現病歴 7年前に健診にて糖尿病を指摘され、近医にて経口血糖降下薬を処方されていたが、仕事が忙しく通院は不規則でありHbA1c9％台であった。最近も数か月前から通院と内服が途絶えていた。1か月前に新調した革靴がきつく左踵部に靴擦れができていたが、コンビニや薬局で購入した絆創膏を貼っていた。その後徐々に傷が広がり左足と下腿に至る腫脹を認め、全身倦怠感や食欲低下に加え2日前より歩けなくなり意識障害も疑われるため救急搬送された。

身体所見 身長172cm、体重68kg、BMI 23.0kg/m²、体温38.4℃、呼吸数24/分、血圧 84/60mmHg、脈拍118/分・整。意識レベルJCS−II10、SpO₂98%（室内気）、心肺打聴診上異常なし、腹部平坦、軟、腹膜刺激症状なし、左下腿から足趾にかけて握雪感、発赤、腫脹、表皮剥離を認め、踵周囲から足趾にかけては黒色壊死を認めた。

検査所見 尿所見(導尿にて採尿)：タンパク（±）、糖（4＋）、尿ケトン（±）、血液所見：赤血球412万、Hb 12.9g/dL、白血球25,300/μL（好中球76%、好酸球2%、好塩基球3%、単球2%、リンパ球17%）、血小板7.4万/μL、血液生化学所見：総タンパク6.4g/dL、アルブミン1.8g/dL、尿素窒素37mg/dL、クレアチニン1.65mg/dL、総ビリルビン1.9mg/dL、AST 59U/L、ALT 76U/L、γ−GT93U/L、Na 144mmol/L、K 3.6mmol/L、Cl 98mmol/L、CK3,620 U/L（基準50〜230）、随時血糖値457mg/dL、HbA1c 11.4%、血清Cペプチド1.2ng/mL（随時）、動脈血ガス分析：pH 7.428、PaO₂ 90.8Torr、PaCO₂ 38.6Torr、HCO₃22.4mmol/L、BE 1.4 mmol/L、免疫学的検査：CRP

23.7 mg/dL、GAD抗体＜5U/mL、胸部X線写真：肺野に異常陰影なし、心拡大や縦隔拡大なし、心電図：洞性頻脈124bpm、下肢CT検査：左下腿中部から足趾まで筋層内中心に気腫像と脂肪織濃度上昇を認める。

入院後経過 血圧低下に対し細胞外液の急速投与によって血圧は安定した。身体所見とCT検査所見よりガス壊疽を伴う壊死性軟部組織感染症が疑われ、左下肢病変部に対し緊急で切開排膿とデブリドメントを施行した。下腿下部は筋膜まで壊死しており、足関節付近では筋層まで壊死が及んでいた。排液は混濁した白色の膿汁であり可及的に洗浄した。可及的速やかに抗菌薬（メロペネム、クリンダマイシン、バンコマイシン）投与を行った。7時間後には足趾の皮膚所見が悪化し、意識レベルの低下を認めた。敗血症や多臓器不全の回避と救命のため左下腿切断術施行とした。切断面に明らかな組織壊死を疑う所見なくドレーン留置のうえ閉創した。排膿液からは*Streptococcus*、*Klebsiella*、*E.coli*など複数の菌が培養された。血液培養からは*Staphylococcus aureus*が培養された。左下腿切断術後は全身状態も改善し、創部も問題なく閉鎖したため、仮義足を使用して立位訓練を始めている。回復後の眼底検査では単純性網膜症、腎症第2期、右足のアキレス腱反射および振動覚はやや低下あるもABI（Ankle-Brachial Index）1.1と保たれていた。内因性インスリン分泌能は低下しており、強化インスリン療法による自己注射を指導しつつある。妻は短い経過の中で主治医と医療スタッフから繰り返し説明を受けた結果で残念に思いながらも納得されているが、本人は急速な転機で下肢切断に至ったことやリハビリ中に低血糖症状で転倒しそうになり療養意欲が停滞したままとなっている。

療養指導上の問題点

1．強化インスリン療法の中で、食生活と運動量のバランスによって低血糖が起こり得るメカニズムを理解し、どのように回避すべきかをともに考える。

2．療養意欲向上の助言をしながら、自立歩行を目指

したリハビリテーションを支援する。

3．治療中断とフットケアが不十分なことで下腿切断に至った経緯を振り返り、今後の治療継続と切断端および残された右足のフットケアを促す。

4．職場復帰を目指しつつ、義足歩行への負担軽減と規則的な生活ができるよう業務内容の調整を依頼する。

各職種との連携

【主治医の治療方針】

・非肥満でインスリン分泌の低下した2型糖尿病患者であり、強化インスリン療法とともに、不安定な血糖変動の把握や低血糖の回避のため頻回の指先穿刺が不要なisCGM（FreeStyleリブレ等）も含めて導入しながら、その結果に応じてインスリン投与量を調整していく。

・下肢切断、インスリン自己注射とisCGMの導入、低血糖症状への対処などと、短期間に押し寄せた様々な治療介入によって戸惑う精神状態に寄り添い、妻も同席の上で主治医の丁寧な説明と療養指導士のサポートに加え、臨床心理士へのコンサルトも必要と考える。

・治療中断に至った経緯を振り返り、その回避のために療養指導の継続と定期的な合併症の精査と結果説明、良好な血糖コントロールの維持を心掛ける。また、外来通院となった場合には、仕事と療養の両立支援の観点で受診日や時間の選択肢を広げたり、通院の利便性から職場に近い糖尿病専門クリニックを紹介のうえ病診連携も検討する。更には、経済的な負担を考慮して薬価の低い薬剤や後発医薬品も提案する。

・職場復帰可能と判断した時点で上司の同席を促し、病状説明と療養継続のための業務上の配慮について相談する。また、産業医と連携しながら通院中断回避のため定期的な面談で治療状況の確認を要請する。

【看護師】

・下腿切断によって、これまでの生活や担ってこられた役割、自尊心への影響が考えらえる。自立して実施したい日常生活行動は何か、妻やその他の支援者のサポートを活用できる行動は何かを知り、社会復帰に向けた患者の希望を尊重して、患者と目標を共有

していく。退院後にサポート可能なこと、難しいことを聞き取り、現実的な退院後の環境を整える。また、多職種とも連携しながら退院調整をすすめる。

・患者が入院中に実施している禁煙や食事療法、薬物療法、足の清潔ケアは、創傷の回復と深く関わっていることを意味づけして伝え、行動を労う。足病変の再発を回避するために必要な禁煙、血糖コントロールのための食事やリハビリテーションを兼ねた身体活動に加え、薬物療法、足の清潔保持、外傷の予防方法を生活に取り入れていけるよう患者と一緒に考える。

【管理栄養士】

・下肢切断後の不自由さがある中、リハビリテーションや食事療法を行っていることをねぎらい共感を示す。

・入院時低栄養があり、リハビリ中の低血糖を予防するため、主治医と連携の上、BCAA含有栄養補助飲料（200kcal程度）を飲用後にリハビリテーションを行う。

・1日3食バランスよく食べることで必要栄養量が摂取でき、血糖コントロールがしやすくなること、入院中の病院食を食べながら減塩食にも慣れ、理解していただく。

・退院後にむけた栄養指導時には、話しやすい環境を作り、食事療法で取り入れられそうなこと、協力が得られそうなこと、難しい点について、ご本人と妻のことばで語ってもらい傾聴する。

・野菜料理の作り置きや短時間で作れる低カロリーメニューを提案し、共働きでも可能であれば妻に協力をいただく。

・外食や中食について、メニューをご本人にあげてもらい、野菜を取り入れた組み合わせや食べる量の具体例を示し説明する。

【薬剤師】

・主治医の治療方針に基づく強化インスリン療法については、まず1日4回の皮下注射を要する自己管理の負担について協調姿勢を示しながら、一度に多くの知識習得を強いらず治療意欲の準備状況に応じて優先度の高い内容から徐々に指導を進めていく。

・超速効型インスリンと持効型溶解インスリンの効果発現時間や持続時間と、それに沿った自己注射時間のタイミングについて理解を促す。またisCGMとの関連において責任インスリンの考え方についてわか

りやすく説明する。

- 低血糖については、責任インスリンと食事内容、運動の程度や時間帯が関与することを納得いただいたうえで、isCGMのデータも参考にしながら具体的な症状とどのような時間帯に起こりやすいのかを把握する。その結果、理学療法士や管理栄養士と連携しながら、リハビリの時間帯や必要に応じた補食に加えインスリン量の調節も提案し、主治医の意見を求める。

- 退院後の職場復帰も視野に入れ、昼食が外食となる可能性も考慮し、インスリンの投与忘れや投与できない状況を回避すべく、本人とともに確実なインスリン投与ができるよう職場の上司にも配慮を求める。外勤先や会議中などに低血糖になる可能性があるが、その際に簡単に摂取できる飲料や食品について管理栄養士と連携しながら検討する。

【理学療法士】

- 義足歩行によって断端部に創傷ができる可能性があるので、断端部と義足ソケットがフィットしているかを事前に確認し、患者が適切に義足を装着することができるように指導する。

- 義足歩行中の断端部への負荷が大きい場合は、歩行補助具などを使用することを提案する。

- 実施可能な範囲からウォーキングなどの運動療法を開始し、身体活動量計を利用して歩行時間や歩行距離を記録して運動量を評価し、本人・妻と一緒に相談しながら運動量を増減させる。歩行運動が難しければ、上肢を使った有酸素運動やレジスタンス運動を提案する。

- 右下肢の糖尿病足病変の発症を防ぐため、定期的な糖尿病性神経障害のスクリーニングを実施し、自分

の足のサイズに適した靴の使用や靴の中に異物が入っていないかの確認、仕事や運動の後には素足の観察（傷ができていないかなど）を必ず行うように指導する（Ⅴ章2-F-4：78頁参照）。傷などが確認された場合は病院へ受診するように伝える。

- 低血糖を防止するために、患者のライフスタイルや使用しているインスリンの種類を考慮して運動療法の時間帯を決定する。さらに、インスリンの注射部位は、下肢を避け腹壁にするよう指導する（Ⅴ章2-F-2：76頁参照）。

まとめ・問題点への対応

糖尿病に限らず下肢切断の適応となる原因には、「重度の外傷・凍傷」、「血行障害に伴う壊死」、「重度の感染症」、「悪性腫瘍」がある。糖尿病診療の臨床現場で遭遇しやすいのは、病歴が長く、神経障害も血流障害もあり、進行した網膜症で高度の視力障害があり、末期腎症で血液透析中、救肢にも潰瘍や壊疽を繰り返し血管形成術も繰り返している症例が想定される。一方で、今回は治療中断と下肢壊疽を契機に急速な転機を遂げるガス壊疽を取り上げた。典型的なガス壊疽はクロストリジウム性が知られているが、糖尿病患者では非クロストリジウム性の混合感染によるガス壊疽が多いと報告されている。通常はクロストリジウム性と比較して進行は緩徐だが、壊死性変化が拡大すると重症化し予後不良とされている。元気に仕事をしていた生活から一転して義足歩行となり落胆している患者を、各医療スタッフの観点で支援しながら自立歩行と職場復帰へ導く過程を想定いただきたい。

付録　糖尿病療養指導にかかわる診療報酬の歴史

創設年	診療報酬の項目	備　考
1981（昭和56）年	①インスリンの自己注射指導料	「慢性疾患指導料」に加算
1986（昭和61）年	②在宅自己注射指導管理料*	①から「在宅療養指導管理料」の項目に変更
	③血糖自己測定指導加算	②の加算
1990（平成 2）年	④注入器加算*	②の加算
	⑤間歇注入シリンジポンプ加算*	②の加算
1992（平成 4）年	⑥在宅療養指導料*	②、⑰を算定している患者が対象
1994（平成 6）年	⑦外来栄養食事指導料*	「特定疾患指導料の栄養指導加算」から変更
	⑧入院栄養食事指導料*	
1996（平成 8）年	⑨集団栄養食事指導料*	
2002（平成14）年	⑩生活習慣病管理料*	脂質異常症、高血圧症、糖尿病を主病
		②との併施は不可
2006（平成18）年	⑪注入器用注射針加算*	②の加算
2008（平成20）年	⑫血糖自己測定器加算*	③から変更、②の加算
	⑬糖尿病合併症管理料*	糖尿病性足病変の管理
	⑭自己測定血糖値指導加算*	⑩の加算
2010（平成22）年	⑮皮下連続式グルコース測定*	
2012（平成24）年	⑯糖尿病透析予防指導管理料*	「透析予防診療チーム」として機能
	⑰在宅妊娠糖尿病患者指導管理料*	⑫の対象疾患に追加
2014（平成26）年	⑱導入初期加算*	②の加算
	⑲持続血糖測定器加算*	②の加算
2016（平成28）年	⑳腎不全期患者指導加算	⑯の加算
2018（平成30）年	㉑高度腎機能障害患者指導加算*	⑳から変更、⑯の加算
	㉒オンライン診療・オンライン医学管理料	
2020（令和 2）年	㉓バイオ後続品導入初期加算	②の加算

＊：2024（令和6）年の改定において算定できる項目（既存の加算についても改定があるため、それぞれの項目の対象患者、実施時間、管理・指導を行う者の資格や施設基準などの算定要件および算定方法や算定点数などの詳細については、官報、厚生労働省のホームページ、各種の通達などおよび「医科点数表の解釈」等を参照する）。

付録 患者負担額比較

●インスリン治療

	ペン型注射器 (超速効型＆持効型)		CSII (超速効型バイアル)		SAP (超速効型バイアル)	
	保険点数・薬価	自己負担額 (3割負担)	保険点数・薬価	自己負担額 (3割負担)	保険点数・薬価	自己負担額 (3割負担)
C101 在宅自己注射指導管理料	750 点	2,250 円	1,230 点	3,690 円	1,230 点	3,690 円
C152 間歇注入シリンジポンプ加算	不要	不要	2,500 点	7,500 円	不要	不要
C150 血糖自己測定器加算	1,490 点	4,470 円	1,490 点	4,470 円	1,490 点	4,470 円
C152-2 持続血糖測定器加算	不要	不要	不要	不要	3,230 点に加え、 ① 2 個以下 1,320 点 ② 4 個以下 2,640 点 ③ 5 個以上 3,300 点	9,690 円 3,960 円 7,920 円 9,900 円
超速効型インスリン	約 3,096 〜 5,211 円	約 929 〜 1,564 円	約 1,980 〜 3,516 円	約 594 〜 1,055 円	約 1,980 〜 3,516 円	約 594 〜 1,055 円
持効型溶解インスリン	約 3,456 〜 6,279 円	約 1,037 〜 1,884 円	不要	不要	不要	不要
注射針 (特定保険医療材料)	2,160 円	648 円	なし	なし	なし	なし
計		約 8,686 〜 10,168 円		約 16,340 〜 16,840 円		約 22,490 〜 28,930 円

インスリン使用量 50 単位 / 日× 30 日間
超速効型 3 回、持効型 1 回打ちの MDI（超速効型 25 単位、持効型 25 単位で計算）
〔CSII、SAP 療法は頻回注射法（MDI）の 80%となるケースが多いため、40 単位 / 日で計算〕
デバイスはプレフィルド製剤および超微細型（18 円 / 本）を使用（注射器加算なし）
血糖自己測定 120 回 / 月以上 1,490 点で計算（90 回 / 月 1,170 点、60 回 / 月 830 点、40 回 / 月 580 点、30 回 / 月 465 点、20 回 / 月 350 点、間歇スキャン式持続血糖測定器によるもの / 月 1,250 点）
自己負担割合 3 割
持効型溶解インスリンとしてバイオ後続品を導入した場合は初回の処方日の属する月から起算して 3 月を限度として 150 点が所定点数に加算される。

●GLP-1受容体作動薬治療

	1日1〜2回投与のGLP-1受容体作動薬		週 1 回投与のGLP-1受容体作動薬	
	保険点数・薬価	自己負担額 (3割負担)	保険点数・薬価	自己負担額 (3割負担)
C101 在宅自己注射指導管理料	750 点	2,250 円	650 点	1,950 円
C150 血糖自己測定器加算	830 点	2,490 円	830 点	2,490 円
GLP-1受容体作動薬	約 14,874 〜 37,832 円	約 4,463 〜 11,350 円	約 11,228 〜 22,016 円	約 3,369 〜 6,605 円
注射針(特定保険医療材料)	約 540 〜 1,080 円	約 200 〜 300 円	なし	なし
計		約 9,151 〜 16,390 円		約 7,809 〜 11,045 円

GLP-1 受容体作動薬使用量は、それぞれの最大量の使用で算定
各薬剤のデバイスおよび超微細型（18 円 / 本）を使用（注射器加算なし）
自己血糖測定 60 回 / 月以上 830 点で計算（40 回 / 月 580 点、30 回 / 月 465 点、20 回 / 月 350 点）
自己負担割合 3 割

●インスリンとGLP-1受容体作動薬の配合剤治療

	インスリンとGLP-1受容体作動薬の配合剤	
	保険点数・薬価	自己負担額 （3割負担）
C101 在宅自己注射指導管理料	750 点	2,250 円
C150 血糖自己測定器加算	830 点	2,490 円
インスリンとGLP-1受容体作動薬の配合剤	約 16,518 〜 29,082 円	約 4,956 〜 8,725 円
注射針（特定保険医療材料）	540 円	約 160 円
計		約 9,856 〜 13,625 円

配合剤使用量は、それぞれの最大量の使用で算定
各薬剤のデバイスおよび超微細型（18 円 / 日）を使用（注射器加算なし）
自己血糖測定 60 回 / 月以上 830 点で計算（40 回 / 月 580 点、30 回 / 月 465 点、20 回 / 月 350 点、間歇スキャン式持続血糖測定器によるもの 月 1,250 点）
自己負担割合 3 割

> 一般的な糖尿病患者の算定例
> 医療機関の施設基準により算定が異なる場合がある
> 各薬剤の販売製薬企業の調査をもとに作成
> 2023 年 12 月現在

付録　日本人の食事摂取基準（2020年版）

（厚生労働省：日本人の食事摂取基準（2020年版）p.1-7, 2020, 引用改変）

　日本人の食事摂取基準は、健康な個人および集団を対象として、国民の健康の保持・増進、生活習慣病の予防のために参照するエネルギーおよび栄養素の摂取量の基準を示すものである。2020年版については、栄養に関連した身体・代謝機能の低下の回避の観点から、健康の保持・増進、生活習慣病の発症予防および重症化予防に加え、高齢者の低栄養予防やフレイル予防も視野に入れて策定を行うこととした。このため、関連する各種疾患ガイドラインとも調和を図っていくこととした。

　栄養素の指標は、3つの目的からなる5つの指標で構成する。具体的には、摂取不足の回避を目的とする3種類の指標、過剰摂取による健康障害の回避を目的とする指標および生活習慣病の発症予防を目的とする指標から構成する（**図1**）。なお、食事摂取基準で扱う生活習慣病は、高血圧、脂質異常症、糖尿病および慢性腎臓病（chronic kidney disease：CKD）を基本とするが、わが国において大きな健康課題であり、栄養素との関連が明らかであるとともに栄養疫学的に十分な科学的根拠が存在する場合には、その他の疾患も適宜含める。

　摂取不足の回避を目的として、「推定平均必要量」（estimated average requirement：EAR）を設定する。推定平均必要量は、半数の者が必要量を満たす量である。推定平均必要量を補助する目的で「推奨量」（recommended dietary allowance：RDA）を設定する。推奨量は、ほとんどの者が充足している量である。

　十分な科学的根拠が得られず、推定平均必要量と推奨量が設定できない場合は、「目安量」（adequate intake：AI）を設定する。一定の栄養状態を維持するのに十分な量であり、目安量以上を摂取している場合は不足のリスクはほとんどない。

　過剰摂取による健康障害の回避を目的として、「耐容上限量」（tolerable upper intake level：UL）を設定する。十分な科学的根拠が得られない栄養素については設定しない（**図2**）。

　一方、生活習慣病の発症予防を目的として食事摂取基準を設定する必要のある栄養素が存在する。しかしながら、そのための研究の数および質はまだ十分ではない。そこで、これらの栄養素に関して、「生活習慣病の発症予防のために現在の日本人が当面の目標とすべき摂取量」として「目標量」（tentative dietary goal for preventing life-style related diseases：DG）を設定する。なお、生活習慣病の重症化予防およびフレイル予防を目的として摂取量の基準を設定できる栄養素については、発症予防を目的とした量（目標量）とは区別して示す。

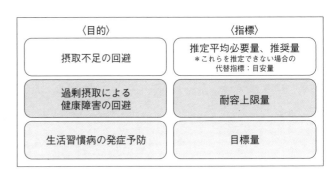

図1　栄養素の指標の目的と種類

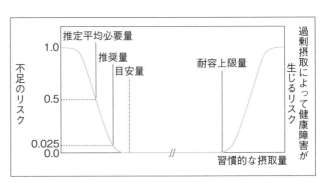

図2　食事摂取基準の各指標（推定平均必要量、推奨量、目安量、耐容上限量）を理解するための概念図

推定エネルギー必要量、身体活動レベル別にみたタンパク質の目標量および食塩相当量

性別	推定エネルギー必要量（kcal/日）						身体活動レベル別にみたタンパク質の目標量（g/日）（非妊婦、非授乳婦）						食塩相当量（g/日）	
	男性			女性			男性			女性			男性	女性
身体活動レベル	I	II	III	I	II	III	I	II	III	I	II	III		
0～5（月）	-	550	-	-	500	-	9.8（目安量）							
6～8（月）	-	650	-	-	600	-	12.5（目安量）							
9～11（月）	-	700	-	-	650	-	22.0（目安量）							
1～2（歳）	-	950	-	-	900	-	-	31～48	-	-	29～45	-	3.0未満	3.0未満
3～5（歳）	-	1,300	-	-	1,250	-	-	42～65	-	-	39～60	-	3.5未満	3.5未満
6～7（歳）	1,350	1,550	1,750	1,250	1,450	1,650	44～68	49～75	55～85	41～63	46～70	52～80	4.5未満	4.5未満
8～9（歳）	1,600	1,850	2,100	1,500	1,700	1,900	52～80	60～93	67～103	47～73	55～85	62～95	5.0未満	5.0未満
10～11（歳）	1,950	2,250	2,500	1,850	2,100	2,350	63～98	72～110	80～123	60～93	68～105	76～118	6.0未満	6.0未満
12～14（歳）	2,300	2,600	2,900	2,150	2,400	2,700	75～115	85～130	94～145	68～105	78～120	86～133	7.0未満	6.5未満
15～17（歳）	2,500	2,800	3,150	2,050	2,300	2,550	81～125	91～140	102～158	67～103	75～115	83～128	7.5未満	6.5未満
18～29（歳）	2,300	2,650	3,050	1,700	2,000	2,300	75～115	86～133	99～153	57～88	65～100	75～115	7.5未満	6.5未満
30～49（歳）	2,300	2,700	3,050	1,750	2,050	2,350	75～115	88～135	99～153	57～88	67～103	76～118	7.5未満	6.5未満
50～64（歳）	2,200	2,600	2,950	1,650	1,950	2,250	77～110	91～130	103～148	58～83	68～98	79～113	7.5未満	6.5未満
65～74（歳）	2,050	2,400	2,750	1,550	1,850	2,100	77～103	90～120	103～138	58～78	69～93	79～105	7.5未満	6.5未満
75歳以上	1,800	2,100	-	1,400	1,650	-	68～90	79～105	-	53～70	62～83	-	7.5未満	6.5未満
妊婦（付加量）初期				+50	+50	+50								
中期				+250	+250	+250								
後期				+450	+450	+450								
授乳婦（付加量）				+350	+350	+350								

※妊婦および授乳婦の目標量については、十分な報告がないため、非妊婦および非授乳婦と同じ値とした。

※2012年のWHOのガイドラインが推奨している摂取量と平成28年国民健康・栄養調査における摂取量の中央値の中間値を丸めた値

（厚生労働省：日本人の食事摂取基準（2020年版）．p.84, 113, 116, 270, 2020 より作成）

付 録 「基礎カーボカウント」の事例

摂取すべき適切な糖質量は1日の指示エネルギー量から求めることができる。

厳密には、炭水化物＝糖質ではないが、炭水化物量(g)≒糖質量(g)とした場合、

> 1日の炭水化物量［糖質量］(g)
> ＝1日の指示エネルギー量(kcal)×(0.4〜0.6)[注1]÷4 (kcal/g)[注2]

という計算式で求めることができる。

そして、1日分の糖質量(g)はなるべく3食均等に配分する。

●例：1日の指示エネルギー量が1,800kcalの場合〔炭水化物（糖質）のエネルギー比率を50％とした場合〕

> 1日分の糖質量＝1,800(kcal)×(0.5)÷4 (kcal/g)＝225g
> 1食分の糖質量＝225g÷3＝75g

1食分の食事のめやす＝ 600kcal、糖質＝75g

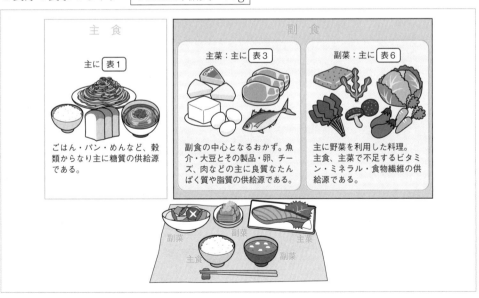

主食	副食
主に 表1	主菜：主に 表3 ／ 副菜：主に 表6
ごはん・パン・めんなど、穀類からなり主に糖質の供給源である。	副食の中心となるおかず。魚介・大豆とその製品・卵、チーズ、肉などの主に良質なたんぱく質や脂質の供給源である。／主に野菜を利用した料理。主食、主菜で不足するビタミン・ミネラル・食物繊維の供給源である。

●和食の伝統的な配膳例と構成要素

（日本糖尿病学会 編・著：医療者のためのカーボカウント指導テキスト「糖尿病食事療法のための食品交換表」準拠. 文光堂, 東京, p.24, 2017, 引用）

注1）炭水化物のエネルギー比率は指示エネルギー量の40〜60％をめや
　　　すとする（V章-1-B-①-c-(1)：61頁参照）。
注2）炭水化物のエネルギー換算係数を1g当たり4kcalとみなす。

[献立例]^{注3)}

- 主食：ごはん：150g…糖質≒55g

- 副食
（主菜＋副菜）
  - 卵焼き
  - 青菜の納豆和え
  - 切干大根
  - すいか
  …糖質≒20g

（食品交換表に基づく糖尿病食であれば，副食に含まれる糖質量は1食約20gと見積もることができる）^{注4)}

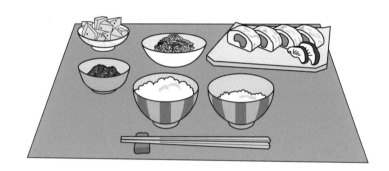

注3）日本糖尿病学会 編・著：糖尿病食事療法のための食品交換表 活用編
第2版 献立例とその実践．日本糖尿病協会・文光堂，東京，p.52，
2015，引用．
注4）日本糖尿病学会 編・著：医療者のためのカーボカウント指導テキス
ト「糖尿病食事療法のための食品交換表」準拠．文光堂，東京，p.26，
2017，引用．

付録 「応用カーボカウント」の事例

●追加インスリン量の求め方

食事前の追加インスリンは，「糖質用インスリン」と「補正用インスリン」の合計から求めることができる。

①「糖質用インスリン」〜摂取する糖質量を処理するために必要なインスリンのこと。

　糖質用インスリン＝これから食べる糖質量÷（糖質/インスリン比）

*「糖質/インスリン比」（g/単位）：インスリン1単位が処理する糖質量(g)を表す。

②「補正用インスリン」〜その時点で血糖値を補正するために必要なインスリンのこと。

　補正用インスリン＝（現在の血糖値−目標血糖値）÷（インスリン効果値）

*「インスリン効果値」（mg/dL/単位）：インスリン1単位でどれだけ血糖値(mg/dL)が下がるかを表す。

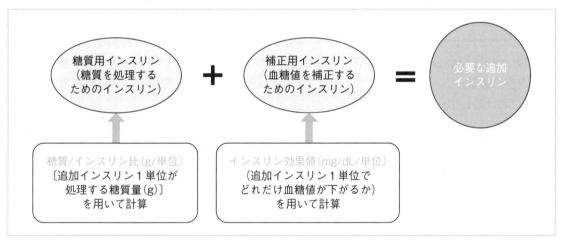

●追加インスリン量の決定方法

（日本糖尿病学会 編・著：医療者のためのカーボカウント指導テキスト「糖尿病食事療法のための食品交換表」準拠. 文光堂，東京，p.38，2017，引用）

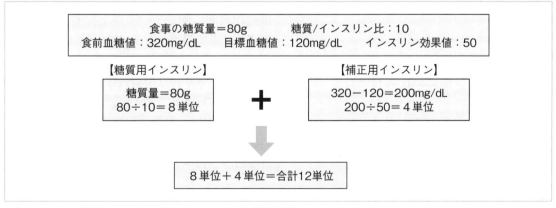

●応用カーボカウントにおける追加インスリン量の計算（例）

例えば，インスリン効果値50で食前血糖値320mg/dLの患者が、糖質80gの食事を摂り、食後血糖値を120mg/dL程度に下げようとした場合、糖質用インスリン8単位（糖質/インスリン比：10）に4単位分の補正インスリンを加えて合計12単位分の追加インスリン投与が必要となる。

付録 SAP療法のデータ観察(ケアリンクパーソナル) ―レポートの読み方例―

患者とともにデータを確認し、客観的に観察することで、日々の主観的なポンプ治療を振り返り、インスリン調整や生活習慣の改善やポンプ機能の活用や低血糖の防止につなげることを目的にデータマネジメントシステム(DMS)支援を行う。データは、数種のグラフや数値で表示される。ポンプは 2024年に 780G(Hybrid Closed Loop：HCL)が市場に出たので、780Gによるケアリンクパーソナルのレポートを含めて観察ポイントを紹介する。スマートガードオートモード(AHCL機能)実施前後で、TIRや TBRなどが有意に改善した報告[注1][注2]から、切替時や導入時には、オートモードを有効に活用できるように、患者と一緒に観察していく。以下、「➡」以降は確認・指導内容である。

＊：620G(一部 640G)におけるレポート事例は、ガイドブック 2021を参考にすること。ケアリンクパーソナルでは、「治療管理ダッシュボード」と「エピソードサマリレポート」は閲覧できない。

780Gの改良点は、スマートガード(HCL機能)にボーラスインスリンによる自動補正が追加された AHCL(Advanced Hybrid Closed Loop)である。センサーがガーディアン 4になり血糖測定による較正が不要となり、原則、SG値(センサーグルコース値)での治療判断が可能となった。

●評価と進捗状況の観察ポイント(図1)
①図中、Ⓐ(直近データ：実際には青色で表示)とⒷ(比較対象データ：実際にはオレンジ色で表示)のパーセンタイル比較
　➡●Ⓐ(実際には青色で表示) とⒷ(実際にはオレンジ色で表示)の日内変動グラフを観察し、大きな違いのある時間帯の有無を確認する。高血糖

や低血糖の多い時間帯を観察し、その原因を振り返り、是正可能かどうかを患者と検討する。
　●パーセンタイルは、平均値を挟んで 75/25パーセンタイル(塗潰し)と90/0パーセンタイル(実線または点線)である。より低血糖を拾うには、90/0パーセンタイルを意識して観察する。サンプル例では、午後 4時半に低グルコースを示している。患者から聴取することで指導につなげる。
②患者の自己管理の全体的な評価(TIR；Time in range；実際には緑色で表示、TAR；Time above range；実際にはオレンジ色または黄色で表示、TBR；Time below range；実際には斜線赤色または赤色で表示)
　➡●悪化した場合(TIR減少またはTAR、TBR増加)は、患者の生活、イベント、スマートガード実施率などを聴取し、改善策をともに考える。良好であった場合も、成功した理由を確認する。
③解析
　➡●リザーバ交換は部位交換につながるので、2、3日に1回の交換を実施しているかを確認する。
　●スマートガードやマニュアルモードの実施率やセンサ使用率(塗潰しの項目)を確認し、HCL機能が有効に働いているかを患者とともに観察する。患者のオートモードの受け入れを確認する。
　●低グルコースが目立つ場合は、オート設定目標血糖値(100mg/dL、110mg/dL、120mg/dLから選択可能)で一時的に目標値を150mg/dL(24時間設定可能)の設定を勧め、または、長い間良好なコントロールを得ている患者には、無理に

注1) Satish K. Garg, MD. DIABETES TECHNOLOGY & THERAPEUTICS. 24. 2022.
注2) Satish K. Garg, MD. DIABETES TECHNOLOGY & THERAPEUTICS. 25. 2023.

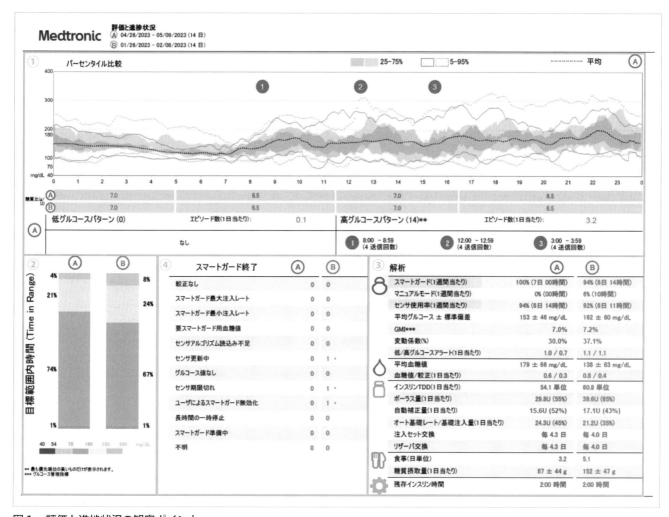

図1 評価と進捗状況の観察ポイント

オートモードを押し付けず、納得した上で取り入れる。

●平均グルコースやGMI(Glucose Management Indicator)を継続表示することで、CGM活用による自己管理指標としての比較が可能となる。アラートの回数が減少してGMIが改善傾向にあるのは、良好なコントロールであることを示している。

●％CVは、Coefficient of Variation：変動係数であり、36％以下を目安とすることが多い。とりわけ、TBRと相関を示すので、TBRが4％（高齢者は1％）を超える場合は、低血糖の原因と改善策

を考える。

●インスリンTDD量(U)、ボーラス量(U)、オート基礎レート(U)が表示される。780Gでは、自動補正量(U)が追加された。

④スマートガード終了

オートモード終了項目を観察することで、スマートガード離脱の原因が理解できる。770Gと780Gとの離脱原因の違いは、「高グルコースによるオートモード終了」「アラーム」そして「ユーザーによるポンプ一時停止」が削除され、「長時間の一時停止」が追加された。その理由は、アラームが鳴ってもスマートガードはオフにはならないので削除された。

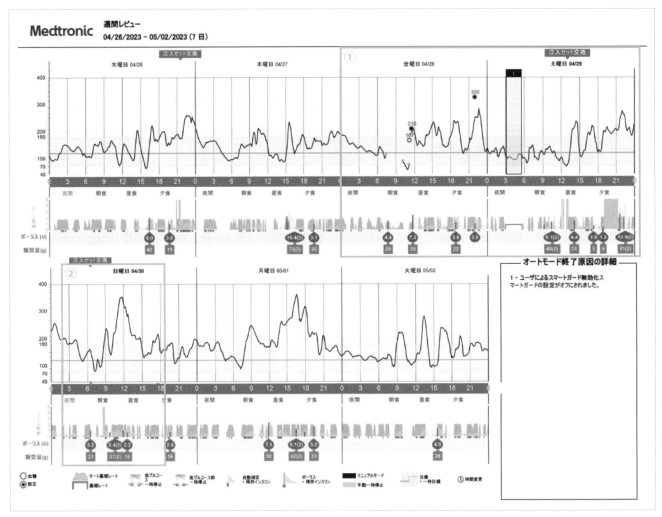

図2　週間レビュー

➡ ● 例えば、ユーザーのオートモード無効が頻回に行われていたら、その理由を聴取する。センサ更新中、グルコース値なしやセンサ期限切れが原因である場合は、CGMの適正使用について確認する。

● 週間レビュー（図2）

「週間レビュー」レポートで1週間の日内変動を観察できる。マニュアルモードで使用している場合の基礎投与量（基礎レート）が一時停止する機能であるPLGSの頻度や停止時間を観察できる。オート機能（スマートガード）により、基礎レートが停止するだけでなく、

自動的に増減しているのも観察できる。780Gでは自動補正ボーラス機能が追加されており、基礎レートの下部に自動補正も表示される（780Gの拡大図を参照）。

① ボーラス投与中にアラームが鳴った時に、ボーラス注入遮断の可能性がある。

➡ ● ボーラス注入遮断は、780Gでも起こり得る。グレーの細いラインで表示される。自動補正によりグルコース上昇が抑制されているのかを確認する。

② ➡ ● マニュアルモードでは、低血糖前一時停止機能により反動で高血糖に曝露されることがあるが、スマートガードにより低血糖が減少し、反動に

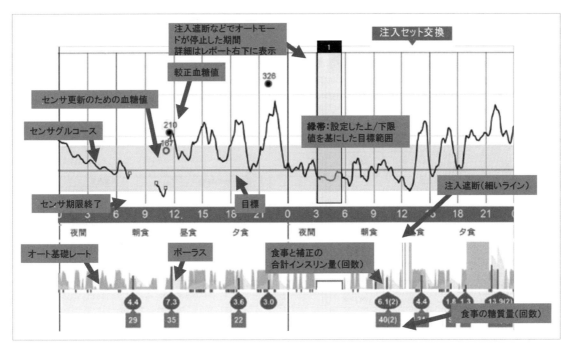

●780G 拡大図

よる高血糖も減少していることを確認する。
●揺れ幅が大きく、急速に上昇・下降する場合は、「デイリーレビュー」レポートで、食事内容の聴取や自動補正量や患者による補正インスリン投与量やそれらの回数を確認し、患者と一緒に傾向を観察する。自動補正による夜間の低血糖の

有無を注意深く観察し、チームで対応を考える。
●ガーディアン™4センサ(Gurdian™4 Sensor)使用により、較正の実施は基本的に不要となっているので、CGMのグラフ上で BGMの有無を確認した場合は状況確認や適正に使用できていたかを聴取する。

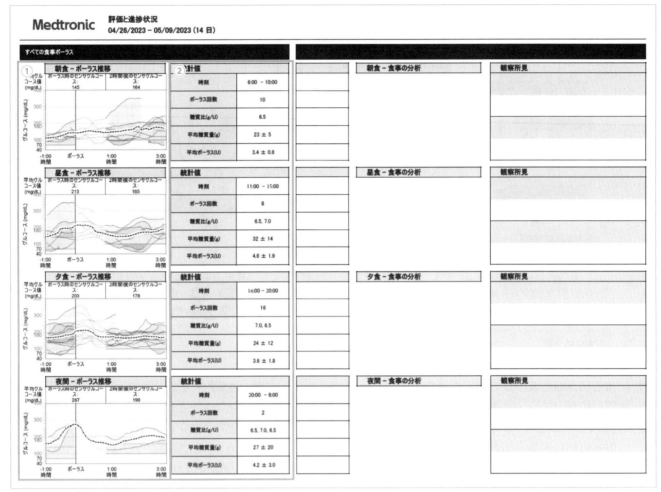

図3　食事ボーラスウィザード

●食事ボーラスウィザード（図3）

①5日以上のデータが揃った場合、ボーラス注入のタイミングを起点とし、食前後のセンサグルコースが表示される。ただし、グルコース推移は、高血糖の補正として食事ボーラスを活用した場合も記録される。食事ボーラスは、マニュアルモードではボーラスウィザードを使用し、自主的な計算量の増減が可能である。しかし、スマートガードボーラスでは医師の決定による糖質比と残存インスリン時間、そしてシステムの決定による効果値とオートモード目標値を基に推定ボーラス量が計算される。

②食事の時間帯、回数、糖質比、平均糖質量、平均インスリン量が表示される。

➡ ●患者には、食事ボーラスの調整状況や、カーボカウントをどのように実施しているかなどを聴取する。

●ボーラス注入後、グルコースが何分後から上昇しているかを観察し、注入タイミングを確認する。

●食後に低グルコースを来しているかを確認する。

●低グルコースが存在する場合は、症状や対処法を話し合う。

●「食事の分析」や「観察所見」は、現在、空白のまま表示される。面談時に気付いた食事療法について手書きで記録に残すことも活用一案である。

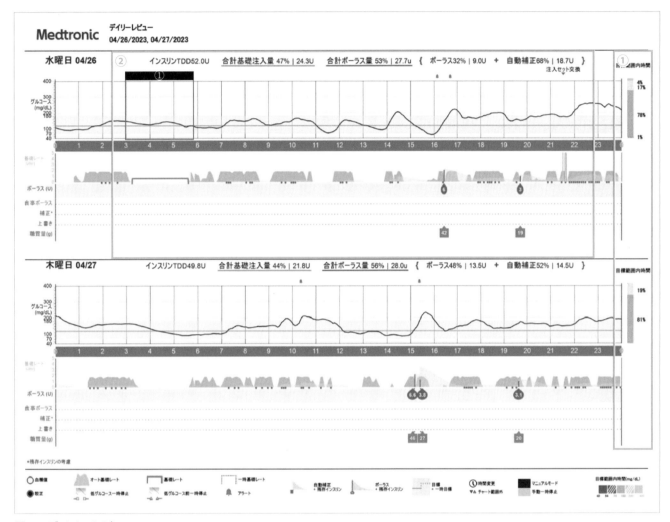

図4　デイリーレビュー

●デイリーレビュー（図4）

（最大14日間PDFにて確認可能である）

①日々のTIR・TAR・TBRが表示される。

➡TBRとTARが多い場合は、患者と一緒に振り返る。原因として考えられることを振り返ることで、全体の評価アップにつなげる。

②➡●スマートガードが解除され、マニュアルモードになっている場合の理由を確認する。**図1**の「評価と進捗状況」のスマートガード終了の原因④または**図2**の「週間レビュー」の原因の詳細を合わせて確認する。

●ボーラス後の急激な上昇が観察される場合は、注入タイミングや食事内容や病態を聴取する。

●食後高血糖が顕著な場合は、食事のボーラス注入を忘れていないかを患者と一緒に確認し、忘れがある場合は、注意喚起する。

●ボーラス注入遮断が散見される場合は、部位確認や投与量を確認する。

●補正が多い場合、その理由を確認し、高グルコースを回避しているのか、低グルコースの原因になっていないかを観察する。

●上書きは、スマートガード停止して、マニュアルモードに切り替えた際に、オーバライド（＋）、オーバライド（－）を行った場合、表示される。

オーバライドの回数が多い場合は、その理由を聴取する。

● 食後の高血糖が観察された場合は、糖質比の変更を検討し、TARの減少を観察する。

● 日々の自動補正投与量が追加され、インスリン量と割合が表示される。自動補正が入ったタイミングは紫色の点で表示される。

● **図5**の「アドヒアランス」レポート上でも注入セット交換の有無を確認できるが、250g/dL以上の高値が長い時間にわたり持続している場合は、閉塞を疑い、注入セット交換（▼）を行っているかを確認し、実施していない場合は、実施するように促す。

Medtronic アドヒアランス
04/26/2023 – 05/09/2023

		グルコース測定		ボーラスイベント					充填イベント					一時停止
		血糖測定回数	センサ持続時間(h:mm)	マニュアルボーラス	ボーラスウィザードイベント	食事ボーラス	補正ボーラス	オーバーライド	巻戻し	カニューレ充填	カニューレ量(U)	チューブ充填	チューブ量(U)	持続時間(h:mm)
水曜日 04/26/2023			24:00	55	2	2	1		1	1	0.3	1	8.8	0:03
木曜日 04/27/2023			24:00	48	3	3	2							
金曜日 04/28/2023		3	21:00	41	4	3	3							
土曜日 04/29/2023			24:00	26	7	7	1							2:24
日曜日 04/30/2023			24:00	58	5	5			1	1	0.3	1	8.2	0:26
月曜日 05/01/2023			24:00	46	4	4								
火曜日 05/02/2023			24:00	54	1	1								
水曜日 05/03/2023			24:00	56	4	4	2							
木曜日 05/04/2023			24:00	53	2	2			1	1	0.3	1	9.4	0:02
金曜日 05/05/2023		4	21:00	30	4	4	1							
土曜日 05/06/2023		1	24:00	27	4	4	1							
日曜日 05/07/2023			24:00	25	2	2								
月曜日 05/08/2023	①		24:00	25	3	3	1		1	1	0.3	1	9.1	0:02
火曜日 05/09/2023	●		10:25	19	1	1								
サマリ		0.6/日	13日 04時間25分	40.2/日	3.3/日	97.8%	26.1%	0%	4	4	1.2	4	8.9U/充填	2時間 57分

図5　アドヒアランス

●アドヒアランス（図5）

①パーシャルデイ：時刻変更。時刻変更などでデータが不完全な日はグラフおよび合計値を表示するが、平均値の算出には使用されない。

　➡●患者には、定期的に、時刻が合っているかを確認するように伝える。

②較正の実施は基本的に不要となっているので、血糖測定回数欄を見て、要スマートガード用血糖測定の実施や自ら較正を行ったか、センサを常時接続しているか、ボーラスの活用状況やリザーバ交換を3日毎に実施しているかなど使用状況を観察する。

　➡●患者が前向きにポンプ治療に取り組んでいるかが理解できる。適正使用の必要性を説明し、遵守するように促す。

③マニュアルボーラスは5分毎の自動補正投与回数が表示される。補正ボーラスは自ら行った補正回数を示している。

　➡●ボーラスウィザード回数が少ないと自動補正に依存している可能性が考えられる。補正ボーラスは、自ら補正を実施した回数を示している。多い回数が目立つ場合は、その状況を聴取する。

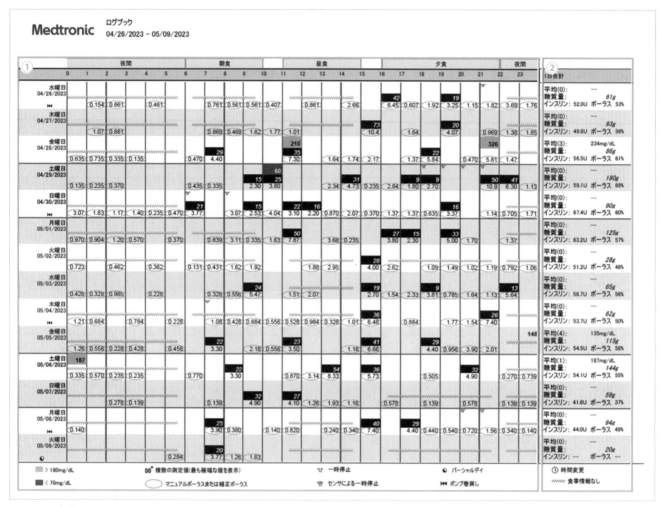

図6　ログブック

●ログブック（図6）
①SMBGによる血糖値、糖質量、ボーラス投与量そして一時停止の有無を示している。上限値を超えると黄色、下限値を超えると赤色で塗られる。
②1日の平均血糖値、総糖質量、1日総インスリン投与量とボーラス投与量の割合を表示している。
　➡ ●縦に見て、赤色が多い場合は、その時間帯を把握するようにする。また、一時停止マークが同じ時間帯に集中している場合は、マニュアルモードの基礎レート設定の変更を検討する。横に見て、1日内で赤色が多い場合は、その日のデイリーレビューを振り返るようにする。黄色が多い場合は、スマートガードや糖質比やカーボカウントが適正に行われているかを確認する。

付 録 それぞれの年齢における総エネルギー摂取量の目安（具体例）

● 年齢を考慮した目標体重と身体活動レベルならびに病態に基づいたエネルギー係数により決定する。ただし、現体重と目標体重に乖離のある場合は、柔軟に対処する。

総エネルギー摂取量の目安

総エネルギー摂取量の算出方法 エネルギー摂取量＝目標体重（kg）×エネルギー係数（kcal/kg）	
目標体重（kg）の目安	
65 歳未満	：［身長（m）］^{2} × 22
前期高齢者（65 〜 74 歳）	：［身長（m）］^{2} × 22 〜 25
後期高齢者（75 歳以上）	：［身長（m）］^{2} × 22 〜 25[※]

※ 75 歳以上の後期高齢者では現体重に基づき、フレイル、（基本的）ADL 低下、合併症、体組成、身長の短縮、摂食状況や代謝状態の評価を踏まえ、適宜判断する。

エネルギー係数（kcal/kg）の目安	
軽い労作（大部分が座位の静的活動）	25 〜 30kcal/ kg目標体重
普通の労作（座位中心だが通勤・家事、軽い運動を含む）	30 〜 35kcal/ kg目標体重
重い労作（力仕事、活発な運動習慣がある）	35 〜 kcal/ kg目標体重

※エネルギー係数は身体活動レベルならびに病態に基づいたエネルギー必要量（kcal/ kg目標体重）。高齢者のフレイル予防では、身体活動レベルより大きい係数を設定できる。また、肥満で減量を図る場合には、身体活動レベルより小さい係数を設定できる。いずれにおいても、目標体重と現体重との間に大きな乖離がある場合には、上記の目安を参考に柔軟に係数を設定する。
※肥満者の場合は、まず 3％の体重減少を目指す。

（日本糖尿病学会 編・著：糖尿病治療ガイド 2022-2023．文光堂，東京，p.49-50，2022 より作成）

● 65歳未満

   A　55歳：170cm　65kg　BMI：22.5
       普通の労作

   B　55歳：170cm　90kg　BMI：31.1
       普通の労作

  目標体重：64kg（1.7×1.7×22）

＜総エネルギー量の目安＞

  A：1,900~2,200kcal
   目標体重（64kg）と現体重（65kg）に大きな乖離が
   ないため、原則として目標体重と普通の労作の係
   数30〜35を用いて算出する。

  B：1,600〜1,900kcal（もしくは2,200kcal）
   肥満の場合、目標体重（64kg）と軽い労作の係数
   25〜30を用いて算出できるが、現体重（90kg）と
   目標体重の乖離が大きいため、実効性、患者の意
   向などを勘案し、普通の労作の係数30〜35を用
   いてもよい。

● 前期高齢者（65歳から74歳）

   C　70歳：170cm　75kg　BMI：26.0
        普通の労作

   D　70歳：170cm　75kg　BMI：26.0
        普通の労作　プレフレイル

  目標体重：64〜72kg（1.7×1.7×22〜25）

＜総エネルギー量の目安＞

  C：1,900〜2,200kcal
    原則として目標体重（64〜72kg）と普通の労作
    の係数30〜35を用いて算出する。

  D：2,200〜2,500kcal
    フレイル予防の場合、目標体重（64〜72kg）と
    身体活動レベルより大きい係数35を用いて算
    出してもよい。

● 後期高齢者（75歳以上）

   E：80歳：170cm　50kg　BMI：17.3
       普通の労作　プレフレイル

  目標体重：64〜72kg（1.7×1.7×22〜25）

＜総エネルギー量の目安＞

  E：1,900〜2,200kcal（もしくは2,500kcal）
   フレイル予防の場合、目標体重（64〜72kg）と
   身体活動レベルより大きい係数 35を用いて算
   出できるが、目標体重（64〜72kg）と現体重の
   乖離が大きいため、普通の労作の係数30〜35
   を用いてもよい。

数字・欧文索引

和文索引

略語一覧

● ABI	ankle-brachial index	下腿−上腕血圧比
● ADL	activities of daily living	日常生活動作
● AI	adequate intake	目安量
● AT	anaerobic threshold	無酸素性作業閾値
● CBDEJ	Certification Board for Diabetes Educators in Japan	日本糖尿病療養指導士認定機構
● CDEJ	Certified Diabetes Educator of Japan	日本糖尿病療養指導士
● CDEL	Certified Diabetes Educators of Local	地域糖尿病療養指導士
● CGA	comprehensive geriatric assessment	高齢者総合機能評価
● CGM	continuous glucose monitoring	連続（持続）グルコースモニタリング、持続血糖測定、持続血糖モニター
● CKD	chronic kidney disease	慢性腎臓病
● CSII	continuous subcutaneous insulin infusion	持続皮下インスリン注入療法
● CTS	carpal tunnel syndrome	手根管症候群

● CV	coefficient of variation	変動係数
● DASC-8	the dementia assessment sheet for community-based integrated care system-8 items	認知・生活機能質問票
● DHS	diabetic hand syndrome	糖尿病性手症候群
● DKD	diabetic kidney disease	糖尿病性腎臓病
● EAR	estimated average requirement	推定平均必要量
● GDM	gestational diabetes mellitus	妊娠糖尿病
● HHS	hyperosmolar hyperglycemic state (hyperglycemic hyperosmolar syndrome)	高浸透圧高血糖状態
● HLA	human leukocyte antigen	組織適合抗原
● IAA	insulin autoantibody	インスリン自己抗体
● ICA	islet cell antibody	膵島細胞抗体
● isCGM	intermittently scanned CGM	間歇スキャン式持続血糖測定器
● IFG	impaired fasting glycemia (glucose)	空腹時血糖異常
● IGT	impaired glucose Tolerance	耐糖能異常
● IMT	intima media thickness	内膜中膜複合体厚

● IQR	interquartile range	四分位範囲
● LCDE	Local Certified Diabetes Educators	地域糖尿病療養指導士
● LST 法	low-intensity resistance exercise with slow movement and tonic force generation	筋発揮張力維持スロー法
● LT	lactate threshold	乳酸性閾値
● MCI	mild cognitive impairment	軽度認知障害
● MNA	mini nutritional assessment	簡易栄養状態評価表
● MODD	mean of daily difference	日差変動
● NEAT	non-exercise activity thermogenesis	非運動性熱産生
● NST	nutrition support team	栄養サポートチーム
● OD	orally disintegration	口腔内崩壊
● OGTT	oral glucose tolerance test	経口ブドウ糖負荷試験
● OHC	over head camera	実物投影機
● PWV	pulse wave velocity	脈波伝播速度
● QOL	quality of life	生活の質

● RDA	recommended dietary allowance	推奨量
● RPE	rate of perceived exertion	自覚的運動強度
● SD	standard deviation	標準偏差
● SGA	subjective global assessment	主観的包括的栄養評価
● SMBG	self-monitoring of blood glucose	血糖自己測定
● SPP	skin perfusion pressure	皮膚灌流圧
● TBI	toe-brachial index	足趾上腕血圧比
● TF	trigger finger	ばね指
● TTM	transtheoretical model	トランスセオレティカルモデル
● UL	tolerable upper intake level	耐容上限量
● VT	ventilatory threshold	換気性閾値

CDEJの方へ

Jスキルコース

日本糖尿病療養指導士認定機構が開講する「単位の取れるeラーニング」です。

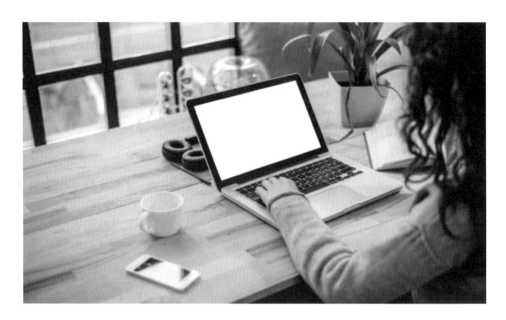

あらかじめ収録された講義を、インターネットに接続したパソコンを使用して、**ご都合のよい時間に受講できるビデオ・オン・デマンド方式です。**

次の3つを受講期間（開講から4カ月間）内に終えると「受講修了」となり、**指定の単位（第2群）を取得できます。**

（1）講義の視聴 　　（2）設問の解答 　　（3）アンケート（コースレビュー）

単位取得状況は、CDEJマイページで確認できます。
受講修了後も、受講期間終了1カ月後までは繰り返し視聴できます。

Jスキルコースがどのようなものか、ご自身のパソコン環境で受講可能かを
ご確認いただくための体験版コースをご用意しています。

コースの詳細等、詳しくは
Webサイト（https://www.cdej.gr.jp）でご案内しています。

日本糖尿病療養指導士認定機構　編・著

糖尿病療養指導ガイドブック 2024

糖尿病療養指導士の学習目標と課題

定価　本体3,150円（税別）

2024年 5 月31日　第1版第1刷発行©

編集・著作　一般社団法人 日本糖尿病療養指導士認定機構
Certification Board for Diabetes Educators in Japan

発　　行　一般社団法人 日本糖尿病療養指導士認定機構
理事長　宇都宮 一典

〒113-0033　東京都文京区本郷 2 -30 -7　本郷T＆Sビル3階
電話/03-3815-1481　FAX/03-3815-1487
https://www.cdej.gr.jp

制作・発売　株式会社メディカルレビュー社

〒113-0034　東京都文京区湯島 3 -19 -11　湯島ファーストビル
電話/03-3835-3041（代）
編集制作部　電話/03-3835-3043　FAX/03-3835-3040
E-mail/cdej-guidebook@m-review.co.jp
出版管理グループ　電話/03-3835-3049　FAX/03-3835-3075
E-mail/sale@m-review.co.jp
〒541-0046　大阪市中央区平野町 3 - 2 - 8　淀屋橋MIビル
電話/06-6223-1468（代）　FAX/06-6223-1245
https://publish.m-review.co.jp　振替/大阪 6-307302

印刷・製本／日経印刷株式会社
用紙／中庄株式会社

ISBN 978-4-7792-2793-6　C 3047　¥3150 E